口腔医学精粹丛书 "十一五"国家重点图书出版规划项目

口腔颌面肿瘤病理学

Oral and Maxillofacial Pathology

主编 李江　　副主编 田臻

中国出版集团公司　　世界图书出版公司

图书在版编目（CIP）数据

口腔颌面肿瘤病理学／李江 主编. — 上海：
上海世界图书出版公司,2013.1
（口腔精粹丛书／邱蔚六主编）
ISBN 978-7-5100-5171-5

Ⅰ.①口… Ⅱ.①李… Ⅲ.①口腔颌面部疾病—肿瘤—病理学
Ⅳ.①R739.8

中国版本图书馆CIP数据核字（2012）第216918号

责任编辑：胡　青

口腔颌面肿瘤病理学

李江　主编　　田臻　副主编

上海世界图书出版公司出版发行

上海市广中路88号

邮政编码　200083

南京展望文化发展有限公司排版

上海市印刷七厂有限公司印刷

如发现印刷质量问题,请与印刷厂联系

（质检科电话：021-59110729）

各地新华书店经销

开本：889×1194　1/16　印张：23.5　字数：460 000
2013年1月第1版　2013年1月第1次印刷
ISBN 978-7-5100-5171-5/R·294

定价：290.00元

http://www.wpcsh.com.cn

http://www.wpcsh.com

《口腔颌面肿瘤病理学》编写人员

主　　编　李　江

副 主 编　田　臻

编　　委　（按姓氏笔画为序）

王丽珍　田　臻　李　江

张春叶　胡宇华

秘　　书　张春叶

口腔医学精粹丛书

《口腔生物材料学》

《保存牙科学》

《口腔内科学》

《临床牙周病治疗学》

《口腔药理学与药物治疗学》

《口腔颌面种植修复学》

《口腔疾病的生物学诊断与治疗》

《唇腭裂修复术与语音治疗》

《颌面颈部肿瘤影像诊断学》

《口腔颌面肿瘤病理学》

《口腔临床流行病学》

《头颈部血管瘤与脉管畸形》

《颅面部介入诊疗学》

《口腔工程技术学》

《可摘局部义齿修复学》

"口腔医学精粹丛书"编写人员

主　　编　　邱蔚六

副 主 编　　刘　正　薛　淼　张志愿　周曾同　张富强

主编助理　　吴正一

编　　委　　（按姓氏笔画为序）

王平仲　　王国民　　王晓仪　　王慧明

毛　青　　毛尔加　　石慧敏　　田　臻

冯希平　　台保军　　刘　正　　孙　皎

李　江　　束　蓉　　杨育生　　肖忠革

吴士尧　　吴正一　　邱蔚六　　余　强

张志勇　　张志愿　　张建中　　张修银

张富强　　陈万涛　　林晓曦　　范新东

周来生　　周曾同　　郑家伟　　赵怡芳

赵信义　　胡德瑜　　秦中平　　徐君逸

郭　伟　　赖红昌　　薛　淼

序

自 20 世纪 90 年代以来，有关口腔医学的专著、参考书籍犹如雨后春笋，数量剧增。书籍编撰的风格各有不同。有的堪称上乘之作，但重复雷同，涉嫌因袭者亦可见到。为此，上海世界图书出版公司要组织出版一些口腔医学参考书时，我们不由得有点心中犯难，就怕写出来的东西又成了重复的陈货。经过一番思考和讨论终于确定了本丛书编写的指导原则，即以专题为主；以临床口腔医学为主；以国内外医学的新成就、新经验为主；并力图打破原来的学科界限和体系来组织编写一批高级口腔医学参考书。

口腔医学是医学中的一级学科。按照多年来的习惯，在临床口腔医学中又可分为若干个亚科，诸如口腔颌面外科学、口腔内科学、口腔正畸学、口腔修复学等等。其中有的与国外相同，如口腔颌面外科学；有的则不尽相同，例如口腔内科学。当代最具创新或创造性的成果都是产生于各学科或多门学科的相互交叉点或切点上，生命科学出现了学科间交叉、整合、重组的趋势。科学研究如此，临床医学亦莫不如此。学科的整合在基础医学方面当为在分子水平上的整合，例如"分子医学"的崛起；在其他方面则表现为学科与学科之间，科学与技术之间，以及自然科学与人文科学之间，生命科学与非生命科学之间的整合重组，近年来出现的所谓"Bio-X"中心，即生命科学与非生命科学结合的体现。为此，口腔医学的各个学科之间也面临着这一命题，而且在国外业已有 一定的经验可资借鉴。在这一原则的思想指导下，我们也试图适应潮流，学习国外的先进经验，打破传统的学科系统来出版一些重新整合的专著，如《保存牙科学》、《颌面颈部肿瘤影像诊断学》和与旧的"口腔内科学"概念完全不同的《口腔内科学》等，以适应新形势的需要。

本丛书的主要阅读对象定位为从事临床口腔医学的中高级医务人员及口腔医学研究生。参加本丛书编写的人员绝大多数为从事临床口腔医、教、研工作多年，且具有高级职称的医师、教师。在书中将融合进他们多年的临床经验以及科研成果，相信对临床口腔医学的发展和医疗质量的进一步提高将有所裨益。

本丛书定名为《口腔医学精粹》，是为了鞭策和督促编写者们能尽最大努力做到精心选材、精心构思、精心组织和精心撰写。但也应当看到，"精粹"的东西毕竟是少数，不可能字字精、段段新，为了书籍的完整性，也不可能只介绍新的理论和技术，而丝毫不涉及传统的、经典的理论和技术。读者阅读后如果能感觉到有一些（或不少）新鲜的东西，目的就应该达到了。

由于这是一种尝试，肯定还有不足甚至错误之处，还望读者不吝赐教，以便再版时更正。

任何书籍往往在出版之后感到尚遗留有不少遗憾，我想本书同样如此，只望遗憾愈少愈好。

在构思出版本丛书时，恰逢上海市口腔临床医学中心在上海第二医科大学附属第九人民医院成立（2001）。愿以本丛书的出版作为这一中心建设的考绩，也希望它能有益于临床口腔医务人员业务水平的提高，以造福于广大口腔颌面疾病患者。

于上海交通大学医学院附属
第九人民医院口腔医学院

前　言

　　口腔颌面部肿瘤病理学是论述发生于口腔颌面部肿瘤的性质、特点、形态、生物学行为的学科。从解剖和病理角度来看，口腔颌面部是全身最复杂的部位之一，此区域包含了多个不同的器官系统和组织类型。对口腔颌面部肿瘤病理学知识的学习，有利于口腔界的专业人士对这些肿瘤的病因、临床病理特点、治疗与预后等的综合把握。

　　过去十年来，随着免疫组织化学、分子生物学等手段的应用，肿瘤学研究取得了突飞猛进的发展，对口腔颌面部肿瘤的认识也发生了很大变化，取得很多进展。2005 年 WHO 头颈肿瘤分类与遗传学（pathology and genetics of head and neck tumors）有关口腔颌面部肿瘤的部分均丰富了很多内容，增加、细化了一些肿瘤类型，如涎腺肿瘤中增加了非特异性透明细胞癌、成涎细胞瘤、低度恶性筛状囊腺癌等；对一些病变的性质有了重新认识，如认为原来的牙源性角化囊肿具有肿瘤特征并将其命名为牙源性角化囊性瘤；并对许多肿瘤的遗传学改变进行的描述。这些新进展、新认识均在本书中有所体现。

　　本书对口腔颌面部特有的肿瘤及癌前病变如良性上皮性肿瘤、口腔癌、口腔颌面部囊肿、牙源性肿瘤、涎腺肿瘤等进行了较系统、全面的描述，可发生于全身其他部位的肿瘤如骨源性肿瘤及瘤样病变、软组织恶性肿瘤、恶性淋巴瘤中一些常见于口腔颌面部的组织学类型也进行了重点介绍，目的是为外科病理学家、口腔病理学家、口腔颌面外科和头颈外科医生、研究生提供相关专业知识，当他们对某些颌面部肿瘤诊断困难或想深入了解一些知识时此书可作为一本有价值的参考书。

　　本书对发生于口腔颌面部常见肿瘤的流行病学、临床病理特点、免疫表型、遗传学改变、鉴别诊断、生物学行为等进行了较为全面的介绍。经过多年的临床病理诊断工作，本书作者深感临床资料、影像学、组织病理学三者结合才能做出准确的病理诊断，故本书中对部分疾病特别增加了 X 线、CT 等影像学资料以及大体标本图像。免疫表型、遗传学改变在口腔颌面部肿瘤诊断中的价值并非如它们在软组织肿瘤、恶性淋巴瘤等肿瘤中的价值大，但了解这些知识对于认识肿瘤的细胞分化、遗传学病因等有所裨益。本书还特别结合了国内学者的研究结果,对中国人群中部分肿瘤的流行病学进行了介绍。国内尚缺少这样一本对口腔颌面部肿瘤病理较系统、全面的介绍,全书并配有彩图530余幅,希望本书的出现将对国内从事相关专业人士的临床、病理诊断工作有所帮助。

特别感谢上海交通大学医学院附属第九人民医院口腔病理科李蕾在大体标本拍摄、影像学资料记录、图像编辑等方面所做的大量工作,感谢傅涵冰、顾挺制作了高质量的组织切片、免疫组化染色切片,没有他们的辛勤付出,本书将无法完成。

李 江

于上海交通大学医学院

附属第九人民医院口腔医学院

第一章　口腔上皮性良性肿瘤及瘤样病变

第一节　概　　述

从严格的解剖概念上讲,口腔和口咽部以由硬腭后缘、咽前柱及舌人字形界沟三者共同形成的咽门为界,前方为口腔,后方为口咽部。

口腔表面被覆口腔黏膜,向前通过唇红与唇部的皮肤相连,向后与口咽部黏膜延续。口腔黏膜与皮肤的主要区别在于前者无皮肤附件结构,但颊黏膜上皮下含有数量不等的异位皮脂腺,称Fordyce斑。另外,唾液腺的导管开口于口腔黏膜表面,将唾液排入口腔,因此,口腔黏膜始终沐浴在湿润的环境中。各部位口腔黏膜的组织结构特点是与其所处位置及功能相适应的。如牙龈和硬腭在咀嚼过程中承受压力和摩擦,因此其表面被覆角化的复层鳞状上皮;舌背黏膜既承受压力和摩擦,又与味觉感受有关,因此其表面除被覆角化的复层鳞状上皮外,还形成特殊的味蕾及各种类型的舌乳头;其他部位的口腔黏膜主要起衬覆作用,因此表面被覆非角化的复层鳞状上皮。

根据R. A. Willis的定义,肿瘤是指"一种异常的组织肿块,其生长超过正常组织并与之不协调,而且当诱发的刺激因素停止后,仍然继续其过度的生长";而瘤样病变是指"具有肿瘤的某些特征,但其本质是炎症或增生性疾病"。口腔肿瘤可来源于上皮、间充质或者淋巴造血系统,上皮性肿瘤可分为起源于口腔衬里上皮者,起源于牙源性上皮者和起源于涎腺上皮者。本章涉及的内容主要为口腔衬里上皮来源的良性肿瘤及瘤样病变。

第二节　口腔上皮性良性肿瘤及瘤样病变

一、乳头状瘤(papillomas)

【定义】

根据世界卫生组织(World Health Organization, WHO)(2005年)的定义,乳头状瘤是指一组由局灶性上皮增生而形成的外生息肉样病损,表面呈疣状或菜花状,包括鳞状细胞乳头状瘤、寻常疣、尖锐湿疣、免疫缺陷患者的乳头状瘤和乳头状瘤病及局灶性上皮增生,但不包括纤维上皮增生。

【流行病学】

乳头状瘤是较常见的口腔良性肿瘤,发病

率为0.1%~0.5%，在所有活检的口腔病损中占3%。

【ICD-O编码】 8050/0

【病因学】

人乳头状瘤病毒(human papillomavirus, HPV)属乳多空病毒，是一个病毒大家族，包括百余种亚型。HPV为DNA双链病毒，其DNA可与宿主细胞整合，从而引起病损。HPV可通过原位杂交(in situ hybridization, ISH)、免疫组织化学(immunohistochemistry, IHC)、聚合酶链反应(polymerase chain reaction, PCR)等技术来检测，而常规的组织病理学染色则无法观察到。

近年来，一些研究发现，81%的正常成人颊黏膜上皮内存在至少一种HPV的亚型，但也有一些实验条件控制更严格的研究认为，在患有某些口腔病损的人群中，HPV水平较高，而口腔情况正常的人群中其水平较低。研究进一步发现，有些乳头状瘤是由HPV感染引起的，如6、11亚型在50%以上口腔乳头状瘤中可分离到，但在正常口腔黏膜上皮细胞中仅小于5%可分离到。病毒类型和乳头状瘤的类型之间没有必然联系，其传播方式也不明确。与其他HPV诱导的病损不同，该病毒在乳头状瘤中毒力和活性均较低，潜伏期约为3~12个月。

（一）鳞状细胞乳头状瘤(squamous cell papilloma)

【定义】

鳞状细胞乳头状瘤是由于复层鳞状上皮局灶性增生而形成的良性外生性乳头状肿物。

【流行病学】

鳞状细胞乳头状瘤男女发病率相当。流行病学研究表明，本病损可发生于任何年龄，以儿童和30~50岁成人多见。

【部位】

口腔任何部位均可累及，常见的部位为舌、唇、软腭。本病损也是软腭最常见的肿物。

【临床特点】

鳞状细胞乳头状瘤质软、无痛、有蒂或无蒂，肿物外生性指状突起，突起尖或钝，呈疣状或菜花状表现。表面为白色、粉红色或者正常黏膜颜色，取决于病损的角化程度。病损常为单发，大小不一，在起初发生的几个月内生长迅速，直径较快达到约0.5 cm，然后长期维持在这一大小，但也有直径达3.0 cm者。病损范围局限、边缘整齐。

临床上，鳞状细胞乳头状瘤有时与寻常疣、尖锐湿疣、疣状黄瘤、局灶性上皮增生难以鉴别。另外，口腔黏膜弥漫性融合性乳头状病损(乳头状瘤病，papillomatosis)可伴有皮肤病损，如黑棘皮病、局灶性真皮发育不全(Goltz-Gorlin)综合征等。喉乳头状瘤病是一种罕见的具有破坏倾向的喉和下咽部病变，有两种不同的类型：① 青少年型；② 成人型。常见的症状为声嘶，青少年型快速增生的病损可将气道堵塞而影响呼吸。

【组织病理学】

鳞状细胞乳头状瘤的特征性表现为角化的复层鳞状上皮增生，形成指状突起，中央为由纤维血管性结缔组织构成的细轴心（图1-1）。黏膜上皮角化层增厚，因此临床呈白色病损的表现。一般来说，上皮呈正常的分化成熟过程，但少数情况下，乳头状瘤可出现基底样细胞增生和核分裂象增加，可能会被误认为上皮轻度异常增生（图1-2）。在棘细胞层浅层，有时可见灶性HPV病毒感染的上皮细胞，此种细胞核小而深染（核固缩），核周有一圈窄而透亮的晕，胞质淡染，呈空泡状，称为挖空细胞(koilocytotic cell)，在早期阶段常见（图1-1）。如有创伤，结缔组织轴心及病损基底部可伴有炎症性改变（图1-2）。可通过PCR、免疫组化或原位杂交的方法检测HPV，但并非诊断所必需。

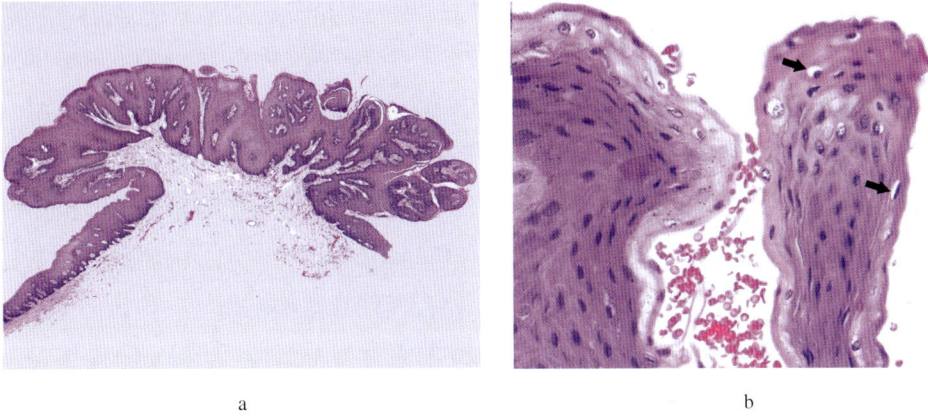

图1-1 腭部鳞状细胞乳头状瘤

a. 复层鳞状上皮增生呈指状突起,中央为纤维结缔组织构成的轴心（HE×20）; b. 在棘细胞层浅层可见挖空细胞（HE×400,黑色箭头所指）

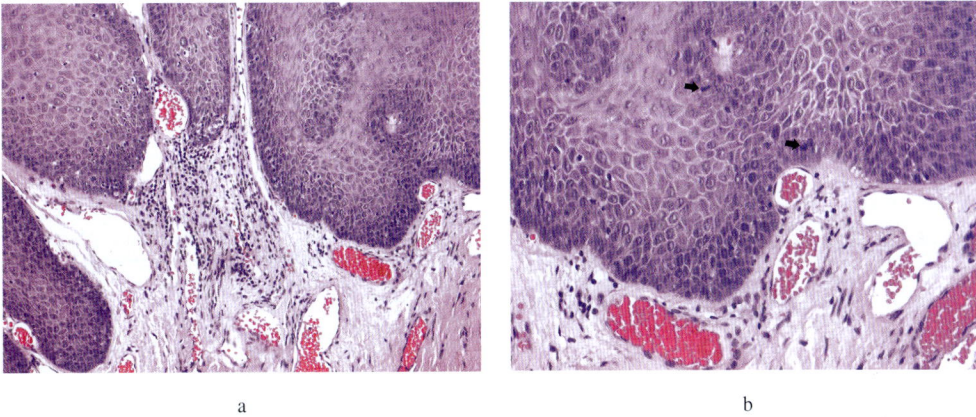

图1-2 舌腹鳞状细胞乳头状瘤

a. 上皮钉突下方见慢性炎症细胞浸润（HE×200）; b. 基底样细胞增生,核分裂象增加（HE×400,黑色箭头所指）

【治疗及预后】

口腔鳞状细胞乳头状瘤一般采取手术切除,切除范围应包括病损基底部,复发少见。本病也可采用激光治疗。有时病损不经治疗,可持续数年无增大,无恶变,不蔓延至口腔其他部位。

青少年型喉乳头状瘤病具有持续生长的倾向,可采取反复减瘤手术,以缓解气道阻塞。成人型一般进展慢,单发,如累及声带可通过手术切除,以消除声嘶症状。极少数情况下,长期存在的喉乳头状瘤病可发展为鳞状细胞癌。

（二）寻常疣(verruca vulgaris, common wart)

【定义】

寻常疣是一种良性、由病毒感染引起的局灶性复层鳞状上皮增生。几乎全部病例中均可发现一至多种与该病损相关的HPV 2、4、6和40亚型。

【流行病学】

该病损常见于儿童,但少数可发生于中年人。

【部位】

寻常疣在皮肤上常见,口腔黏膜上少见,具有接触传染性,可通过自身接种蔓延到患者其他部位的皮肤或黏膜。病损常发生于手,如发生于口腔黏膜,则常见于唇红、颊黏膜及舌前部等处。

【临床特点】

典型的寻常疣病损表现为无痛性斑块,表面呈乳头状突起或粗糙的铺路石样,有蒂或无蒂。皮肤病损常为粉红色、黄色或白色,而口腔病损几乎全部为白色。与鳞状细胞乳头状瘤相似,寻常疣常在开始发生的几个月内迅速生长到最大直径(通常小于0.5 cm),在无刺激的情况下,数月或数年维持在这一大小不变。本病损可单发,但常见多发,数目多少不一,或呈簇状。皮肤病损有时由于角质的过度堆积,而在表面形成几毫米长的质硬的突

起,称为皮角。但这并不是寻常疣特征性的表现,其他皮肤病损,包括脂溢性角化病、日光性角化病及鳞状细胞癌,也可形成皮角。

【组织病理学】

寻常疣由过角化的复层鳞状上皮增生构成,排列呈指状或尖锐突起,中央含纤维结缔组织轴心,伴有慢性炎症细胞浸润。伸长的上皮钉突向病损中央聚拢,形成杯状凹陷,这是寻常疣特征性的病理表现(图1-3)。颗粒细胞层增厚且明显,内含大量较粗的透明角质颗粒,称为透明角质颗粒浓聚。棘细胞层浅层及邻近的颗粒细胞层内常可见大量的挖空细胞,是HPV感染的上皮细胞(图1-4)。颗粒细胞层细胞内常见嗜伊红核内病毒包涵体。

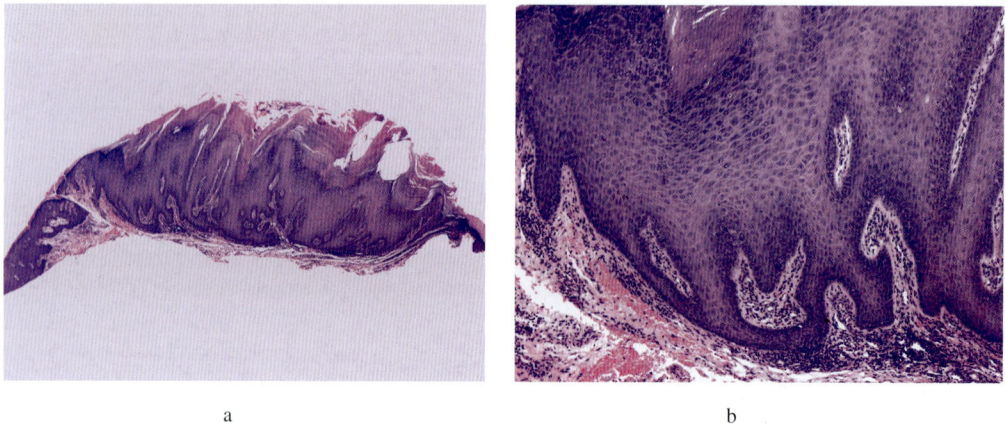

a

b

图1-3　口角区寻常疣

a. 复层鳞状上皮增生,呈指状突起,中央含纤维结缔组织轴心,伸长的上皮钉突向病损中央聚拢,形成杯状凹陷(HE×20); b. 伸长的上皮钉突向病损中央聚拢,钉突下方有慢性炎症细胞浸润(HE×100)

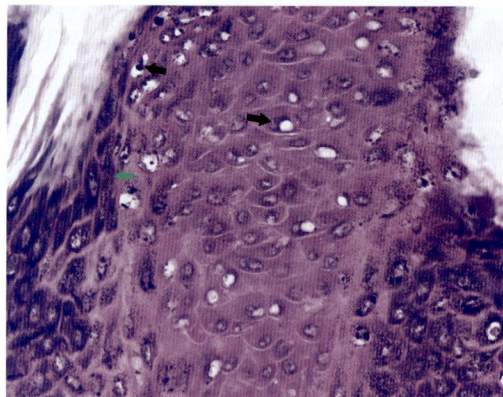

图1-4　颌下区皮肤寻常疣

颗粒层细胞透明角质颗粒浓聚(HE×400,绿色箭头所指),棘细胞层浅层及邻近的颗粒细胞层内见挖空细胞(HE×400,黑色箭头所指)

【治疗及预后】

皮肤疣可通过液氮冷冻治疗或手术切除,近年来,也有局部应用角质蛋白溶解剂(常含水杨酸和乳酸)治疗。口腔病损常采取手术切除,或激光、冷冻治疗。所有的治疗均应将病损基底部包括在内。

少数患者可复发,但一般不发生恶变。约2/3病例可在2年内自发性消退,尤其是儿童病例,可能是一种细胞免疫性排斥反应。

(三)尖锐湿疣(condyloma acuminatum)

【定义】

尖锐湿疣是由病毒感染引起的生殖器、肛周、口腔、喉等部位复层鳞状上皮的增生。

【同义词】

性病疣(venereal wart)、性病性湿疹(venereal condyloma)。

【流行病学】

尖锐湿疣常发生于青少年和青年,但各年龄段均可罹患。

【病因学】

尖锐湿疣病损内可检测到一种或多种HPV,包括6、11、53和54亚型,有时还可发现HPV的高危险亚型16、18,尤其在肛门生殖器病损(anogenital warts)中。

尖锐湿疣属性传播性疾病(sexually transmitted disease, STD),发生于性接触或创伤部位。据报道,在STD门诊中,20%的STD患者可出现该病损,如发生在儿童,可作为性虐待的一个提示。口腔病损与肛门生殖器病损同时发生并不罕见。

尖锐湿疣的潜伏期为性接触后的1~3个月,一旦发病,有可能通过自身接种累及到患者其他部位的黏膜,组织学表现不能明确提示其最初的来源。

【部位】

本病损常位于口腔前部,包括唇、口角、舌尖、腭和舌系带等部位,但任何部位口腔黏膜均可感染。

【临床特点】

典型的尖锐湿疣表现为有蒂或无蒂、粉红色、边界清楚的外生性乳头状病损,表面突起短而钝。病损无痛,可多发,常呈簇状,一般比鳞状细胞乳头状瘤和寻常疣大,平均直径为1.0~1.5 cm,口腔病损也有报道达3.0 cm者。

【组织病理学】

尖锐湿疣的组织病理学表现与鳞状细胞乳头状瘤相似,为复层鳞状上皮的良性增生,表面形成乳头状突起,长度较一致,中央有窄的结缔组织轴心,但其突起比鳞状细胞乳头状瘤宽而钝,突起之间的隐窝内充满角质。上皮分化、成熟良好。棘细胞层明显增厚,上皮钉突增宽,可向下延伸,导致假上皮瘤样增生,并可出现核分裂象,但细胞无异形(图1-5、6)。该层内常可见灶性挖空细胞,为

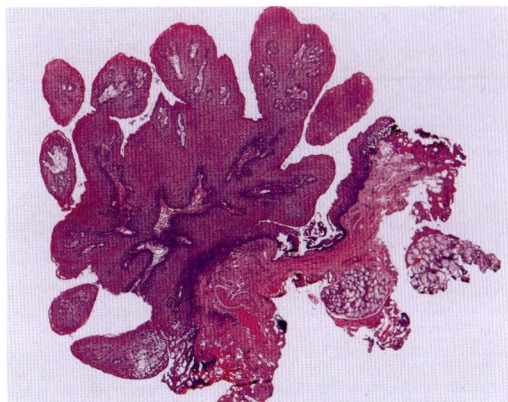

图1-5 上唇尖锐湿疣
复层鳞状上皮增生,乳头状突起宽而钝(HE×4)

HPV感染的镜下表现,也是尖锐湿疣较特征性的表现。超微结构观察,挖空细胞的胞质或胞核内含病毒,也可通过PCR、免疫组化或原位杂交方法检测到病毒(图1-6d)。

【治疗及预后】

口腔尖锐湿疣的治疗通常采取手术切除,也可采取激光治疗,但后者存在一定的问题,即病损组织在治疗过程中气化产生的雾化小滴可能导致HPV的空气传播。

尖锐湿疣的复发率较普通的乳头状瘤高。在肛

a

b

c

d

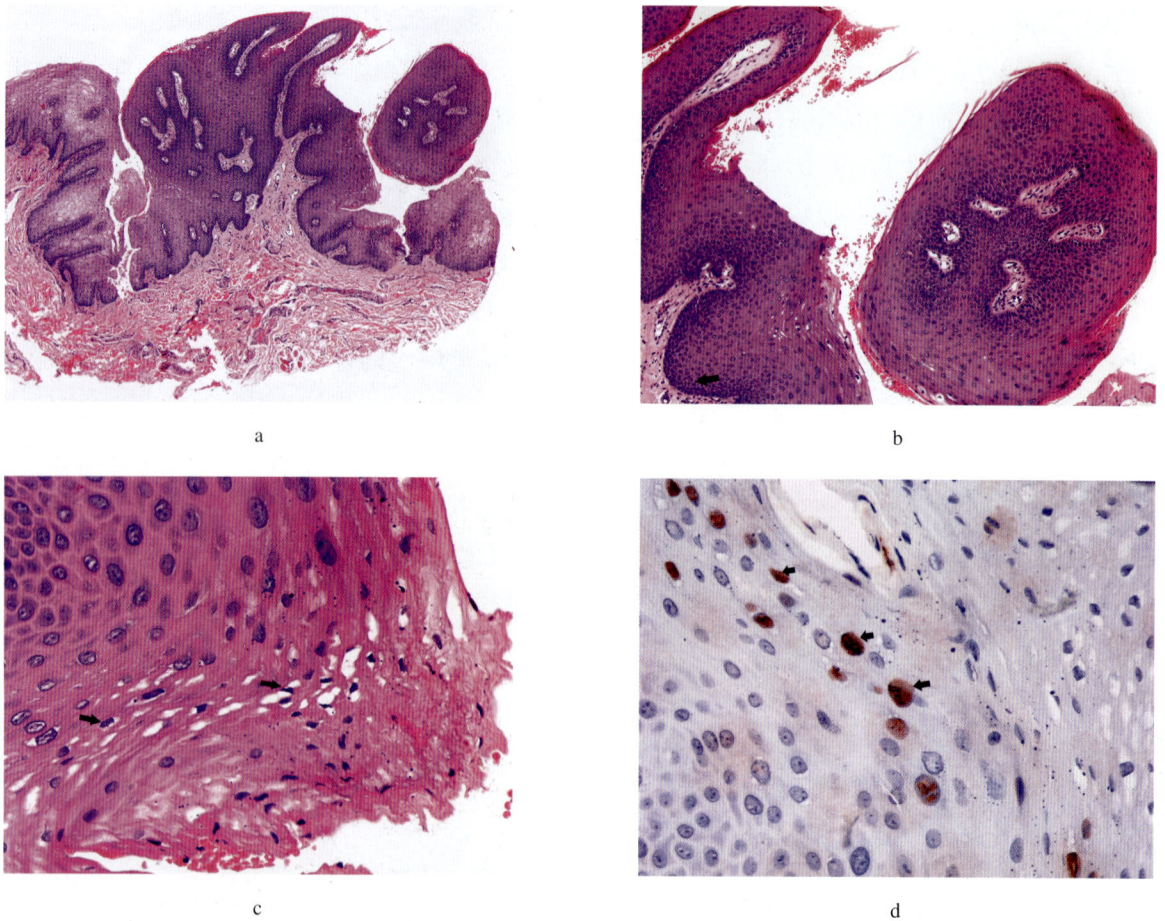

图1-6　上唇尖锐湿疣（与图1-5为不同病例）

a. 复层鳞状上皮增生,呈乳头状突起,突起之间的隐窝内充满角质（HE×40）; b. 上皮钉突增宽,可出现核分裂象（黑色箭头所指）,但细胞无异形（HE×100）; c. 棘层内见挖空细胞（HE×400,黑色箭头所指）; d. 棘层内HPV阳性（＋）细胞（IHC*×400,黑色箭头所指）

*IHC: 免疫组织化学（immunohistochemistry）

门生殖器病损中,由HPV16或18亚型引起者恶变为鳞状细胞癌的风险增高,但在口腔病损中未见证实。

（四）免疫缺陷患者的乳头状瘤和乳头瘤病（papillomas and papillomatosis in immunodeficiency）

免疫缺陷患者可出现活跃的由HPV感染引起的乳头状瘤和乳头状瘤病,尤其是人类免疫缺陷病毒（human immunodeficiency virus, HIV）感染的患者。病损可比普通的乳头状瘤更大、更多发（图1-7）,偶可见整个口腔黏膜呈乳头瘤状的病例。在免疫缺陷患者中可见多种HPV亚型,并可见一些罕见的HPV亚型。有一部分HIV感染的病例其乳头状瘤病损的上皮有异常增生,因此具有尚不确定的恶变潜能。

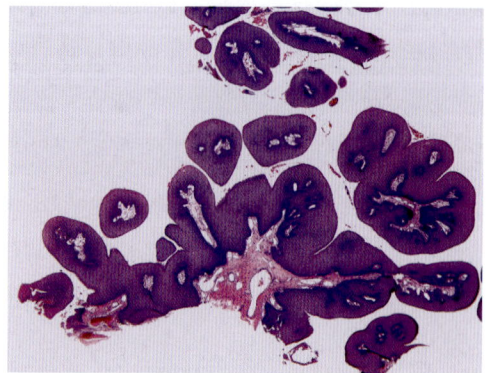

图1-7　免疫缺陷患者的下唇黏膜乳头状瘤

病损弥漫,上皮乳头状增生,并呈多级分支结构（HE×20）

（五）局灶性上皮增生（focal epithelial hyperplasia）

【定义】

局灶性上皮增生是一种由病毒感染引起的多发性、局灶性口腔鳞状上皮增生。

【同义词】

Heck病（Heck's disease）、多发性乳头状瘤病毒性上皮增生（multifocal papilloma virus epithelial hyperplasia）。

【流行病学】

局灶性上皮增生好发于儿童，少数可发生于青年及中年人，无性别差异。

【病因学】

局灶性上皮增生首先发现于美国土著和爱斯基摩人群中，1961年Heck报道了Navojo印第安儿童中发生的病例，1965年Archard将该疾病命名为"Heck病"。目前已知该疾病主要发生在印度、北美、南美和格陵兰的爱斯基摩人中，是由HPV13亚型引起的，可能与HPV32亚型有关。在某些国家该病损是地方性疾病，局部地区近40%的儿童受累。个别报道有家族倾向，因此本病损可能与遗传有关。

【部位】

病损好发于颊、唇及舌黏膜，也可累及牙龈和扁桃体。

【临床特点】

典型的病损呈多发性扁平或圆形斑块，质软，无痛，与正常黏膜颜色相似，但有时可呈鲜红、灰白色，白色罕见。少数病损表面呈细乳头状改变。单个病损较小，一般为0.2~1.0 cm，界限清楚，但常聚集成簇或融合成片，使整个病损区呈铺路石样表现。

【组织病理学】

局灶性上皮增生表现为口腔黏膜上皮的增生，有时呈明显的棘层增生。增厚的黏膜上皮外生性生长，向表面突出，而并非向下方的结缔组织内延伸，因此病损区上皮的钉突与周围正常黏膜上皮的钉突深度相同，但病损区上皮钉突增宽，并常相互融合，而邻近的上皮钉突不增宽。上皮浅层中一些角质形成细胞呈挖空细胞改变，与其他HPV感染的病损表现相似。有时胞核内出现块状异染色体，类似于核分裂象，称为有丝分裂样小体（mitosoid bodies），这是本病损的特征性表现，但并无特异性。在棘细胞的胞质或胞核内，超微结构观察可发现病毒颗粒，也可通过原位杂交和免疫组化染色检测到HPV的存在，但并非诊断必需。结缔组织中可呈慢性炎症的表现。

【治疗及预后】

由于局灶性上皮增生在成年人中罕见，由此推断，本病损具自发性消退的特点，在数月或数年后可自愈，因此无需治疗。但出于诊断或美观的需要，也可行手术切除。切除后复发率低，无恶变倾向。

二、角化棘皮瘤（keratoacanthoma）

【定义】

角化棘皮瘤是一种起源于毛囊上皮的良性肿瘤，具自限性，表现为上皮的增生，在临床和病理上均与高分化鳞状细胞癌相似。

【同义词】

由于其具自限倾向及其特征性的临床和病理学表现，角化棘皮瘤有多个同义名，如高分化鳞状细胞癌（角化棘皮型）、皮脂性软疣（molluscum sebaceum）、假癌性软疣（molluscum pseudocarcinomatosum）、半自愈性原发性鳞状细胞癌（primary self-healing squamous carcinoma）、瘤样角化症（tumor-like keratosis）、特发性皮肤假上皮瘤样增生（idiopathic cutaneous pseudoepitheliomatous hyperplasia）等。

【ICD-O编码】　8071/1

【流行病学】

本病男性略好发，中年以上者居多。

【病因学】

角化棘皮瘤的病因尚未明确，致癌物质如烟草成分可能与其相关。曾有报道认为HPV26、37亚型的感染与角化棘皮瘤的发生有关，但目前该观点已基本不被接受。多发性者有一定的遗传倾向。在免疫缺陷患者及Muir-Torre综合征（皮脂腺肿瘤、角化棘皮瘤、胃肠道癌）患者中该病损的患病率较高。

【部位】

95%的病损发生于阳光暴露处有毛发的皮肤，无毛发的部位罕见。8%的病例发生于唇红的皮肤侧，上、下唇的发病率均等，口内病损极少见。

【临床特点】

本病可分3型：

1. 单发性角化棘皮瘤（solitary keratoacanthoma）：多见于中年男性，好发于面部、手背与臂部。病损开始为一小而硬的结节，继而迅速增大，6周内直径可达2.0 cm，界限清楚，无痛，中央有一角质栓，呈黄色、棕色或黑色，常呈不规则疣状突起。角质栓脱落后呈火山口状凹陷。周围皮肤、黏膜色泽正

常或呈红色。以后病变渐静止，多数于半年至一年内缓慢消退，留下凹陷的疤痕。这些特点有助于鉴别角化棘皮瘤和缓慢增大的鳞状细胞癌。

2. 多发性角化棘皮瘤（multiple keratoacanthoma）：与日光照射无关，多见于青年男性，有家族倾向，可能与遗传有关。病损特点与单发性者相似，只是病损数目较多，且很难自愈。

3. 发疹性角化棘皮瘤（eruptive keratoacanthoma）：为全身多数丘疹，可能与内脏恶性肿瘤有关。

【组织病理学】

各型角化棘皮瘤的组织学表现基本相同，且病损边缘上皮基本正常。

早期病损区表皮凹陷，内含角质，基底部上皮增生，上皮钉突向结缔组织内延伸。

随着病损进一步成熟，表皮凹陷扩大，呈火山口样，中央充满角质栓，周围的上皮如拱壁状，与病损之间形成特征性尖锐的夹角。基底部上皮向下增生，但一般皮肤病损不超过汗腺水平，唇红病损不超过肌层水平。病损周围有明显的慢性炎症细胞浸润（图1-8）。

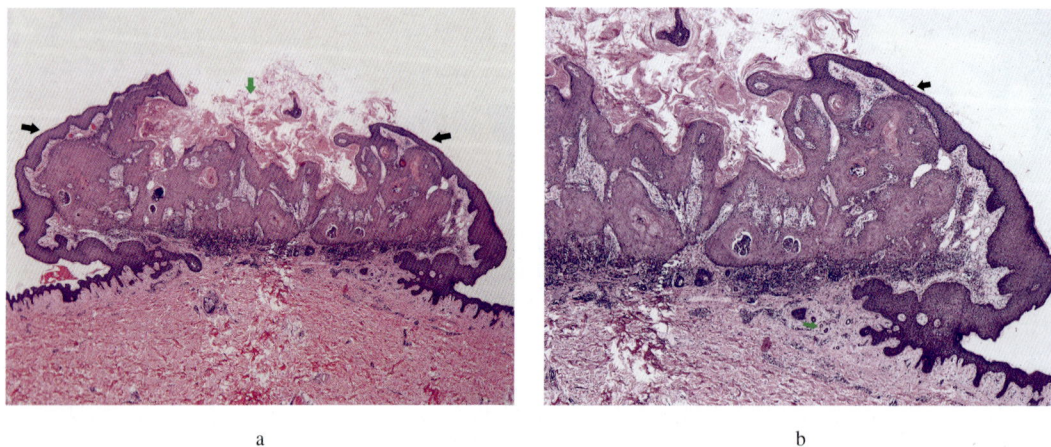

a   b

图1-8　唇部角化棘皮瘤早期病损

a. 表皮凹陷，呈火山口样，内含角质（绿色箭头所指），周围上皮与病损之间形成特征性尖锐的夹角（HE×20，黑色箭头所指）；b. 病损周围上皮与病损之间尖锐的夹角（黑色箭头所指），上皮钉突增生，但未超过汗腺上皮（绿色箭头所指为汗腺导管），较多慢性炎症细胞浸润（HE×40）

晚期病损区增生的上皮细胞可出现不同程度的不典型性及错角化，此时需与高分化鳞状细胞

癌仔细鉴别。

消退时表皮火山口逐渐变平，角质栓逐渐消

失,基底部上皮增生停止。

【鉴别诊断】

本病需与高分化鳞状细胞癌区分。临床资料对本病的诊断有重要价值:为迅速发展的隆起性损害,中央有充满角质的火山口,质地较软。从组织病理学表现分析,可见病损区表皮凹陷呈火山口状,充满角质,边缘上皮与病损间呈尖锐夹角,且病损在皮肤不超过汗腺水平,在唇红不超过肌层水平。

【治疗及预后】

角化棘皮瘤为良性肿瘤,且有自愈倾向,但有时与鳞状细胞癌难区别,且较大的病损即使自愈

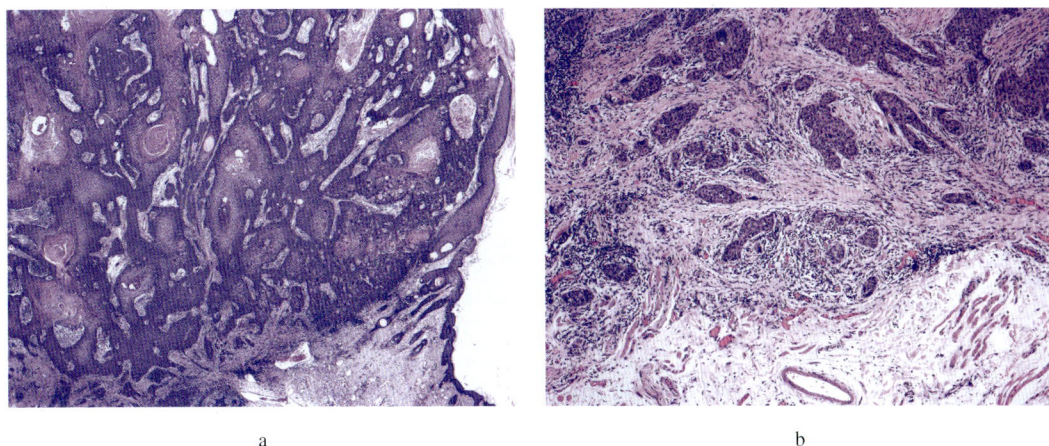

图1-9　面部角化棘皮瘤晚期病损

a. 周围上皮与病损之间形成特征性尖锐的夹角,上皮不典型增生(HE×20); b. 不典型增生上皮团块、条索浸润超过汗腺水平,侵犯肌肉,考虑为癌变(HE×100)

也会留有明显的瘢痕,因此常需手术切除。手术切除时,应包括病损周围临床表现正常的上皮,因为对病理诊断而言,病损的整体组织病理特点比个别细胞的表现更为重要。约2%患者可复发,少数呈侵袭性生长并癌变(图1-9)。

三、传染性软疣(molluscum contagiosun)

【定义】

传染性软疣是由痘病毒的一员——传染性软疣病毒引起的上皮增生。

【流行病学】

传染性软疣好发于儿童及青年人。

【病因学】

人群中至少6%的人,尤其是老年人,体内含传染性软疣病毒的抗体,但只有少数发展为此病损。一般病毒感染后经14~50 d潜伏期后发生多发性皮肤斑块,黏膜罕见。常规的传染途径,成人为性接触,儿童和青少年为非性接触,如合穿衣服、摔跤后、公共浴室洗澡或游泳,可自身接种。

【部位】

本病损常为多发性,易发生于皮肤较温暖的部位或近期有损伤的部位,维持数月或数年后自行消退。因此,本病损好发于颈部、面部(尤以眼睑为多见)、躯干和四肢近心端的皮肤,偶见于口腔,发生于口腔者常位于唇、颊或腭黏膜。

【临床特点】

本病损小,直径仅为2~4 mm,表现为表面光滑,粉红色,无蒂,界限清楚的斑块。大多数病损中央有一小的凹陷,内含凝乳状物质,称为软疣小体。一部分病损周围轻度感染呈红色。损害数目多少不一,免疫缺陷患者感染此病毒后,损害数目常较多。

【组织病理学】

本病损在病理学上表现为表面复层鳞状上皮的局灶性小叶状增生，即棘细胞层增厚，向下延伸进入结缔组织内，被狭长的纤维结缔组织乳头分隔为小叶状，每一小叶中央充满鼓胀的角质形成细胞，含核内病毒包涵体，此即为软疣小体。开始软疣小体呈小的嗜酸性结构，位于基底层上方的细胞内（图1-10）。随着受感染细胞向上皮表面移动，软疣小体逐渐增大。到达颗粒细胞层时，软疣小体变为嗜碱性。到达角化层时，软疣小体有时甚至比宿主细胞还大（图1-11）。一旦角化层细胞崩解，释放软疣小体，病损中央即成火山口样。这些特征均有助于本病损的诊断。

【治疗及预后】

大多数病损在6~9个月内自行消退，也可采取冷冻治疗。近年来的研究发现一种免疫反应调节剂咪喹莫特（imiquimod），局部应用可有效减少或去除病损。本病损无明显的恶变倾向，治疗后无复发。

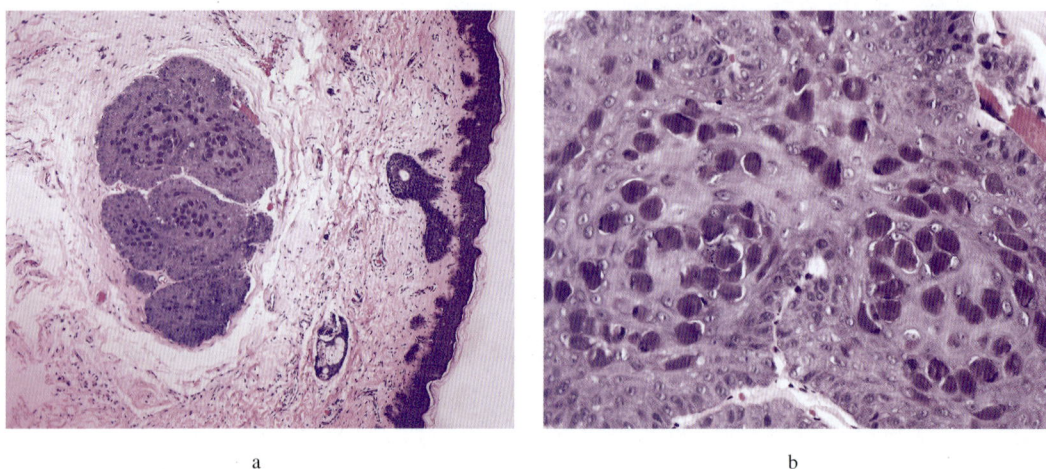

a

b

图1-10 颌下区传染性软疣

a. 上皮向结缔组织增生呈小叶状，每一小叶中央充满鼓胀的角质形成细胞，含软疣小体（HE×100）；b. 软疣小体位于基底层上方的细胞内（HE×400）

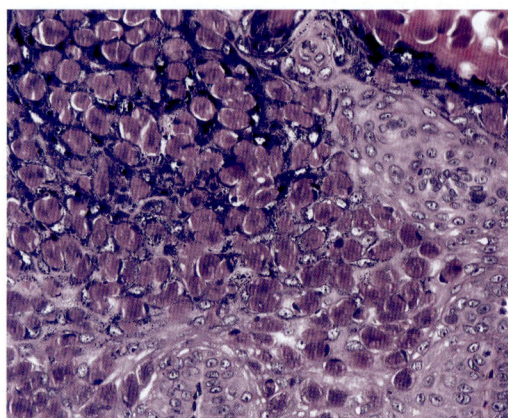

图1-11 鼻翼传染性软疣

受感染细胞向上皮表面移动，到达颗粒细胞层，软疣小体增大（HE×400）

四、乳头状增生（papillary hyperplasia）

【定义】

乳头状增生是一种无症状的结节性或乳头状黏膜增生,常见于戴义齿患者的硬腭部。

【同义词】

乳头状炎症性增生（papillary inflammatory hyperplasia）。

【病因学】

该病损确切的病因尚未明确,但常与下列因素有关:① 义齿边缘不密合;② 义齿卫生情况差;③ 一天24小时佩戴义齿。一天24小时佩戴义齿的患者近20%患有炎症性乳头状增生。念珠菌感染也可能是其病因,但确切的关系不明。

【部位】

乳头状增生多位于义齿基托下方的硬腭部。病损早期可仅累及腭穹隆,继续发展可累及大部分腭部。少数病例可发生于无牙的下颌牙槽嵴,罕见病例发生于无义齿患者的腭部,主要发生在有口呼吸习惯或腭穹隆特别高的患者。还有报道在有牙的HIV感染患者中存在与念珠菌感染相关的腭部乳头状增生。

【临床特点】

病损表现为黏膜表面多数细小乳头状突起,直径约1~2 mm,亮红色,无蒂,一般无症状。有时病损在硬腭部弥漫成片,呈铺路石样改变。免疫抑制或者免疫缺陷患者一般病损范围较大。

【组织病理学】

乳头状增生在镜下表现为腭黏膜复层鳞状上皮增生,形成许多细小的乳头状突起,中央有纤维结缔组织轴心,上皮钉突增生,可出现不同程度的假上皮瘤样增生,表面过角化。纤维结缔组织可疏松、水肿,病程长者可致密、纤维化,慢性炎症细胞浸润,少数情况下可存在中性粒细胞（图1-12）。如黏膜下层存在涎腺组织,常表现为硬化性涎腺

炎（图1-13）。病损常伴有念珠菌感染,此时上皮浅层出现念珠菌菌丝。

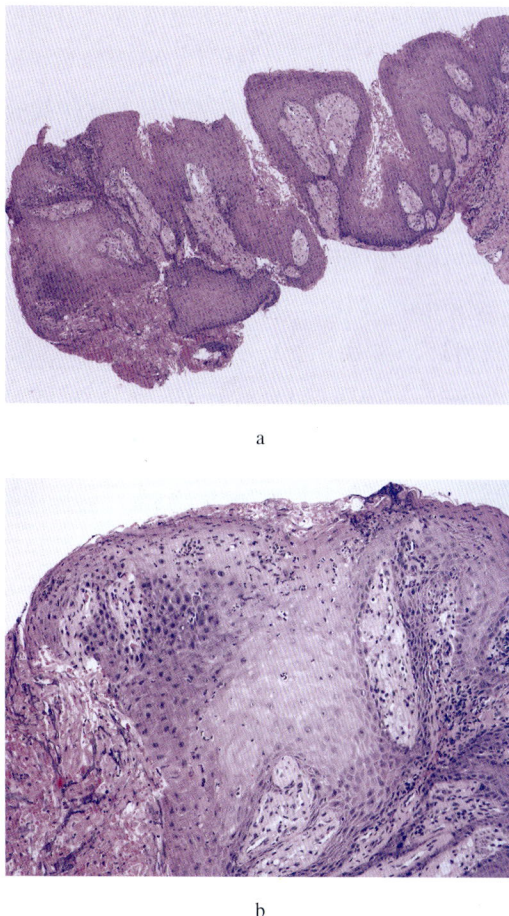

a

b

图1-12 腭部乳头状增生

a. 复层鳞状上皮增生,形成乳头状突起,中央有纤维结缔组织轴心,上皮钉突增生,形成假上皮瘤样增生（HE×40）; b. 纤维结缔组织内慢性炎症细胞浸润,表面局部溃疡形成（HE×200）

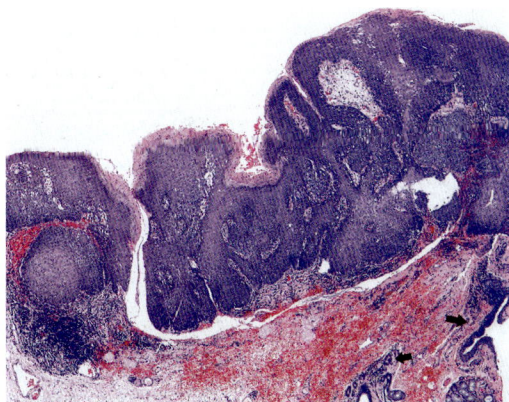

图1-13 腭部乳头状增生（与图1-12为不同病例）

复层鳞状上皮乳头状增生及假上皮瘤样增生,伴慢性涎腺炎（HE×40,黑色箭头所指为小涎腺）

【鉴别诊断】

本病需与HPV感染造成的弥漫性乳头状瘤病和疣状黄瘤鉴别，患者是否佩戴义齿及组织活检均有助于区别。其他如局灶性上皮增生等多结节病损也表现为相似的病理特点，但是临床表现各有不同。

【治疗及预后】

对早期的炎症性乳头状增生，暂停使用义齿可使红斑和水肿消退，组织接近正常。如伴有念珠菌感染，可通过局部或全身抗真菌治疗使病损好转。对持续进展的病损，可采取手术切除或冷冻治疗。手术切除后，仍可制作、佩戴新的义齿，但应鼓励患者晚上取下新义齿并保持清洁。病损一般无恶变。

五、正中菱形舌炎
（median rhomboid glossitis）

【定义】

正中菱形舌炎是指发生于舌前2/3与舌后1/3交界处的舌盲孔前的片状舌乳头萎缩区，目前认为，这一病损是慢性念珠菌感染的结果。

【同义词】

舌中央乳头萎缩（central papillary atrophy of tongue, CPA）。

【流行病学】

正中菱形舌炎多见于成人，儿童罕见。

【病因学】

过去的观点认为，正中菱形舌炎是舌发育过程中奇结节的遗迹。但从流行病学调查看，本病在儿童中极少见，不支持其为发育缺陷的说法。近年来的研究证实，正中菱形舌炎与慢性真菌感染，尤其是念珠菌感染有关。

【部位】

病损位于舌盲孔前方的舌背黏膜。

【临床特点】

本病的临床特征为舌背黏膜上菱形或椭圆形的红色无乳头区。多数病损表面光滑、柔软，称为"光滑型"；少数情况下在红色区域内可见稍高起的结节，质硬，称为"结节型"。病损区直径几毫米到几厘米不等。患者无自觉症状。

【组织病理学】

大多数病损可根据其临床表现作出诊断，无需行组织病理学检查。从镜下观察，病损区舌背黏膜无正常的丝状乳头和菌状乳头，上皮萎缩变薄，覆盖在突起的固有层结缔组织乳头上，因此表面呈红色。但上皮钉突增生，有时表现为假上皮瘤样增生，细胞可呈轻度不典型性。上皮表层可表现为过度不全角化。固有层内有不同程度的慢性炎症细胞浸润。上皮浅层内常可找到念珠菌丝，尤其是在过碘酸—雪夫染色（periodic acid–Schiff staining, PAS）的切片中，但大多散在，有时需多次切片才能发现（图1-14）。

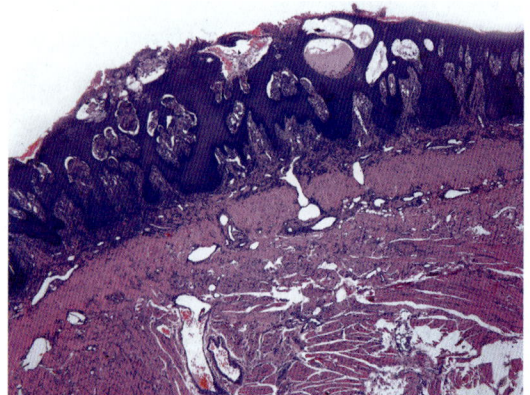

a

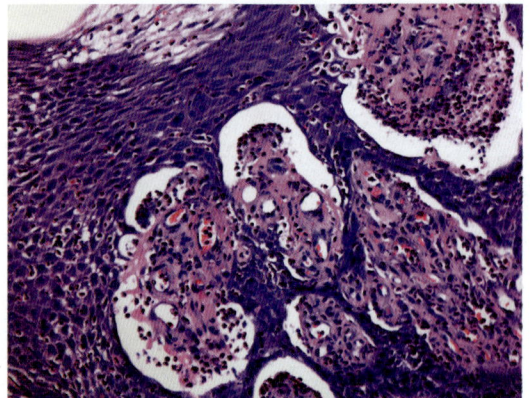

b

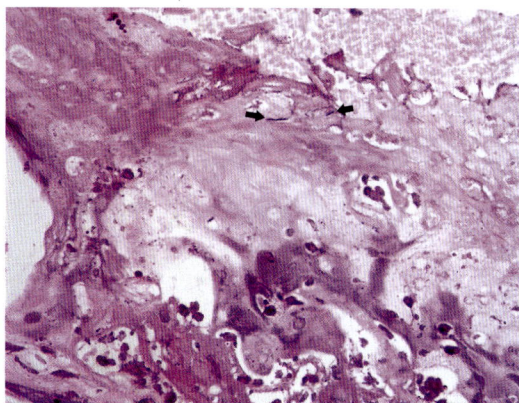

c

图1-14　正中菱形舌炎

a. 病损区舌背黏膜无正常的丝状乳头和菌状乳头,上皮萎缩,但上皮钉突增生,固有层慢性炎症细胞浸润(HE×20); b. 上皮表层过度不全角化,大量中性粒细胞浸润(HE×200); c. 上皮浅层内可见PAS阳性(＋)念珠菌丝(PAS×400,黑色箭头所指)

【鉴别诊断】

本病损需与舌的结节性病变如颗粒细胞瘤、纤维上皮增生等鉴别,鉴别的关键点是其特殊的病变部位。铁及维生素缺乏也可能引起舌乳头萎缩,但不一定局限于舌盲孔前,一般范围更广泛。有时本病可出现不规则的上皮钉突和假上皮瘤样增生,不易与鳞状细胞癌区分,鉴别诊断应深取活检,本病损无明显上皮异常增生,不向深部组织浸润。

【治疗及预后】

曾有癌发生于正中菱形舌炎的报道,因此对于长期存在的病变,特别是老年人,应取活检排除肿瘤。

六、慢性增生性念珠菌病（chronic hyperplastic candidiasis）

【念珠菌病分型】

约1/3外观上健康的口腔黏膜通过涂片或拭子的培养,可显示白念珠菌的存在,而念珠菌病是指真菌过度生长或侵入组织产生临床可见的病损。念珠菌病的分型方法较多,国际上对过去公认的Lehner(1966年)的经典分型作了最新修改,分型如下。

1. 伪(假)膜型念珠菌病(pseudomembranous candidiasis, thrush): 可表现为急性或慢性。

2. 急性红斑性(萎缩型)念珠菌病(acute erythematous candidiasis, acute atrophic candidiasis)。

3. 慢性红斑性(萎缩型)念珠菌病(chronic erythematous candidiasis, chronic atrophic candidiasis)。

4. 慢性增生性念珠菌病(chronic hyperplastic candidiasis):为本章所讨论的病损。

【同义词】

慢性肥厚型念珠菌口炎(chronic hypertrophic candidal stomatitis)、口腔念珠菌性白斑(oral candidal leukoplakia, OCL)。

【部位】

口腔是白念珠菌感染的好发部位,慢性增生性者多见于颊黏膜、舌背及腭部。

【临床特点】

颊黏膜病损常对称地位于口角内侧的三角区,呈白色斑块状、结节状或颗粒状增生,不能被擦掉,多伴有其他的念珠菌感染如口角炎、正中菱形舌炎等。但确诊尚需依靠活检证实确有念珠菌的菌丝侵入上皮组织。

腭部病损常呈乳头状增生,可由义齿性口炎发展而来。

舌背病损常位于舌背中央,病损区呈红色,丝状乳头消失,有时在红色基底上可见白斑,有时呈正中菱形舌炎表现。

【组织病理学】

本病的组织病理学表现以菌丝侵入口腔黏膜上皮不全角化层为特征。镜下见黏膜上皮增厚,表层呈不全角化,棘细胞层明显增生,上皮钉突较宽大。上皮内大量炎症细胞浸润,上皮浅层常可形成中性粒细胞性微脓肿,固有层内淋巴细胞和浆细胞散在浸润。上皮浅层可见念珠菌菌丝侵入,用PAS染色可清楚地观察到菌丝垂直地侵入角化层

（图1-15）。有时出现上皮异常增生（图1-16）。总的来说，本病的镜下特征性表现为念珠菌菌丝侵入黏膜上皮浅层，引起角化不全、棘层增厚、微脓肿形成以及固有层炎症细胞浸润。

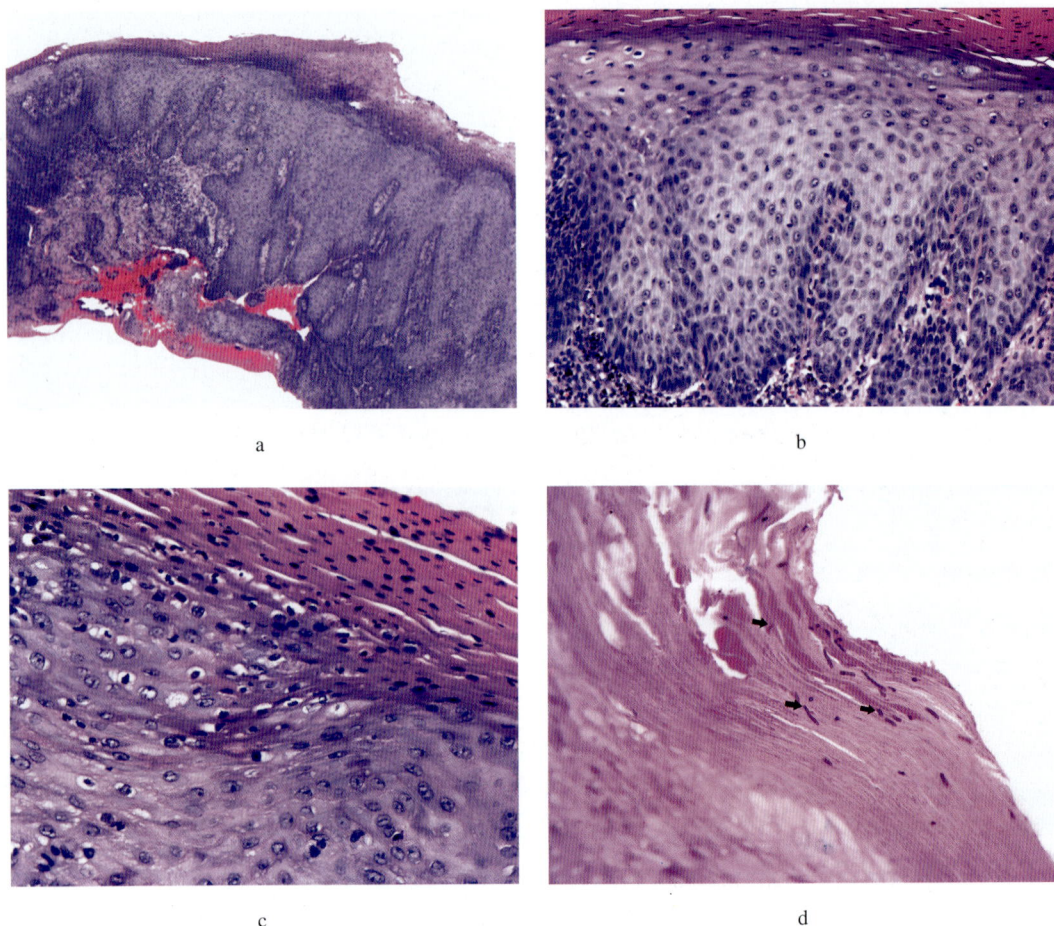

图1-15 牙龈慢性增生性念珠菌病

a. 黏膜上皮增厚，上皮钉突增生，部分呈假上皮瘤样增生（HE×40）；b. 上皮表层过度不全角化，棘细胞层增生，固有层内慢性炎症细胞浸润（HE×200）；c. 上皮表层过度不全角化，中性粒细胞浸润（HE×400）；d. 上皮浅层可见PAS阳性（＋）念珠菌菌丝垂直或呈一定角度侵入角化层（PAS×400，黑色箭头所指）

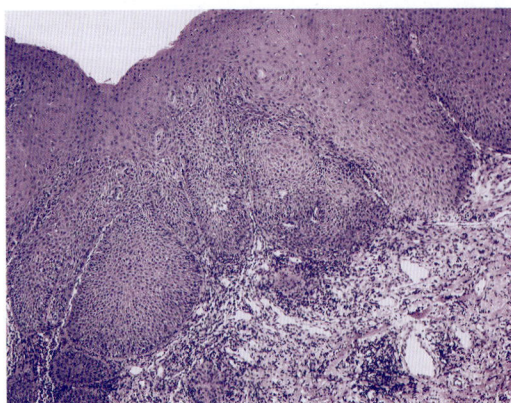

图1-16 舌缘慢性增生性念珠菌病

黏膜上皮瘤样增生及轻度异常增生（HE×100）

【治疗及预后】

本病可采取全身及局部抗真菌药物治疗,并需增强机体免疫力。对于轻度、中度异常增生的病例,经药物治疗后(疗程可达3~6个月)可能逆转或消失。但在治疗期间应严格观察病损的变化,定期复查,若治疗效果不明显或患者不能耐受药物治疗,应考虑手术切除。

有人认为念珠菌病性白斑有高于4%的恶变率,特别是高龄患者应提高警惕,须行活检以明确诊断。

七、福代斯斑(Fordye spots)

【定义】

福代斯斑是指口腔黏膜内皮脂腺的异位聚集。

【同义词】

迷脂腺症(ectopic sebaceous glands)。

【流行病学】

福代斯斑在婴幼儿中少见,至青春期时渐增多,颜色开始较浅,并随年龄的增长而愈加明显。20岁后其发生率、损害范围、颗粒大小均可达到最大,在60%~75%的成人中均可发现,男性略多见。

【部位】

颊黏膜在胚胎期由上颌突、下颌突联合而成,突的表面由外胚层覆盖,外胚层中含有皮肤的附属器,包括皮脂腺,所以本症好发于颊部。也可见于上唇及磨牙后区黏膜,偶见于牙龈、牙槽黏膜、舌、口底及软硬腭,下唇罕见。可呈对称性分布。

【临床特点】

福代斯斑在临床上表现为均匀分布的淡黄色颗粒,如粟粒状,有时融合成斑块状,稍高出于黏膜面,一般无症状。

【组织病理学】

镜下,福代斯斑是由导管周围一个或数个典型的皮脂腺小叶构成,接近黏膜表面,与毛囊无关,这一点可与皮肤的皮脂腺鉴别。异位皮脂腺导管内常有角质栓塞(图1-17)。

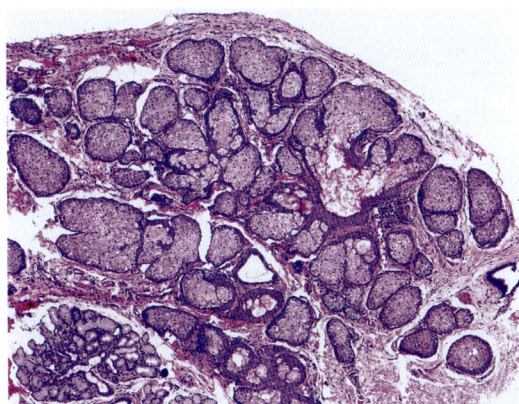 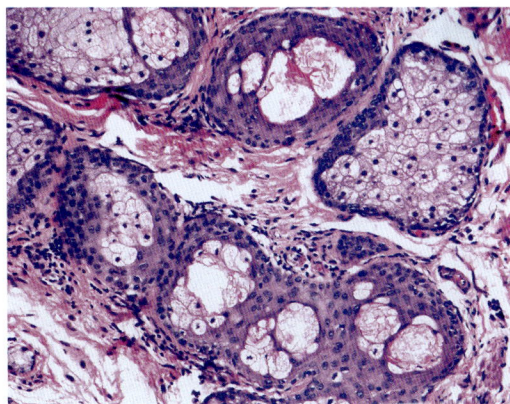

a   b

图1-17 颊黏膜福代斯斑

a. 病损由导管周围数个皮脂腺小叶构成,接近黏膜表面(本例黏膜上皮脱落),与毛囊无关(HE×40);b. 皮脂腺导管内常有角质栓塞(HE×200)

【治疗及预后】

由于福代斯颗粒无危害、无代谢活性,因此常不需要治疗,但在少数病例中也会有病理改变,包括皮脂腺囊肿、皮脂腺瘤等,可行手术切除。

八、毛舌(hairy tongue)

【定义】

毛舌是舌背部丝状乳头过度伸长后所形成的

丝毛状改变,其实质是丝状乳头的伸长及角化物的滞留。

【同义词】

本病损中"毛"即是伸长的丝状乳头及滞留的角化物,主要分布于舌背,本身呈白色,因外源性色素的沉着而变黄、变黑。因此,根据颜色的不同,临床上可分别将其称为白毛舌、黄毛舌或黑毛舌。

【流行病学】

本症可累及儿童或成人,但较少见,在整个人群中的患病率仅为0.06%~1.1%。但在接受广泛放射治疗的头颈部肿瘤患者中较好发,可能是由于涎腺功能紊乱造成的。

【病因】

一般认为,本病损的发生是由于口腔环境的改变,影响了角蛋白酶的功能,从而延缓丝状乳头

角化细胞的脱落。形成毛舌的原因有多种,如口腔卫生情况不良,长期使用氧化剂、广谱抗生素、吸烟或头颈肿瘤放疗后等。

【部位】

通常病变仅累及舌背中央部分,但一部分病例也可弥漫至整个舌。

【临床特点】

舌背中央可见丝状乳头伸长明显,呈丝毛状,多染成黑色,也可有淡淡的棕色、黄色和绿色,色素沉着来源于药物、食物、烟或产色微生物的产物。毛舌常无症状,但极少数严重的患者可因丝状乳头过度伸长而感觉痒、恶心,同时伴味觉差、口臭。

【组织病理学】

毛舌在病理上表现为丝状乳头的伸长和过角化,角化物滞留,伴细菌、霉菌及细胞碎屑等沉积。

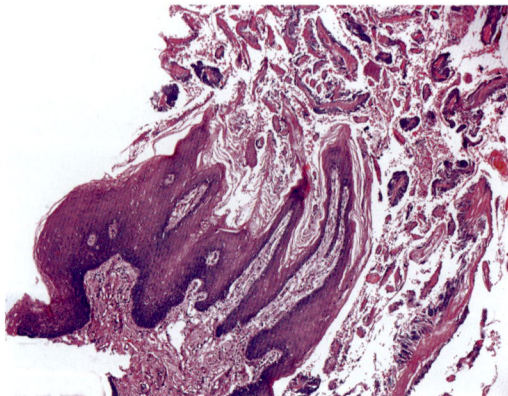 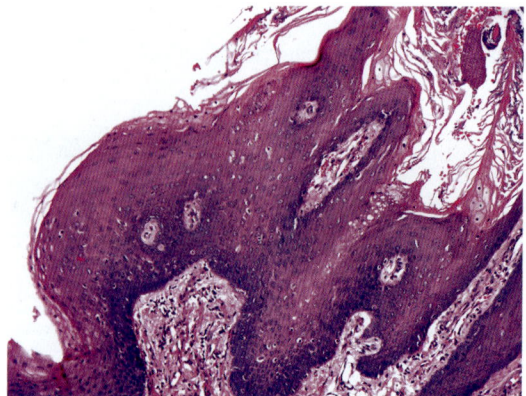

a   b

图1-18 毛舌

a. 舌背黏膜上皮表层过角化,丝状乳头伸长,角化物滞留,伴细菌、细胞碎屑等沉积(HE×100);b. 丝状乳头伸长,角化物滞留,固有层轻度炎症细胞浸润(HE×200)

固有层可有轻度炎症细胞浸润(图1-18)。

【治疗及预后】

本病损的治疗主要为加强口腔卫生,停用可疑食物或药物,抗真菌制剂局涂或含漱,软毛牙刷蘸消毒剂轻轻刷洗毛舌区。"毛"过长,有恶心症状者,可由医生行手术修剪。

(王丽珍)

参 考 文 献

1 Barnes L, Eveson JW, Reichart P, et al. Pathology & Genetics of Head and Neck Tumours.Lyon: IARCPress, 2005.

2 Axell T. Aprevalence study of oral mucosal lesions in an adult Swedish population. Odontol Revy 1976; 27:1-103.

3 Tay AB. A 5-year survey of oral biopsies in an oral surgical unit in Singapore: 1993-1997. Ann Acad Med Singapore 1999; 28:665-671.

4　Matthews REF. Classification and nomenclature of viruses. Intervirology 1982; 17:1−199.

5　Scully C, Prime SS,Maitland NJ. Papillomaviruses: their possible role in oral disease. Oral Surg 1985; 60:166.

6　De Villers EM. Heterogeneity of the human papillomavirus group. J Virol 1989; 63:4898−4903.

7　Zur Hausen, De Villiers EM.Human papillomaviruses. (Review). Ann Rev Microbiol 1994; 48:427−447.

8　Eversole LR. Papillary lesions of the oral cavity: relationship to human papillomaviruses. JCalif Dent Assoc 2000; 28(12):922−927.

9　Abbey LM, Page DG,Sawyer DR. The clinical and histopathologic features of a series of 464 oral squamous cell papillomas. Oral Surg Oral Med Oral Pathol 1980; 49(5):419−428.

10　Gree TL, Eversole LR,Leider AS. Oral and labial verrucae vulgaris: clinical, histologic and immunohistochemical evaluation. Oral Surg Oral Med Oral Pathol 1986; 62(4):410−416.

11　Terezhalmy GT, Riley CK, Moore WS, et al.Oral verrucae vulgaris. Quintessence int 2002; 33(2):162−163.

12　Choukas NC, Toto PD. Condylomata acuminatum of the oral cavity. Oral Surg Oral Med Oral Pathol 1982; 54(4):480−485.

13　Eversole LR, Laipis PJ, Merrell P, et al.Demonstration of human papillomavirus DNA in oral condyloma acuminatum. J Oral Pathol 1987; 16:266−272.

14　Terai M, Hashimoto K, Yoda K, et al.High prevalence of human papillomaviruses in the normal oral cavity of adults. Oral Microbiol immunol 1999; 14:201−205.

15　Neville BW, Damm DD, Allen cm, et al., eds.Oral & Maxillofacial Pathology.Philadelphia, PA: WB Saunders, 2001:265−266.

16　Archard HO, Heck JW, Stanley HR. Focal epithelial hyperplasia: An unusual oral mucosal lesion found in Indian children. Oral Surg Oral Med Oral Pathol 1965; 20:201−212.

17　Neville B, Damm D, Allen cm, eds.Oral & Maxillofacial Pathology. 2 nd ed. Philadelphia, PA:W.B. Saunders Company, 2002.

18　郑麟蕃, 吴奇光. 口腔病理学. 上海：上海科学技术出版社, 1993.

19　陈锡唐, 刘季和、邱炳森、刘荣卿、郭英年、陈明. 实用皮肤组织病理学.广州：广东科技出版社, 1994.

20　于世凤. 口腔组织病理学. 第6版. 北京：人民卫生出版社, 2007.

第二章 癌前病变及癌前状态

第一节 上皮性癌前病变

一、概 述

【定义】

根据WHO（2005）的定义，上皮性癌前病变是指有可能演变成鳞状细胞癌（squamous cell carcinoma, SCC）的上皮病变。

【临床特点】

口腔的上皮性癌前病变在临床上主要表现为白斑（leukoplakia）、红斑（erythroplakia/erythroplasia）或红白斑（erythroleukoplakia）。

【组织病理学】

上皮性癌前病变在临床上可有多种疾病的表现，但在组织病理学上表现为上皮的异常增生（dysplasia）。在讨论上皮性癌前病变时，必须明确下列概念。

1. 上皮增生（hyperplasia）：是指上皮棘层（棘层增生, acanthosis）和（或）基底/副基底层 （基底细胞/副基底细胞增生, basal cell hyperplasia）细胞数目的增加。上皮增生时组织结构保存，无细胞的非典型性（图2-1）。

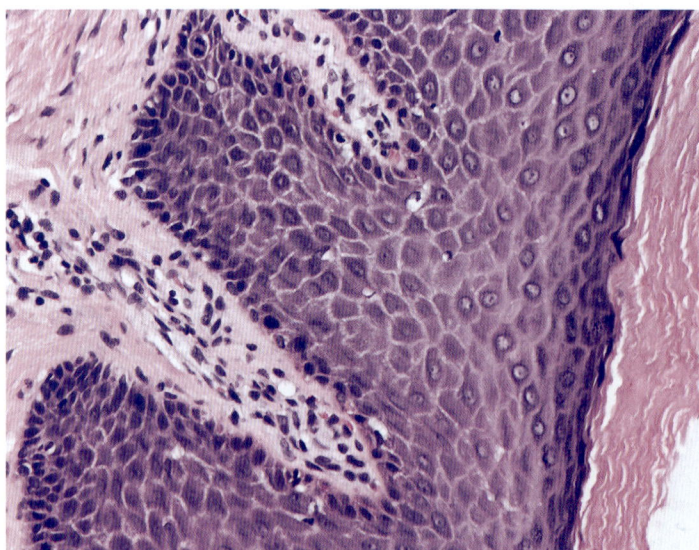

图2-1 颊黏膜上皮增生

棘层增生，上皮组织结构基本保存，无细胞的非典型性（HE×400）

— 18 —

2. 上皮异常增生（dysplasia）：是指上皮组织结构紊乱合并细胞非典型性（atypia）。

上皮异常增生中的组织结构紊乱：可表现为上皮层次紊乱，上皮钉突呈水滴状，基底细胞极性消失并出现一层以上的基底样细胞，核分裂数增加，可出现上皮浅层的核分裂象或异常的核分裂象，棘细胞层中出现角化（错角化，dyskeratosis）。总之，上皮从基底细胞到表层角化或非角化细胞失去了正常的成熟过程。

上皮异常增生中的细胞非典型性（atypia）：上皮异常增生中的细胞非典型性可表现为细胞形态异常（细胞的多形性，cellular polymorphism）及大小异常（anisocytosis），细胞核形态异常（核的多形性）及大小异常（anisonucleosis），核增大及核质比例增大，核浓染，核仁增大且明显，出现异常核分裂象。

总之，诊断上皮异常增生的标准可见表2-1。但真正区别上皮增生和早期的上皮异常增生，区别上皮异常增生的程度仍有困难，缺乏明确的依据。WHO（2005）按上皮异常增生出现的深度，将其分为：

轻度异常增生：组织结构紊乱局限于上皮下1/3，伴轻度细胞的非典型性（图2-2）。

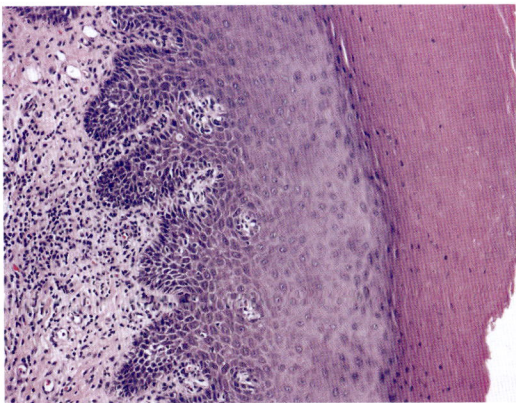

图2-2 颊黏膜上皮轻度异常增生
组织结构紊乱局限于上皮下1/3，伴轻度细胞的非典型性（HE×200）

中度异常增生：组织结构紊乱延伸至上皮中1/3，伴细胞的非典型性（图2-3）。但如细胞非典型性的程度高时可考虑升至重度异常增生。

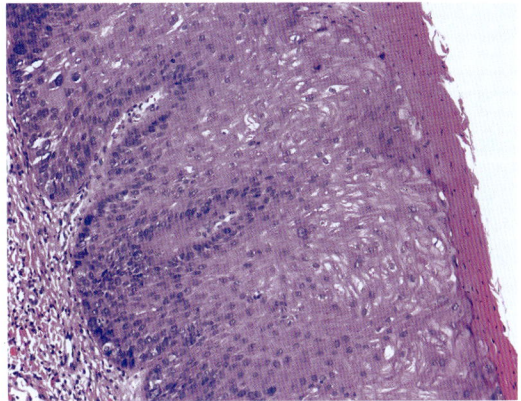

图2-3 舌腹黏膜上皮中度异常增生
组织结构紊乱延伸至上皮中1/3，伴细胞的非典型性（HE×200）

重度异常增生：组织结构紊乱超过上皮下2/3，伴细胞非典型性（图2-4）。

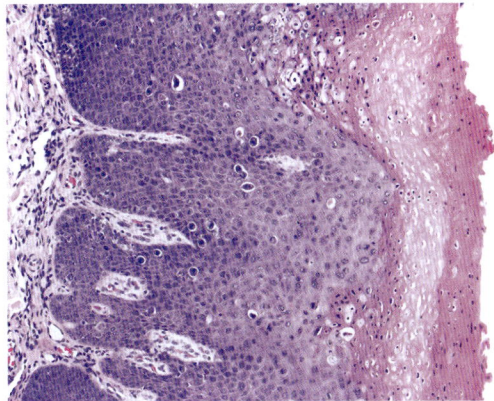

图2-4 口角黏膜上皮重度异常增生
组织结构紊乱超过上皮下2/3，伴细胞非典型性（HE×200）

原位癌：是指全层或几乎全层上皮组织结构紊乱，伴明显的细胞非典型性，常见病理性核分裂

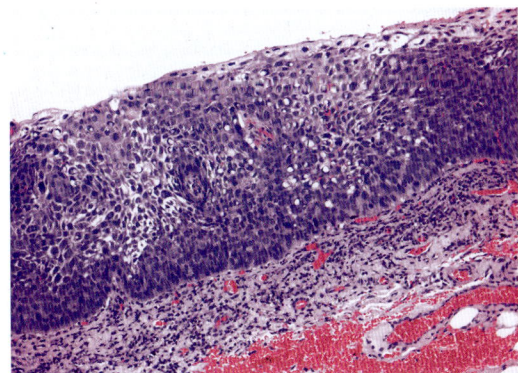

图2-5 舌缘黏膜原位癌
上皮全层组织结构紊乱，伴明显的细胞非典型性（HE×200）

象和上皮浅层的核分裂（图2-5）。换言之，原位　　癌是指上皮出现恶变但尚未浸润。

表 2-1　诊断上皮异常增生的标准*

上皮结构	细胞学表现	上皮结构	细胞学表现
上皮分层不规则	细胞核大小的异常变化(anisonucleosis)	单个细胞成熟前角化(错角化)	细胞核增大
基底细胞极性丧失	细胞核形态异常变化(核多形性)	钉突内出现角化珠	不典型分裂象
滴状上皮钉突	细胞大小的异常变化(anisocytosis)		核仁增大、数量增加
核分裂数增加	细胞形态异常变化(细胞的多形性)		核浓染
异常的浅层核分裂	核质比例增加		

* 本表格摘自WHO肿瘤分类(2005)：头颈部肿瘤病理学和遗传学

诊断异常增生时，应首先考虑组织结构的紊乱。值得注意的是，当出现溃疡、炎症、创伤、放射线照射等情况时，上皮出现反应性、修复性的反应，此时的鳞状上皮可以表现为组织结构的紊乱和细胞的非典型性，但不考虑为癌前病变，其临床病史有助于区别诊断，且上皮的改变不如异常增生明显。

除上皮异常增生外，也有其他上皮改变的分类法，如鳞状上皮内瘤变（squamous intraepithelial neoplasia, SIN）及鳞状上皮内病变（squamous intraepithelial lesion, SIL）Ljubljana 分类，三者的关系见表2-2。需要说明的是，SIN 分类中的1、2、3级分别对应于WHO上皮异常增生的轻、中、重度，但SIN3包括原位癌；Ljubljana 分类中基底细胞增生为良性病变，副基底细胞增生相当于轻度异常增生。

表 2-2　癌前病变、鳞状上皮内瘤变及鳞状上皮内病变的关系*

2005 WHO分类	鳞状上皮内瘤变（SIN）	鳞状上皮内病变（SIL）Ljubljana分类
鳞状细胞增生		鳞状细胞（单纯）增生
轻度异常增生	SIN 1	基底/副基底细胞增生
中度异常增生	SIN 2	非典型性增生
重度异常增生	SIN 3	非典型性增生
原位癌	SIN 3	原位癌

* 本表格摘自WHO肿瘤分类（2005）：头颈部肿瘤病理学和遗传学

3. 异常增生与癌变的关系：口腔黏膜上皮异常增生与癌变之间的关系认识已久，但至今仍缺乏十分有说服力的资料。从异常增生发展为癌需2~5年的时间，也可能更长。一般认为较严重的异常增生更易恶变，重度异常增生及原位癌的癌变率约为7%~50%，不同的研究差异较大，但恶变也可发生于非异常增生的上皮。

4. 异常增生的遗传学改变：由于在癌变风险预测方面，不同的临床研究资料差异较大，分子生物学技术在这方面的应用尤显重要。研究显示，上皮从良性增生到异常增生，直至浸润性癌的发展过程中，可出现染色体臂9p上 p16/14ARF 基因、3p上 FHIT 基因、17p上 P53 基因这些抑癌基因的失表达。其他如脆性组氨酸三联基因（fragile histidine

triad）的失表达等也有一定的意义。但口腔癌的发生可能存在不同的途径，目前尚缺乏一个确切的指标能可靠地预测上皮恶变的风险。

二、白斑（leukoplakia）

【定义】

白斑一词系1886年Schwimmer所提出。WHO口腔癌前病变合作中心（1978）将口腔白斑（leuko=white；plakia=patch）定义为白色斑块，在临床和病理上均不能诊断为其他疾病者，并且说明这一名词为一临床名词，与在组织病理学上是否存在上皮异常增生无关。根据这一定义，本病的诊断并不完全依赖于特征性的表现，而是需要排除其他口腔白色斑块，如扁平苔藓、咬颊症、摩擦性角化症、烟草性角化症、尼古丁性口炎、白色水肿和白色海绵状斑痣等。本章所述白斑也使用这一定义。

【流行病学】

流行病学调查提示，白斑在成年人中的患病率可达3%，在口腔癌前病变中占85%。白斑有明显的男性好发倾向，约70%发生于男性，且绝大多数患者年龄大于40岁，平均年龄为60岁，与口腔癌患者的平均年龄相仿，但也有一些研究发现白斑的平均年龄比口腔鳞状细胞癌早5年。近年来，该疾病发病率比过去高，可能是因为人们更重视健康，而并不是真正的发病率上升。

【病因学】

病因学研究证明吸烟是产生白斑最普遍的原因，白斑患者中约80%~90%有吸烟习惯。我国在20世纪七八十年代，由韩宗琦教授牵头主持了全国两病（白斑和扁平苔藓）的研究协作组，从基础、诊断、治疗多方面对白斑进行了研究，发现吸烟者白斑患病率为26.94%，而不吸烟者白斑患病率为1.63%。另外，酒精、局部机械刺激、咀嚼槟榔习惯等可能与本病的发生有关。全身因素主要有遗传、维生素（A、B）缺乏、缺铁性贫血等。近年来的研究提示，HPV感染，尤其是16和18亚型，也可能是本病的致病因素。

【部位】

口腔白斑好发于颊、舌、唇黏膜，也可发生于腭、龈、舌下、唇红、牙槽嵴、磨牙后区、颊沟。据报道，吸烟者最常见的部位为口底，而非吸烟者最常见的部位为舌缘。

【临床特点】

不同的病损或病损的不同时期可以有不同的临床表现。早期轻度的病损表现为稍隆起的灰色或灰白色斑块，有时可呈细纹状或皱褶状，一般较柔软、平坦，界限清楚。如病损进一步发展，逐渐蔓延、增厚，呈明显的白色，沟纹加深。黏膜表面失去柔软性而变得粗糙，这常是患者唯一的自觉症状。大多数病损长期停留在这一阶段，约1/3病损渐减轻或消失，另有一些则加重，表面更不规则，呈颗粒状、结节状或尖锐突起呈疣状。因此，1983年在瑞典马尔默（Malm）召开的国际白斑研讨会上，建议在临床上将白斑分类为：

1. 均质型白斑（homogeneous leukoplakia）：即单纯性白斑，病变呈均匀白色，表面平坦或有细纹、皱褶。

2. 非均质型白斑（non-homogeneous leukoplakia）：即为白色病损为主的区域中夹杂有疣状、结节、溃疡或红斑样成分。一般认为，非均质型白斑较均质型白斑癌变的风险更高。根据病变表现，又可将其分为：

1）间杂型白斑（interspersed leukoplakia）：即白色病变中包含红斑样成分，也可称为红白斑（erythroleukoplakia），或糜烂性白斑（erosive leukoplakia），但一般将其归为红斑，以引起临床医师及患者的重视。

2）结节性白斑（nodular leukoplakia）：即白色病变中有稍突起的、圆形、红色或白色的颗粒或结节。

3）疣状白斑（verrucous leukoplakia）：即白色病变中有不规则尖头或钝头的突起。

当然，在同一病损中，经常可观察到几种临床类型同时存在。

【组织病理学】

镜下，白斑表现为黏膜上皮角化层增厚，即过角化，可以为过度不全角化，也可以为过度正角化或两者同时存在。过度不全角化的上皮无明显的颗粒细胞层，角化层内细胞核存在；过度正角化的上皮颗粒细胞层明显，角化层细胞核消失（图2-6）。大量研究发现，过度正角化的上皮，几乎没有发生恶变者。大多数病损伴有棘层增生（图2-6b、c），但也有少数只见过角化，棘层反而萎缩。由于增厚的上皮和过角化层掩盖了下方结缔组织血管的颜色，才使黏膜表面呈灰白色。疣状白斑表面呈乳头状或指状突起，角化层厚度不一，上皮钉突宽而钝，与早期疣状癌较难区分。基底层尚完整，固有层和黏膜下层少量淋巴细胞、浆细胞浸润（图2-6a、b）。

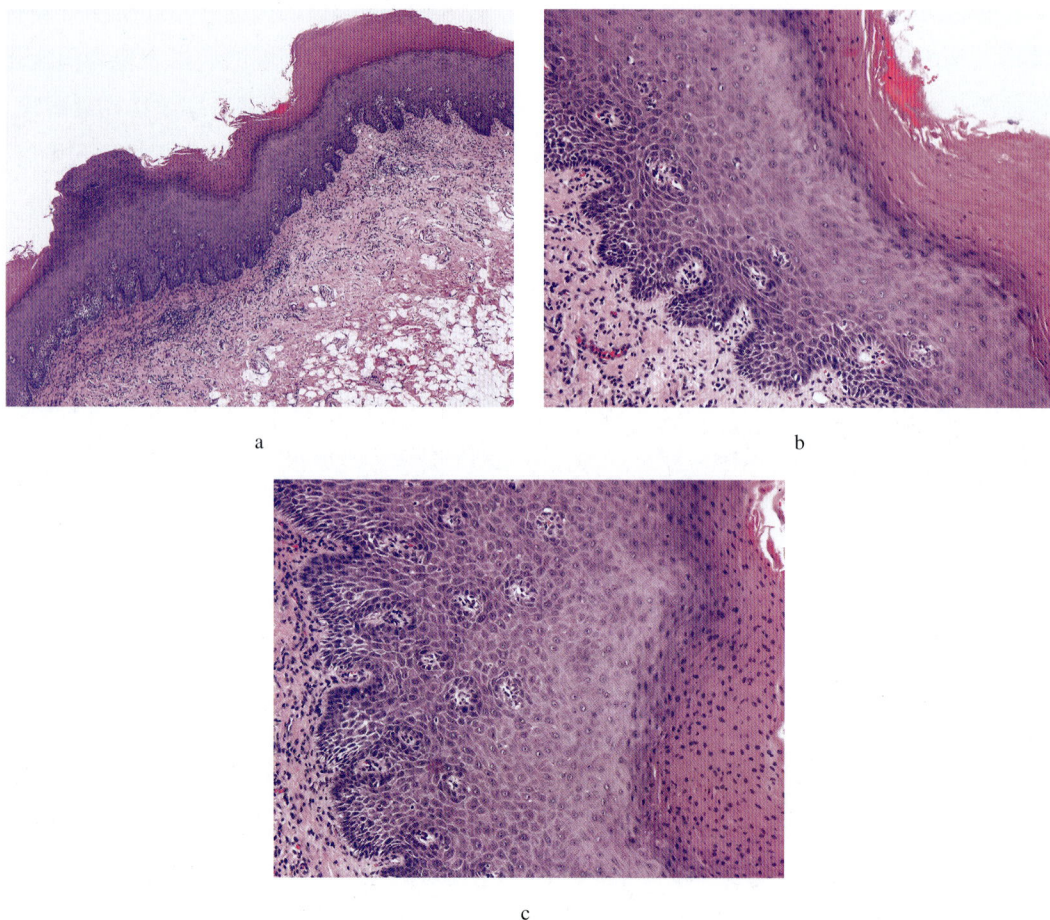

a

b

c

图2-6 颊黏膜白斑

a. 黏膜上皮表层过度正角化、过度不全角化同时存在，上皮增生，固有层和黏膜下层少量炎症细胞浸润（HE×100）；b. 过度正角化的上皮角化层细胞核消失，颗粒细胞层明显，棘层增生，固有层少量炎症细胞浸润（HE×200）；c. 过度不全角化的上皮角化层内细胞核存在，无明显的颗粒细胞层，棘层增生，基底层尚完整（HE×200）

大多数白斑病损活检时表现为单纯性上皮增生，无异常增生，无细胞的非典型性，属良性病变（图2-7a）。如任何口腔部位均包括在内，5%~25%的病例可表现为不同程度的上皮异常增生（图2-7b、c、d）。一旦发现该病例存在上皮异常增生，病理医师应提供其严重程度的描述。有时异常增生可累及小涎腺导管，尤其是位于口底的病损，此时复发率增加。

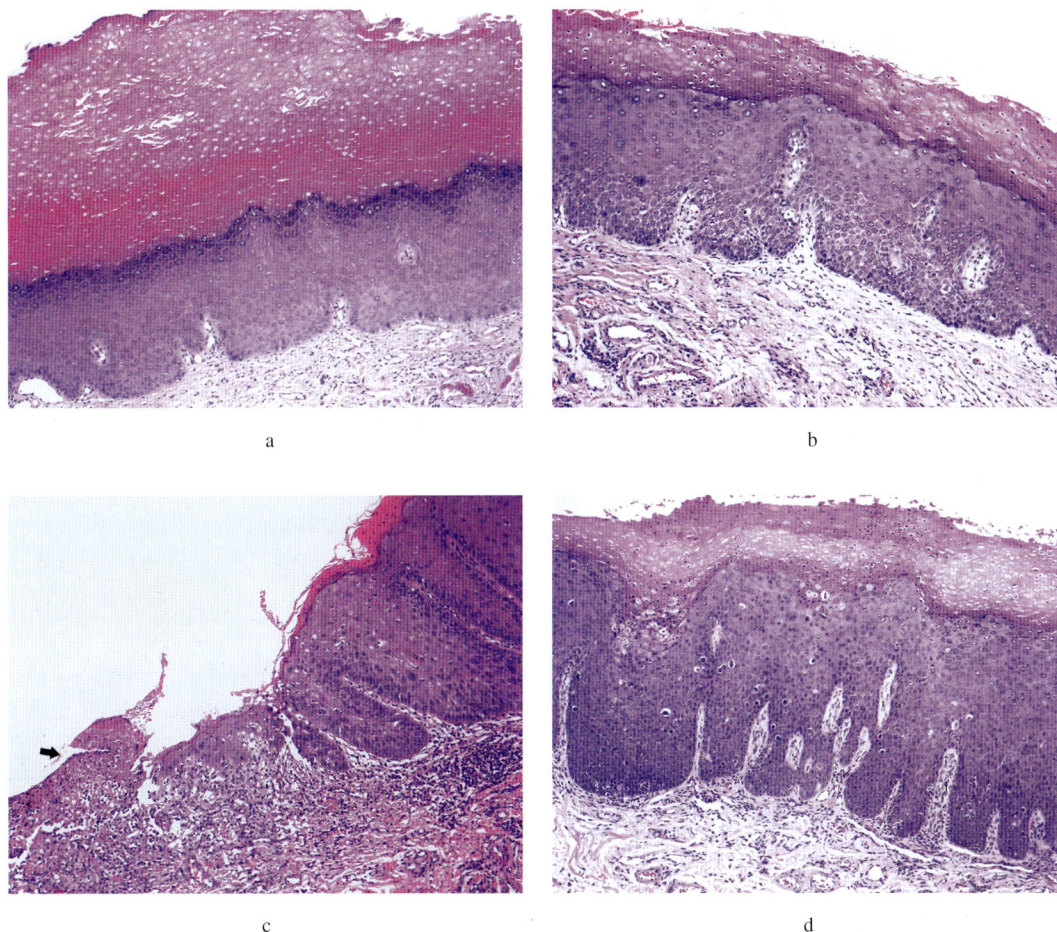

图 2-7　黏膜白斑（选自 4 个不同病例）

a. 舌背黏膜白斑，单纯性上皮增生（HE×100）；b. 舌背黏膜白斑，上皮轻度异常增生（HE×100）；c. 舌腹黏膜白斑，上皮中度异常增生，溃疡形成（HE×100，黑色箭头所指）；d. 口角黏膜白斑，上皮重度异常增生（HE×100）

【白斑癌变】

从不同研究所得的统计数据来看，白斑的癌变率有很大不同，从 0.3%~18% 不等。之所以有如此大的差异，与许多因素有关，如活检部位、诊断标准、随访时间等。将几个研究的结果综合起来，经 20 年以上的观察，其癌变率可达 14%。

尽管白斑的癌变率差异较大，但多数研究表明白斑发生的部位与癌变有重要关系，舌缘、口底、舌腹、下牙槽舌侧黏膜是高度危险区，经随访，癌变率高达 25% 以上。

研究普遍认为有上皮异常增生的白斑比单纯性上皮增生者更易癌变，而且异常增生越严重，癌变率越高。表现为上皮异常增生的白斑，在不同的研究中癌变率从 10%~30% 不等。非均质型白斑与均质型白斑相比，癌变率高，这可能反映了非均质型白斑上皮异常增生的发生率高。与念珠菌感染有关的疣状白斑上皮异常增生的发生率高，据随访资料统计，约 30% 进展为鳞状细胞癌。

白斑部位黏膜上皮表面的角化情况与恶变也有关，组织学和脱落细胞学的分析都证明表层为正角化者极少有恶变。反之，上皮有异常增生（图 2-7b、c、d）和癌变（图 2-8）时，表层大多数为不全角化，很少或几乎没有正角化。

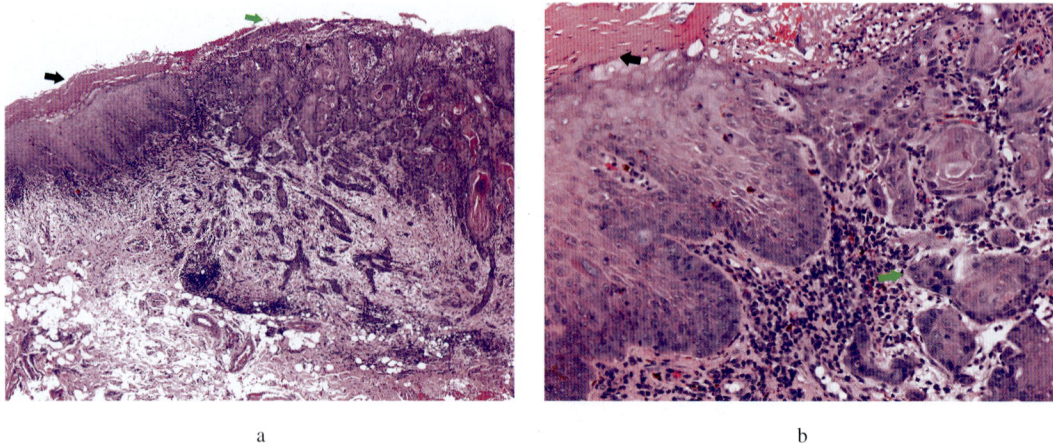

图 2-8 颊黏膜白斑癌变

a. 左侧为黏膜白斑,上皮表层过度不全角化,伴轻度异常增生(黑色箭头所指),右侧黏膜溃疡形成,上皮癌变为浸润性鳞状细胞癌(HE×40,绿色箭头所指);b. 左侧为黏膜白斑(黑色箭头所指),右侧黏膜上皮癌变为浸润性鳞状细胞癌(HE×200,绿色箭头所指)

白斑癌变时临床上可表现为表面不平,白色斑块中出现红色的溃疡区(图 2-8a 绿色箭头所指),出现硬结,基底浸润,少数病例可有局部疼痛。

在研究白斑时,有可能把一部分口腔原位癌发展为浸润癌也当作白斑癌变来统计,因为原位癌在临床上也可表现为白斑或红斑,也可在原位上停留几年甚至十几年。所以,判断白斑癌变,须有白斑初诊时的活检证实。

DNA 的含量与细胞内所含的染色体数量有关,正常细胞每条染色体有两个拷贝,因此是二倍体。由于癌或癌前病变的上皮细胞内控制 DNA 复制和有丝分裂的基因发生缺失和(或)突变,可能导致染色体数量异常,如四倍体或异倍体的产生。通过 DNA 倍体技术测定白斑中 DNA 的含量,并与口腔癌比较,可以发现随着上皮异常增生的加重,DNA 的含量也相应地增多。异常增生的白斑四倍体者有 60% 进展为癌,而二倍体者仅 3% 进展为癌。但无异常增生的白斑也有较高的异倍体比例。因此,测定 DNA 含量的方法虽能看到上皮异常增生向癌变发展的倾向,但尚不能用来确诊白斑癌变。

【鉴别诊断】

对本病的诊断应慎重,临床上应排除其他原因所致的黏膜白色病损,病理上要排除由其他病变所致的黏膜上皮增生,过角化。

1. 白色水肿(leukoedema):好发于颊黏膜,呈白色斑块,与白斑相似,但质地柔软,镜下上皮细胞内水肿,空泡性变,无上皮异常增生或癌变。

2. 白色海绵状斑痣(white sponge nevus):或称为白皱折病(white folded disease)。本病少见,为遗传性疾病,好发于颊、口底及舌腹,从婴幼儿期即可出现,黏膜呈珍珠白色,质地柔软,棘层可增生,空泡性变,但无上皮异常增生或癌变。

3. 扁平苔藓(lichen planus):好发于颊、舌、唇等处,发生于颊黏膜者常呈对称性分布,为灰白色斑块或条纹,比白斑色浅,上皮钉突可呈锯齿状,基底细胞空泡性变及液化,有时可形成上皮下疱,固有层内密集的淋巴细胞带状浸润。

4. 念珠菌病:尤其是慢性增生型,呈硬而白的斑块,可存在数年,但镜下念珠菌病由于有念珠菌的侵入,角化层或上皮的外 1/3 处可见淡染的孢子或菌丝,并伴有中性粒细胞微脓肿形成,PAS 染色菌丝清晰可见。

【治疗及预后】

白斑是一个临床病名,治疗前首先应明确组

织病理学诊断。因此，活检是必须的，提供活检的组织应是临床上认为最严重的区域。大的、多发性的病损可多取活检。

无异常增生的白斑常不切除，但推荐每6个月进行一次临床评估，如继续吸烟或临床表现加重，应再次活检。

轻度异常增生的白斑病损，取决于其大小及对保守治疗方法如戒烟等的反应。一些没有或轻度异常增生的与吸烟有关的白斑可在戒烟后3个月内消失或减小。

具有中度或中度以上上皮异常增生的白斑，只要有可能，就应完整去除，包括切除、冷冻及激光消融等，并且需长期随访，因为有时可复发，尤其是疣状型或结节性白斑。

三、增生性疣状白斑（proliferative verrucous leukoplakia，PVL）

【定义】

增生性疣状白斑是一种少见的高风险型白斑，表现为黏膜表面白色斑块，呈结节状、乳头状或疣状突起，常进展为广泛的多发的病损，易复发及癌变。

【流行病学】

PVL有明显的女性好发倾向，男女比例为1：4，平均发病年龄为62岁。

【病因学】

病因不明，吸烟及HIV感染均与之无明确的关系。

【部位】

女性最常见部位为颊黏膜，男性为舌部。随着病损发展，通常累及口腔多个部位。癌最常发生于牙龈和舌。

【临床特点】

PVL与疣状白斑的关系不明确，与其他类型的白斑相比，有更大的侵袭性和更高的癌变率。

初期表现为局灶性单纯性过度角化症，与普通白斑病损无差异。病损缓慢生长，表面渐呈外生性乳头状或疣状，与疣状癌相似，并发展成广泛的多灶性病变。之后常发展为疣状癌或鳞状细胞癌。

【组织病理学】

PVL并无特征性组织病理学改变，其镜下表现取决于病损所处的阶段。一般可将PVL病损分为四个阶段：① 无异常增生的单纯性白斑；② 疣状增生（图 2-9）；③ 疣状癌；④ 鳞状细胞癌（图2-10）。亦即上皮从单纯性增生，到乳头状增生（疣状增生），到宽而钝的上皮钉突向下方固有层结缔组织内浸润，最后浸润的上皮分化变差，转变为真正的鳞状细胞癌。因此，PVL的诊断须有一个完整的临床和组织病理学变化过程，明确临床和镜下表现的相关性对诊断是必要的。

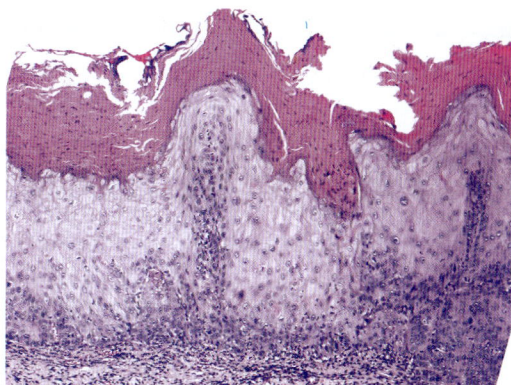

图2-9 舌腹PVL
上皮疣状增生，钉突宽而钝，表层过度不全角化，中度异常增生，固有层散在慢性炎症细胞浸润（HE×100）

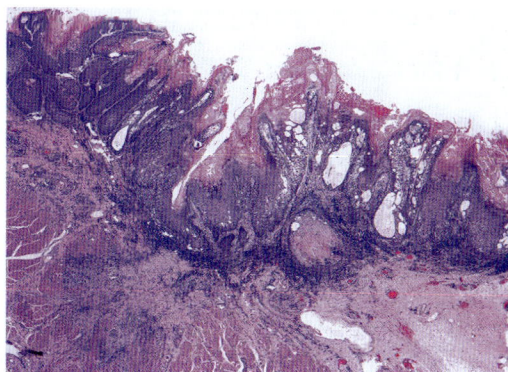

a

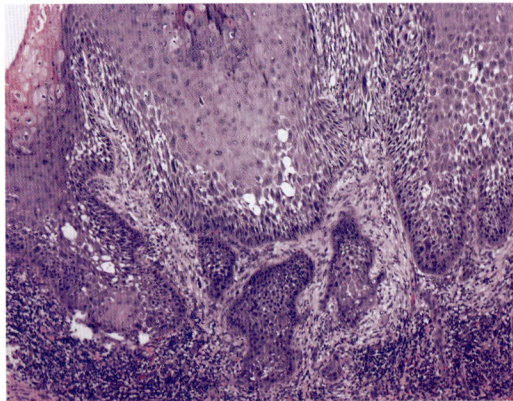

b

图2-10 舌腹PVL（与图2-9为不同病例）

a. 上皮疣状增生（HE×20）；b. 上皮钉突向下方固有层浸润，浸润的上皮细胞明显异形，形成早期浸润性鳞状细胞癌（HE×100）

【治疗及预后】

本病损可采取手术切除及激光治疗。但许多病例抵抗几乎所有形式的治疗，早期即出现复发，且病损范围更大，异常增生程度更严重。扩大切除是最好的控制本病损的方法。

四、红斑（erythroplakia/erythroplasia）

【定义】

红斑是指黏膜上的鲜红色、天鹅绒样斑块，在临床和病理上都不能被诊断为其他疾病者。因此，红斑不包括口腔黏膜炎、念珠菌病等炎症性红色病损，而是指有明显的上皮异常增生、原位癌或浸润性鳞状细胞癌的红色斑块。红斑这个名词是1911年由Queyrat首先提出的，用来描述发生在阴茎的一种红色癌前病损，口腔黏膜的红斑表现与之相似。

【同义词】

增殖性红斑（erythroplasia）；奎莱特红斑（erythroplasia of Queyrat）；红色增殖性病变（erythroplastic lesion）。

【流行病学】

口腔红斑的患病率明显较白斑低，根据不同国家的研究提示，其患病率在0.02%~0.83%不等。

红斑可与白斑并存，或与早期浸润性口腔癌并存。红斑比白斑罕见，但活检提示其有更大的异常增生倾向，或发展为浸润癌的可能。红斑好发于老年男性，一般大于50岁，65~74岁为发病的高峰期。

【病因学】

红斑的病因不明，但推测与口腔鳞状细胞癌的病因相似，可能与吸烟及酒精有关。

【部位】

红斑最常累及的部位为口底、舌缘、舌腹、软腭、颊，也可为多发性病损。国外文献大多以颊、口底、软腭为好发区，而根据上海交通大学医学院附属第九人民医院口腔病理科的统计资料，1993~2009年间，该院活检证实的口腔黏膜红斑的好发部位依次为舌缘、舌腹、颊及软腭，但口腔黏膜任何部位均可发生。

【临床特点】

病损为黏膜表面界限清楚的红色斑块，柔软，天鹅绒样，常无任何症状。有些病损呈颗粒状或结节状，略感粗糙。Shear（1972）将红斑分为三型。

1. 均质型红斑（homogenous erythroplakia）：病变鲜红色，界限清楚，质地柔软，表面平坦、光滑。

2. 间杂型红斑（interspersed erythroplakia）：红白间杂，红斑中出现不规则的白色斑点，即红白斑。

3. 颗粒型红斑（granular erythroplakia）：呈颗粒状表面，红色或白色微小结节，稍高出黏膜面，边缘不规则。

在此三型中，以颗粒型红斑最为严重，大多不是癌前病变，而已经是原位癌或早期浸润性癌。

【组织病理学】

红斑病损处上皮缺乏角化，常萎缩，但局部也可增生。由于缺乏角化，加之上皮萎缩变薄，使得下方固有层结缔组织微血管的颜色能透出来，这就是为何病损呈红色的原因。下方结缔组织常表现为慢性炎症（图2-11）。根据一项大样本的临床病理研究，90%红斑病损在组织病理学上表现为重度异常增生、原位癌或早期浸润性鳞状细胞癌

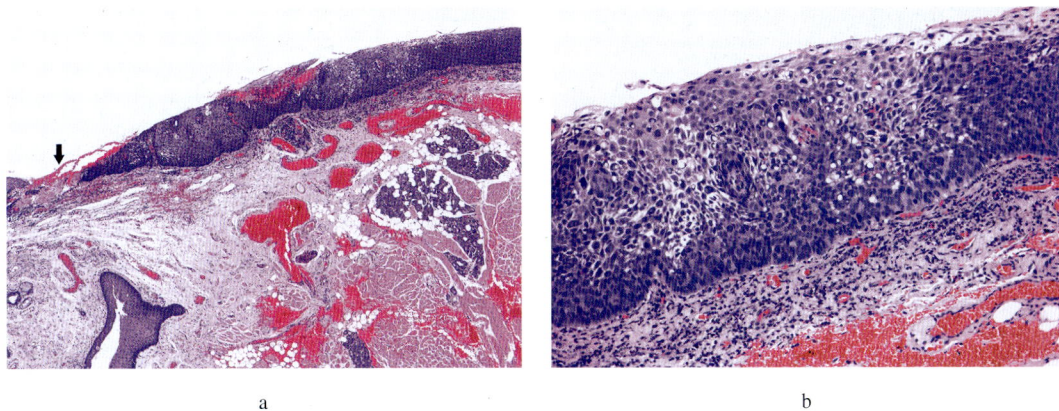

图2-11 舌缘红斑
a. 上皮缺乏角化,萎缩变薄,局部溃疡形成(黑色箭头所指),但上皮钉突增生,固有层散在慢性炎症细胞浸润,血管扩张充血(HE×40);
b. 上皮缺乏角化,萎缩变薄,呈原位癌(HE×200)

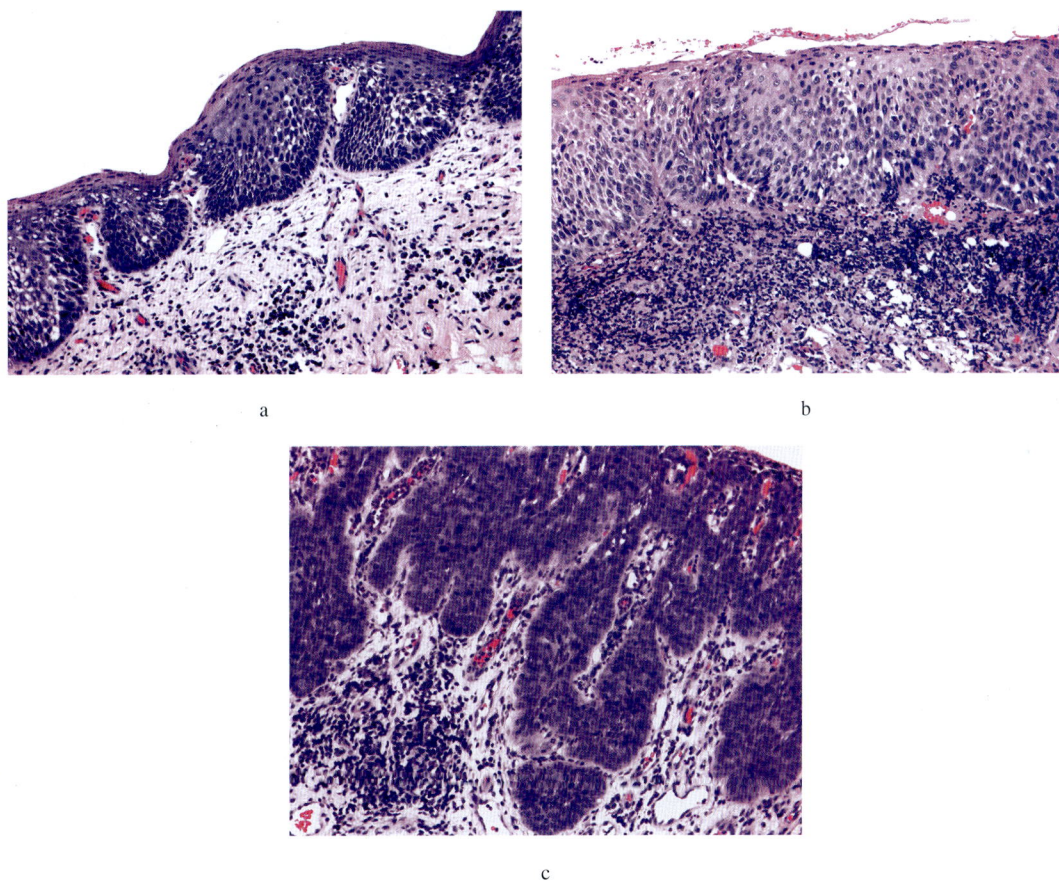

图2-12 黏膜红斑(为不同病例)
a. 舌缘黏膜红斑,上皮萎缩,重度异常增生(HE×200);b. 颊黏膜红斑,原位癌(HE×200);c. 舌根黏膜红斑,早期浸润性鳞状细胞癌(HE×200)

(图2-12)。总之,红斑的镜下诊断主要有以下4种表现:① 上皮萎缩;② 上皮异常增生;③ 原位癌;④ 鳞状细胞癌。

【鉴别诊断】

口腔黏膜红斑需与其他红色病变如萎缩性念珠菌病、扁平苔藓及Kaposi肉瘤、接触性变态反应、血管畸形、牛皮癣等鉴别。通过详尽的临床病史及病理活检可加以区分。

【治疗及预后】

口腔黏膜的红色病损，尤其是发生在口底、舌腹或舌缘者需提高警惕，并行活检。如有明显的刺激因素并可去除，活检可推迟2周，使可能为炎性病变者在此期间消退。中度异常增生或更严重的病损需完整切除或激光、冷冻去除，但应送病检，以避免活检中可能会漏检的局灶性浸润性癌。红斑可复发，也可为多发性，因此治疗后仍需长期随访。

第二节 癌 前 状 态

一、定 义

WHO对癌前状态（PCs）的定义是指一种临床状态，伴随明显癌发生的高危险性。癌前状态与癌前病变不同，癌前病变是对形态学上已可见的病变组织而言，癌前状态是指能导致在某一特定部位容易发生癌的一般状况，但不一定表明在此部位已存在任何可见的变化。一般认为癌前状态包括：铁缺乏症、口腔扁平苔藓及苔藓样病变、口腔黏膜下纤维化、梅毒、着色性干皮病、红斑狼疮、营养不良性大疱性表皮松解症及日光性唇炎。癌前状态的共同特性是上皮萎缩。

二、口腔扁平苔藓（oral lichen planus, OLP）及口腔苔藓样病变（oral licheniod lesion, OLL）

【定义】

扁平苔藓是由Wilson在1869年首先报道的，目前认为它是一种皮肤、黏膜慢性、浅在性的非感染性炎症。皮肤及黏膜可单独或同时发病，约15%~35%的患者仅有口腔黏膜病损。虽然口腔黏膜病损与皮肤病损在临床表现上不同，但其病理表现非常相似。

苔藓样病变或称为苔藓样反应（lichenoid reaction），是指由于对药物或牙科材料等过敏而触发的交界性黏膜炎。苔藓样病变与扁平苔藓在临床和组织病理上均十分相似。

【流行病学】

口腔扁平苔藓（OLP）是口腔黏膜病中仅次于复发性阿弗他溃疡的常见疾病，在人群中的患病率为0.5%~2%。该病好发于中年人，多数介于30~50岁之间，约55%~65%为女性。

【病因】

OLP的病因和发病机制目前仍未十分明确，根据大量的研究资料显示，多种因素与本病的发生有关，如外源性抗原或上皮细胞内改变产生的内源性抗原所引起的细胞免疫反应，病毒感染，因压力过大等导致的心情不畅、焦虑等，内分泌因素，微循环障碍及高黏血症，系统性疾病（糖尿病、肝炎、高血压、消化道功能紊乱等）及遗传因素。

口腔苔藓样病变（OLL）的发生与药物（如抗生素、降压药等）、调味品或牙科材料（如银汞合金等）等过敏有关，也有一部分病例为系统性疾病（如红斑狼疮、移植后抗宿主病等）的并发症或表征。

【部位】

OLP可累及皮肤、毛发、指甲及黏膜。首发于皮肤的患者近50%可出现口腔病损，而首发于口腔的患者皮肤病损的发生率较低，为10%~50%不等。口腔病损可早于或同时或晚于皮肤病损。皮肤病损可累及几乎所有皮肤，但最常见于腕屈侧，10%以上指甲受累。口腔病损也可发生在口腔黏膜任何部位，但最常见于颊黏膜（87.5%），舌、牙龈、前庭、唇、腭也可累及，口底少见。

【临床特点】

典型的OLP皮肤病损表现为簇状丘疹，表面有特征性的白色条纹，称为Wickham线（Wickham straie）。口腔病损常呈对称性分布，为小丘疹连成的白色、灰白色线状条纹，类似皮肤损害的Wickham线。白色条纹可组成网状、树枝状、环状或半环状等多种形状，也可表现为白色斑块状，或同时表现为多种形态，相互交错。病损区黏膜可为正常，或充血、糜烂、溃疡和水疱等，累及牙龈时常表现为剥脱性龈炎。OLP在不同部位有不同的表现，根据病损形态，临床上可将OLP分为六型，按在口腔黏膜上出现的频率由高到低依次为：

1. 网状型：多见于双颊、前庭沟、附着龈、腭黏膜等部位，为稍高于黏膜面的灰白色条纹交织成网状。

2. 萎缩型：多见于舌背，为白色斑块，微凹，舌乳头萎缩致病损表面光滑。

3. 斑块型：多见于舌背，斑块大小不一，形状不规则，一般较硬且稍隆起。

4. 丘疹型：为灰白色针尖大小丘疹，稍高于黏膜，散在或成簇出现，四周可见其他形状条纹。

5. 糜烂型：多见于颊、唇、前庭沟、磨牙后区、舌腹等部位，在充血基础上发生糜烂，所以又称充血糜烂型。糜烂周围有白色条纹或丘疹。

6. 疱型：可发生在颊、唇、前庭沟及翼颌韧带处，由于基底层细胞严重液化变性，上皮与下方的结缔组织分离，导致水疱形成，周围有条纹或丘疹，疱破溃后形成糜烂面。

OLP病损消退后可留有色素沉着。患者进食辛辣、热、酸、咸味食物时，病损局部敏感、灼痛。自觉黏膜粗糙、木涩感、口干，偶有痒感。

OLL病损在临床上与OLP相似，也可表现为网状型、糜烂型或两者间杂，但常为单侧性分布。由于OLL是由对牙科材料如银汞过敏或药物过敏引起的，换牙科材料或停用该药物可使病变消除。

【组织病理学】

OLP的镜下特征为口腔黏膜上皮过角化，棘层增生或萎缩，基底细胞液化变性及固有层浅层淋巴细胞带状浸润。上皮表层以过度不全角化多见，少数为正角化或混合角化，可见颗粒层。不同病损上皮厚度差异较大，棘细胞层可增厚或萎缩，有时两者同时存在。上皮钉突通常不规则增生，延伸到固有层，和皮肤病损不同的是，口腔病损的上皮钉突较少出现锯齿状。上皮基底层细胞出现空泡性变及液化，液化明显者可见上皮和结缔组织分离，并有液体积聚，形成上皮下疱。病损上皮下方的固有层内有以淋巴细胞为主的单核炎症细胞浸润带，主要由T淋巴细胞组成，并常与深部组织间有较明显的分界。在上皮靠近基底层的棘细胞层、基底层及固有层内有时可见圆形或卵圆形均质嗜酸性物质，称为西瓦特小体（Civatte body）或胶样小体（colloid body），可能为基底细胞凋亡（apoptosis）的产物。固有层及黏膜下层常见血管扩张、充血（图2-13）。

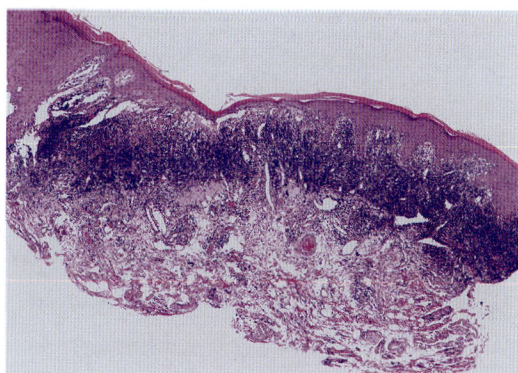

a

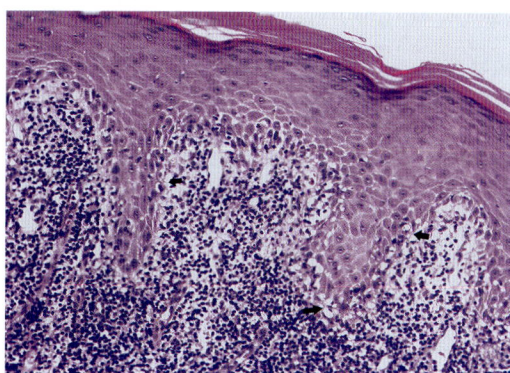

b

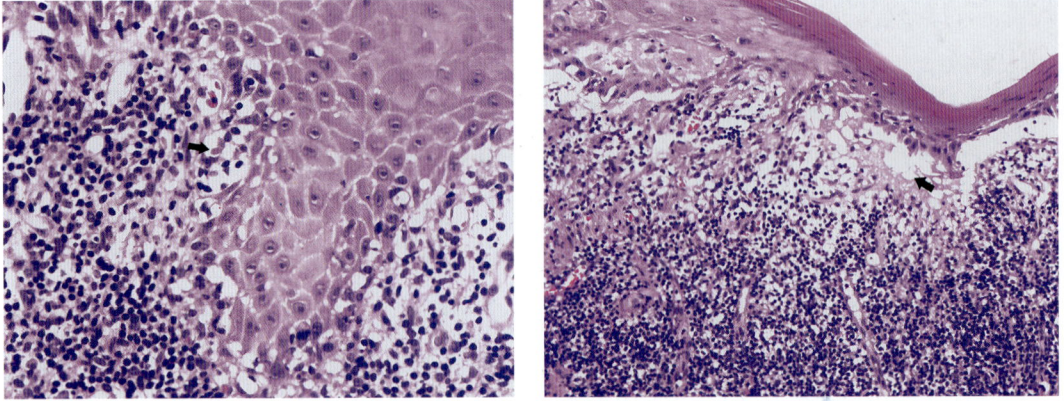

c

d

图 2-13　颊黏膜扁平苔藓

a. 黏膜上皮过度正角化，棘层萎缩，部分增生，上皮钉突呈锯齿状，上皮下方的固有层内淋巴细胞带状浸润，与深部组织间明显分界（HE×40）；b. 黏膜上皮过度正角化，棘层萎缩，基底细胞液化变性（黑色箭头所指），上皮下淋巴细胞带状浸润（HE×200）；c. 黏膜上皮基底细胞液化变性，基底层及固有层内可见圆形均质嗜酸性胶样小体（HE×400，黑色箭头所指）；d. 黏膜上皮基底细胞液化变性，并有液体积聚，形成上皮下疱（HE×400，黑色箭头所指）

用直接免疫荧光技术可在多数病损组织中检测出基底膜处颗粒状或带状纤维素或纤维素原沉积，这一检测结果对于 OLP 的诊断并无特异性，但有助于鉴别 OLP 和其他发疱或溃疡性疾病。免疫学方法可明确固有层浸润的淋巴细胞主要是 CD8+ T 细胞，因而推测 OLP 可能是一种 T 细胞介导的免疫反应。

OLL 病损的病理表现与 OLP 相似，但具有一定的特征性表现。OLL 病损基底细胞空泡性变及液化不如 OLP 普遍（图 2-14），但固有层淋巴细胞的浸润更密集，常见淋巴滤泡的形成（图 2-15），可见嗜酸性粒细胞及浆细胞，有时浸润带

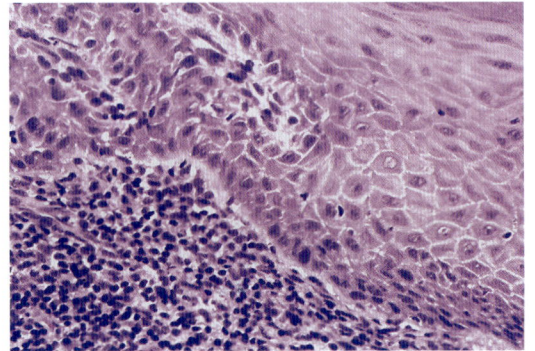

b

图 2-14　颊侧前庭沟黏膜苔藓样病变

a. 黏膜上皮过度正角化，上皮下方的固有层内同样有明显的淋巴细胞带状浸润（HE×40）；b. 上皮基底细胞空泡性变及液化不如扁平苔藓明显，但同样具有固有层淋巴细胞的带状浸润（HE×400）

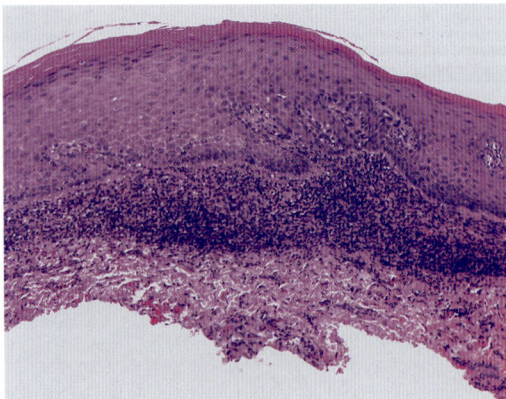

a

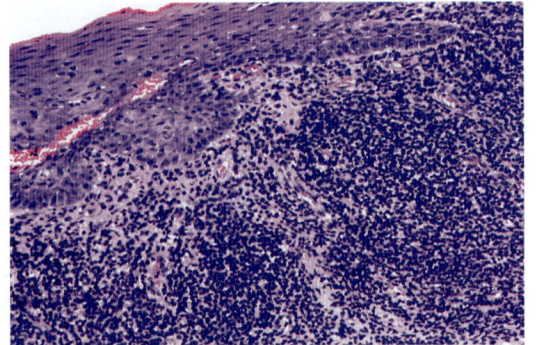

图 2-15　颊黏膜苔藓样病变

黏膜上皮萎缩，基底细胞空泡性变及液化不明显，但固有层淋巴细胞的带状浸润更密集，有淋巴滤泡的形成（HE×200）

的范围更大。

【鉴别诊断】

OLP与OLL的区别：从临床上看，OLL常单侧分布，常有使用药物或补牙病史，停用该药物或换牙科材料可使病损消除；从镜下看，OLL上皮基底层细胞的液化变性不明显，而淋巴细胞浸润更密集，淋巴滤泡形成。如前所述，OLP与慢性盘状红斑狼疮（DLE）的鉴别常较难，见下节关于DLE鉴别诊断的描述。临床上OLP还需与红斑鉴别，活检OLP上皮基底层细胞液化变性，固有层淋巴细胞呈带状浸润，无明显的细胞非典型性，这些特点均有助于诊断。

【扁平苔藓及苔藓样病变的癌变】

OLP是否属于癌前状态或癌前病变一直以来都存在争议。近年来的研究发现，所有癌变的病例都与OLL有关（1.7%），而不是OLP。因此有学者认为，伴有上皮异常增生的OLL为危险病损（图2-16），而几乎所有的OLP均为良性病变，不伴有细胞的非典型性。在OLP病损的基础上伴念珠菌感染时，可出现上皮的异常增生，此时，需在抗真菌治疗后重取活检，如异常增生继续存在，应考虑诊断为OLL而非OLP。OLL虽有一些特征性的临床和组织学表现，但尚缺乏与OLP鉴别的明确标准，因此，笔者认为，到目前为止，两种病损都应被视作癌变的危险因素，癌变率根据不同的研究差异较大，0.5%~2.5%不等。

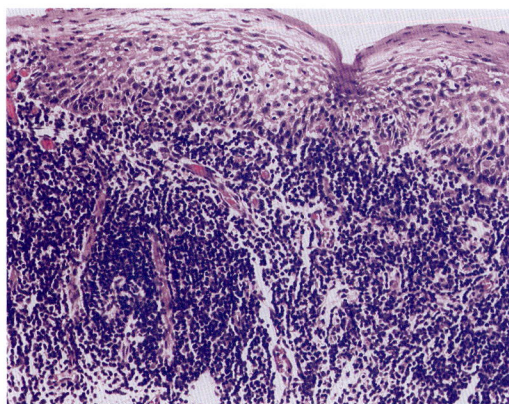

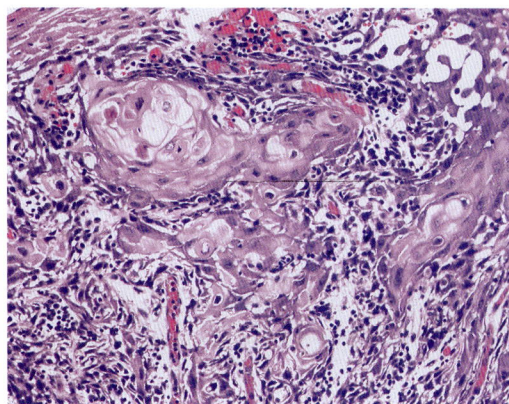

图2-16 颊黏膜苔藓样病变癌变

a. 左侧为典型的苔藓样改变，右侧黏膜上皮癌变（HE×40）；b. 左侧呈苔藓样改变，密集的淋巴细胞浸润，上皮中度异常增生（HE×200）；c. 右侧上皮癌变，呈浸润性鳞状细胞癌（HE×200）

三、红斑狼疮（lupus erythematosus, LE）

【定义及分型】

红斑狼疮是一种累及身体多系统、多器官，病因不明，临床表现复杂，病程迁延反复的自身免疫性疾病。红斑狼疮有三种主要的表现形式。

1. 系统性红斑狼疮（systemic lupus erythematosus, SLE）：SLE的临床表现各异，多系统损害是本病的一个基本特点，如SLE肾炎、多发性浆膜炎、间质肺炎、心肌炎、Libman-Sacks综合征、精神神经症状、眼视网膜病变等。高达85%的患者可出现皮肤黏膜损害，其中最特征性的是面颊部及鼻梁的蝶形红斑（butterfly rash），黏膜损害

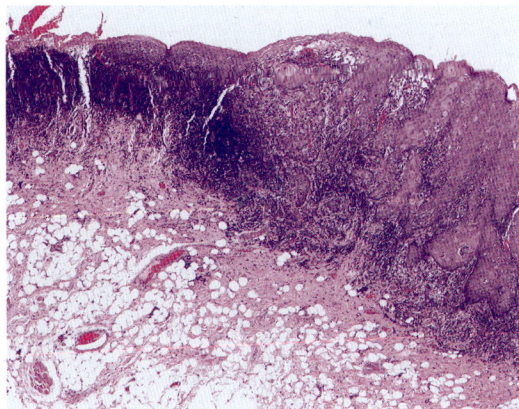

a

主要位于腭部、颊黏膜及牙龈，表现为红斑、糜烂或溃疡。

2. 慢性皮肤红斑狼疮（chronic cutaneous lupus erythematosus, CCLE）：以皮肤、黏膜病变为主，全身症状较轻微，可仅局限于皮肤黏膜。因其常表现为界限清楚的盘状红斑，本病也被称为慢性盘状红斑狼疮（chronic discoid lupus erythematosus, DLE）。由于DLE可局限于皮肤黏膜，其黏膜病损具特征性，因此本节对LE临床、病理和治疗的讨论仅限此型。

3. 亚急性皮肤红斑狼疮（subacute cutaneous lupus erythematosus, SCLE）：SCLE 是一种介于SLE和DLE之间的以皮肤症状为主的特殊类型，皮肤病损主要分布在外露部位，如躯干上部、臂伸侧和手、指背面，表现为鳞屑性丘疹和环状红斑。不累及黏膜，全身症状较轻，预后好。

在此三型之间还有其他过渡型。

【病因】

DLE确切的病因和发病机制不明，目前认为它是一种自身免疫性疾病，可检测出自身抗体抗核抗体（antinuclear antibodies, ANA）。另外，本病还可能与遗传、紫外线照射、药物等有关。

【部位】

DLE的皮肤病损多数位于面部，尤以两颊及鼻梁的蝴蝶斑为最具特征性，也可发生于耳郭、口唇、头顶及其他暴露部位。50%以上DLE患者有口腔病损，任何部位的黏膜均可累及，但以下唇唇红、颊黏膜及牙龈为多见。

【临床特点】

DLE好发于女性，皮肤病损最具特征性的表现是位于两颊，越过鼻梁，在面部呈对称性分布，界限清楚，覆有鳞屑的盘状红斑。揭去鳞屑可见扩大的毛囊，鳞屑上可见棘状突起的角质栓塞，根据面部病损的形态可将其称为蝴蝶斑（butterfly rash）。陈旧的病损往往出现萎缩的瘢痕，色素沉着或色素脱失。头部皮损可引起局部脱发。患者

无自觉症状或轻痒。

DLE的口腔病损特征性表现为黏膜红斑、糜烂、过角化及结痂（仅见于唇红）。新鲜的病损为界限清楚的鲜红色盘状斑块，表面可有部分糜烂、溃疡、出血，唇红部可结痂，红斑的周围可有扩张的血管呈放射状排列。陈旧性病损中央萎缩、角化，可出现白色小点，即角质栓塞，周缘隆起，并出现白色放射状条纹。

【组织病理学】

DLE皮肤病损的主要组织学改变包括表皮过度角化，伴角质栓形成，棘层变薄，灶性基底细胞液化变性，真皮浅层水肿，附属器周围以淋巴细胞为主的单核细胞浸润，表皮下部和真皮上部偶见胶样小体。

DLE口腔病损表现为黏膜上皮过度正角化或不全角化，伴角质栓形成；颗粒层明显；上皮萎缩，棘层变薄，但上皮钉突可增生；基底层细胞液化变性，可有上皮下疱形成，基底膜增厚，PAS染色呈阳性，液化变性处基底膜消失；固有层以淋巴细胞为主的单核细胞浸润，主要为T淋巴细胞；固有层及黏膜下层内血管扩张，从切面看管腔形态不规则，周围玻璃样物质沉积，淋巴细胞浸润，伴胶原纤维纤维素样变性、断裂、水肿，与基质难分（图2-17）。直接免疫荧光染色可见DLE病损上皮的基底膜区含有免疫球蛋白、补体和纤维蛋白沉积，形成荧光带，也称为狼疮带（lupus band）。

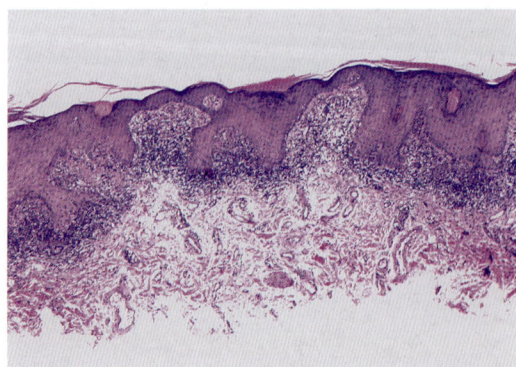

a

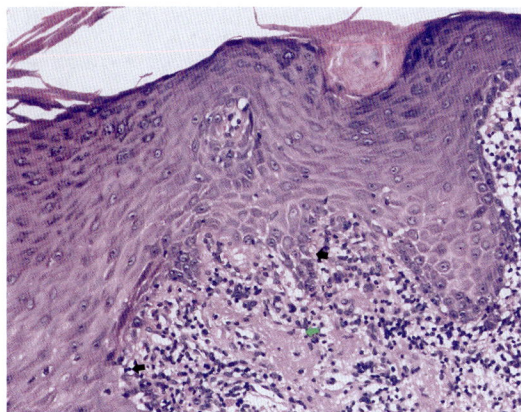

b

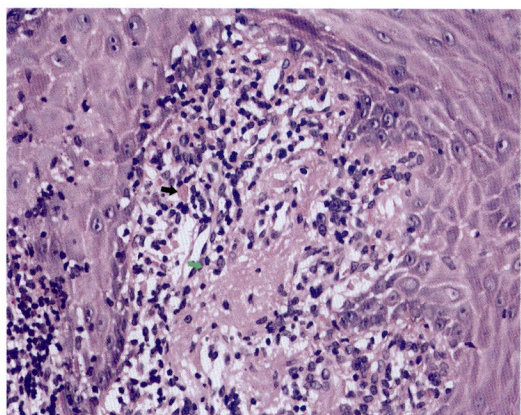

c

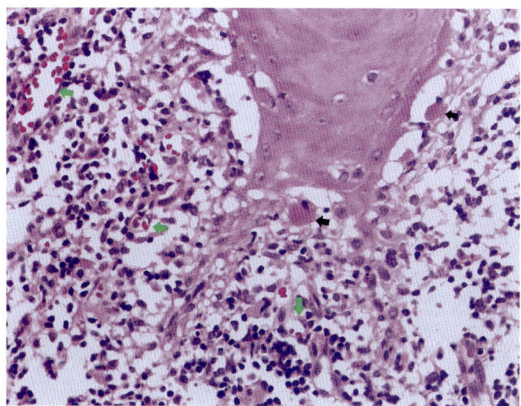

d

图 2-17　唇红 DLE

a. 黏膜上皮过度正角化,角质栓形成,上皮萎缩,但钉突增生(HE×40); b. 角质栓形成,颗粒层明显,棘层变薄,基底层细胞空泡性及液化(黑色箭头所指),胶原纤维纤维素样变性(HE×200,绿色箭头所指); c. 基底层细胞液化变性,上皮基底层及固有层内可见嗜酸性胶样小体(黑色箭头所指),胶原纤维纤维素样变性(HE×400,绿色箭头所指); d. 基底层内可见嗜酸性胶样小体(黑色箭头所指),固有层内血管周围淋巴细胞浸润(HE×400,绿色箭头所指)

DLE病损有发生癌变的报道,主要发生于唇红(图2-18),也有研究资料统计,其癌变率为0.35%~0.5%。

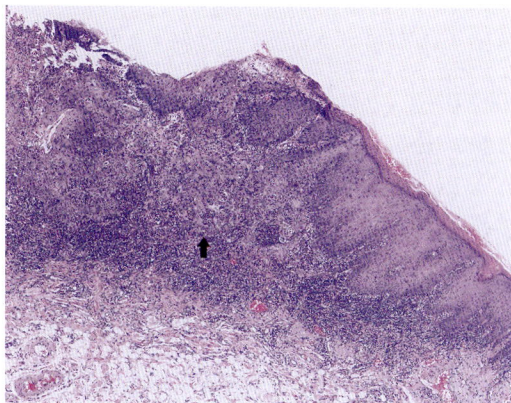

图 2-18　唇红 DLE 癌变

右侧DLE病损,上皮轻-中度异常增生,左侧上皮溃疡形成、癌变,呈早期浸润性鳞状细胞癌(HE×100,黑色箭头所指)

【鉴别诊断】

无皮肤病损的DLE需与白斑、扁平苔藓及念珠菌感染相区别。DLE病损周围放射状白纹,镜下上皮过角化伴角质栓形成,棘层变薄,基底细胞液化变性,固有层及黏膜下层血管周围淋巴细胞浸润,直接免疫荧光可见在上皮基底膜处"狼疮带"形成,间接免疫荧光技术检查患者周围血中ANA增高,这些特点均可帮助鉴别。

【治疗及预后】

DLE患者应尽量避免日光照射,局部可采用皮质类固醇外用或局注,全身采用抗疟药如氯喹等,中药六味地黄丸加减,大补阴丸或雷公藤制剂等均有一定的疗效。

5%的DLE可发展为SLE。

四、缺铁性吞咽困难(sideropenic dysphagia)

【Plummer-Vinson综合征定义】

Plummer-Vinson综合征又称Paterson-Kelly综合征,以缺铁性贫血、缺铁性吞咽困难和舌炎为主要表现,X线及食管镜检查在咽下部食管上端有膈膜样黏膜赘片。

【流行病学】

缺铁性吞咽困难主要好发于白人中年女性,在中国人中罕见。

【病因】

缺铁是本病的基本病因,因此好发于偏食者,但并不是所有缺铁性贫血患者都有吞咽困难,因此本病还可能与维生素B缺乏、体质、种族及家族等因素有关。

【临床特点】

本病患者临床上可表现为口腔黏膜弥漫发红,光亮、萎缩。咽部有异物感,起病时为间歇性吞咽困难,无痛,随病变发展,渐成持续性吞咽困难。多伴有缺铁性贫血的表现。

【组织病理学】

本病损在镜下主要表现为黏膜上皮萎缩,下方的肌肉组织亦萎缩变性,有黏膜赘片。缺铁性吞咽困难是上皮萎缩的一个重要原因,可发展为多发性口腔白斑和口腔癌,主要位于口腔后部及口咽部。

【治疗及预后】

本病主要是纠正铁和维生素B的缺乏,经治疗后症状可得到迅速改善。多数患者预后较好,但需长期随访。

五、口腔黏膜下纤维化(oral submucous fibrosis, OSF)

【定义】

口腔黏膜下纤维化(OSF)是口腔黏膜的一种慢性、进展性、瘢痕性、高风险的癌前状态,以上皮萎缩、上皮下纤维化影响口腔功能为特征。咀嚼槟榔果是最主要的致病因素。

【流行病学】

OSF在西方国家罕见,主要发生于印度及东南亚地区,印度近0.4%的村民罹患。本病患病率女性高于男性,任何年龄均可累及,但以40岁以上者居多。

【病因】

OSF最早在20世纪50年代初期发现于印度、东南亚许多国家和地区,包括我国也有发现。本病与槟榔嚼块的慢性刺激有关。这种嚼块一般含有槟榔果和熟石灰,常含烟草,有时还加入调味剂,并用槟榔叶包裹。熟石灰能使槟榔果释放出一种生物碱,称为槟榔次碱,使咀嚼者有精神欢快的感觉。黏膜下纤维化可能是对槟榔果的反应,而上皮的变化及癌的发生可能是烟草成分的作用。

对南亚及东南亚地区人群调查的证据表明,咀嚼槟榔果是本病的主要病因,但在某些病例中,遗传学背景也是重要因素。我国湖南湘潭一带也是本病的多发地区,研究发现有的家族对OSF有易感性。

营养不良可增加OSF的风险及严重性,一些患者仅接触少许槟榔果就会发病。

【部位】

OSF最常累及的部位为颊黏膜、前磨牙区及软腭。

【临床特点】

本病的首发症状常表现为口腔黏膜灼热感、口干,伴有进食辛辣食物时疼痛,有时出现红斑、疱、溃疡、出血点。临床检查口腔黏膜出现斑点状、大理石样苍白区,上皮下组织逐渐变硬,如累及舌,可使舌活动度变差。本病病程缓慢,有时不引起注意。陈旧的病损表面黏膜常可见白斑,在颊部、软腭和唇部可触及黏膜下纤维条索,严重者呈木板状,患者逐渐感到张口受限,语言及吞咽等功能障碍。

有时槟榔嚼块咀嚼者还可见黏膜上的棕红色变色,不规则,有剥脱的倾向。这一特异性的改变被称为槟榔咀嚼者黏膜,不是一种癌前状态。

【组织病理学】

OSF组织病理学特征为上皮萎缩和上皮下结缔组织纤维化,可伴白斑。镜下,根据病损的进展,有学者将其人为地分为四个阶段。

1. 最早期:黏膜下明显水肿,并有中性粒细胞浸润。

2. 早期:在上皮的直接下方出现带状胶原纤维玻璃样变,伴淋巴细胞浸润(图2-19)。

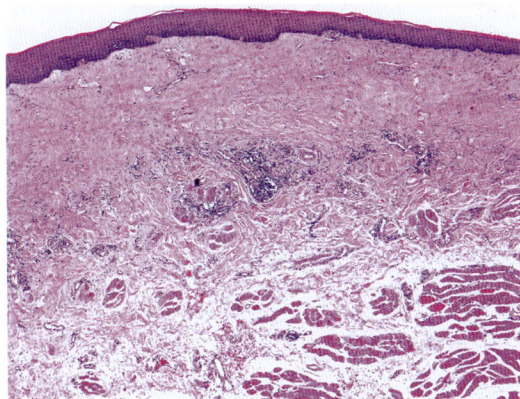

a

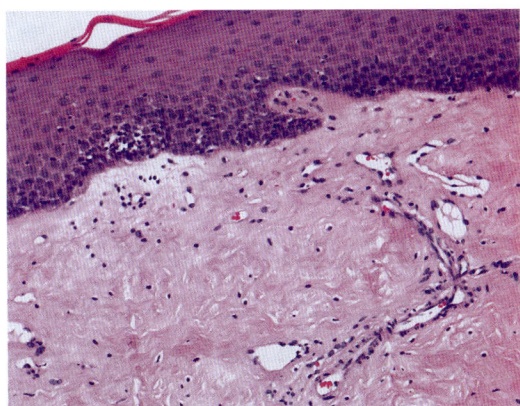

b

图2-19　颊OSF-早期病损

a. 上皮萎缩,上皮的直接下方出现带状胶原纤维玻璃样变(HE×40); b. 上皮萎缩,上皮下方出现带状胶原纤维玻璃样变 伴散在少量淋巴细胞浸润(HE×200)

3. 中期:胶原纤维中度玻璃样变,伴淋巴细胞及浆细胞浸润(图2-20)。

4. 后期:胶原纤维完全玻璃样变,纤维结构消失,血管狭窄或完全闭塞,伴淋巴细胞及浆细胞浸润。

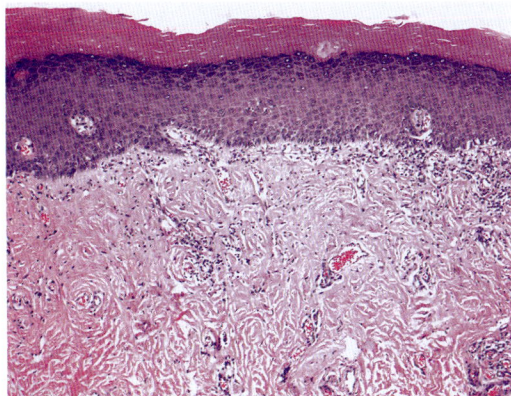

图2-20　颊OSF-中后期

胶原纤维玻璃样变,伴淋巴细胞及浆细胞浸润,血管充血,上皮过角化,伴上皮过角化,轻度异常增生,呈白斑表现(HE×100)

上皮的变化,早期为病损中出现上皮下疱,局部可糜烂、溃疡,晚期为病损中出现上皮过角化,伴特征性的上皮萎缩(图2-20),活检发现7%~26%的病例出现上皮异常增生,至少6%的病例出现癌变。据报道,印度7%~8%患有OSF的病例在17年后发展成口腔鳞状细胞癌。OSF患者口腔癌的患病率是正常人群的19倍。

槟榔咀嚼者黏膜的病损在组织病理学上类似于咬颊症,但粗糙的角质表面覆盖着槟榔嚼块的成分。

【鉴别诊断】

OSF的临床及组织学诊断并不困难,但有时需与放射治疗引起的黏膜上皮下纤维化及创伤后瘢痕形成区别,详细地询问病史有助于鉴别诊断。

【治疗及预后】

OSF病变不会随咀嚼槟榔果习惯的改变而消退,所有的治疗也仅能最大限度地缓解临床症状,不能完全消除病损。轻症患者可通过病损内注射类固醇激素来缓解症状。将纤维条索手术撕裂或切除可有助于晚期患者的张口和吞咽活动。近年来的研究发现在病损内注射γ-干扰素可改善张口度,减少黏膜灼热感,增加颊部组织的柔软度。由于OSF有一定的癌变率,患者需长期随访。

六、梅毒（syphilis）

【定义】

梅毒是由梅毒螺旋体通过直接接触传染的一种疾病,属于性传播性疾病。

【流行病学】

据WHO估计,全球每年约有1200万新发梅毒病例,主要集中在南亚、东南亚和次撒哈拉非洲。本病传入中国已有500年, 新中国成立前曾居四大性病之首,20世纪60年代初基本被消灭,80年代再次发生和流行。根据中国疾病预防控制中心的报告,1998年发病率为3.07/10万,2004年以后,全国梅毒病例实行网络直报,发病率呈较大幅度上升,2007年为15.88/10万,居该年甲乙类传染病发病率的第4位。据该报告,2007年男女发病人数为0.89:1,20~49岁者占报告病例的69.3%。

【病因】

梅毒螺旋体（treponema pallidum, TP）为密螺旋体,因其透亮不易染色,又称为苍白螺旋体。显性和隐性梅毒患者是传染源,其皮损、分泌物、血液中含大量TP。性接触是梅毒的主要传播途径,约占95%以上。感染后开始的2年最具传染性。TP可通过胎盘传给胎儿,一般认为孕妇梅毒病期越短,对胎儿感染的机会越大。也可以通过间接接触传染,如哺乳、接触被患者分泌物污染的衣裤、被褥等。

【临床特点】

梅毒可分为获得性和先天性两大类。获得性梅毒根据其感染经过和免疫状态可分为三期。

1. 一期梅毒:感染后1周~3个月,典型表现为TP侵入处的硬下疳（chancre）,主要是外生殖器部发生单个红色糜烂性丘疹或浅表溃疡,圆形或椭圆形,界限清楚,基底平坦,软骨样硬度,含有大量梅毒螺旋体,为重要传染源。由于硬下疳可自行愈合,可能延误患者就医。

2. 二期梅毒:感染后数周至数月,TP经淋巴结进入血行引起全身广泛性损害。皮损表现为斑疹、丘疹及脓疱型梅毒疹,多呈暗红色,分布广泛。口腔黏膜亦可出现红斑样疹,呈扁平、圆形糜烂面,界限清楚,表面有灰白色伪膜覆盖,含大量TP,传染性极强,好发于扁桃体、舌、咽。全身浅表淋巴结可肿大。少数患者可有肝炎、肾病或神经系统病变。一期与二期梅毒合称早期梅毒。

3. 三期梅毒:感染的第2年以后,又称晚期梅毒,除皮肤、黏膜损害外,可侵犯心血管系统、中枢神经系统、骨骼、眼等器官,但在病变中常查不到梅毒螺旋体。皮肤、黏膜损害有2种,即浅表型的结节性梅毒疹（nodular syphilids）与深在型的树胶肿（gummas）。口腔病损常发生于硬腭,呈树胶肿,往往在硬腭近中央部发生穿孔,此为三期梅毒的特征性表现。晚期梅毒常出现萎缩性舌炎,伴白斑形成,可恶变,有报道称梅毒性舌炎伴白斑的患者20%~30%可发展为口腔癌。

先天性梅毒除无一期病变外,其他各期损害与获得性梅毒基本相似,但心血管系统及神经系统病变少见。可出现标志性的哈钦森三联征,即哈钦森牙（hutchinson teeth）、实质性角膜炎及神经性耳聋。

近年来出现了许多梅毒患者合并HIV感染的病例。一方面梅毒患者生殖器溃疡成为传播HIV的重要危险因素,另一方面由于免疫缺陷,梅毒发展很快,可迅速发展到三期,而且HIV可致脑膜病变,使梅毒螺旋体易穿过血脑屏障而引起神经梅毒,青霉素对此类患者疗效不佳。

【组织病理学】

各期梅毒均表现为非特异性淋巴浆细胞性浸润。

1. **硬下疳**:病损表现为边缘区上皮棘层增生,中心区则萎缩变薄,可伴有糜烂、溃疡。上皮下结缔组织内呈血管内膜炎及血管周围炎,以淋巴细胞和浆细胞为主的炎症细胞浸润（图2-21）,尤其是病损中心浸润密集。如用银染色法（Warthin-

Starry法或Levaditi法）或荧光抗体染色,结缔组织毛细血管周围可见梅毒螺旋体。局部肿大淋巴结

的组织学变化为出现大量浆细胞浸润、内皮细胞增生以及滤泡增生,银染色法可查见多量螺旋体。

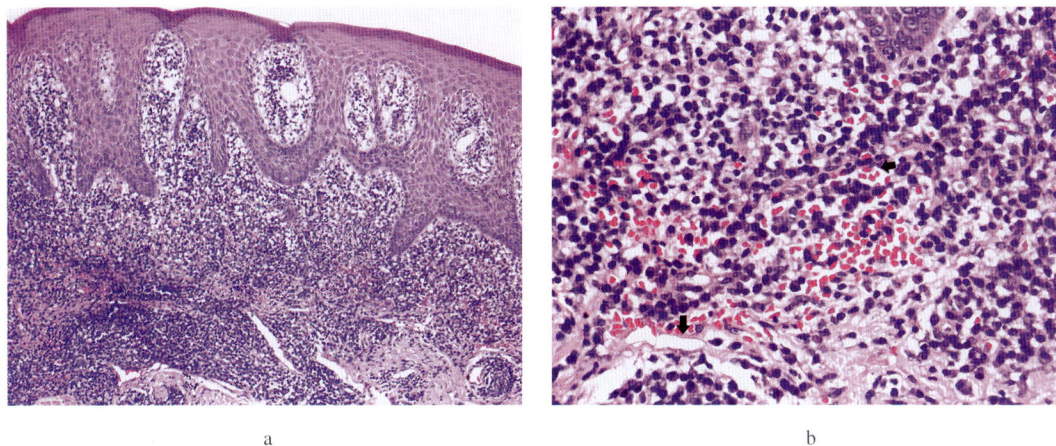

a

b

图 2-21　舌腹梅毒-硬下疳

a. 黏膜上皮萎缩,固有层及黏膜下层密集的以淋巴细胞和浆细胞为主的炎症细胞浸润（HE×100）; b. 固有层密集的慢性炎症细胞浸润,伴血管周围炎（HE×400,黑色箭头所指）

2. 二期梅毒:斑疹型梅毒疹最不具特异性,常在真皮浅层见血管内膜炎,血管周围有少量淋巴细胞、浆细胞浸润,表皮无明显变化;丘疹型梅毒疹常在真皮内见弥漫性血管内膜炎及血管周围炎,可有小而分散的上皮样细胞肉芽肿,少量多核巨细胞,越是晚期,这种上皮样细胞肉芽肿越是明显,表皮可出现角化过度、疣状增生等变化;脓疱型梅毒疹表现为大量中性粒细胞浸润,形成角化层下脓疱,并可侵入邻近的毛囊,引起毛囊部分上皮细胞坏死。所有疑为二期梅毒者,采用银染色法,约有1/3的病例尚可找到TP,主要位于表皮内。

3. 三期梅毒:主要为肉芽肿性损害,由上皮样组织细胞及巨噬细胞组成的肉芽肿,中间可见干酪样坏死,周围有大量淋巴细胞和浆细胞浸润,伴血管内膜炎,甚至导致管腔堵塞。结节性梅毒疹与树胶肿的区别在于病变的广度与深度。结节性梅毒疹肉芽肿局限于真皮内,干酪样坏死无或轻微,大血管不受累;树胶肿的病变广泛,可累及皮下,干酪样坏死明显,大血管亦常受累。此期病变内一般找不到TP。

【治疗及预后】

青霉素应用后,晚期梅毒已很少见。梅毒的治疗应坚持尽早治疗,剂量足够,疗程规范,定期检查的原则。应对传染源及性接触者同时进行检查和治疗。

七、色素性干皮病（xeroderma pigmentosum, XP）

【定义】

色素性干皮病（XP）是一种隐性遗传性神经皮肤疾病,是由于核酸内切酶缺乏,导致DNA修复障碍所致,临床以日光暴露部位色素沉着、上皮角化、萎缩及癌变为特征。

【流行病学】

本病罕见,人群中患病率为1/65 000~1/100 000。

【病因】

本病属常染色体隐性遗传性疾病,在某些家族中显示性连锁遗传。

正常人皮肤细胞DNA被日光中的紫外线破坏

后, 经核酸内切酶的作用, 可得到修复, 而本病患者皮肤内纤维母细胞部分或完全缺乏对DNA进行修复的功能, 因而发生紫外线的积蓄性损伤, 引起皮肤细胞变异, 最后演变成皮肤癌。

【部位】

病变主要位于皮肤暴露部位, 如面、颈及手背部。

【临床特点】

患者对日光异常敏感。初生时可无异常, 1周岁后逐渐发病, 病损开始主要累及唇部。病程可人为地分为3期: ① 第一期时, 皮肤轻度发红, 脱屑, 伴有小片色素沉着, 如雀斑样; ② 第二期时, 皮肤出现萎缩, 斑片状色素沉着, 毛细血管扩张; ③ 第三期常在青春期前后开始, 出现各种恶性肿瘤。除皮肤外, 眼睛也常受累, 出现结膜炎、角膜炎等。口腔黏膜如舌部偶尔亦可见类似病损, 有些病例可发展为口腔癌。

本病的重症除皮肤黏膜病损外, 还可伴有小头、严重智力障碍、侏儒、小脑共济失调等, 称为de Sanctis-Cacchione综合征。

【组织病理学】

根据临床分期, 第一期的组织病理上并无特异性, 表现为角化过度, 上皮钉突部分萎缩, 部分伸长, 基底层黑素不规则聚集, 黑素细胞正常或增多, 真皮上部慢性炎症细胞浸润。

第二期的组织病理变化类似于日光性角化病, 表现为角化过度, 表皮部分萎缩, 表皮细胞可出现非典型性, 真皮上部胶原纤维嗜碱性变和日光性弹力纤维病样变化, 真皮内黑素颗粒及噬色素细胞更加明显。

第三期为大小不等的恶性肿瘤组织病理表现, 为皮肤鳞状细胞癌、基底细胞癌, 少数为恶性黑色素瘤, 罕见为纤维肉瘤。口腔黏膜病损可发展为口腔癌。

de Sanctis-Cacchione综合征于尸检时可表现为脑萎缩等。

【治疗及预后】

本病患者应避免日晒, 不宜室外工作, 从早期开始应用各种有效防晒剂, 如2%~5%二氧化钛软膏等。积极治疗各种肿瘤, 应定期检查, 发现肿瘤后及早手术治疗。

八、营养不良型大疱性表皮松解症（hallopeau-siemens型）（epidermolysis bullosa dystrophicans, hallopeau-siemens type）

【定义】

大疱性表皮松解症（epidermolysis bullosa, EB）是Koebner在19世纪晚期首次提出的, 为一组罕见的显性或隐性遗传性疾病, 以皮肤和口腔黏膜因日常轻微的摩擦而反复形成大疱为特点。根据病因及发病机制的不同, 目前一般将EB分为三大类: 单纯型、营养不良型和交界型, 各型还包括多种亚型。这些类型的区别在于水疱在皮肤中的深度。Hallopeau-siemens型营养不良型大疱性表皮松解症是营养不良型中最严重的一种亚型。

【流行病学】

EB罕见, 总的来看, 新生儿轻型发病率约为2/10万, 重型约为1/20万~1/50万, 无明显的种族差异, 且男女比例相同。

【病因】

Hallopeau-siemens型营养不良型大疱性表皮松解症为常染色体显性遗传性疾病, 大多数患者COL7A1基因上产生2个无义突变, 即产生2个提前终止密码（PTC）, 使VII型胶原相应mRNA停止转录, 多肽链无法合成, 最终锚状纤维不能形成, 皮肤、黏膜松解。

【临床特点】

不论哪一型EB, 都表现为在轻微摩擦的基础上发生大疱, 疱壁厚薄不一, 受累范围不定, 愈后有疤或无疤。由于各型预后有很大的差异, 因此明确EB的类型十分重要。

Hallopeau-siemens型营养不良型大疱性表皮松解症是营养不良型大疱性表皮松解症中最严

重的一型，患儿出生时即出现皮肤、黏膜广泛的大疱、糜烂，疱发生在基底膜的致密板下带，属表皮下疱，因此愈后留有明显的萎缩性瘢痕，手足部位瘢痕明显，指趾甲缺如。口咽部黏膜的反复溃疡、结疤可使患者张口、吞咽困难。

【组织病理学】

活检标本应取自新鲜水疱的边缘或人工诱发的水疱，这是由于陈旧性水疱常伴继发感染。最好不用钻孔器取材，因为扭转可使皮肤表皮脱落或口腔黏膜上皮分离。

Hallopeau-siemens型营养不良型大疱性表皮松解症皮肤病损表现为表皮下疱，真皮与表皮分离，真皮浅层少量炎症细胞浸润；黏膜病损也出现相似的上皮下疱，固有层及黏膜下层炎症细胞浸润。电镜检查在致密板下方可见稀疏、形态异常的锚状纤维。口腔、食管的溃疡和瘢痕可引起鳞状细胞癌。

【鉴别诊断】

Hallopeau-siemens型营养不良型大疱性表皮松解症患儿出生时即出现皮肤、黏膜广泛水疱，临床上需与新生儿脓疱疮、新生儿天疱疮等鉴别。新生儿脓疱疮易传染，水疱易破裂，内容物为脓性，可查到葡萄球菌或链球菌，易治愈。新生儿天疱疮水疱易破裂，用抗生素、激素可迅速控制。病理活检有助于鉴别。

【治疗及预后】

尽管遗传学基础已明确，Hallopeau-siemens型营养不良型大疱性表皮松解症仍无有效的治疗。目前主要是针对其继发感染，原则为精心护理，避免外伤、摩擦、受热，防止继发感染。

本病最严重的合并症是在口腔、口咽、食管慢性糜烂区域发展为鳞状细胞癌，高于50%的患者在30岁左右时发生此癌，许多病例死于癌转移。

九、日光性唇炎（actinic cheilosis）

【定义】

日光性唇炎是一种发生于唇红，尤其是下唇唇红处的癌前改变，是由过度暴露于日光紫外线而导致的。

【同义词】

日光性唇炎在病理生理及生物学行为上与皮肤的日光性角化病相似，因此又称为唇的日光性角化病（actinic keratosis of the lip）。本病与户外工作有关，因此又可称为农民唇、海员唇。

【流行病学】

45岁以前较少发生，有明显的男性好发倾向，男女比例为10：1。

【临床特点】

本病损发展缓慢，患者常无明显感觉。早期病损的临床表现为下唇唇红萎缩，表面光滑，呈苍白至银灰色，常在唇红与唇皮肤交界处出现沟纹或皱褶。随着病损的进展，唇红与唇皮肤交界处变得不规则，或模糊不清，唇红出现一定程度的表皮化（epidermalization），呈白斑样，表面糜烂、溃疡、结痂、瘢痕、裂隙形成，伴色素沉着和过角化。

【组织病理学】

组织学上，本病损常表现为复层鳞状上皮的萎缩，表面有过角化现象，可见不同程度的上皮异常增生。上皮下方结缔组织内可见一带状嗜碱性的无定形物质，与日光性角化病相似，是由紫外线诱导的胶原纤维和弹力纤维的改变。在异常增生的上皮附近常可见轻度慢性炎症细胞浸润（图2-22）。

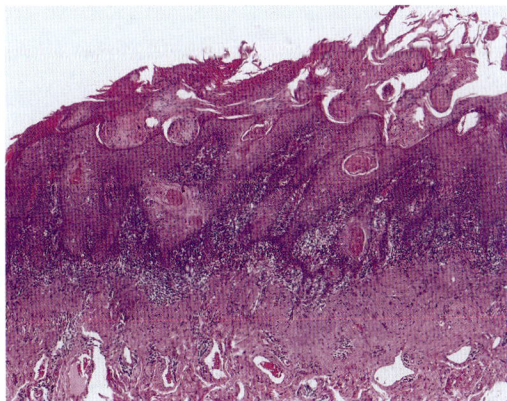

a

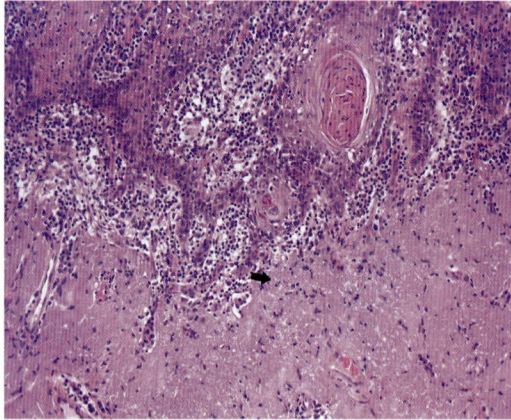

b

图2-22　日光性唇炎

a. 黏膜上皮萎缩,但上皮表层过角化,上皮钉突增生,上皮下方结缔组织内见一带状略嗜碱性的无定形物质(HE×40);b. 上皮轻度异常增生,慢性炎症细胞浸润,下方结缔组织内带状略嗜碱性无定形物质(HE×200,黑色箭头所指)

【鉴别诊断】

根据临床表现结合日光紫外线照射的病史,

日光性唇炎的诊断并不困难,但临床上有时需与糜烂型扁平苔藓、盘状红斑狼疮区别,病损区的病理活检有助于诊断。

【治疗及预后】

从病因出发,日光性唇炎与日光紫外线照射有关,应鼓励患者使用含遮光剂的唇膏,以防止病损进一步发展。如发现病损变硬、增厚,出现溃疡或白斑的区域,应行活检以排除癌。临床表现严重的病损如无恶变,可行唇红切除术,也可使用CO_2激光消融。治疗后需长期随访。

文献报道,约6%~10%的日光性唇炎病例可发展为唇部鳞状细胞癌,但恶变在60岁前很少发生,常为高分化癌,仅在晚期有转移。

(王丽珍)

参 考 文 献

1　Barnes L, Eveson JW, Reichart P, et al. Pathology & Genetics of Head and Neck Tumours.Lyon: IARCPress, 2005.

2　Pindborg J J, Reichart P A, Smith C J, van der Waal I. Histological typing of cancer and precancer of the oral mucosa. 2nd ed. Berlin, Germany: Springer, 1997.

3　郑麟蕃,吴奇光. 口腔病理学. 上海:上海科学技术出版社, 1993.

4　于世凤. 口腔组织病理学. 第6版. 北京:人民卫生出版社, 2007.

5　Bouquot JE, Speight PM, Farthing PM. Epithelial dysplasia of the oral mucosa-Diagnostic problems and prognostic features Curr Diagn Pathol 2006; 12(1):11-21.

6　Gale N, Zidar N. Benign and potentially malignant lesions of the squamous epithelium and squamous cell carcinoma. In: Cardesa A, Slootweg PJ, eds. Pathology of the Head and Neck Berlin Heidelberg: Springer, 2006:4-13.

7　Holmstrup P, Vedtofte P, Reibel J, et al.Long-term treatment outcome of oral premalignant lesions. Oral Oncol 2006; 42(5):461-474.

8　Waal I van der, Schepman KP, Meij EH van der, et al.Oral leukoplakia: a clinicopathological review. Oral Oncol 1997; 33(5):291-301.

9　Roosaar A, Yin L, Johansson ALV, et al. a long-term follow-up study on the natural course of oral leukoplakia in a Swedish population-based sample. J Oral Pathol Med 2007; 36(2):78-82.

10　Barnes L. Surgical pathology of the head and neck. 3rd ed. New York, NY: Informa, 2009.

11　Jones J.H., Russell C. Candidal infection and leukoplakia. British Journal of Oral Surgery 1973; 11(2): 177-180.

12　丁国华. 药物引起的舌病变. 药学研讨 2001; 10(2):56.

13　Marx RE., Stern D.Oral & Maxillofacial Pathology. San Diego, CA: Quintessence, 2003.

14　Bouquot JE, Speight PM, Farthing PM. Epithelial dysplasia of the oral mucosa-Diagnostic problems and prognostic features. Curr Diagn Pathol 2006; 12(1):11-21.

15　Scully C, Sudbo J, Speight PM. Progress in determining the malignant potential of oral lesions. J Oral Pathol Med 2003; 32(5):251-256.

16　Reible J. Prognosis of oral pre-malignant lesions: significance of clinical, histopathological, and molecular biological characteristics. Crit Rev Oral Biol Med 2003; 14(1):47-62.

17　Barnes L. Surgical pathology of the head and neck. 3rd ed. New York, NY: Informa, 2009; 201-242, 285-342.

18　Kim mm, Califano JA. Mini review.Molecular pathology of head-and-neck cancer. Int J Cancer 2004; 112(4): 545-553.

19　Bremmer JF, Braakhuis BJM, Ruijter-Schippers HJ, et al.A noninvasive genetic screening test to detect oral preneoplastic lesions. Lab invest 2005; 85(12):1481-1488.

20　Kujan O, Oliver R, Roz L, et al. Fragile histidine triad expression in oral squamous cell carcinoma and precursor lesions. Clin Cancer Res 2006;

12(22):6723-6729.

21 Cianfriglia F, Gregorio Di DA, Cianfriglia C. Incidence of human papillomavirus infection in oral leukoplakia. Indications for a viral aetiology. J Exp Clin Cancer Res 2006; 25(1):21-28.

22 Schepman KP, Bezemer PD, Meij EH van der, et al.Tobacco usage in relation to the anatomical site of oral leukoplakia. Oral Des 2001; 7(1):25-27.

23 Soames JV, Southam JC. Oral pathology. 4th ed. Oxford:Oxford University Press, 2005, 101-150.

24 Silverman S Jr., Olson JA. Proliferative verrucous leukoplakia: a follow-up study of 54 cases. Oral Surg Oral Med Oral Pathol Oral Radiol endod 1997; 84(2):154-157.

25 Campisi G, Giovanelli L, Ammatuna P. Proliferative verrucous vs conventional leukoplakia: no significantly increased risk of HPV infection. Oral Oncol 2004; 40(8):835-840.

26 Batsakis JG, Suarez P,El-Naggar AK. Review. Proliferative verrucous leukoplakia and its related lesions. Oral Oncol 1999; 35(4):354-359.

27 Hansen LS, Olson JA, Sliverman S Jr.Proliferative verrucous leukoplakia. A long-term study of thirty patients. Oral Surg Oral Med Oral Pathol 1985; 60(3):285-298.

28 Reichart PA, Philipsen HP. Oral erythroplakia—a review. Oral Oncol 2005; 41(6):551-561.

29 Eisen D. The clinical manifestations and treatment of oral lichen planus. Dermatol Clin 2003; 21:79-89.

30 DeRossi SS, Ciarrocca KN. Lichen planus, lichenoid drug reactions, and lichenoid mucositis. Dent Clin North Am 2005; 49:77-89.

31 Sugerman PB, Savage NW, Walsh LJ, et al.The patholgenesis of oral lichen planus. Crit Rev Oral Biol Med 2002; 13:350-365.

32 Boyd AS, Neldner KH. Lichen Planus.J Am Acad Dermatol 1991; 25:593-618.

33 Tilakaratne WM, Klinikowski MF, Saku T, et al.Oral submucous fibrosis: review on aetiology and pathogenesis. Oral Oncol 2006; 42(6):561-568.

34 Pindborg JJ, Sirsat SM. Oral submucous fibrosis. Oral Surg Oral Med Oral Pathol 1966; 22(6):764-779.

35 张伟东，姚建义. 1998-2007年中国梅毒流行病学特征分析. 疾病监测 2009; 24(11):830-831.

36 Meyer I, Shklar G. The oral manifestations of acquired syphilis. Oral Surg Oral Med Oral Pathol 1967; 23:45-57.

37 Deibert AV, Bruyer MC. Untreated syphilis in the male Negro. III. Evidence of cardiovascular abnormalities and other forms of morbidity. Vener Des Inf 1946; 27:301-317.

38 Gardella R, Zoppi N, Ferraboli S, et al.Three homozygous PTC mutations in the collagen type VII gene of patients affected by recessive dystrophic epidermolysis bullosa: anlysis of transcript levels in dermal fibroblasts. Hum Mutat 1999; 13(6):439-452.

39 Visscher JG, Waal I van der.Etiology of cancer of the lip. A review. Int J Oral Maxillofac Surg 1998; 27(3):199-203.

40 Kaugars GE, Pillion T, Svirsky JA, et al.Actinic cheilitis. A review of 152cases. Oral Surg Oral Med Oral Pathol Oral Radiol Endod 1999; 88(2):181-186.

41 Markopoulos A, Albanidou-Farmaki E, Kayavis I. Actinic cheilitis: clinical and pathologic characteristics in 65 cases. Oral Dis 2004; 10(4):212-216.

第三章 口腔癌

第一节 概　　述

口腔黏膜是覆盖于口腔表面的衬覆组织，前借唇红与唇部皮肤相连，后与咽部黏膜相延续。口腔黏膜的组织结构与皮肤相似，由上皮和固有层组成，分别对应于皮肤的表皮和真皮。部分黏膜深部还有黏膜下层，类似于皮肤的皮下组织。

口腔黏膜上皮为复层鳞状上皮（stratified squamous epithlium），分为角化型和非角化型。角化鳞状上皮由表及里依次分为角化层、粒层、棘层和基底层，基底层细胞和邻近的棘层细胞有增殖能力，又称为生发层；非角化鳞状上皮由表及里依次分为表层、中间层和基底层。上皮和固有层结缔组织之间有基底膜（basement membrane）相隔。固有层由致密纤维结缔组织组成，而黏膜下层为疏松结缔组织。

口腔黏膜根据所处部位和功能分为咀嚼黏膜、被覆黏膜和特殊黏膜三类。在咀嚼时承受咀嚼压力和摩擦力的牙龈及硬腭黏膜为咀嚼黏膜，被覆角化的复层鳞状上皮；舌背黏膜中含许多不同类型的舌乳头，为特殊黏膜；除咀嚼黏膜和舌背黏膜之外的口腔黏膜均为被覆黏膜，衬覆无角化的复层鳞状上皮，依据部位不同又可分为唇黏膜、颊黏膜、口底和舌腹黏膜、软腭黏膜。咀嚼黏膜、被覆黏膜和特殊黏膜的固有层或黏膜下层中含有数量不等的小涎腺组织。

口腔癌（carcinoma of oral cavity）是头颈癌的重要组成部分，是来源于口腔上皮组织的恶性肿瘤，可起源于口腔表面衬覆的复层鳞状上皮或上皮下小涎腺组织。超过90%的口腔癌来源于表面衬覆的复层鳞状上皮，组织学表现为鳞状细胞癌（squamous cell carcinoma, SCC）；与此相比，口腔癌腺源性者少，因此狭义来讲，口腔癌就是指口腔黏膜鳞状细胞癌，在我国临床上多倾向于沿用此狭义概念。

依据部位，口腔癌可分为唇癌、颊癌、牙龈癌、硬腭癌、口底及舌腹癌。临床上唇癌的预后要明显好于其他部位的口腔癌，因此临床上常将唇癌单独列出以示与其他部位口腔癌的区别，即将口腔黏膜鳞状上皮来源的恶性肿瘤分为唇癌和口腔癌，后者又分为颊癌、牙龈癌、硬腭癌、口底及舌腹癌。软腭位于口腔和口咽的交界部，多数观点是将软腭癌归于口咽癌范畴。

第二节 流 行 病 学

从世界范围来看,口腔癌的发病率位居所有恶性肿瘤的第八位,其发病率与地域有关,在南亚口腔癌发病率较高,是该地区第三常见的恶性肿瘤,其他发病率高的地区有东南亚、匈牙利、法国南部等;墨西哥的发病率较低。据报道,1998年美国口腔癌的发病率约为9.3 人/10万人,每年发病率约占所有恶性肿瘤的2%~4%,2006年美国口腔癌的新增病例数为30 990例。WHO预测在未来十年中口腔癌的发病率将呈上升趋势,在欧洲的多数国家和日本口腔癌正以惊人的速度上升,并且具有强烈的群体效应。

口腔癌好发于中老年,因此有学者认为口腔癌发病率增加与人平均寿命延长有一定的关系。半数以上的患者发病年龄超过65岁,90%以上的患者发病年龄大于40岁,平均发病年龄为65岁。

男性比女性更易患口腔癌,这和较多男性沉溺烟酒有关。WHO的报道显示2000年口腔癌和口咽癌占男性癌症的5%,占女性癌症的2%;男女性别之比约为2:1~4:1,但在印度妇女口腔癌的发病率高,这与印度妇女中咀嚼烟草的习惯有关。在美国,黑人的发病率高于白人。

尽管近50年来口腔癌的治疗和研究工作取得了一定的成绩,但是口腔癌的死亡率仍处在高位,生存率没有明显改善。2005年美国报道的口腔及口咽癌患者5年生存率为50%,每年死亡率约为2.5/10万人,每年大约有超过7 000人死于口腔及口咽癌,平均死亡年龄约68岁。

第三节 病 因 学

流行病学调查分析显示烟草是口腔癌的重要致病因素。烟草中至少含有50种以上的致癌剂,极大地增加了口腔黏膜癌变的概率。任何吸食烟草的方式均可导致口腔癌的发生,吸雪茄、烟斗比抽香烟的致癌性强,吸烟斗更容易引起下唇唇癌;在印度及南美流行的"倒吸烟(reverse smoking)"习惯也与口腔癌发生高度相关,这可能由于燃烧的烟草直接刺激了腭和舌黏膜组织所致;长期使用无烟烟草(smokeless tabacco)如鼻吸烟草、咀嚼烟草等也会增加患口腔癌的风险,但其风险要低于前几种烟草吸食者。烟草的致癌性还与吸食烟草的时间长短及剂量有关。

酒精被认为是口腔癌的第二危险因素。滥用酒精与肝硬化、口腔/口咽癌有密切相关性。酒精是否作为单独的致癌因素目前仍有争议,由于吸食烟草的口腔癌患者绝大部分又是饮酒者,单独评价酒精的致癌作用有一定的困难,但是多数学者认为酒精可作为其他致癌因素,特别是烟草的"溶剂",具有促进口腔癌发生的作用;分子生物学研究显示酒精的代谢产物乙醛可以影响角化细胞的基因表达。在美国约3/4的口腔及口咽癌患者既是吸烟者又是滥用酒精者。酒精的致癌性也可能与滥用酒精后患者局部的营养缺乏,特别是维生素C、维生素A、铁和某些微量元素的缺乏有关。酒精的致癌性与滥用酒精的剂量、时间有关而与饮酒的品种无关。

一些微生物也可能参与了口腔癌的发生过程。如白念珠菌可产生致癌物质——亚硝基苄基甲胺（N-nitrosobenzylmethylamine）引起上皮癌变；人乳头状瘤病毒（human papilloma virus, HPV）的DNA在部分口腔癌患者中检测阳性，体外将具有潜在致病性的病毒DNA序列转染入人正常口腔黏膜上皮细胞，可使黏膜上皮细胞永生化，与口腔癌的发生关系密切，但是HPV如何促进黏膜上皮癌变的过程仍不明确。除HPV外，EB病毒（Epstein-Barr virus）由于其与口腔内Burkitt淋巴瘤及鼻咽癌（不仅是鼻咽部非角化型SCC和未分化癌，而且还包括角化型SCC）密切相关性，引起学者的高度重视；有研究显示EBV与一些口腔恶性肿瘤的发生有关，其中就包括了SCC。在一些口腔癌患者的体内检测到单纯疱疹病毒（herpes simplex virus, HSV）抗体，但HSV与口腔癌发生有关的直接证据仍显不足。

其他相关的致癌或促癌因素有过度的紫外光（ultraviolet radiation）照射，过度的紫外光照射不仅易导致皮肤癌；与唇癌的发生也关系密切，紫外光波长为2 900~3 200 nm的UVB致癌性强于波长3 200~3 400 nm的UVA；长期接触油漆、石棉、镍等，口腔卫生差，口内不良修复体等均为重要的促癌因素。

环境因素在口腔癌的发生中起着举足轻重的作用，但有一些证据显示在口腔癌的发生中遗传性因素也参与其中，如多原发癌（multiple primary tumors），多年来口腔癌患者一直被认为具有患上消化道第二原发肿瘤的风险，这可能和患者对环境因素的易感性有关，而这种易感性可能具有遗传倾向。

不论遗传因素还是环境因素，它们作用的最终结果都是使患者的遗传物质或遗传物质的表达途径发生改变，引起正常组织的恶性变。口腔癌的发生发展过程往往蕴含着遗传物质的损害，因此检测口腔癌中遗传物质的异常及这些异常与可能致癌/促癌因素的相关性就显得十分重要，事实上已经有很多研究报道了这方面的工作进展，如癌基因激活和抑癌基因失活等，研究最广泛的要属P53基因，这种基因编码的蛋白可以阻止DNA已被破坏的细胞不进入细胞增殖周期，使细胞有足够的时间进行DNA修复，如果修复不能进行，则发生细胞凋亡，P53功能的重要性由此可见一斑。在很多肿瘤，包括唇及口腔癌在内P53基因发生突变。在唇及口腔癌发生中P53功能异常与吸食烟草等致病因素有关，有证据显示烟草的产物能引起P53突变，HPV编码的蛋白质能阻止P53蛋白的功能，HPV在唇及口腔癌发生发展中的作用值得引起重视。

第四节 临 床 特 点

口腔黏膜鳞状细胞癌病变早期可能为白斑、红斑或红白斑，随着病变发展，斑块表面出现溃疡，以后有的可外生性生长，呈乳头状，有的可浸润性生长，形成中央深在而边缘隆起的溃疡。早期患者无明显自觉症状，可不出现疼痛，随着病变进展出现疼痛。

黏膜鳞状细胞癌可发生在口腔黏膜的任何部位，包括上颌牙龈、下颌牙龈、唇、口底、磨牙后区、舌、颊、硬腭。由于不同部位临床特点及生物学行为可能不同，故分述如下。

一、唇癌（carcinoma of the lips）

唇癌指发生于唇红黏膜以及口角联合，即从

口裂向后 1 cm 内黏膜的癌。唇癌发病率较高的地方是南澳大利亚（13.5/10 万人）和加拿大（11.0/10 万人），亚洲发病率较低（0.9/10 万人），美国黑人的发病率更低，白种人的发病率高于黑人和其他深色人种。据上海交通大学医学院附属第九人民医院口腔病理科统计（1966~2002 年），唇癌占口腔颌面部上皮性恶性肿瘤的 5.7%，其发病率低于西方国家的报道（24%~30%）；唇癌好发于男性，男：女为 4：1，中老年人居多，平均年龄为60.5~70 岁。有报道显示目前女性唇癌的发病率在逐渐增高，这可能与女性吸烟人数上升及女性的平均寿命较长有关。

　　唇癌好发于下唇唇红缘（占所有唇癌病例的 85%~98%），皮肤表皮和口腔黏膜上皮的交界区多见，太阳光照是重要的致病因素之一。唇癌发生于上唇者少见，一旦发生，女性易受累。临床上，早期可表现为局限性白色或者弥漫增厚的红白相间的病损，局部伴皲裂或硬壳化，病损长期不愈；随着病情进展，发展为增殖、疣状等外生型的浸润性肿块，表面可过度角化，更常见的表现是溃疡型肿块，可出现不规则的黄白色表面（图 3-1）。

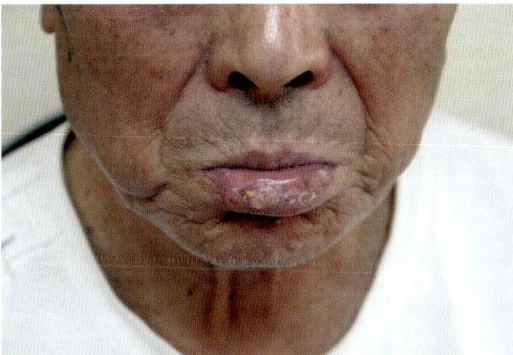

图 3-1　唇癌
下唇局部见外生性肿块，表面呈黄白色

　　唇癌，特别是下唇唇癌通常进展缓慢，患者可能病程较长。唇癌呈侵袭性生长，可侵犯周围皮肤、肌肉、口腔黏膜甚至骨组织，若累及神经可出现唇麻木症状。

　　20% 的唇癌病例会发生淋巴结转移，以颏下和下颌下淋巴结最常累及；接近中线的病变可发生对侧淋巴结转移；远处转移少见，约 1.6%。有报道显示唇癌细胞的淋巴结转移与原发肿块的厚度、肿瘤生长方式及有无神经侵犯有一定的相关性，从 TNM 分期来看，T1、T2 期患者淋巴结转移率约 5%，而 T3、T4 期患者淋巴结转移率上升为约 67%；N0（淋巴结无转移）患者原发肿块的平均厚度为 2.5 mm，而 N+（有淋巴结转移）患者的原发肿块平均厚度为 7.5 mm，67%N0 患者的原发肿块小于等于 3 mm，而仅 3% 的 N1（1 个淋巴结转移）患者的原发肿块小于 3 mm，5%N0 而 77%N+ 患者的原发肿块大于 6 mm；3%N0 而 57%N+ 肿块表现为弥漫浸润性生长；5%N0 而 41%N+ 患者可见神经周围浸润。同时，需要引起注意的是唇癌细胞的神经浸润可使肿瘤细胞沿着颏神经进入下颌骨，引起颌骨内侵犯，诊断时需注意与原发性颌骨肿瘤的鉴别。

　　总之，唇癌患者的预后较好，总体生存率约为 83%。患者预后与 TNM 分期有关，有报道显示 I 期患者三年生存率可达 95%，II 期和 III 期患者三年生存率明显降低，分别为 46% 和 38%。唇癌的治疗早期可采用手术治疗、放射治疗、冷冻治疗、热疗等，均能取得良好治疗效果，T1N0 和 T2N0 患者的治愈率可达 90%。晚期患者以手术治疗为主，辅以放射治疗或化疗。

二、舌癌（carcinoma of the tongue）

　　舌分为舌体和舌根，两者连与界沟，舌体黏膜属口腔黏膜而舌根黏膜属口咽黏膜。

　　舌是口腔癌最好发的部位，上海交通大学医学院附属第九人民医院口腔病理科统计（1966~2002 年）显示：舌癌占口腔癌病例总数的 42.6%，居首位。舌体两侧中 1/3 舌缘是舌癌常见部位，以下依次为舌腹、舌背和舌尖。舌背是舌癌少见的发生部位，如果发生的话多数为疣状癌。

舌癌的发病原因与过度吸烟和酒精滥用有关，发生舌腹者与长期接触唾液中可能存在的致癌物有关。年轻患者可能与遗传因素有关，因为很多年轻患者无吸烟或饮酒的病史，也没有足够长的时间暴露于致癌因素中导致上皮癌变。

舌癌好发于60~80岁的老年人，平均年龄约60岁；仅少部分（约3%）病例见于20~30岁的年轻人，但年轻人发病率有升高的趋势。通常发病的男女之比2∶1~3∶1，近几十年来男女间发病率的差距正逐渐缩小，这可能与男女间生活习惯如吸烟、饮酒等逐渐接近有关。

舌癌的临床早期多表现为白斑或红斑。逐步进展为表面溃疡、深部浸润的肿块，即溃疡型或浸润型（图3-2，图3-3），溃疡区面积常常只是舌癌病损的冰山一角，需通过触诊来明确病变的范围。如果来自乳头状瘤恶变可表现为外生型。患者常有局部疼痛、不适、流涎或出血的症状；舌癌可侵犯舌肌，引起舌运动受限、进食困难甚至言语不清等。舌根癌可能会导致吞咽困难、耳痛等。舌癌易发生淋巴结转移，T1期淋巴结转移率约为20%~40%，T2期约为40%，T3期约为75%。舌根癌的转移率更高。10%患者可出现远处转移，转移至肺、肝、骨等。

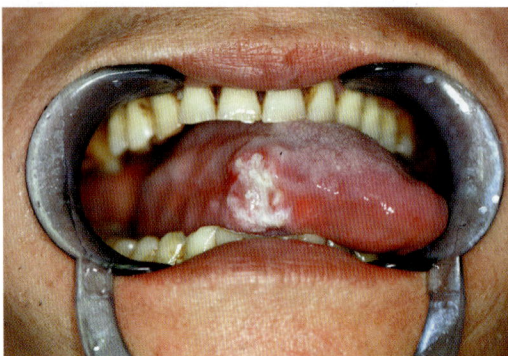

图3-3　舌癌
右舌缘后部见溃疡性浸润性肿块（本图片由季彤医师提供）

舌癌T1N0患者和T2N0患者三年和五年生存率相似（前者48%和44%，后者56%和44%），T3N0患者近一半死亡，T3N1三年生存率为13%，由此可见随着肿瘤T分期和淋巴结转移，舌癌患者的生存率逐渐下降，IV期患者五年生存率为0%~26%。舌癌患者预后与下述因素有一定的相关性，如肿块大小、肿块厚度、手术切缘情况、神经侵犯、肿瘤浸润前缘、淋巴结转移及结外播散以及远处转移等。有研究还发现，小于40岁发病者，即使诊断时病变处于较早阶段，局部复发率仍达57%，病死率为47%，预后差于年老患者。

早期舌癌患者可采用放疗或手术治疗，中晚期或侵袭性强的病例应采用化疗、手术、放疗加免疫治疗等综合序列治疗。

三、牙龈癌（carcinoma of the gingiva）

牙龈黏膜包围和覆盖在牙颈部和牙槽嵴的表面，由上皮和固有层组成，无黏膜下层，和下方的骨组织紧密相连。牙龈癌占唇癌及口腔癌的7%~18%，位于舌癌和口底癌之后，处于第三位；但在我国牙龈癌仅次于舌癌，位居第二位，据上海交通大学医学院附属第九人民医院口腔病理科统计（1966~2002年）显示，牙龈癌占口腔癌的17.9%。

牙龈癌的病因与烟草、饮酒和口腔卫生状况

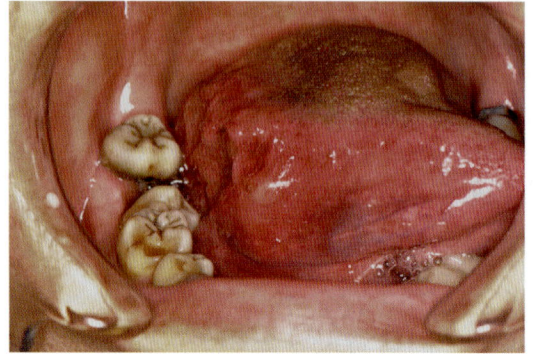

图3-2　舌癌
右舌缘见增生性红白相间的肿块（本图片由季彤医师提供）

不良有关。牙龈癌可见于年轻的艾滋病患者和骨髓移植后的患者中,提示牙龈癌的发生可能与免疫有关。

牙龈癌好发于50岁以上的老年人,男性比女性好发,但目前女性患者有上升的趋势。以下颌磨牙区最好发。

牙龈癌多起源于龈乳头和龈缘区,临床上可表现为红斑、溃疡或外生性肿块(图3-4,图3-5)。类似于增生的肉芽组织或局灶性牙龈炎症性增生;早期患者可无症状,随病变进展出现局部疼痛、牙痛或出血。肿瘤细胞沿着牙周膜侵犯,导致牙槽骨吸收、牙齿松动;又由于肿瘤距牙槽骨较近,因此肿瘤通常会累及下方的骨组织,与下方骨组织粘连、固定。当病变早期,仅牙槽嵴受累时,肿瘤往往表现为膨胀性生长,肿瘤底部因骨组织压

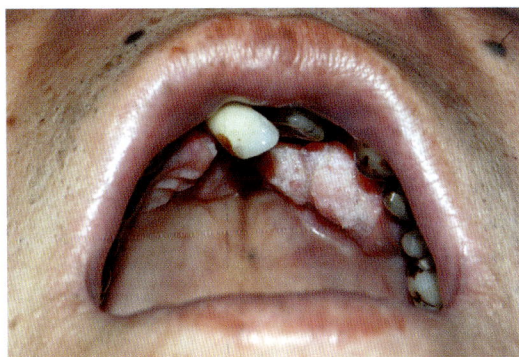

图3-4　牙龈癌

左上前牙腭侧牙龈见增生性肿块,表面呈白色颗粒状,前牙移位
(本图片由季彤医师提供)

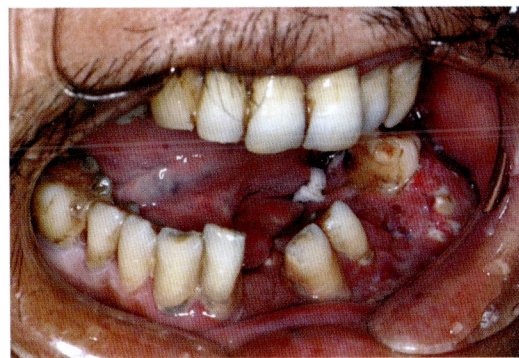

图3-5　牙龈癌

肿块位于左下牙龈颊、舌侧,浸润性生长,表面溃疡(本图片由季彤医师提供)

迫吸收而形成一个较宽的基底;随着疾病的进展,肿瘤会通过哈弗管或骨髓腔侵入骨组织而表现为浸润性生长。到目前为止,没有足够的证据表明肿瘤的这两种生长方式与肿瘤转移及其他已知的临床病理指标相关,但可能会影响影像学对肿瘤范围进行判定的结果,如果肿瘤表现为膨胀性生长,那么影像学检查能比较准确地显示其病变的真实范围,如果肿瘤为浸润性生长,那么影像学检查会低估肿瘤的实际范围,因为早期肿瘤的浸润性生长并不会引起明显的骨组织结构变化。在上颌,牙龈癌可能穿透骨组织侵犯至上颌窦,导致鼻腔内扩散,由于肿瘤患者常会伴有上颌窦黏膜的水肿性增厚甚至息肉形成,因此影像学显示的病变范围可能大于实际的病变范围;而在下颌,肿瘤可能不仅仅沿着下颌骨浸润,还可能沿着骨周围软组织浸润,因此影像学可能低估了病变的实际范围。若下颌牙龈癌侵犯下颌骨内下牙槽神经管,则患者出现下唇麻木。

下颌牙龈癌的淋巴结转移率低于舌癌,位居第二,主要转移至下颌下和颈深上淋巴结。牙龈癌的淋巴结转移与肿瘤的部位及T分期有关。下颌牙龈癌比上颌者淋巴结转移率高,随着T分期的上升,淋巴结转移率增高,远处转移的患者常伴有广泛的颈淋巴结转移,甚至可见骨转移。

牙龈癌患者的预后主要与肿块大小、部位、有无骨累及以及累及程度、外科手术切缘、有无转移等有关。上颌牙龈癌的预后好于下颌牙龈癌,五年生存率分别为52%和45%。另外,TNM分期也是影响预后的重要因素,随着T分期的增加,患者五年生存率从约70%下降为约30%。

由于转移率较高及早期侵犯骨组织,治疗应以手术为主,结合放疗和化疗的综合序列治疗,同时应根据原发灶的范围、癌细胞分化程度和肿瘤侵犯程度选择性地进行颈淋巴清扫术。

四、颊癌（carcinoma of the buccal mucosa）

颊癌来源于口腔颊黏膜，从磨牙后区直到唇后缘均属颊黏膜，其上、下缘分别与上、下颌牙槽黏膜相连。国外报道颊癌占口腔癌的1%~10%不等。上海交通大学医学院附属第九人民医院口腔病理科统计（1966~2002年）显示，颊癌占口腔癌总数的16.7%，仅次于舌癌和牙龈癌。颊癌的发生与烟草和酒精滥用有关，在印度，由于特殊的咀嚼烟草等习惯，颊癌在口腔癌中的比例较高，达44%。颊癌好发于中老年患者，国内报道的好发年龄为50~59岁，比国外报道（60~70岁）的年龄低。男性好发，男女之比从2：1~9：1不等。

颊癌临床上早期可表现为白色或红色的斑块或斑点，或者呈疣状增生的肿块（图3-6），较多患者具有口腔黏膜白斑或扁平苔癣病史；随着病情进展，可为外生性肿块，表面红色颗粒状，或表现为浸润性溃疡。肿瘤早期不引起临床症状易使患者忽视，以后肿瘤向深部组织浸润，引起张口受限，当肿瘤向上、向下侵犯时会穿破颊肌进入上、下颌骨，或穿破皮肤，引起肿瘤的面颊部外露。

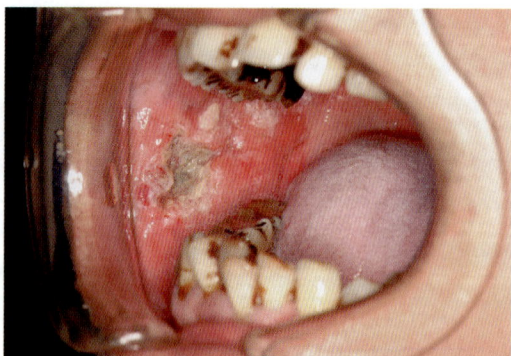

图3-6　颊癌
右颊部见溃疡性肿块（本图片由季彤医师提供）

局部复发是影响患者预后的重要因素之一，有学者报道颊癌虽经综合治疗后，仍有较多患者在18月内复发；即使T1、T2期的肿块，行手术扩大切除后，复发率也处高位。手术切除不全或局部复发的病例，患者预后差。颊癌患者的五年生存率为60%（T1期）、5%（T4期），易出现淋巴结转移，常累及下颌下和颈上部淋巴结，淋巴结转移也是影响患者预后的重要因素，出现颈淋巴结转移的患者，五年生存率仅为23%，而未转移者五年生存率可达56%。颊癌患者的预后还与肿瘤所处的位置、肿瘤厚度有一定的相关性，肿块小于6 mm者五年生存率高，位于颊部咬合线区域前缘者优于位于后缘者，这可能与位于后缘的肿瘤易侵犯口咽部、上颌骨、下颌骨有关。

颊癌患者的治疗采用以手术治疗为主的综合序列治疗。根据肿瘤的大小可采用颊部肿瘤的穿通性切除，即同时切除皮肤和黏膜。T1期和T2期没有淋巴结转移的，颈淋巴清扫是选择性的，而T3期和T4期需做颈淋巴清扫术。

五、口底癌（carcinoma of the floor of the mouth）

口底黏膜前及两侧与下颌牙龈黏膜相连，向后与舌腹黏膜相延续。国外文献报道口底癌是口腔癌中第二常见的恶性肿瘤，而在我国口底癌常排在口腔癌之后几位。口底癌多见于老年患者，特别是吸食烟草和饮酒者。72%的口底癌发生在口底前缘近舌系带处，15%和30%的病例分别发生在口底中1/3和后1/3。

口底癌早期可表现为白斑或红斑，有学者发现50%发生在口底的红斑是侵袭性癌，剩下50%为上皮异常增生或原位癌。随病情进展，病变多表现为无痛、长期不愈的溃疡，病程可达数月，有学者认为口底直径大于2 cm的溃疡应高度疑为癌；也可表现为外生性肿块（图3-7）。口底前部有下颌下腺导管的开口，癌细胞可能沿着这些导管扩散。口底癌常弥漫侵犯口底软组织，引起舌运动受限。

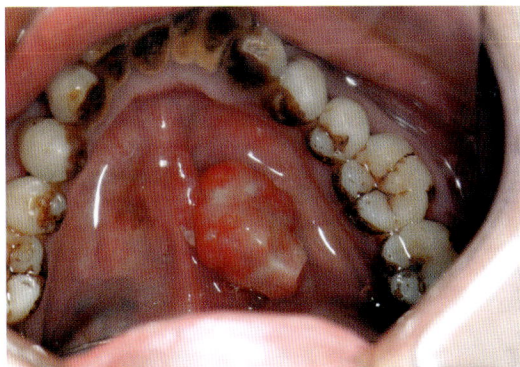

图 3-7 口底癌

口底区舌系带旁见外生性肿块，表面红白相间（本图片由季彤医师提供）

口底癌易发生颈部淋巴结转移。T1、T2、T3、T4 期患者的淋巴结转移率分别约为 12%、30%、47%、53%，下颌下淋巴结通常是转移的第一站，颏下淋巴结也是易累及部位。有研究显示随着肿瘤 TNM 分期的增加，患者五年生存率从 85% 下降为 32%，T1N0 和 T1N1 患者的三年生存率分别可达 70% 和 62%。T 分期与患者预后的相关性要比与 N 分期的相关性显著。

口底癌以手术治疗为主，晚期采用术前化疗、手术和术后放疗的综合序列治疗。如果肿瘤与下颌骨粘连，手术中需切除一部分骨组织。

口底区 SCC 可能侵犯舌下腺，肿瘤细胞中混有黏液细胞，有可能误诊为黏液表皮样癌。再者，口底前部有下颌下腺导管的开口，在这个部位的口底癌可能阻塞涎液的流出，使腺体肿大，易怀疑为下颌下淋巴结转移，导致假阳性。

六、硬腭癌（carcinoma of the hard palate）

硬腭癌通常指硬腭黏膜 SCC，相对于软腭 SCC 来说，硬腭 SCC 要少见得多，硬腭多见的是腺源性癌（小涎腺来源）。硬腭癌占口腔癌的 0.8%~62%，报道不一，后者的报道主要来自有"倒吸食烟草"（burning end in mouth）习惯的国家，如印度南部、菲律宾、巴拿马等，这些国家硬腭癌发病率较高。

在美国，硬腭癌的高峰年龄在 60~70 岁，有报道称男性好发，但也有女性多发的报道。

硬腭癌临床可表现为红色或白色斑块，伴溃疡或角化形成（图 3-8），而腺源性癌多不出现溃疡。硬腭癌可侵犯周围组织，如骨、上颌窦底、鼻腔、牙龈或软腭。15%~30% 的硬腭癌在诊断时已发生转移，其中有 5% 是双侧转移，主要转移至下颌下和颈深上淋巴结。远处转移较少。

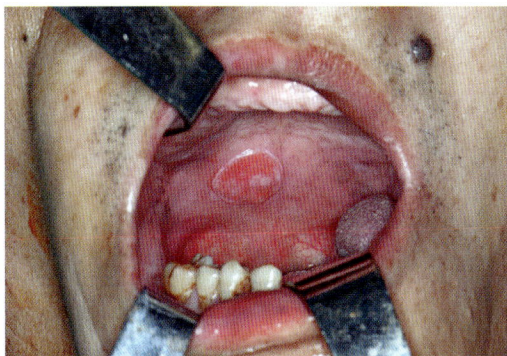

图 3-8 硬腭癌

肿块位于硬腭后部，表面呈红色，溃疡形成（本图片由季彤医师提供）

肿块患者预后与 TNM 分期有关，若出现淋巴结转移或病变范围较大预示患者预后不良。

硬腭癌的治疗首选手术，一般不需要行颈淋巴清扫术，除非肿块侵犯范围广。

七、磨牙后区癌（carcinoma of the retromolar trigone）

区域 SCC 在临床表现和转移特性等方面与下颌牙龈癌没有很明显的区别，该区域癌肿可能侵犯至颊黏膜，更多的是侵犯至扁桃体区域，并侵入咽旁软组织，沿着舌神经和下颌神经扩散，有可能至颅底。SCC 可能以下颌升支为中线，向其内、外两侧扩散。

该区域癌以手术治疗为主，病变范围大者可辅以放疗。若肿瘤细胞巢的边缘肿瘤细胞排列呈栅栏状、巢中央细胞之间出现水肿时，应注意与成釉细胞瘤的鉴别。

第五节　组织病理学分类及特点

一、口腔癌的组织病理学分类

WHO（2005年）口腔和口咽部肿瘤组织学分类中将口腔和口咽部恶性上皮性肿瘤分为以下几类：

鳞状细胞癌	8070/3
疣状癌	8051/3
基底样鳞状细胞癌	8083/3
乳头状鳞状细胞癌	8052/3
梭形细胞癌	8074/3
棘层松解性鳞状细胞癌	8075/3
腺鳞癌	8560/3
穿掘性癌	8051/3
淋巴上皮癌	8082/3

二、黏膜鳞状细胞癌

【定义】

口腔癌的组织学表现一般均为黏膜上皮来源的鳞状细胞癌。WHO（2005年）对黏膜SCC的定义是"一个具有不同程度鳞状分化的侵袭性上皮性肿瘤，倾向于早期、广泛淋巴结转移，主要发生在40~70岁烟酒嗜好者"。

【ICD-O编码】 8070/3

【组织病理学】

黏膜SCC的组织学特征是鳞状细胞分化，即细胞内角蛋白形成和细胞间桥出现。临床病理上，通常会对SCC进行组织学分级。以前常用的是Broder分级法，它是一种主观的评价方法，主要根据肿瘤的角化程度、细胞和细胞核异形性以及细胞核分裂活性进行分级。目前临床上多采用WHO（1997年和2005年）的分级方法，这种分级方法传承了Broder分级法，将SCC分为高分化、中分化、低分化三级：一级为高分化，组织和细胞学特点类似口腔黏膜上皮，基底细胞和具有细胞间桥的鳞状细胞的数量不等，角化明显，核分裂象少，非典型核分裂和多核细胞极少，胞核和细胞多形性不明显（图3-9，图3-10）；二级为中分化，形态学表现介于高分化和低分化之间，与高分化相比，角化较少而且细胞及核多形性较明显，核分裂象较

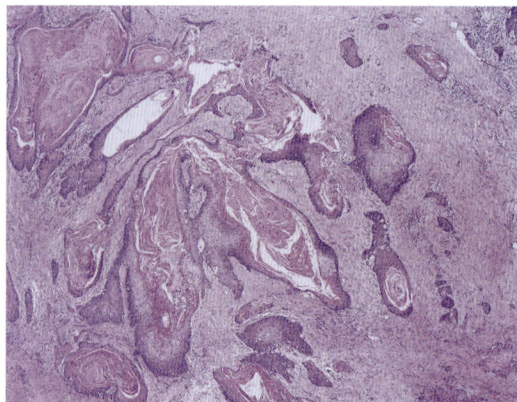

图3-9　示高分化鳞状细胞癌，癌巢中角化明显（HE×40）

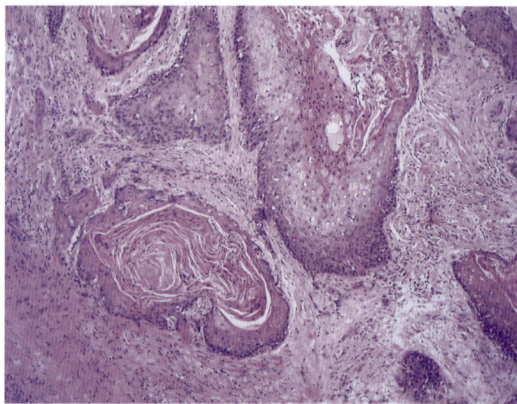

图3-10　高分化鳞状细胞癌

图3-9高倍。角化明显，核分裂象少，细胞异形性小（HE×100）

多,可见异常核分裂,细胞间桥不显著(图3-11,图3-12);三级为低分化,组织学和细胞学方面稍微类似于口腔黏膜的正常复层鳞状上皮,角化较少,细胞间桥几乎不能发现,核分裂常见且不典型核分裂象易见,细胞及核多形性明显,多核细胞常见。在对SCC进行分级时,WHO特别指出虽然角化在高、中分化SCC中都可出现,但是角化并不能作为SCC分级的重要组织学标准。绝大多数口腔SCC是高分化或中分化的。

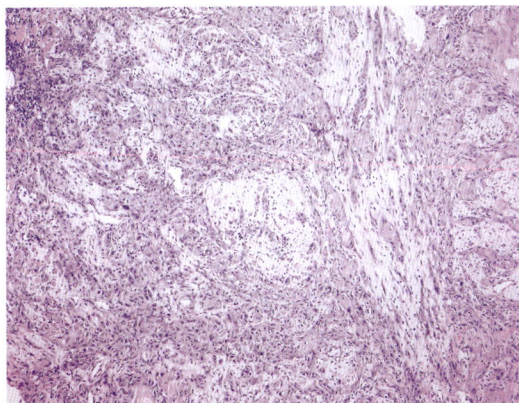

图3-11 中分化鳞状细胞癌
与高分化相比,角化少,细胞异形性明显(HE×100)

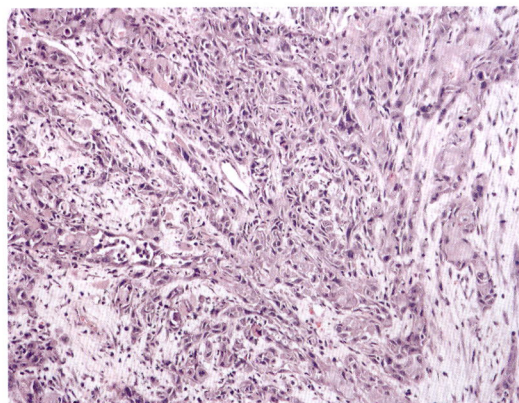

图3-12 中分化鳞状细胞癌
图3-11高倍。角化少,细胞及核多形性明显,核分裂象较多
(HE×200)

在肿瘤细胞巢周围有时可见密集的淋巴细胞、浆细胞、巨噬细胞、嗜酸性粒细胞等混合浸润,此为宿主的免疫性反应性增生。侵袭性SCC可伴有间质反应,包括伴带有细胞外基质沉积和肌纤维母细胞增生的纤维结缔组织形成(tumor-induced stroma or desmoplasia)、新生血管形成等。

【免疫组化】

SCC表达上皮性标记物,如广谱细胞角蛋白(AE1/AE3、34βE12)、上皮膜抗原(epithelial membrane antigen,EMA)等上皮性标记物阳性。细胞角蛋白亚型的表达与SCC细胞分化程度有关。高分化SCC细胞中—高分子量的角蛋白阳性,而低分子量角蛋白阴性表达;与此相反,低分化SCC细胞倾向于表达低分子量角蛋白。低分化SCC可能表达波形蛋白(Vimentin,Vim)。

【电镜】

电镜下SCC细胞内可见细胞桥粒和张力细丝。

【鉴别诊断】

许多口腔黏膜SCC是高分化或中分化的,个别细胞角化及角化珠明显,因此诊断并不困难。黏膜下上皮细胞团块或条索出现组织侵袭的组织学表现或表面的上皮出现明显的异常增生有助于SCC的诊断,尤其是在活检小标本的情况下。一旦肿瘤细胞分化差,细胞角化不明显时免疫组织化学检测有助于诊断。舌颗粒细胞肿瘤或黏膜炎症等病变表面上皮会发生假上皮瘤样增生,有可能误诊为高分化SCC,应引起重视。此外,牙龈中可能存在着较多的上皮细胞条索或上皮细胞团,它们是牙板残余上皮或由网状增生的牙龈黏膜上皮钉突在组织制片过程中不同切面引起的,勿误诊为癌,无明显细胞异形性可资与SCC鉴别。

三、疣状癌(verrucous carcinoma,VC)

【定义】

WHO(2005年)将VC定义为"一种非转移性的高分化SCC亚型,以外生性、疣状缓慢生长推压为特征"。该病于1948年由Ackerman首次描述报道,关于该肿瘤的诊断标准和治疗方法一直是争论的焦点。

【ICD-O编码】8051/3

【病因】

VC的发生与烟草嗜好有关,特别是鼻吸食和咀嚼烟草,但尚缺乏足够的流行病学调查资料。此外,也有人认为与HPV病毒感染有关,但不少人对此持否定意见。

【流行病学】

VC好发于50~80岁(平均70岁)的老年男性。口腔是头颈部疣状癌的好发部位,国外报道多以牙龈和颊黏膜为最常见部位,而国内资料显示好发于唇部。VC是少见的肿瘤,每年的发病率约(1~3)/100万人。

【临床表现】

临床上VC特征性的表现为基底较宽的乳头状(钝头)或疣状(尖头)非溃疡性肿块,无明显浸润性硬块,根据角化程度的不同,表面可为红色或白,或红白相间。VC可能表面积较大。如果肿块临近颌骨,则影像学上可见骨表面吸收。

【组织病理学】

VC的组织学特点是厚的棒状乳头和具有明显角化的分化良好鳞状上皮钝性向基质内凹陷构成,表面角化上皮主导性地呈过渡增生,病变固有层侧上皮以"推进缘"样方式浸润性生长(图3-13,图3-14)。

VC具有侵袭性的宽大基底,呈推进式侵犯基底,增厚内陷的上皮呈宽大的乳头状增生,乳头状凹陷的底部可能深及基底层,凹陷中充满着细胞碎片,

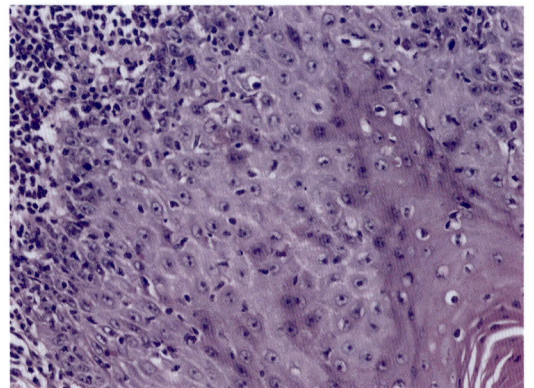

图3-13　VC

唇部HE切片扫描图像:显示具有明显角化的分化良好的鳞状上皮内陷,固有层侧上皮以"推进缘"样方式浸润性生长

角化物,有时为不全角化,缺乏通常意义上的细胞异形性,核分裂少见。邻近基底的间质中有大量的淋巴细胞、浆细胞、巨噬细胞混合浸润(图3-14,图3-15,图3-16)。位于间质中大块的角化物会引起

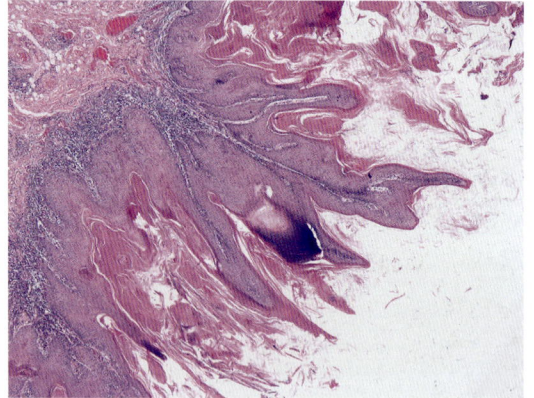

图3-14　VC

与图3-13同一病例。具有明显角化的分化良好的鳞状上皮内陷
(HE×40)

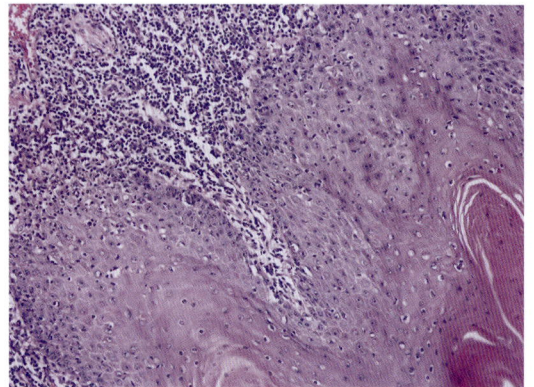

图3-15　VC

与图3-13同一病例。增生的上皮钉突,上皮凹陷内为不全角化物,间质中有大量的淋巴细胞、浆细胞等(HE×200)

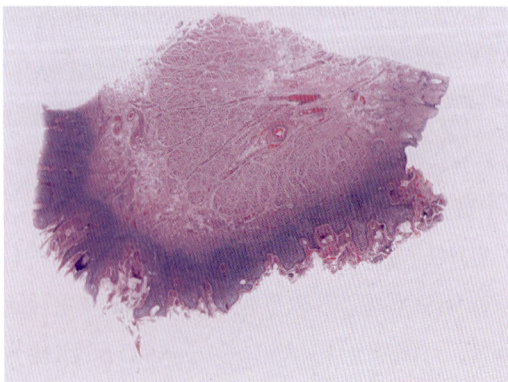

图3-16　VC

与图3-13同一病例。增生的上皮显示细胞轻度异形,近基底层处有数个核分裂(HE×400)

异物巨细胞反应。有时VC的某些区域会包含有不同分化程度的SCC图像，有文献中称之为杂交瘤，这些杂交瘤更易局部复发，有向同侧颈部转移的倾向。

【鉴别诊断】

VC与炎症性反应性上皮增生、鳞状细胞乳头状瘤、经典SCC（conventional SCC）和乳头状鳞状细胞癌鉴别，缺乏细胞异形性可资与SCC鉴别，VC和反应性上皮增生，鳞状细胞乳头状瘤鉴别较难，必须结合临床特点。

【治疗与预后】

VC是低度恶性肿瘤，80%以上的患者预后良好，复发和转移均少见。五年无瘤生存率为80%~90%。

VC的治疗方法以局部扩大手术切除为主，一般不需要颈淋巴清扫。如果为VC和SCC杂交瘤，则应按SCC处理。

四、基底样鳞状细胞癌（basaloid squamous cell carcinoma, BSCC）

【定义】

WHO（2005年）对它的定义是"一种侵袭性的、高级别的鳞状细胞癌的亚型，同时具有基底细胞样和鳞状细胞的成分"。BSCC第一次由Wain等于1986年描述。

【ICD-O编码】8083/3

【病因】

BSCC的发生与烟酒嗜好有密切关联，有报道显示42/90名滥用酒精或（和）烟草者，第一原发恶性肿瘤放疗后再发的恶性肿瘤或第二原发肿瘤是BSCC。

【流行病学】

虽然头颈部的下咽部、梨状窝、舌根等是BSCC的好发部位，但这种变异型也见于口腔内，如舌体（多见）、牙龈、口底、硬腭、颊黏膜。BSCC男女均可发生，无明显性别差异，发病年龄60~80岁多见，平均61岁。

【临床表现】

BSCC临床发现时多为中晚期（III期或IV期），约一半的患者在初发现时已经伴有淋巴结转移。临床表现与经典SCC类似，肿块外生性生长，呈扁片状，中央有溃疡，边缘黏膜下硬化。肿块大小从1~6 cm不等，能感知病变较深和两侧黏膜下肿瘤软组织浸润。

【组织病理学】

组织学上（图3-17~19），正如其名，肿瘤细胞表现出鲜明的两阶段分化的特征，即既具有互相联系，又有分界非常突然的基底样细胞成分和鳞状细胞成分。肿瘤的基底样细胞成分占多数，有时可达肿瘤的90%强，并具有以下特点：① 实体性的肿瘤细胞巢；② 小而排列紧密的细胞，细胞质少；③ 暗的、致密的细胞核，没有明显核仁；④ 小的腺样囊性腔隙，含有黏液样物质，过碘酸-雪夫染色（PAS染色）和阿尔辛蓝染色阳性，而肿瘤细胞不阳性；⑤ 肿瘤细胞巢中央出现大小不一的坏死灶；⑥ 间质玻璃样变或细胞间玻璃样物质沉积。相关的鳞状细胞成分可能存在于下述结构中：① BSCC其表面黏膜往往包含有异常增生（重度异常增生或原位癌）；② 基底样细胞团块中。鉴别鳞状上皮分化的要点是：个别细胞角化，细胞间桥，角化珠形成，细胞排列呈镶嵌状。

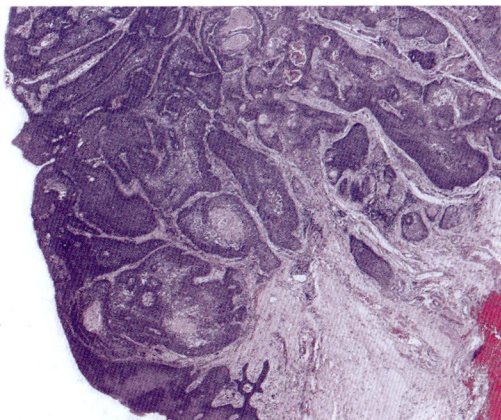

图3-17 BSCC

来自表面上皮的鳞状细胞癌，肿瘤细胞呈基底样和鳞状分化（HE×40）

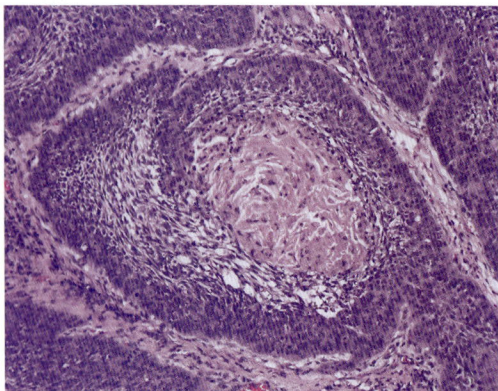

图3-18 BSCC

图3-17高倍。肿瘤细胞形成实性上皮细胞巢,细胞呈基底样,细胞巢中央见角化(HE×200)

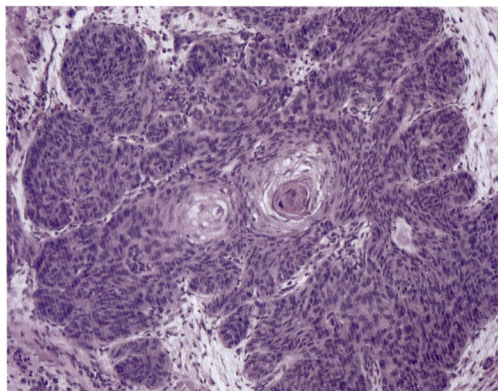

图3-19 BSCC

肿瘤细胞巢中见分界突然的基底样细胞成分和鳞状细胞成分(HE×200)

BSCC中的基底样细胞可排列成筛状、假腺腔(图3-20)或实性结节状,部分区域可见灶性的梭形细胞成分,有的细胞可表现为大的泡状核,有核仁,明显的核分裂,包括异常核分裂,甚至出现个

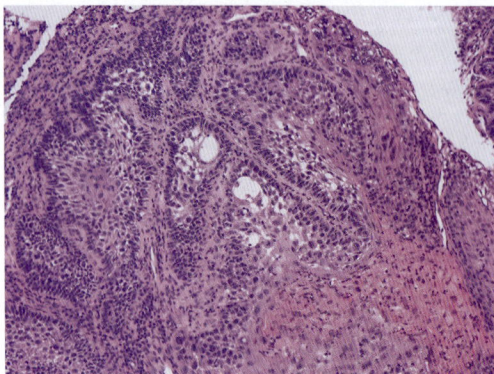

图3-20 BSCC

肿瘤细胞巢中见假腺腔样结构(HE×200)

别细胞的坏死及小和(或)大的坏死灶,坏死中央为肿瘤细胞碎片或发生玻璃样变的间质,形成类囊性结构。肿瘤细胞具有一定的侵袭能力,可见淋巴、血管浸润及神经周浸润。

【免疫组化】

免疫组化染色显示(Banks等):100%角蛋白(34βE12)阳性,79%AE1/AE3阳性,83%低分子量CK(8/18)阳性,83%低分子量EMA(epithelial membrane antigen)阳性,53%CEA(carcinoembryonic antigen)阳性,39%S-100蛋白阳性,75%神经特异性烯醇酶(neuron-specific enolase, NSE)阳性,CgA(chromogranin)、Syn(synaptophysin)、MSA(muscle-specific actin)、GFAP(gliafibrillary acid protein)阴性表达。Vim(Vimentin)基底样细胞阳性而鳞状细胞阴性。

【电镜】

电镜下,基底样细胞是多边形细胞,染色质细腻分散在淡染的核中,细胞质中含有桥粒,张力细丝少,缺乏核糖体;电镜下发现光镜下所见的囊样裂隙内含有基底膜样物质;鳞状成分中含分化好的桥粒和丛状的张力细丝。

【鉴别诊断】

由于BSCC肿瘤细胞具有异质性,很容易被误诊,如肿瘤中由于取材不典型,未见肿瘤内的鳞状成分,很容易被误诊为腺样囊性癌(adenoid cystic carcinoma)、神经内分泌癌(neuroendocrine carcinoma)或基底细胞腺癌(basal cell adenocarcinoma)。腺样囊性癌实体型是最容易与此疾病混淆的,两种肿瘤都可出现筛状结构,鉴别两者的要点有:①肿瘤表面衬覆的上皮,BSCC常伴有上皮重度异常增生、原位癌,而腺样囊性癌则没有类似表现;②BSCC具有更大的核异形性,更多的核分裂,明显的鳞状分化和坏死;③好发部位,腺样囊性癌好发于腭、口底舌下腺,淋巴结转移率小于BSCC,具有更长的病程;④免疫组织化学检查,特别是活检小标本,腺样囊性癌中CEA导管阳性,而BSCC中多限于鳞状上皮，60%的腺样囊性癌病例可以表达MSA，而筛状型BSCC MSA表达阴性。

另一个需要鉴别的是小细胞癌（small cell endocrine carcinoma，SCEC），组织学表现为成片的小的核浓染的细胞巢，这种肿瘤缺乏黏液间质或假腺样筛状结构，很少和表面黏膜有关；鳞状细胞分化少见；免疫组化有助于两者的鉴别，两者NSE都可能阳性表达，但BSCC CgA和Syn阴性，BSCC高分子量CK阳性，而SCEC不表达高分子量CK；电镜下BSCC细胞缺乏神经内分泌颗粒，而SCEC即使细胞分化很差，细胞内也会含有致密中心粒，支持其为神经内分泌来源。

基底细胞腺癌主要发生在大涎腺，而BSCC是不发生在大涎腺的，基底细胞腺癌的侵袭性要明显低于BSCC，因此基底细胞腺癌患者的病史所反映的病变进程比BSCC要温和得多。免疫组化有助于两者的鉴别（同ACC）。

当首发症状为淋巴结转移时，BSCC需要与皮肤基底细胞癌转移相鉴别，尽管后者的转移率是很低的（转移率0.002 8%~0.55%），基底细胞癌的转移与肿块大小有关，因此当出现转移灶时，皮肤上的原发肿块已经很明显了，简单的一个皮肤活检就可以解决难题。值得注意的是BSCC可发生在身体的多个部位如肺，也可以转移至颈部淋巴结。

【治疗与预后】

BSCC是一个侵袭性肿瘤，突出表现在其转移能力上，具有区域性淋巴结转移的倾向（60%~80%）和全身转移（40%~60%）的倾向。发生淋巴结转移的细胞可以是基底样细胞和（或）鳞状上皮细胞，有报道显示50%淋巴结转移的病人出现结外软组织浸润。远处转移可转移至肺、肝、骨、脑和皮肤，复发（32%）多见，病死率38%（平均随访期18m）。

BSCC的治疗与经典SCC相似，手术根治辅以放疗和化疗是最常用的手段。

五、乳头状鳞状细胞癌（papillary squamous cell carcinoma，PSCC）

【定义】

1988年Crissman等就提出了将乳头状癌作为SCC的变异型，WHO（2005年）将其定义为"鳞状细胞癌的一个独特亚型，以外生性乳头状生长和预后良好为特征"。

【ICD-O】 8052/3

【病因】

烟酒嗜好是PSCC的重要致病因素。也有报道认为与HPV感染有关。PSCC可来源于单发或多发黏膜乳头状增生或鳞状细胞乳头状瘤的恶变。

【流行病学】

PSCC好发于老年（50~70岁）男性。可发生于口腔牙龈黏膜等部位，身体其他部位，如喉、下咽、皮肤、子宫颈、眼结膜、胸腺也可发生。

【临床表现】

临床上PSCC表现为外生性、乳头状（图3-21）、息肉样的肿块，常有一个较细的蒂，质地柔软。

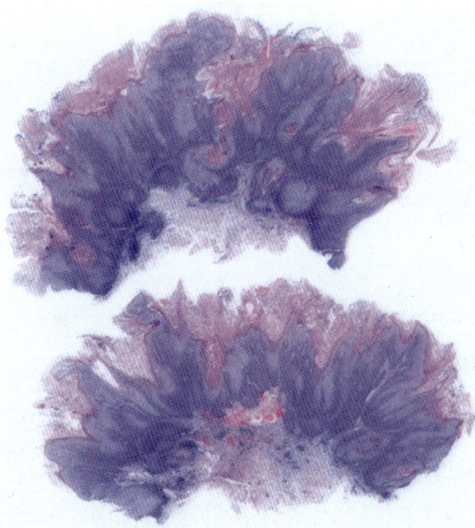

图3-21　PSCC

HE切片的扫描图像。显示肿瘤呈外生性、乳头状生长

【组织病理学】

病理表现为带有纤维血管轴的乳头状病变（图3-22），上皮厚度正常或增厚，表面上皮表现为上皮异常增生或原位癌。恶性表现的鳞状上皮可以完全由不成熟的基底样细胞组成，或者在上皮基底部分的细胞表现为明显的细胞核和细胞异形性（图3-23）。上皮表面常伴有不同程度的过角化。

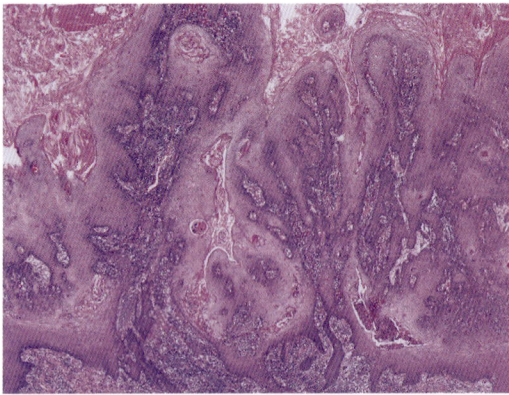

图3-22　PSCC
低倍镜下显示带血管纤维轴的乳头状增生的上皮（HE×200）

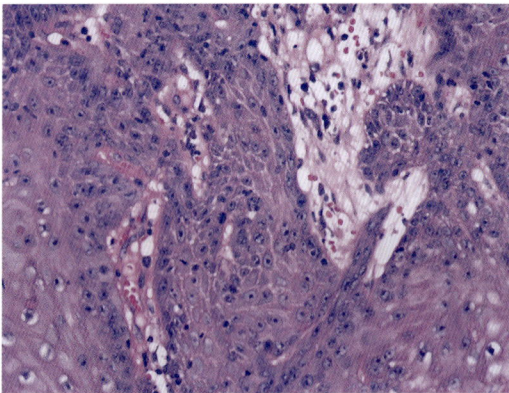

图3-23　PSCC
与前图同一病例。高倍镜下显示上皮基底部分的细胞呈现明显的不典型增生（HE×400）

乳头状结构的组织学形态表现为：乳头状小叶和基底宽大的外生性生长方式，乳头状结构中包括了多个细致的呈丝状或指状突起的乳头状突起物，乳头内包含了细小的纤维血管轴——呈"叶脉状"的纤维血管轴，被覆肿瘤性上皮，看起来就像一棵花菜从其中央根部切开后的切面。

如果非典型的肿瘤细胞巢未灶性侵犯上皮下方的固有层组织，那么这种病变称为非侵袭性PSCC或非典型乳头状增生或原位乳头状鳞癌；侵袭性PSCC除了上述表现之外，常伴有侵袭性SCC，表现为固有层内角化和（或）非角化上皮团块浸润。通常PSCC主要由非侵袭性部分所组成，需要较多的组织学切片检查才能发现侵袭性的病变。

【鉴别诊断】

肿瘤的生长方式使该肿瘤需与孤立性鳞状细胞乳头状瘤、VC、外生性SCC在临床和病理上相鉴别。侵袭性PSCC具有侵袭性的特点很容易与孤立性伴异常增生的鳞状细胞乳头状瘤相区别，非侵袭性PSCC与乳头状瘤相比，前者上皮表现为重度异常增生而非后者的局灶性不典型增生，PSCC和复发性多发性乳头状瘤病及内翻性乳头状瘤没有关系，伴有明显异常增生的成人或青少年乳头状瘤病复发率较高，这些疾病的恶性变是非常少见的，而PSCC多发生在老年人。

VC和PSCC均呈乳头状生长，PSCC以叶脉状的纤维血管轴为中心的上皮生长方式及明显的细胞异形性可以与以淡染的细胞质、明显角化、细胞异形不显著等为特征的VC相鉴别，VC具有一个更稳固的基底，粗大的上皮钉、向下生长的"推进缘"。

PSCC与外生性SCC的鉴别比较困难，因为对外生性SCC的诊断标准尚无明确的规范，一般来说PSCC的蒂要比外生性SCC更好界定。

【治疗与预后】

非侵袭性PSCC的临床发展过程目前还不是很清楚，具有较强侵袭性的病变是否就会发展为侵袭性PSCC还不得而知，通常建议非侵袭性PSCC进行完整的手术切除；侵袭性PSCC仅局部侵袭组织，因此认为其预后要好于外生性SCC，而外生性SCC其预后要好于经典SCC，尽管预后较好,但侵袭性PSCC如果发展至晚期(≥T3期)需在原发灶扩大切除的基础上行颈淋巴清扫术。

六、梭形细胞癌(spindle cell carcinoma,SpCC)

【定义】

又称为假肉瘤(pseudosarcoma)、肉瘤样SCC(sarcomatoid SCC)、肉瘤样癌(sarcomatoid carcimoma)或碰撞瘤(collision tumor)。WHO(2005年)将其定义为"一种双相性肿瘤,由原位或侵袭性的鳞状细胞癌和恶性的梭形细胞构成,后者具有间叶样的形态,但为上皮来源"。

【ICD-O】 8074/3

【病因】

SpCC的发生与烟酒嗜好有关,与经典SCC相比,SpCC的发生与吸烟的相关性更大。SpCC可继发于暴露辐射后。

【流行病学】

SpCC最常发生在口腔和喉部,口腔可见于下唇、舌、颊黏膜、牙龈等。主要见于老年男性。

【临床表现】

临床上,肿瘤呈息肉状、菌样,伴溃疡或内生性生长,与经典SCC没有明显的区别。

【组织病理学】

病理上,SpCC由鳞状上皮细胞和多形性梭形细胞两种细胞组成(图3-24~26)。自从该肿瘤1865年被Virchow首次描述以来,其肿瘤中的两种细胞成分特别是多形性梭形细胞的性质就颇引人注目,有报道认为梭形细胞是非肿瘤性的形态奇异的间质细胞,由鳞状细胞化生而来,或者形成一个明显的间叶性肿瘤与SCC发生碰撞,因此使用"碰撞瘤"这样一个名称。目前组织学、超微结构研究、免疫组化研究都表明鳞状细胞可以分化表现出多种细胞形态,SpCC所表现出的多形性梭形

细胞是由鳞状细胞分化而来的,因此SpCC应视为SCC的变异型。

SpCC除有多形性梭形细胞的图像外,还表

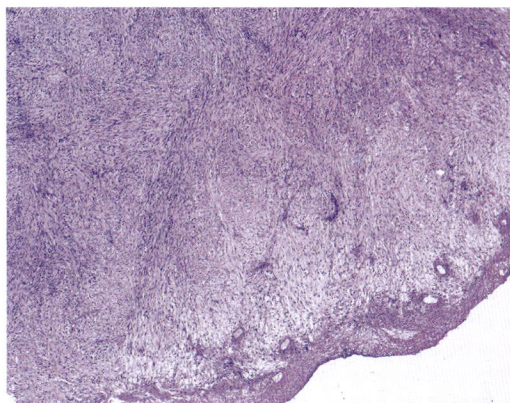

图3-24　SpCC
低倍镜下显示肿瘤表面溃疡,肿瘤大部分区域由梭形细胞组成
(HE×40)

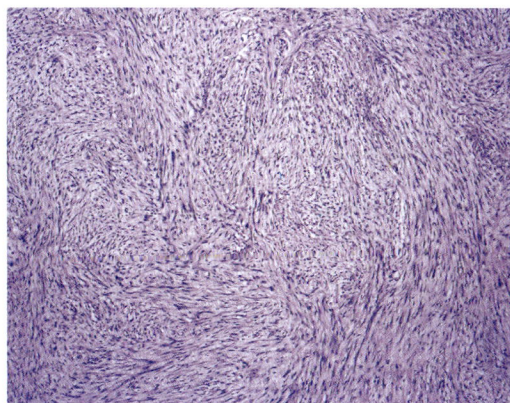

图3-25　SpCC
图3-24高倍。肿瘤细胞呈梭形,排列呈编织状(HE×100)

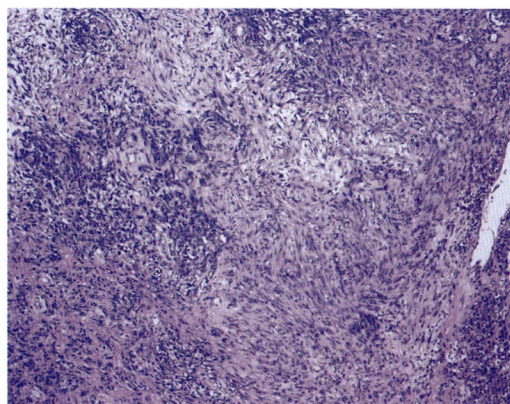

图3-26　SpCC
与图3-24同一肿瘤。显示肿瘤中某些区域的细胞呈上皮样分化
(左侧,HE×100)

现出典型的SCC图像,但后者可能仅限于肿瘤表面的上皮异常增生或原位癌,对它们的识别有赖于充分的组织取材,特别是溃疡性病变,肿瘤表面通常发生溃疡而无上皮,上皮异常增生或原位癌即鳞状细胞成分可能看不到,需对溃疡周边组织进行较多取材。有时SCC和梭形细胞区域之间有明显的分界,但仍然可见鳞状细胞巢从上皮滴落或表面被覆的鳞状上皮移行成为多形性梭形细胞。肿瘤中的两种成分都可能发生颈部淋巴结转移。

多形性梭形细胞占据病变的主体,形态肥胖,局部细胞可呈圆形、上皮样,它们排列成束或漩涡状、编织样、黏液样、微囊型。有时可见巨细胞、灶

性的成骨细胞或软骨母细胞分化。

有时SpCC的梭形肿瘤细胞可出现细胞松解,肿瘤细胞排列形成的裂隙类似于血管肉瘤,在身体其他部位这种肿瘤曾被称为假血管肉瘤样癌。此外,在经典的SCC中可以含有黏液样区域,其中可见增大的间质细胞,表现为肿大的空泡状核,有时可见核分裂,但这些细胞是分散在非肿瘤性病变的背景中,不像SpCC中的那样成束排列,它们是间质反应的一部分,观察成纤维细胞和内皮细胞可能同样会出现相似的非典型性,以此有助于鉴别SpCC和SCC伴不典型间质反应。

【免疫组化】

免疫组织化学检查显示(图3-27~30):梭形

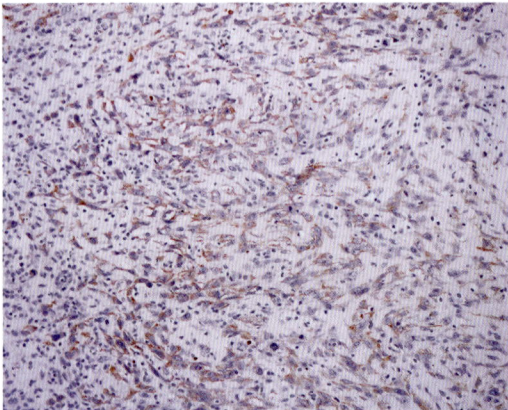

图3-27　SpCC

与图3-24同一病例。上皮样细胞广谱角蛋白AE1/AE3阳性
（IHC×200）

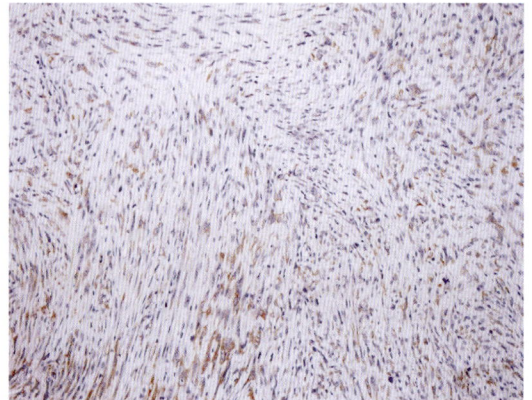

图3-28　SpCC

与图3-24同一病例。梭形细胞广谱角蛋白AE1/AE3阳性
（IHC×200）

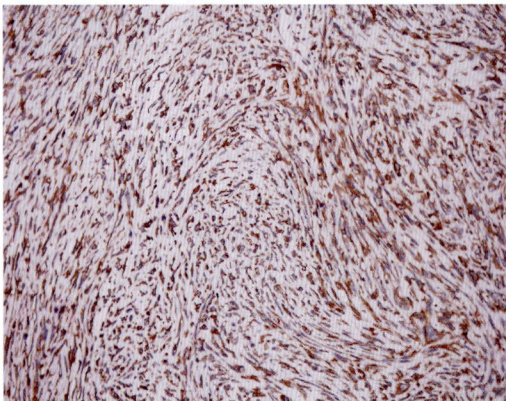

图3-29　SpCC

与图3-24同一病例。梭形细胞Vim阳性（IHC×200）

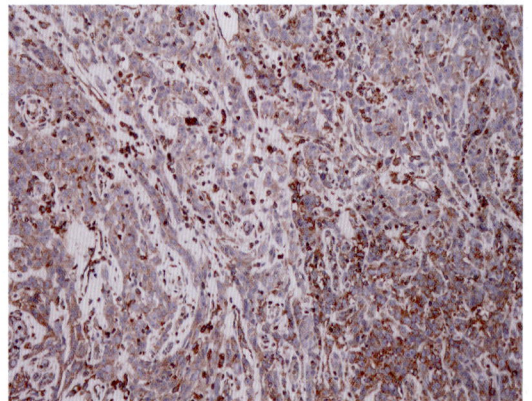

图3-30　SpCC

与图3-24同一病例。上皮样细胞Vim标记阳性（IHC×200）

细胞上皮标记物阳性,研究表明SpCC中的梭形细胞40%~78%上皮角蛋白表达阳性,44 000~60 000分子量的角蛋白检测中,85.7%的病例表达阳性。部分梭形细胞同时表达角蛋白和Vim,表明了细胞中间丝表型的多样性。梭形细胞不仅Vim阳性表达,还可以表达别的间叶性标记物如肌源性标记物。需注意的是即使角蛋白标记物阴性表达也不能完全排除SpCC,这可能是在固定和包埋的过程中抗原性丢失造成的,曾有纯梭形细胞组成的肿瘤角蛋白表达阴性的病例其复发灶的图像似经典SCC的报道。

【电镜】

超微结构显示:梭形细胞内见桥粒和张力细丝,提示其细胞的上皮本质。

【鉴别诊断】

当鳞状上皮和梭形细胞同时出现时,诊断容易。当缺乏鳞状上皮成分时,诊断变得较困难,因为必须要和一组良、恶性间叶性梭形细胞病变相鉴别,如不同类型的梭形细胞肉瘤和结节性筋膜炎等。

结节性筋膜炎可以出现核分裂,但是它们细胞异形性程度轻,因此这两者的区分应该不很难。

仅见梭形细胞的SpCC和梭形细胞肉瘤如纤维肉瘤、平滑肌肉瘤等的鉴别有时很难,但头颈部发生于黏膜表面的肉瘤是十分少见的,一旦发生肉瘤,在肿瘤和表面上皮之间会有纤维结缔组织(黏膜固有层)将两者分隔;正如SCC,SpCC通常表现为溃疡,和表面上皮之间不存在明显的间质带;但是一旦SpCC发生在骨内,那么它与骨内梭形细胞为主要表现的肉瘤间区别是很困难的,此时惟有免疫组织化学和电镜下的典型表现来加以鉴别。

黏膜恶性黑色素瘤(melanoma)也可呈息肉样,可由无色素的梭形细胞组成,S-100、HMB45等免疫组织化学检查有助于SpCC与此疾病的鉴别。

【治疗与预后】

SpCC患者的生存率及治疗效果尚存在争议。有报道SpCC的平均生存时间为8.9个月,术后1年生存率为36.7%,三年生存率为27.5%。早期发现早期治疗的患者(Ⅰ期和Ⅱ期)三年生存率为100%,晚期患者(Ⅲ期和Ⅳ期)一年生存率只有9%,三年生存率为0。影响预后的主要因素是TNM分期及浸润深度,此外肿瘤组织学分级、血管浸润等也有一定程度的影响。一般认为SpCC比经典的SCC具有更强的侵袭性,局部复发和转移均高于经典SCC,为控制肿瘤术后复发,有作者建议手术的安全切缘应大于2 cm。那种认为呈息肉样生长的SpCC的预后要好于呈侵袭性生长者得不到足够的证据支持,但有作者认为早期SpCC经治疗后其生存率和经典SCC相似。SpCC原发及复发灶均以手术治疗为主,术后可配合放疗,单独放疗者效果不佳,化疗对转移病变有效,为控制转移,T2期以上患者术后建议行化疗。

七、棘层松解性鳞状细胞癌(acantholytic squamous cell carcinoma)

【定义】

又称为腺样鳞状细胞癌(adenoid squamous cell carcinoma,ASCC)。1947年,Lever首次描述了皮肤SCC的一种变异型,称为腺棘皮癌(adenoacanthoma),他认为肿瘤来源于汗腺的导管和腺体,肿瘤由腺样和鳞状两种成分组成。数年后,Lever修正了他原先的观点,同时也有一些学者提出认为肿瘤中的腺样空隙其实是由于SCC实体肿瘤团块中棘细胞松解造成的,Muller认为采用腺样鳞状细胞癌命名更能反映肿瘤的真实情况,以免误解为子宫内膜的腺棘皮癌。其他ASCC的同义词还有:假腺状鳞状细胞癌(pseudoglandular squamous cell carcinoma)、伴腺样特征的鳞状细胞癌(squamous cell carcinoma with gland-like features）等。WHO（2005年）将其定义为"鳞状细胞癌的一个少见的组织病理学亚型，特征是肿瘤细胞的棘层松解，形成假的腔隙和假的腺管分化的外观"。1977年Goldman等报道的ASCC为首例报道的口腔黏膜病例。

【ICD-O编码】 8075/3

【病因】

对于皮肤的ASCC来说，太阳照射被认为是一个重要的致病因素，口腔黏膜尚未有肯定的致病因素，发生于唇红缘者可能与太阳光照相关。

【流行病学】

ASCC多发生于皮肤组织，口腔黏膜好发于上、下唇唇红缘，下唇是口腔黏膜最常发生的部位，舌和上牙龈也有报道。平均年龄约54.5岁（41~75岁），男性为主。

【临床表现】

临床上表现为溃疡型肿块，表面过角化，也可呈外生性生长，疣状或结节状，大小从0.4~12 cm不等。可伴有深部组织浸润和局部转移，与经典SCC类似，无其他特殊的临床特点。

【组织病理学】

病理上，肿瘤中可见经典SCC的区域，局部或局灶性见肿瘤细胞巢中包含圆形或类圆形腔隙（即假腺样腔隙，周围有多边形细胞围绕似基底层，中央腔内可空虚或含有散在错角化的松解的肿瘤细胞或细胞碎片）（图3-31~33），假腺样腔隙一般多见于肿瘤深部；一些情况下，一部分细胞的棘层松解可类似于肿瘤性的血管瘤样增生；整个肿瘤中没有真正的腺腔形成，没有含黏液细胞或黏液分泌；一般可见明显的角化珠；也可见透明细胞或梭形细胞；间质中结缔组织增生，伴淋巴、浆细胞反应性浸润；肿瘤表面的上皮可能灶性与下方的肿瘤组织关联（图31），多取材有助于两者关系的判断。有学者认为棘层松解、假腺腔形成是由肿瘤细胞巢细胞变性引起。

【免疫组化】

免疫组织化学染色显示肿瘤细胞AE1/AE、

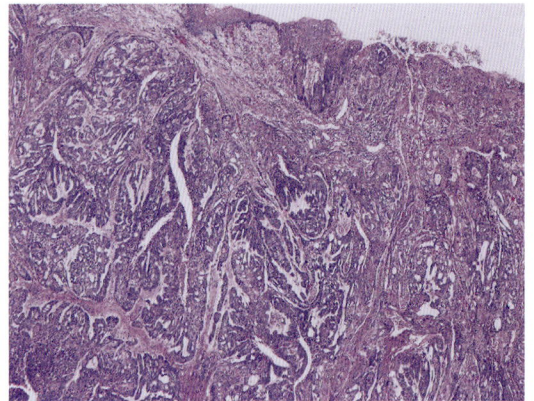

图3-31　ASCC

表面上皮异常增生，和下方的肿瘤细胞巢相连续（HE×40）

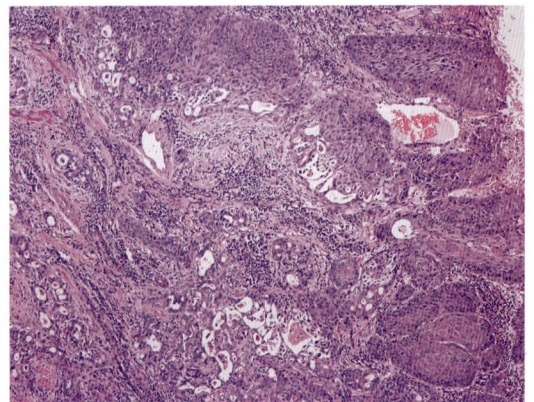

图3-32　ASCC

与图3-31同一病例。表面异常增生的上皮，下方的肿瘤细胞巢中有假腺腔形成（HE×100）

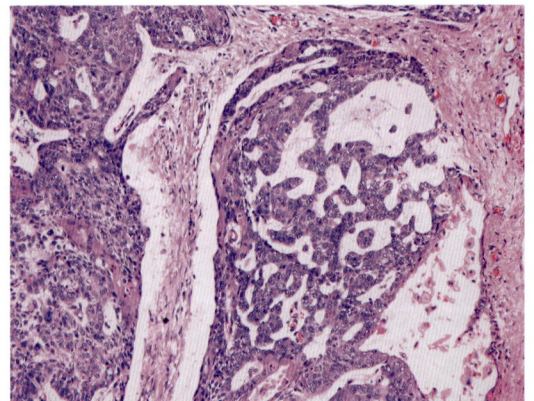

图3-33　ASCC

与图3-31同一病例。局部见肿瘤细胞巢中包含圆形或类圆形腔隙，部分腔隙内含变性的细胞（HE×200）

EMA、CEA、CK7、CK19、E-cadherin灶性或弥漫阳性，而CK20、S-100、CD34、F8（Factor VIII-related antigen）阴性。

【电镜】

电镜检查支持鳞状上皮来源，具有半桥粒、张力细丝，没有腺细胞特征，如没有细胞浆内微绒毛或分泌颗粒。

【鉴别诊断】

ASCC应与ASC、黏液表皮样癌、腺样囊性癌、血管肉瘤相鉴别，单从形态上来区分，丰富的角化珠形成和缺乏黏液细胞可以和黏液表皮样癌和腺样囊性癌区别；而没有细胞内黏液和没有真正的腺成分可以与腺鳞癌区别；血管标记物的免疫组织化学检测可以与血管肉瘤鉴别。

部分ASCC可能类似于某些牙源性上皮性肿瘤，尤其是成釉细胞瘤肿瘤团块中的星网状细胞与ASCC的棘层松解细胞形态有相似之处，且也可有角化珠形成（棘皮瘤型）。ASCC的肿瘤团块外围的细胞虽然也可呈栅栏状排列，但缺乏远离基底膜的倒极性，团块周围没有纤维组织增生伴玻璃样变，以此有助于两者的鉴别。

【治疗与预后】

以前曾有人认为ASCC是低度恶性肿瘤，但是研究发现其预后与经典SCC相似，也有报道认为头颈部ASCC较经典SCC具有更强的侵袭性，预后差于经典SCC；相对于皮肤和唇的ASCC，头颈部其他黏膜表面的ASCC致病因素与光照无明显相关，因此肿瘤表现出更强的侵袭性，患者预后也较皮肤来源者差。治疗方法类似经典SCC。

八、腺鳞癌（adenosquamous carcinoma，ASC）

【定义】

ASC是少见的、也是颇受争议的SCC的一种亚型，WHO（2005年）将其定义为"来源于表层上皮的侵袭性肿瘤，特征是由鳞癌和真的腺癌两种成分构成"。由于该肿瘤有腺腔结构形成，因此头颈部ASC曾一度被误认为涎腺黏液表皮样癌，直至1984年，Evans发现较黏液表皮样癌，包括高级别黏液表皮样癌，ASC患者的预后更差，应视为不同于黏液表皮样癌的另一类型肿瘤。

ASC的组织学来源存在争议，尚无定论。有人认为是黏膜上皮来源，因为肿瘤表面的上皮呈现异常增生甚至原位癌；但是并不是所有的病例均出现表面上皮的异常增生，有学者观察到ASC内导管原位癌先于特征性的ASC，细胞内黏液的出现及转移淋巴结内明显的导管成分均提示其可能为腺源性，即可能来源于小涎腺分泌管具有分化潜能的储备细胞；也有学者持ASC是黏膜上皮和腺源性细胞同时发生的观点。

【病因】

ASC发病原因不明，吸烟和饮酒可能与其发生有关。

【ICD-O编码】 8560/3

【流行病学】

男性多见，好发年龄55~70岁（39~76岁）。头颈部最好发部位是喉和口腔，口腔内可发生于舌、口底、上唇、腭等处。其他部位还包括鼻腔、鼻旁窦、上颌牙槽嵴、鼻咽、口咽等处。身体其他部位也有报道，如子宫颈、肺和胰腺等。

【临床表现】

临床表现为红斑样的溃疡或息肉样的基底宽的外生性肿块，肿瘤直径从0.2~5 cm不等。

【组织病理学】

病理表现上正如其名，从组织形态上看，肿瘤中含有腺癌和鳞癌两种成分（图3-34），这两种成分可以混合在一起或分隔分布，但两者倾向于分界清楚。肿瘤内的鳞癌成分可表现为原位癌或侵袭性癌（图3-35，图3-36），通常位于肿瘤的浅表部位，与经典型SCC相似，具有以下一些鳞状上皮分化的

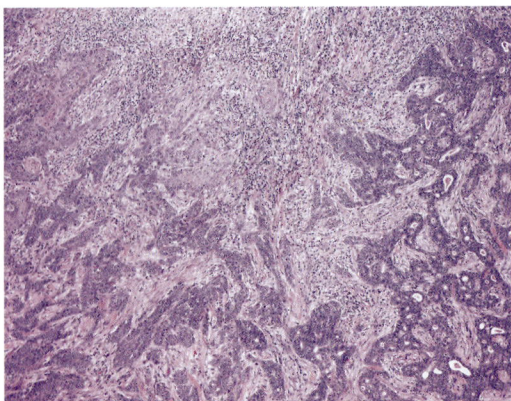

图 3-34　ASC
肿瘤中含有鳞癌（左）和腺癌（右）两种成分（HE×200）

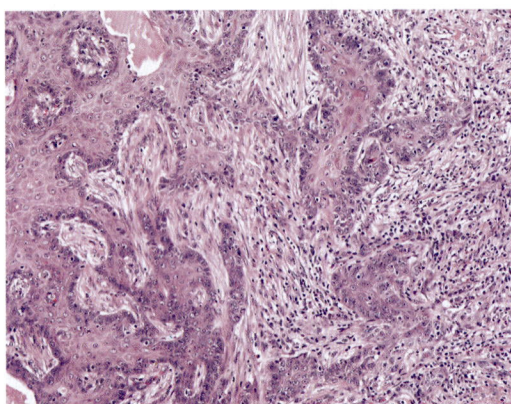

图 3-35　ASC
图 3-34 高倍。肿瘤中的鳞癌成分，表现为侵袭性癌（HE×400）

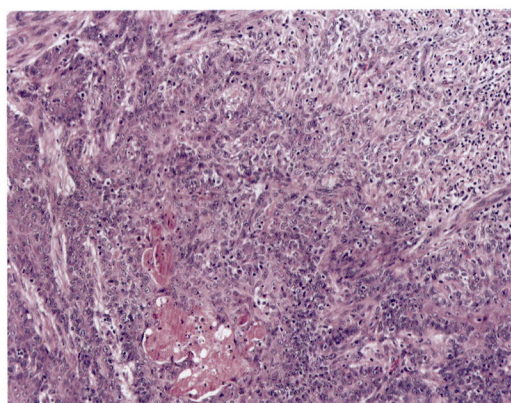

图 3-36　ASC
与图 3-34 同一病例。肿瘤中的鳞癌成分，细胞显示明显的异形性，
局部区域见少量角化（HE×400）

特征，如细胞间桥、角化珠形成、个别细胞角化、细胞镶嵌状排列等，也可表现为低分化鳞癌，肿瘤表面黏膜上皮几乎均表现为异常增生甚至原位癌（图

3-37），局部与下方肿瘤细胞巢有延续；腺癌可表现为导管原位癌或侵袭性腺癌（图 3-37），多位于肿瘤深部，通常表现为没有黏液细胞分化的较好的导管结构（图 3-38），类似于非特异性腺癌，也可见典型的黏液生成，AB pH 2.5-PAS 染色阳性，位于腺腔内或细胞质内，后者使细胞呈"印戒状"，黏液并不是诊断 ASC 所必需的。肿瘤边缘多呈浸润性生长，通常可见条索状或实性的小细胞巢散在分布于增生的纤维组织中。少数肿瘤中可出现筛状结构、粉刺样坏死、胶原小球等类似涎腺导管癌的表现。在大多数病例中，表面黏膜的原位癌或早期鳞状细胞癌，侵袭生长的深部肿瘤伴有从鳞癌向腺癌转化的镜下特征是较特征性的病理表现。

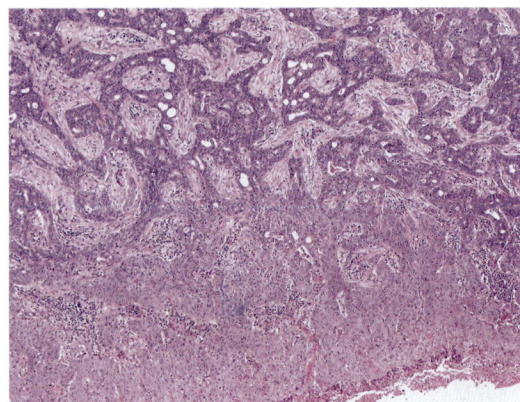

图 3-37　ASC
与图 3-34 同一病例。示肿瘤中的腺癌成分，表面上皮异常增生，
与下方的癌巢相延续（HE×100）

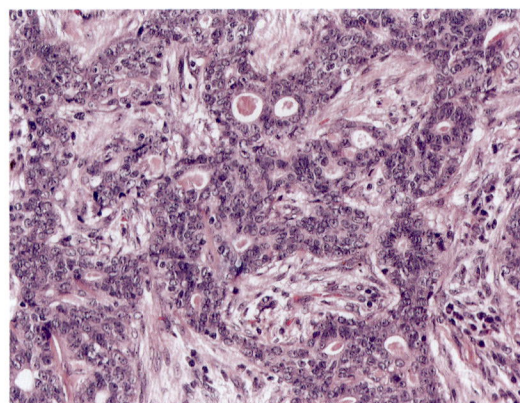

图 3-38　ASC
与图 3-34 同一病例。肿瘤中的腺癌成分，局部有腺管结构形成，
腔内见嗜伊红分泌物（HE×400）

【免疫组化】

免疫组化染色显示肿瘤鳞状和腺成分细胞角蛋白（34βE12）阳性表达，腺成分表达CEA和低分子量CK（如CK7），鳞癌成分少量表达。CK20两种成分均表达阴性。细胞增殖活性指标Ki-67（MIB-1）高表达（20%~50%）。

【鉴别诊断】

最需与ASC鉴别的是黏液表皮样癌，但有时两者的鉴别较困难，两种肿瘤均可来源于表面黏膜或导管上皮，细胞类型有相似之处，但黏液表皮样癌的肿瘤细胞巢有呈小叶状排列的倾向，表面黏膜上皮往往没有原位癌的表现，细胞间桥、角化珠形成和错角化不如ASC明显，ASC有典型腺癌的区域，腺癌和鳞癌区域一般有明显的分隔，而黏液表皮样癌中鳞状分化细胞和腺样细胞之间的分隔不如ASC明显。

ASC还需和ASCC鉴别，ASCC作为SCC的变异型表现为由于细胞松解引起的假腺腔形成，没有细胞内黏液和分化好的导管性腺癌。第三个需要区别的疾病是非角化SCC，非角化SCC很少有含黏液的腺腔结构，没有明显的腺癌和角化出现。

【治疗与预后】

与经典SCC、黏液表皮样癌相比ASC具有较强侵袭性，淋巴结转移率（25%~80%）较高，腺癌和鳞癌成分均可发生转移，但转移淋巴结中多以某一种癌成分为主；也可远处转移，转移部位包括肺、肝、骨髓、肾、肾上腺、结肠，五年生存率约22%。ASC首选外科治疗，单独放疗效果差，放疗加手术综合治疗有助于原发灶的控制。

九、穿掘性癌（carcinoma cuniculatum, CC）

【定义】

又称为穿掘性上皮瘤（epithelioma cuniculatum）或内翻性疣状癌（inverted verrucous carcinoma）。CC是一种极少见的SCC（有学者认为是VC）的亚型，好发于下肢，特别是足部皮肤，皮肤者首次由Aird等于1954年报道。口腔黏膜发生CC的很少，文献报道约在20例。

【病因】

由于口腔内CC的报道很少，因此其致病因素不明，非口腔病变可能与HPV感染有关。其他可能的致病因素有创伤、慢性炎症、烧伤后瘢痕、射线、砷等。口腔CC可能与患者吸烟、饮酒嗜好有关。

【ICD-O编码】 8051/3

【流行病学】

就目前的一些报道来看，CC的发病年龄分布广泛，多数为成年人，半数以上为男性，以附着龈、硬腭多见，其次为下颌骨等。

【临床表现】

临床上，肿瘤呈内生性或外生性生长，表面呈乳头状。肿块生长缓慢，但局部有侵袭性，可引起牙齿松动。与口腔外CC相比，口腔黏膜CC的骨组织侵犯更多见。

【组织病理学】

病理表现为复层鳞状上皮增生，形成明显的乳头状结构，表面覆有厚的角化层，增生的上皮具有宽大的钉突，肿瘤细胞排列成复杂的窦或小囊，看上去好似兔子所挖掘的巢穴，窦和小囊内充满了角质碎片，外围有分化良好的复层鳞状上皮，角化团块内局部可伴微脓肿形成。其名字"cuniculatum"来源于拉丁语"cuniculus"，意思即"兔子"。肿瘤间质表现出显著的宿主免疫反应，伴淋巴细胞、浆细胞、嗜酸性粒细胞、中性粒细胞浸润。肿瘤细胞没有明显的异型性，但核分裂常见，并呈侵袭性生长，常常"穿掘"至骨组织内，甚至完全表现为骨内肿块，破坏骨组织并累及周围肌肉及皮肤组织。由于细胞异形性小，活检组织的病理诊断非常困难，需要结合临床和影像学检查综合考虑。

【鉴别诊断】

病理诊断上CC需与PSCC和VC相鉴别。CC和VC临床上均表现为缓慢生长的外生性肿块，发病与烟草嗜好有关，但CC患者的发病年龄略高于VC患者，且与吸烟有关，而非其他形式的烟草嗜好（VC主要与鼻吸烟、烟草咀嚼有关）；VC患者HPV检测可能呈阳性；VC可能侵犯骨组织，但侵袭性不如CC及PSCC；PSCC通常表现为外生乳头状，具有较强的侵袭性，细胞异形性较VC和CC显著，但角化不如后两者明显；VC和CC通常伴较明显的间质反应，如慢性炎症细胞浸润、局部异物肉芽肿及角化团块中微脓肿形成，这在PSCC较少见。

【治疗与预后】

由于缺乏足够的资料，因此对口腔黏膜CC患者的预后了解不充分，多数人认为虽然肿瘤呈现侵袭性，但这是一个低度恶性的SCC亚型，其恶性程度介于VC和SCC之间，患者预后良好，不过仍有肿瘤复发的报道。与Ⅲ期和Ⅳ期的口腔黏膜SCC患者相比，淋巴结转移少见得多，未见远处转移的报道。治疗上主张原发灶扩大切除，是否行放疗及化疗没有定论，可视具体情况而定。局部转移灶可放疗或二次手术治疗。

十、淋巴上皮癌（lymphoepithelial carcinoma，LEC）

【定义】

非鼻咽部LEC曾被称为淋巴上皮瘤（lymphoepithelioma）、未分化癌鼻咽型（undifferentiated carcinoma of nasopharyngeal type）、未分化癌伴淋巴间质（undifferentiated carcinoma with lymphoid stroma）、淋巴上皮样癌（lymphoepithelioma-like carcinoma）等，WHO（2005年）的定义是"一种分化较差或者未分化的肿瘤，伴有明显的反应性淋巴、浆细胞浸润，其形态学上不易与鼻咽部的有较多淋巴、浆细胞浸润的非角化癌相区别"。

【病因】

LEC绝大部分发生在鼻咽部，其发生通常与EB病毒感染有关，鼻咽部之外的LEC与EB病毒感染相关者较肯定的部位有大涎腺、肺、胃、胸腺，其他部位包括口腔黏膜在内尚无定论。LEC患者EB病毒阳性检测结果与种族相关，中国患者及爱斯基摩人通常阳性，而高加索人常为阴性。LEC的发生与酒精和烟草的相关性不显著。

【ICD-O编码】 8082/3

【流行病学】

鼻咽癌的发生区域可分为高发区（如中国东南部和中国香港，亚洲东南部、北极地区，马来西亚），中度发生区（北非）和低发区（如欧洲和美国），在鼻咽癌高发区，LEC是最常见类型。在美国LEC占鼻咽癌的60%，而在中国LEC占鼻咽癌的90%强。LEC患者的发病年龄明显小于头颈部SCC患者。鼻咽部以外LEC主要发生在涎腺，其次为皮肤，口腔黏膜罕见，文献报道的病例在20例左右（不包括扁桃体和软腭部LEC）。

LEC好发于鼻咽部的两侧和后上壁，口咽部绝大部分发生在扁桃体和舌根，而报道中少数发生在口腔黏膜的病例其病变部位在硬腭黏膜、口底、磨牙后区、颊黏膜及唇。口腔及口咽部LEC占该部位恶性肿瘤的0.8%~2%。从目前所报道的病例来看，口腔LEC同鼻咽部LEC相似，也好发于男性，平均年龄约55岁（16~78岁），其中有EB病毒阳性的病例，主要为中国人。

【临床表现】

LEC临床表现为外生性、浸润性或溃疡型肿块，鼻咽部者绝大部分为外生型，其次为浸润型，溃疡型最少。文献报道的口腔LEC多表现为局部肿块（表面黏膜完整）或溃疡型。LEC区域淋巴结转移发生率较高，有些患者以淋巴结转移（表现为颈部肿块）为首发症状。

【组织病理学】

LEC的组织学特点是未分化的上皮性肿瘤细胞和显著的淋巴间质同时出现（图3-39）。显微镜下未分化上皮性肿瘤细胞体积较大、圆形或椭圆形，具有明显的泡状核，有光滑的薄的核膜，2~3个明显的核仁，可为嗜酸性，细胞质多呈双嗜性，边界不清楚（图3-40）；淋巴间质浸润在上皮细胞巢的周围，浸润的细胞常为混合性的，有T淋巴细胞、浆细胞、滤泡树枝状细胞和嗜酸性粒细胞等，细胞丰富，部分区域可见淋巴滤泡形成。

肿瘤细胞排列呈巢状、条索状或弥漫性生长。有学者将LEC粗略地分为两种组织学亚型，Regaud 型——肿瘤上皮被淋巴成分及纤维间隔分隔成条索状、巢状和Schmincke 型——炎症背景中肿瘤细胞弥漫性生长，这两种亚型是LEC的两种基本类型，虽然两种组织学类型与肿瘤预后没有相关性，但是熟悉它们对于活检小标本和原发灶未明的淋巴结转移灶标本时诊断LEC很有帮助。不过，个别分布的上皮性肿瘤细胞若被混合浸润的淋巴细胞、浆细胞包绕，看上去很似霍奇金病，应注意鉴别。肿瘤邻近的间质中还可见抗酸染色阴性的非干酪样肉芽肿（noncaseating granuloma）、肉瘤样肉芽肿（sarcoid-like granuloma）或局限性的淀粉样变。

LEC的某些组织学表现可能与肿瘤预后有关，如淋巴间质中滤泡树枝状细胞（S-100阳性）和嗜酸性细胞的出现提示预后较好，而肿瘤细胞呈条索状排列以及显著的肿瘤细胞的细胞核间变提示预后较差。

【免疫组化】

免疫组织化学染色显示LEC细胞灶性广谱角蛋白（AE1/AE3）阳性，EMA阳性，部分细胞Vim可阳性。尽管文献报道口腔LEC中EB病毒的阳性检测率总体并不是很高（但文献中报道中国人阳性率高），若能确定EBV病毒感染对LEC诊断有一定的帮助，可用血清学检查手段或原位杂交手段[检测EBV病毒编码的RNA-1（EBER-1）]进行检测，阳性表达有助于对原发LEC及淋巴结内可疑LEC的确定。

【鉴别诊断】

由于LEC细胞并不表现为显著的高分化肿瘤性上皮细胞的特征，并可能出现在转移性淋巴结中，因此需要鉴别的疾病主要包括霍奇金病、大细胞淋巴瘤、恶性黑色素瘤等。

霍奇金病和大细胞淋巴瘤是淋巴造血系统的恶性肿瘤，淋巴结转移性LEC需要与两者鉴别，特别当LEC表现为Schmincke型时可能误诊为大细胞淋巴瘤，大细胞淋巴瘤细胞的细胞核形态不规则，染色质粗糙、常见小而嗜碱性或双嗜性的核

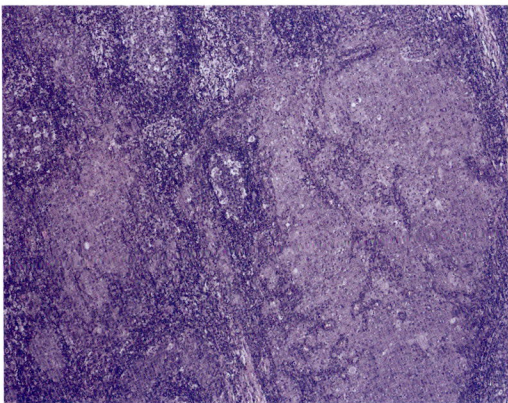

图3-39 LEC
肿瘤由未分化上皮细胞和淋巴间质组成，淋巴组织中见淋巴滤泡形成（HE×100）

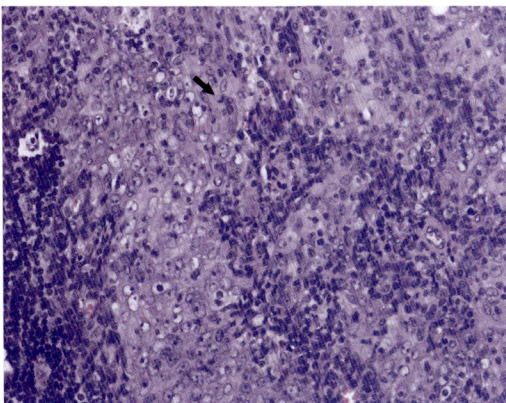

图3-40 LEC
未分化上皮细胞呈圆形或椭圆形，核呈泡状，细胞质边界不清楚，箭头示核分裂（HE×400）

仁，而LEC细胞的细胞核呈泡状伴2~3个嗜酸性核仁；当LEC淋巴结转移灶表现为淋巴结内淋巴细胞不同程度地被肿瘤细胞代替、出现纤维化，在松散的肿瘤细胞外可见致密纤维增生，镜下可类似于霍奇金病，泡状核细胞以及嗜酸性核仁也可类似与霍奇金病中R-S细胞的单核变异型，免疫组化对鉴别LEC和霍奇金病，以及大细胞淋巴瘤很有帮助，LEC上皮标记物AE1/AE3、EMA等阳性而CD15、CD30、L26和UCHL-1等淋巴造血系统标记物阴性。少量的淋巴瘤细胞上皮标记物也可阳性表达，但是上皮细胞LCA均表达阴性。

无色素性黑色素瘤是少见的，LEC和黑色素瘤的细胞特点有相似之处，但免疫组化阳性标记物是显著不同的，LEC角蛋白阳性而HMB45和S-100、melanA等黑色素细胞标记物阴性。

【治疗与预后】

口腔LEC的预后与鼻咽部LEC相似，前者略优于后者（可能与口腔LEC患者原发灶病损发现较早有关）。淋巴结转移常见（大约70%），最常见转移部位是颈深上淋巴结组，并可发生局部复发及远处转移，远处转移者预后不佳。EBV感染与否同预后无明显相关性。口腔LEC对放射治疗也很敏感，为首选治疗方法，实践证明放疗可以达到控制原发灶的目的。对远处转移和局部复发的患者可行化疗。

十一、第二原发肿瘤

由于口腔乃至整个消化道暴露在相似的致癌因素之下，因此存在着发生口腔（消化道）第二原发肿瘤的可能性，从文献报道来看，第二原发肿瘤的发生率约为10%~35%。在患者第一原发肿瘤确诊开始、治疗直至患者死亡期间，患者出现第二原发恶性肿瘤的概率为每年4%~6%。如果第二原发肿瘤于第一原发肿瘤诊断后6 m之内出现，则可认为第二原发肿瘤和第一原发肿瘤是同时发生的，如果两者诊断的时间间隔大于6 m，则认为两者是间隔发生的。绝大多数的第二原发肿瘤是间隔发生的。

确定一个第二原发肿瘤必须具备下述一些条件：两种疾病均被病理证实为恶性肿瘤；两者疾病之间必须要有正常的黏膜相隔，如果间隔的黏膜表现为异常增生，则认为是多中心癌；必须排除第二肿瘤是第一肿瘤的转移灶。

第二原发肿瘤不仅可发生在消化道，还可发生在肺，特别是喉。第一原发肿瘤的发生部位及患者的发病年龄可能与第二原发肿瘤的发生有关，如口腔（口底、磨牙后区以及下牙槽区域）、口咽、下咽第一原发肿瘤者，发生第二原发肿瘤的概率较高。口咽和下咽相关的第二原发肿瘤的部位常见为舌（46%）和梨状窝（34%）。

研究发现第二原发肿瘤的发生有遗传学背景，在患者人群中他们对致癌因素的敏感性增加，因此从提高肿瘤生存率角度来看，检测、发现并阻止这些第二原发肿瘤的意义十分重大。分子生物学检测技术的发展使鉴别与第一原发肿瘤遗传学背景相似的第二原发肿瘤成为可能。

第六节　组织病理学指标与预后相关性

关于肿瘤的组织学特点和肿瘤预后相关性的研究仍然困难重重。从已知的研究结果来看，TNM分期（原发肿瘤大小及侵犯范围、局部淋巴结转移、远处转移）仍然是判断肿瘤患者预后的较有用指标，在临床上已经得到广泛的应用。详细的组织病理学检查，即组织病理学特点在口腔癌患者预后评价中扮演何种角色仍存在争议。

在近70多年的研究中，病理学家总是试图通过仔细观察切片来获得与预后相关的信息，显而易见其目的就在于建立组织学与患者生存率、组织学与淋巴结转移的相关性。较早产生的就是Broders分级系统，该系统试图以肿瘤细胞的分化程度作为预后评价指标，近两版WHO关于SCC组织学分级也是建立在其基础之上的。Broders/WHO分级至今仍广泛地应用在我国临床病理实践中。多年实践表明Broders/WHO分级系统（以与正常鳞状上皮类似的肿瘤成分占肿瘤的比例）与患者预后有一定的相关性，高分化者预后佳，低分化者预后差，但是在多数情况下不存在这种相关性，高分化者也可发生淋巴结及远处转移，患者预后不良。其产生的原因可能与下列因素有关：① 同一肿瘤中不同肿瘤细胞巢之间其细胞的分化程度不一，这直接导致了不同观察者之间对肿瘤分级的差异；② 在实践中还发现很多SCC是中等分化的，而患者预后却是不同的，这提示以细胞分化程度为基础的组织学分级与预后之间相关性无显著差异。

为了探讨可能与SCC患者预后相关的其他更重要的组织学评价指标，Jakobsson等发展了一个多因素参与的评价系统，不仅把关注点放在了肿瘤本身的特点，而且还密切关注肿瘤与周围宿主正常组织的关系。该评价系统的主要贡献在于以肿瘤最前缘肿瘤细胞的侵犯生长方式作为重要评价指标之一，具体的评价指标包括肿瘤最前缘细胞的侵犯方式、侵犯程度、肿瘤周围淋巴、浆细胞浸润的范围，其他指标还有肿瘤细胞角化程度、核多形性、核分裂数量等，从组织学表现的多方面综合评价肿瘤的预后。在随后的一系列研究中发现肿瘤最前缘肿瘤细胞的侵犯方式——以推进缘方式生长的要比以小条索状、单个细胞方式浸润生长的侵袭能力弱，在预测淋巴结转移、局部复发和生存率上有一定的应用价值。在肿瘤细胞巢周围常伴有较多的淋巴细胞浸润，分析显示其中T淋巴细胞占优势，有研究提示肿瘤周围这种淋巴细胞浸润程度与淋巴结转移之间成正相关，但很多其他研究小组未得出相似的结论。作为宿主对SCC的免疫性反应，除淋巴细胞浸润外，肿瘤周围嗜酸性细胞浸润数量、细胞发生凋亡的程度（extent of apoptosis）也可能作为一个评价指标，但它们与预后的相关性目前仍不明确。

其他的被认为比较重要的因素（不包括前述的多因素评价系统中）有肿瘤的厚度、神经周围生长和血管、淋巴管侵犯等。肿瘤厚度被认为是唯一的具有独立预后评估价值的并与肿瘤大小有关的指标，其在预测肿瘤转移、复发、生存率方面的应用价值优于肿瘤直径。神经周围生长和血管、淋巴管侵犯是肿瘤细胞较强侵袭性的表现，与肿瘤转移、复发有一定的相关性，但多需结合其他的评价指标进行综合预后评价。肿瘤周围血管密度作为评价指标仍存在争议。

手术切除的完整性即肿瘤切除边缘状况（切除边缘上是否存在上皮异常增生甚至原位癌等）和肿瘤复发、死亡率有相关性，在一些较小的肿瘤，肿瘤切除的完整性可能成为影响预后的唯一的因素。对于肿瘤安全切除缘的界定有一些不同的意见，有学者从组织病理角度出发，认为肿瘤安全切除缘的定义和肿瘤特性有关，如果肿瘤上皮细胞巢之间的距离小于肿瘤边缘距实际切除缘的距离，那么认为肿瘤切除是完整的、安全的，反之则是不完整的。

口腔癌主要转移至颈部淋巴结，具体部位与原发灶的位置有关，淋巴结转移对患者生存率有负面影响，如果转移的肿瘤侵犯淋巴结包膜外，那么预后更差；同样淋巴结转移灶内肿瘤引起间质增生也是预后不良的信号。颈部肿瘤转移预示肿瘤发生远处转移的风险高，颈部转移发生远处转移的风险比未发生颈部转移者高2倍，而结外侵犯者要承受三倍的风险。

细胞增殖活性反映了肿瘤细胞的生长能力，在一定程度上与肿瘤细胞的恶性程度有相关性，与患者预后相关。对细胞增殖活性进行评价以往常用的指标是核分裂计数，现在可以采用与细胞增殖能力相关蛋白的抗体，如PCNA、Ki-67等，这些抗体在肿瘤细胞中的表达程度、强弱与细胞增殖活性、肿瘤侵袭性等呈正相关，但同时也发现单独依靠这些蛋白质指标来评价患者预后仍显偏颇。

综上所述，TNM分期、肿瘤厚度、转移淋巴结包膜外软组织浸润、肿瘤切除边缘及肿瘤最前缘生长方式是判断肿瘤预后的较有用指标。因此，当病理医生在检验口腔癌手术标本时，若能提供以下这些组织学指标：肿瘤大小、厚度、肿瘤前缘生长方式（对肿瘤前缘生长方式进行评价时，标本要求有足够的大小和深度以包含肿瘤的浸润前缘，通常主要对标本的底部生长前缘进行评价，如果标本过大，则对两侧外周生长前缘的评价结果可以代表整个肿瘤前缘生长方式）、神经和血管周围浸润情况、细胞分化程度、切缘情况，如果有颈淋巴清扫标本，包括淋巴结大小、数量、部位，与原发肿瘤的边缘情况，是否存在包膜外侵犯等信息，将有助于临床医生对SCC生物学行为进行评价，对后续治疗方案的制定有指导意义。需特别指出的是，由于研究发现颈部没有临床症状的淋巴结内存在着微转移灶（小于3 mm）可能，而临床实践表明术前依靠触诊的淋巴结评价结果并不十分可靠，因此术后颈部淋巴结的病理检查应十分细致。

（田　臻）

参 考 文 献

1　张志愿. 口腔颌面肿瘤学[M]. 第一版. 山东：山东科学技术出版社，2004.

2　Rosai J. Surgical pathology[M]. 9↑↑th edition. London: Mosby. 2004.

3　李江. 口腔癌的临床病理特征及预后. 中国口腔颌面外科杂志[J]. 2008, 6(1):17-21.

4　Scully C, Porter SR, Speight PM, et al. Adenosquamous carcinoma of the mouth：a rare variant of squamous cell carcinoma[J]. Int J Oral Maxillofac Surg. 1999,28:125-128.

5　Izumi K, Nakajima T, Maeda T, et al. Adenosquamous carcinoma of the tongue: report of a case with histochemical, immunohistochemical, and ultrastructure study and review of literature[J]. Oral Surg Oral Med Oral Pathol Oral Radiol Endod. 1998,85:178-184.

6　Sheahen P, Toner M, Timon C. Clinicalpathological features of head and neck adenosquamous carcinoma[J]. ORL. 2005,67:10-15.

7　Kusafuka K, Ebihara M, Ishiki H, et al. Primary adenoid squamous cell carcinoma of the oral cavity[J]. Pathology International. 2006, 56: 78-83.

8　Blackburn TK, Macpherson D, Conroy B, et al. Primary adenoid squamous cell carcinoma of the upper lip associated with a locoregional metastasis: a case report and review of the literature[J]. J Oral Maxillofac Surg. 1999, 57:612-616.

9　Ferlito A, Devaney KO, Rinaldo A, et al. Mucosal adenoid squamous cell carcinoma of the head and neck[J]. Ann Otol Rhinol Laryngol. 1996,105: 409-413.

10　Barnes L, Ferlito A, Altavilla G, et al.Basaloid squamous cell carcinoma of head and neck: clinicopathological features and differential diagnosis[J]. Ann Otol Rhinol Laryngol. 1996,105:75-82.

11　Ide F, Shimoyama T, Horie N, et al. Basaloid squamous cell carcinoma of the oral mucosa: a new case and review of 45 cases in the literature[J]. Oral Oncology. 2002,38:120-124.

12　Wedenberg C, Jesslen P, Lundqvist G, et al.Basaloid squamous cell carcinoma of the maxilla. Oral Oncology. 1997,33(2):141-144.

13　de Sampaio Goes FC, Oliveira DT, Dorta RG, et al.Prognoses of oral basaloid squamous cell carcinoma and squamous cell carcinoma: a comparison[J]. Arch Otolaryngol Head Neck Surg. 2004,130(1):83-86.

14　Worley NK, Daroca PJ Jr.Lymphoepithelial carcinoma of the minor salivary gland[J]. Arch Otolaryngol Head Neck Surg. 1997, 123(6):638-640.

15　Chow TL, Chow TK, Lui YH, et al. Lymphoepithelioma-like carcinoma of oral cavity: Report of three cases and literature review[J]. Int. J Oral Maxillofac Surg. 2002, 31:212-218.

16　Batsakis JG, Suarez P, El-Naggar AK. Proliferative verrucous leukoplakia and its related lesions[J]. Oral Oncology. 1999,35:354-359.

17　Khan SM, Gossweiler MK, Zunt SL, et al.Papillary squamous cell carcinoma presenting on the gingival[J]. J Periodontal. 2005,76(12):2316-2321.

18　Massano J, Regateiro FS, Januario G,et al. Oral squamous cell carcinoma: review of prognostic and predictive factors[J]. Oral Surg Oral Med Oral Pathol Oral Radiol Endod 2006,102:67-76.

19　Altavilla G, Mannara GM, Rinaldo A, et al. Basaloid squamous cell carcinoma of oral cavity and oropharynx[J]. ORL J Otorhinolaryngol Relat Spec. 1999,61

(3):169-173.

20 Ferlito A, Shaha AR, Silver CE, et al.Incidence and sites of distant metastases from head and neck cancer[J].ORL J Otorhinolaryngol Relat Spec. 2001,63(4):202-207.

21 Pereira MC, Oliveira DT, Landman G, et al. Histologic subtypes of oral squamous cell carcinoma: prognostic relevance[J]. JCDA. 2007, 73(4):339-344.

22 Konkimalla VB, Suhan VL, Chandra NR, et al.Diagnosis and therapy of oral squamous cell carcinoma[J]. Expert Rev Anticancer Ther. 2007, 7(3):317-329.

23 Kupferman ME, Myers JN. Molecular biology of oral cavity squamous cell carcinoma[J]. Otolaryngol Clin N Am. 2006,39 :229-247.

24 McDowell JD. An overview of epidemiology and common risk factors for oral squamous cell carcinoma[J]. Otolaryngol Clin N Am. 2006,39:277-294.

25 Santos-Briz A, Antúnez P, López-Ríos F, et al. Human papillomavirus-negative spindle cell carcinoma of the vulva associated with lichen sclerosus: case report and literature review[J]. Am J Dermatopathol. 2002, 24(2):135-138.

26 Munakata R, Cheng J, Nakajima T, et al. Spindle cell carcinoma of the gingiva: report of an autopsy case[J]. J Oral Pathol Med. 1998, 27: 180-184.

27 Su HH,Chu ST, Hou YY, et al. Spindle cell carcinoma of the oral cavity and oropharynx: factors affecting outcome[J]. J Chin Med Assoc. 2006,69 (10):478-483.

28 Aird, H.D. Johnson, B. Lennox and A.G. Stansfeld, Epithelioma cuniculatum: a variety of squamous carcinoma peculiar to the foot, Br J Surg 42 (1954) (173), pp. 245-250.

第四章 口腔颌面部常见软组织良性肿瘤及瘤样病变

第一节 以纤维为主的肿瘤

一、纤维瘤（fibroma）

【定义】

多数口腔纤维瘤并不是真性肿瘤，而是成纤维细胞的反应性增生或错构瘤，因此可将其定义为对局灶性刺激或创伤产生反应而导致的纤维结缔组织反应性增生。

【同义词】

刺激性纤维瘤（irritation fibroma）、创伤性纤维瘤（traumatic fibroma）、纤维性结节（fibrous nodule）。

【流行病学】

口腔纤维瘤是口腔最常见的良性反应性病损之一，据报道，在人群中的患病率为0.2%~0.7%，约占全部口腔肿瘤的12%。有文献称，口腔纤维瘤好发于20~30岁的年轻人，但也有人统计后认为此病损常见于40~60岁之间，女性好发，男女比例约为1：2。

【部位】

本病最常累及的部位为颊黏膜沿咬合线处、上下唇黏膜及舌缘，这些部位均易受到牙列的反复创伤。但本病可发生于口腔任何部位。

【临床特点】

纤维瘤可分为硬纤维瘤及软纤维瘤两种。硬纤维瘤一般较小，界限清楚，质地坚韧。软纤维瘤则多有蒂，质地柔软，呈息肉状突起，发生在皮肤者又称皮赘。口腔纤维瘤多数为硬纤维瘤，常表现为表面光滑的粉红色黏膜下结节，黑人患者可呈灰棕色至蓝黑色，大多数病损无蒂，少数可有蒂，圆形，质韧。直径可从几毫米到2 cm，但多数在1~1.5 cm以下。病损进展缓慢，一般无症状，但有时可因表面出现创伤性溃疡而疼痛。

【组织病理学】

低倍镜下，口腔纤维瘤表现为无蒂，少数可有蒂，圆形，由增生的纤维结缔组织形成的结节状突起，界限较清楚，表面覆盖复层鳞状上皮（图4-1）。结缔组织由胶原纤维、成纤维细胞及数量不等的慢性炎症细胞组成，无包膜，常与周围结缔组织融合（图4-2）。胶原纤维较致密，编织状，有时较疏松，含较丰富的毛细血管，也可含脂肪细胞（图4-3）。如病损时间长，胶原纤维致密而有序，如病损时间短，则纤维杂乱无章。表面覆盖的上皮常出现上皮钉突萎缩，如继发创伤，表面可出现过角化，或溃疡形成。

【鉴别诊断】

临床上，口腔纤维瘤需与同样位于黏膜上皮下的良性肿瘤，如神经鞘瘤、脂肪瘤及小涎腺来源的良性肿瘤鉴别，因此需切除后送病检。神经纤维

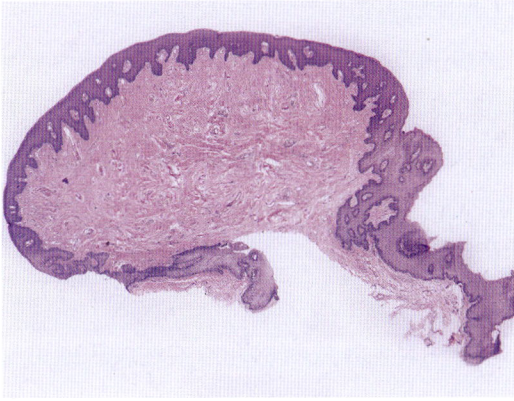

a

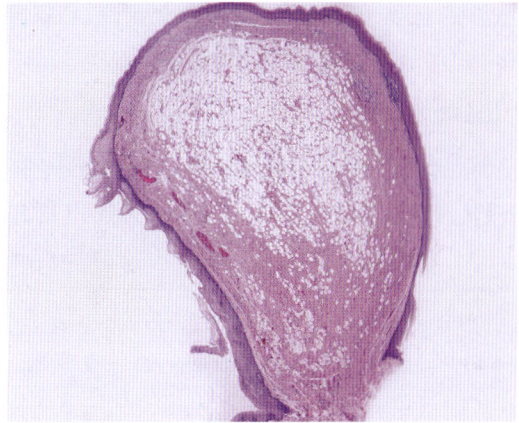

b

图 4-1 口腔纤维瘤（为不同病例）

a. 舌尖纤维瘤，病损有蒂，圆形，增生的纤维结缔组织形成结节状突起，表面覆盖复层鳞状上皮，界限清楚，但无包膜（HE×20）；b. 舌缘纤维瘤，病损较扁平，无蒂（HE×12.5）

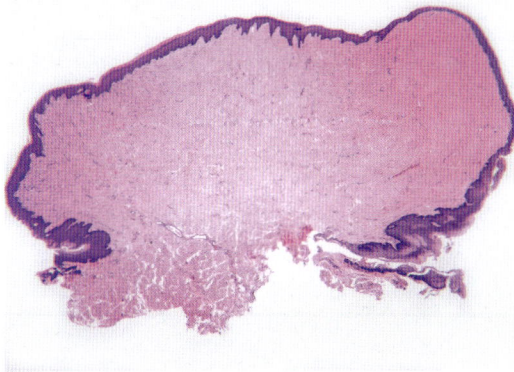

a

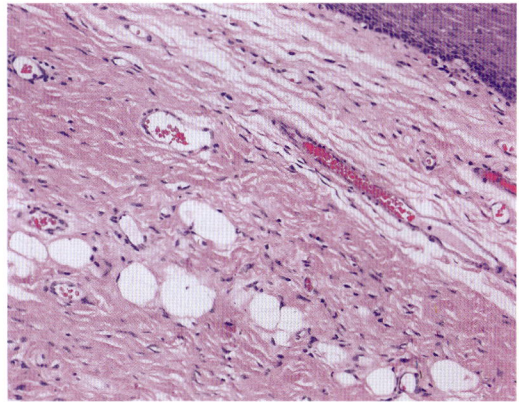

b

图 4-3 舌尖纤维瘤

a. 病损表面覆盖复层鳞状上皮，界限清楚（HE×20）；b. 病损含脂肪细胞（HE×200）

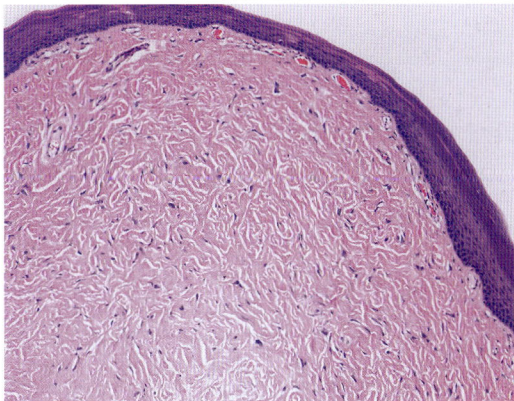

图 4-2 舌缘纤维瘤（与图 4-1b 为同一病例）

表面复层鳞状上皮覆盖，上皮萎缩，下方结缔组织由致密的胶原纤维、成纤维细胞及少量慢性炎症细胞组成，无包膜，与周围结缔组织融合（HE×100）

瘤弥漫无边界，不规则，易与本病区别。

【治疗及预后】

本病损发展缓慢，但在临床上可能与其他一些口腔良恶性肿瘤相混淆，因此常采取手术切除，范围包括表面覆盖的黏膜及 1~2 mm 的安全缘，并需送常规病检。切除后极少复发。

二、巨细胞纤维瘤（giant cell fibroma）

【定义】

巨细胞纤维瘤是一种具有独特临床和病理表现的纤维性肿瘤，以组织学表现结缔组织中含星形巨细胞为特征,与慢性刺激无明确的关系。

【流行病学】

本病占所有口腔纤维增生性病损的2%~5%,常发生于年轻人,60%的病损出现在30岁以前,无明显性别差异,这些均与普通纤维瘤不同。

【部位】

本病最常累及的部位为牙龈,约一半病损发生于此,以下颌牙龈为更多见,上下颌牙龈之比为1∶2,舌、腭也是较常累及的部位。

【临床特点】

本病损临床表现为无蒂(少数可有蒂)的结节状突起,表面光滑,部分呈细乳头状,故临床上有时可与乳头状瘤混淆。质地较韧,直径常在0.5~1 cm之间。

【组织病理学】

镜下,病损为局灶性纤维结缔组织增生性肿块,特征性表现是致密的纤维结缔组织内可见星形成纤维细胞,这些细胞具树突状胞质突起,多数为多核巨细胞。表面被覆的复层鳞状上皮常萎缩变薄,但上皮钉突可伸长(图4-4)。超微结构观察,

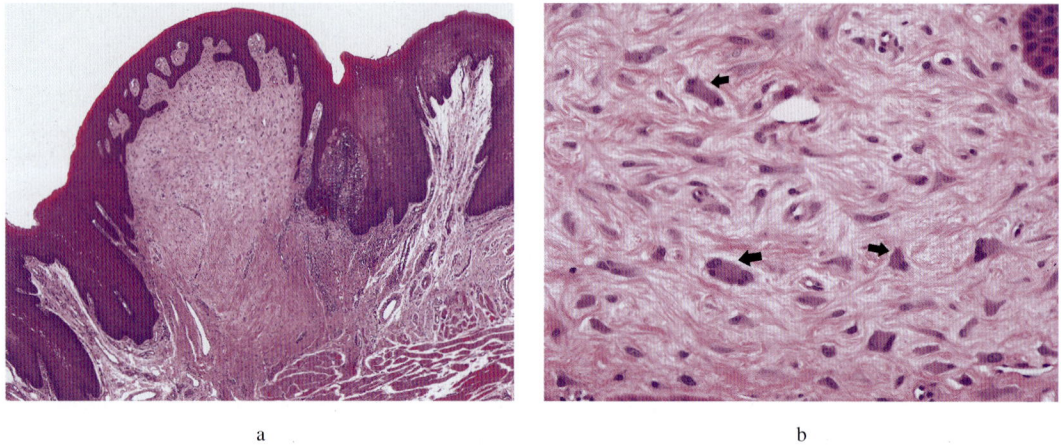

a   b

图4-4 舌缘巨细胞纤维瘤

a. 病损为局灶性纤维结缔组织增生性肿块,表面被覆的上皮萎缩(HE×40); b. 致密的纤维结缔组织内可见星形成纤维细胞,具树突状胞浆突起,多数为多核巨细胞(HE×400,黑色箭头所指)

这些星形的细胞具成纤维细胞的特征,有时还可含黑色素。

【鉴别诊断】

本病损与普通的口腔纤维瘤同为黏膜下纤维增生性肿物,有学者认为从治疗出发,没有必要将两者完全区别开,但从部位、发病年龄、组织学表现上看,两者均存在明显的差异,最主要的区别在于本病损纤维结缔组织内含星形多核巨细胞。如表面呈细乳头状,可能与乳头状瘤混淆,其特征性的病理表现可鉴别。

【治疗及预后】

本病通常采取手术切除,复发罕见。

三、缝龈瘤(epulis fissuratum)

【定义】

从广义上讲,龈瘤(epulis)是一个总称,指发生在牙龈或牙槽黏膜上的与牙周膜或骨膜有直接关系的肿瘤。缝龈瘤是其中的一种类型,是由义齿边缘刺激所引起的纤维结缔组织的瘤样增生,与全口或局部义齿的边缘不密合有关。

【同义词】

裂隙性肉芽肿(granuloma fissuratum)、炎症性纤维性增生(inflammatory fibrous hyperplasia)、

义齿性龈瘤（denture epulis）、义齿刺激性纤维性增生（denture induced fibrous hyperplasia）、义齿性增生（denture hyperplasia）。

【流行病学】

由于缝龈瘤与义齿有直接的关系，多数患者的年龄在40~60岁之间，女性好发，许多研究结果提示2/3~3/4的病例为女性。

【病因学】

本病是由于义齿边缘不密合而导致慢性创伤及修复，创伤与修复反复发生，引起纤维增生性反应。

【部位】

上、下颌均可发生，前牙区比后牙区多见，唇颊侧的前庭沟黏膜比舌侧多见。

【临床特点】

本病在临床上表现为牙槽前庭沟处单个或多个增生组织形成的皱襞，常为两个，义齿的边缘正好位于皱襞间的缝隙中，故名缝龈瘤。病损有蒂或无蒂，多数质韧呈纤维样，也有些病损呈红斑及溃疡，类似于化脓性肉芽肿。病损大小不一，可从小

于1 cm到累及整个前庭区，取决于创伤的程度、病程长短及炎症的程度。

另一种与义齿有关的纤维增生性病损称为纤维上皮息肉（fibroepithelial polyp）或叶状义齿性纤维瘤（leaflike denture fibroma），发生于上颌义齿覆盖下的硬腭。病损呈扁平，粉红色，边缘常呈锯齿状，似一片叶子，常有一狭窄的蒂附于腭部，可用探针抬起，故名叶状义齿性纤维瘤。

【组织病理学】

镜下，本病损表现为致密的纤维组织增生及慢性炎症细胞浸润。表面覆盖的复层鳞状上皮可表现为棘层增生及过度不全角化，上皮钉突不规则增生，有时形成假上皮瘤样增生（pseudoepitheliomatous hyperplasia），这可能是对较严重的慢性创伤反应。部分病损局部溃疡形成，常见于两个皱襞之间的沟底部。病损常呈不同程度的慢性炎症细胞浸润，有时可伴有嗜酸性粒细胞浸润或淋巴滤泡形成（图4-5）。少数病例结缔组织中可见骨样或软骨样组织形成，称为骨或软骨化生，也是对慢性刺激的反应性改变。

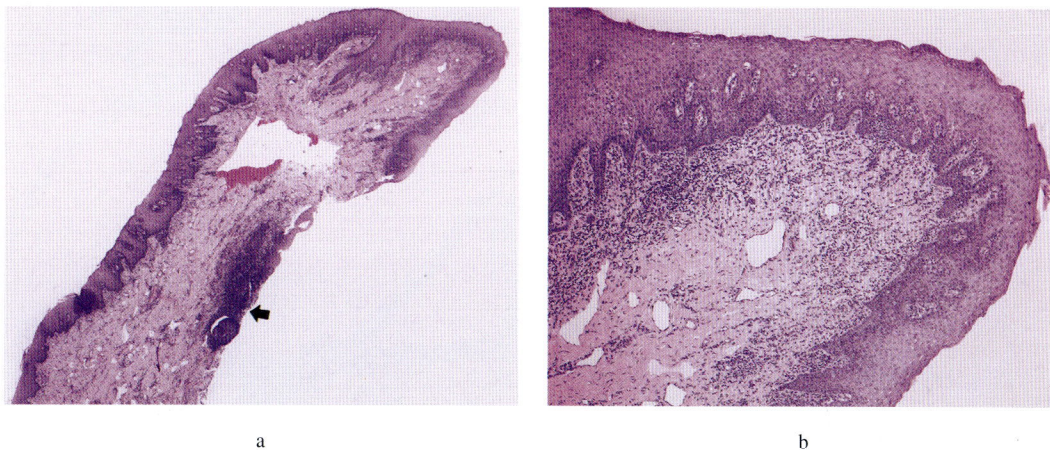

| a | b |

图4-5　下颌前庭沟缝龈瘤（图示为两个皱襞中的一个）

a. 表面覆盖复层鳞状上皮，上皮钉突不规则增生，局部（近沟底部）溃疡形成（HE×20，黑色箭头所指）；b. 上皮钉突不规则增生，下方为致密的纤维组织，慢性炎症细胞浸润（HE×100）

叶状义齿性纤维瘤有一狭窄的致密纤维结缔组织轴心，表面覆盖复层鳞状上皮，也可表现为上皮增生。

【鉴别诊断】

本病患者有义齿修复病史，临床表现为前庭沟增生组织形成的皱襞，不密合的义齿的

边缘正好位于皱襞间的缝隙内,易与其他病损鉴别。

【治疗及预后】

本病损及叶状义齿性纤维瘤可采取手术切除,并行常规病检。边缘不密合的义齿需修改或重做,以防止复发。

四、结节性筋膜炎(nodular fasciitis)

【定义】

根据WHO(2005)的定义,结节性筋膜炎是一种良性纤维增生性病变,一般发生在皮下,由肥胖但较一致的纤维母细胞/肌纤维母细胞构成,结构疏松似组织培养样生长方式。1955年Konwaler对其进行了较完整的描述。

【同义词】

假肉瘤性筋膜炎(pseudosarcomatous fasciitis)。

【流行病学】

本病是比较常见的软组织病损,可发生于任何年龄段,无明显的性别差异。

【病因学】

约15%的病例病变部位有外伤史,但多数病损被认为是对创伤或炎症的反应性改变。

【部位】

本病可累及全身各部位,但以上肢、躯干和头颈部为最常见。约20%病例发生于头颈部,尤其是儿童和青少年。发生于头颈部者以下颌角、颧骨、颅骨表面为最常见部位。

本病一般位于皮下筋膜或黏膜下,少数位于肌肉内,真皮内罕见。发生于颌面部者常与骨膜黏连,并可侵犯外侧骨皮质。

【临床特点】

本病生长迅速,尤其是在最初的2周,病程大多在1~2个月内。大小一般为2 cm或以下,几乎不超过5 cm。半数病例伴有疼痛和触痛。影像学上表现为边界不清的软组织肿物。

【组织病理学】

大体检查,多数病损位于皮下或肌肉内,灰白色或灰黄色,境界可较清,但无包膜。切面可呈纤维性或黏液样,少数中央可出现囊性变。

镜下,本病损常界限不清,有局部浸润性,浸润至周围脂肪组织或肌纤维束间,但也有一部分病损界限尚清(图4-6)。病损由胖梭形但较一致的纤维母细胞或肌纤维母细胞构成,胞核无多形性,有时核分裂象较多,但无病理性核分裂象。细胞丰富,但部分区域疏松,黏液样变性,大量的

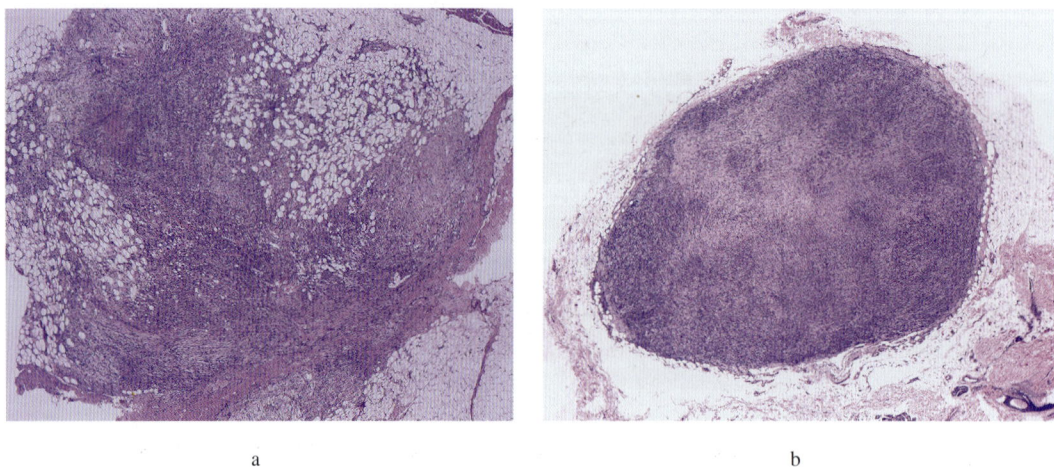

a

b

图4-6 结节性筋膜炎(为不同病例)

a. 颊部,病损界限不清,浸润至周围脂肪组织间(HE×40); b. 颈部,病损界限较清,但无包膜(HE×20)

无定形基质使其呈羽毛状结构,或呈组织培养样(tissue culture-like)改变,这是本病损较有特征性的表现。胶原含量一般较少,间质可有广泛的玻璃样变。病损内常可见破骨细胞样多核巨细胞、血管外红细胞和散在的慢性炎症细胞浸润,这些也都是本病损常见的特征性表现(图4-7)。

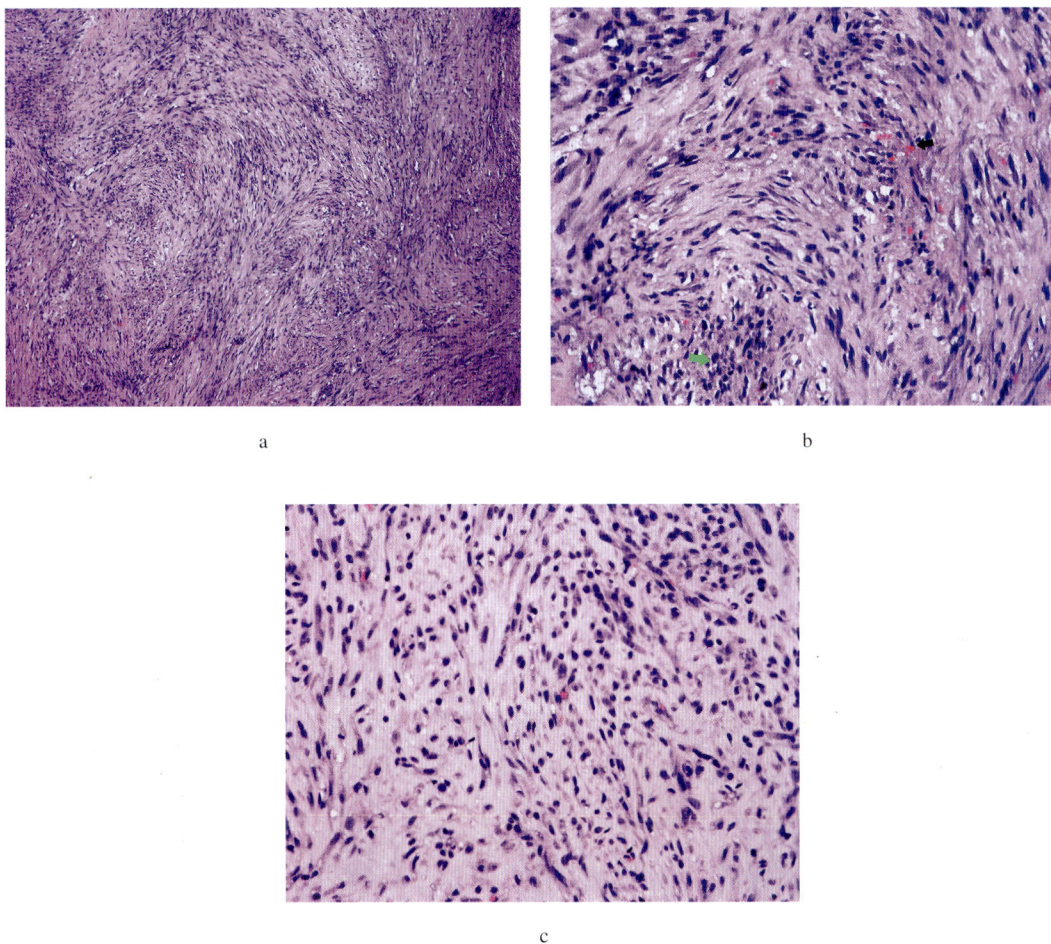

图4-7　腮腺区结节性筋膜炎

a. 病损由较一致的梭形纤维母细胞/肌纤维母细胞构成,细胞丰富,呈束状结构(HE×100); b. 纤维母细胞/肌纤维母细胞呈胖梭形,可见血管外红细胞(黑色箭头所指)和散在少量慢性炎症细胞浸润(HE×400,绿色箭头所指); c. 病损部分区域疏松,呈黏液样(HE×400)

【超微结构】

对大多数软组织肿瘤的诊断而言,电镜(electron microscopy, EM)已不再成为必要的检查,但对于肌纤维母细胞的判别,电镜仍有意义。超微结构观察可见梭形肌纤维母细胞胞质内有大量粗面内质网,可见微丝和密斑、吞饮小泡。但这些为肌纤维母细胞的共同特征,对本病的诊断不具有特异性的诊断意义。

【免疫表型】

免疫组织化学(immunohistochemistry)染色可表现为特异性肌动蛋白(Muscle specific actin, MSA)和平滑肌肌动蛋白(Smooth muscle actin, SMA)阳性(图4-8),结蛋白(desmin)、CD68偶见阳性,ß-Catenin、S-100和CD34通常阴性。但这些只能说明本病损含肌纤维母细胞成分,不能与其他纤维母细胞/肌纤维母细胞性病损鉴别。

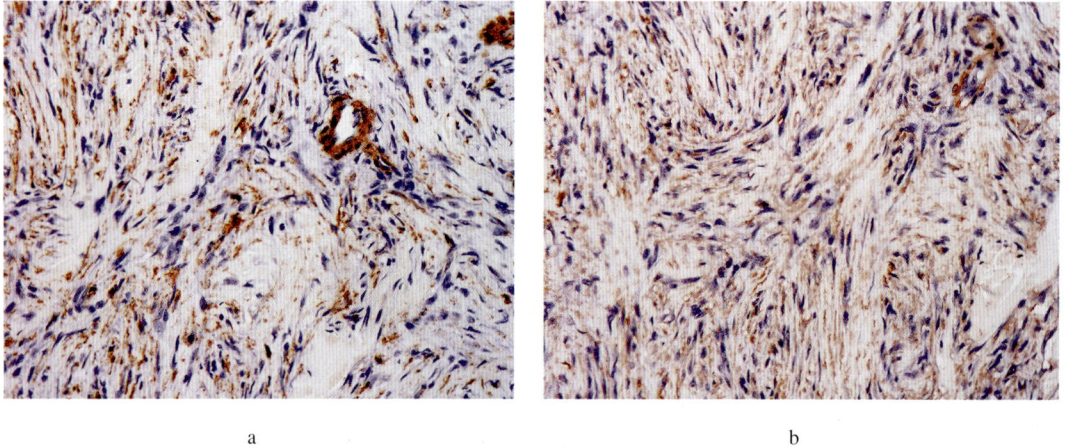

图 4-8　颈部结节性筋膜炎
a. SMA 梭形细胞阳性（＋）（IHC×400）；b. MSA 梭形细胞阳性（＋）（IHC×400）

【遗传学】

根据目前已进行细胞遗传学分析的一些病例看，存在克隆性染色体异常，包括 15q 染色体易位（15q22，15q25，15q26），16p 染色体易位（16p13.6，16p11.2），3q21 基因重排，2、13 号染色体缺失等。这些克隆性染色体异常提示至少有一部分病例为真性肿瘤，而非反应性病损。

【鉴别诊断】

由于早期生长迅速，有浸润性，与周围组织黏连，可疼痛，因此本病需与纤维性恶性肿瘤（如纤维肉瘤、恶性纤维组织细胞瘤等）和纤维瘤病（如侵袭性纤维瘤病、韧带样瘤）鉴别。如发生于儿童，表现为生长迅速，质硬肿物并与骨膜黏连，需与一些炎症性疾病，尤其是 Garrè 骨髓炎相鉴别。需行切除活检。与纤维性恶性肿瘤的鉴别主要为本病损很少位于真皮，肌纤维母细胞较胖，但形态较一致，无病理性核分裂象，含黏液样区域，可见红细胞外溢。在与纤维瘤病的鉴别中，ß-Catenin 有很大的帮助，纤维瘤病 ß-Catenin 通常阳性。应注意的是，本病与纤维性恶性肿瘤均发生在较深的组织内，活检部位应较深，否则可能会导致错误的诊断。

【治疗及预后】

如结节性筋膜炎已明确诊断，手术切除后复发罕见。偶尔切除不完全时可复发（1%~2%），但对于复发的病例，通常应重新复片，考虑其诊断有无错误。少数病损可自行消退。本病不发生转移。

五、纤维组织细胞瘤（fibrous histiocytoma）

【定义】

纤维组织细胞瘤是来源于成纤维细胞和组织细胞的良性肿瘤，但究竟是成纤维细胞（fibroblasts）来源还是组织细胞（histiocytes）来源仍不明确，目前认为可能是同一前体细胞来源。一般认为本病属真性肿瘤。

【流行病学】

纤维组织细胞瘤是较常见的皮肤病损，大多发生于年轻人，20~40 岁之间，而口腔病损则常发生于中、老年人。

【部位】

本病可发生于全身任何部位，最常发生于四肢的皮肤，也称为真皮纤维瘤（dermatofibromas），较少发生于口腔。如发生于口腔，任何部位均可累及，但最常发生于舌、口底和颊黏膜。颌骨内的纤维组织细胞瘤罕见。

【临床特点】

发生于皮肤的病损呈缓慢生长的红色结节状肿物，有时由于含铁血黄素的沉积而使其呈黑色。发生于口腔的病损亦呈红色结节状肿物，表面常有溃疡形成。大部分病损较表浅，大小0.2~2.0 cm不等，深在者较少，但常较大，可达5.0~8.0 cm。无明显症状，少数病例可伴有疼痛。

【组织病理学】

镜下，病损有一定的界限，但无明显包膜，由成纤维细胞和组织细胞构成，可以前者为主。成纤维细胞呈梭形，泡状核，排列呈车辐状（storiform）或席纹状。病损内含多核巨细胞，胞质较空，有时也含有空泡，称为托通（Touton）巨细胞。常见灶性出血，散在淋巴细胞浸润（图4-9a、b、c）。表面被覆的鳞状上皮增生，可呈假上皮瘤样增生。

超微结构及免疫表型（图4-9d）研究均提示此肿瘤含组织细胞与成纤维细胞。

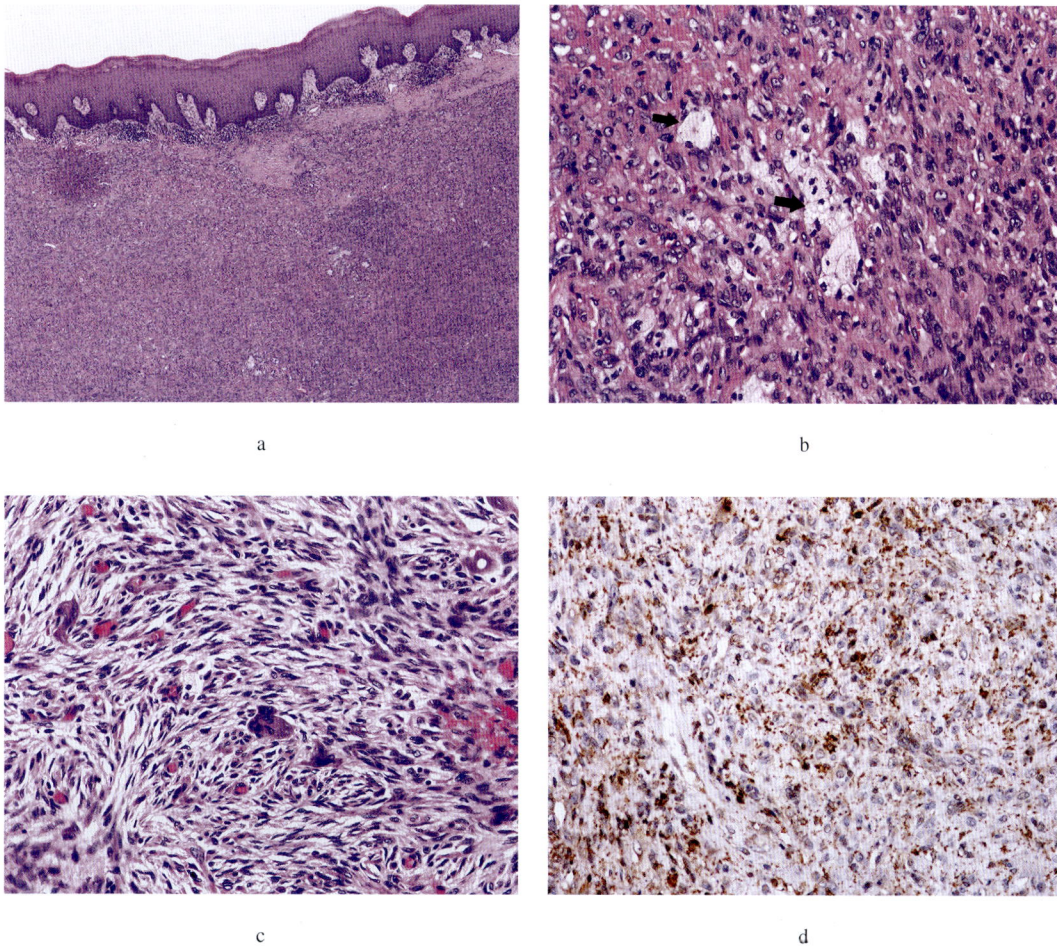

图4-9　腭部纤维组织细胞瘤

a. 表面被覆的鳞状上皮增生，病损有一定的界限，但无包膜，细胞丰富（HE×40）；b. 病损由成纤维细胞和组织细胞构成，成纤维细胞呈梭形，病损内可见胞浆空泡状的泡沫样组织细胞（HE×400，黑色箭头所指）；c. 病损内见灶性出血，多核巨细胞及散在淋巴细胞浸润（HE×400）；d. CD68多核巨细胞及部分梭形细胞阳性（+）（IHC×400）

【鉴别诊断】

本病损临床上需与神经纤维瘤、颗粒细胞瘤、脂肪瘤及结节性筋膜炎等鉴别，如有陈旧性出血，含铁血黄素沉积，还需与痣或黑色素瘤鉴别。因此，需行常规病检，其镜下表现可与上述病损区别。

【治疗及预后】

一般采取局部手术切除,但应包括5 mm的安全缘。复发率一般低于5%,尤其是较表浅的肿瘤,而较深、较大的病损复发率略高。有极少数报道良性纤维组织细胞瘤恶变为早期的恶性纤维组织细胞瘤(malignant fibrous histiocytoma)。

六、疣状黄瘤(verruciform xanthoma)

【定义】

疣状黄瘤为口腔内发生的一种少见病损,表现为上皮下特征性充满脂质的组织细胞堆积,一般认为其并非真性肿瘤。Shafer于1971年首先报道本病。

【同义词】

组织细胞增生症Y(histiocytosis Y)。

【流行病学】

本病好发于40~70岁,但2~89岁均有报道,无明显性别差异。

【病因】

病因尚未明确,有研究者认为本病与炎症有关,细菌或病毒感染引起炎症反应,导致泡沫样组织细胞聚集。有一部分病例与其他口腔病损或系统性疾病(如天疱疮、脂质沉积症、原位癌、疣状角化不良、移植物抗宿主病、扁平苔藓、红斑狼疮等)有关。少数报道称,通过原位杂交可在病损内检测出HPV6、11亚型,但大多数研究认为本病与HPV无关。

【部位】

口腔黏膜任何部位均可发生,但约一半的病损发生于颊、牙龈和牙槽黏膜。

【临床特点】

本病损一般生长缓慢,界限清楚,质软,无痛,多数无蒂,表面扁平、乳头状或疣状。病损呈粉红色、红色、黄色或白色,取决于上皮的角化程度。病损中央可凹陷,呈杯状或漏洞状,可出现溃疡。大多数病损直径在2.0 cm以内,无症状,常在不经意时发现。

【组织病理学】

镜下,本病损表面呈疣状、乳头状或较扁平,伴过度不全角化,乳头状突起之间可形成充满角质的裂沟。在常规HE染色中,此角化层常显示特殊的橘色。上皮钉突增生,且深度一致。在邻近上皮基底层的结缔组织乳头内可见含泡沫样胞质的巨噬细胞堆积,这是疣状黄瘤诊断的重要依据(图4-10)。这些泡沫样细胞即黄瘤细胞,含脂质及PAS染色阳性的耐淀粉酶颗粒。黄瘤细胞量少时,低倍镜下难以辨认。在一些病例中,黄瘤细胞偶可进入上皮层内。

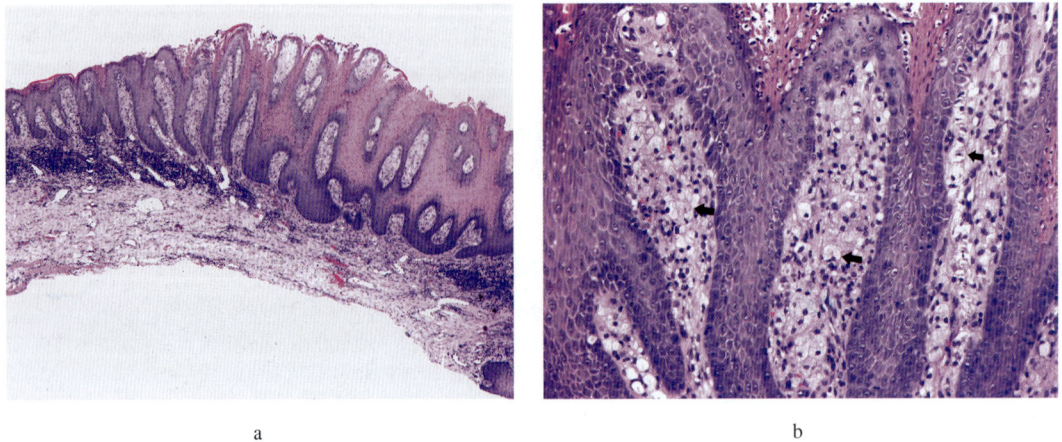

a   b

图4-10 牙龈疣状黄瘤

a. 病损表面呈乳头状,伴过度不全角化,乳头状突起之间形成充满角质的裂沟,显示特殊的橘色,深度一致的上皮钉突增生(HE×40);b. 泡沫样胞浆的黄瘤细胞(黑色箭头所指),小团进入上皮层内(HE×400)

【超微结构】

电镜下,黄瘤细胞具巨噬细胞的特征,并含脂质。

【免疫表型】

黄瘤细胞对CD68等组织细胞系标记物呈阳性,S-100蛋白通常呈阴性。

【鉴别诊断】

从临床表现上看,疣状黄瘤呈白色疣状表面,可有溃疡形成,需与鳞状细胞乳头状瘤、寻常疣、疣状癌等癌鉴别,但镜下表现各异,尤其是本病结缔组织乳头内含泡沫样细胞,易于诊断。

【治疗及预后】

疣状黄瘤一般采取手术切除,复发罕见,无恶变报道。

七、纤维瘤病（fibromatosis）

【定义】

纤维瘤病是指一大类纤维增生性病损,在生物学行为和组织病理学特征上介于良性纤维性病损和纤维肉瘤之间,以浸润性生长和具局部复发倾向为特征,但一般不发生转移。

【同义词】

纤维瘤病有多种不同的形式,以各自独特的临床病理学特点来命名。发生在头颈部软组织内,常被称为青少年侵袭性纤维瘤病（juvenile aggressive fibromatosis）或腹膜外韧带样瘤（extra-abdominal desmoid tumor）。发生在骨内的病损则被称为韧带样型纤维瘤病（desmoids-type fibromatoses）。本节的讨论仅限于头颈部软组织内的纤维瘤病。

【ICD-O编码】

侵袭性纤维瘤病为8821/1。

【病因学】

本病病因尚不明确,但与多种因素有关,包括创伤、遗传、内分泌和物理因素等。有的病例为家族性发病,由此提示可能有遗传学基础。

【流行病学】

纤维瘤病的发病率并不高,为（2~4）/100万。头颈部软组织纤维瘤病最常发生于儿童及青年,故常被称为青少年侵袭性纤维瘤病,但也可发生于中年人,无明显性别差异。

【部位】

纤维瘤病可发生于多种部位,主要为肩部、胸壁、背部、大腿、肠系膜和头颈部。头颈部软组织纤维瘤病最常见的部位为下颌骨旁软组织内。

【临床特点】

头颈部软组织纤维瘤病临床表现为界限不清的实性、质硬、无痛性肿物。可能来源于骨膜或来源于附着在关节、乳突表面的肌筋膜,故常深在,但如病损生长迅速或呈侵袭性生长,可使肿物接近皮肤或黏膜。病损大小不等,可长到很大,导致面部外形受损。少数病损可为多灶性。

【影像学】

影像学上侵袭性较强者边缘模糊,似恶性肿瘤。CT上为软组织密度,与肌肉相近;MRI的T_1WI上为中等信号,T_2WI上为中到高信号。胶原丰富的区域T_2WI上可呈低信号带,并不发生强化,而胶原稀疏区呈明显的强化。下颌骨旁软组织内的病损可引起颌骨结构异常改变,表现为骨皮质增厚、骨质增生和骨的不规则吸收。

【组织病理学】

大体检查,病变质硬,切之可有沙砾感。切面呈白色,有粗大的梁状结构,类似瘢痕组织。

镜下,软组织纤维瘤病的特征性表现为由纤维母细胞和肌纤维母细胞组成的具有侵袭性的肿瘤。细胞呈梭形,排列成束,常与血管长轴平行,这些血管常贯穿整个高倍视野。细胞无明显异形,细胞核小、淡染,可见核分裂,但无病理性核分裂象,也就是说,本病虽具侵袭性,但从细胞水平看无明显的恶性特征。病变含大量胶原间质,有时呈弥漫的玻璃样变性,或局灶性黏液变性,亦可见围管性出血(perivascular hemorrhage)。病变界限不清,常侵犯至周围软组织,如肌肉组织,导致骨骼肌纤维萎缩,形成多核巨细胞(图4-11)。

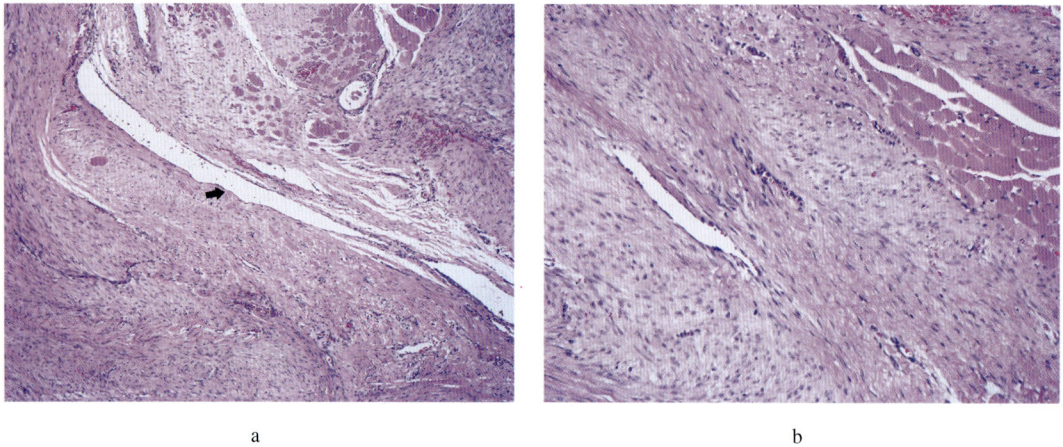

图4-11　颌下区纤维瘤病

a. 病损界限不清,侵犯至周围肌肉组织,导致骨骼肌纤维萎缩,细胞呈梭形,排列成束,含大量胶原间质,箭头所指为贯穿整个视野的血管(HE×100);b. 病损由梭形纤维母细胞和肌纤维母细胞组成,排列成束,与血管长轴平行,细胞无明显异形,核小、淡染(HE×200)

【超微结构】

大部分细胞具有纤维母细胞的特征,也有一部分肌纤维母细胞。

【免疫表型】

免疫组织化学检测,病变细胞波形丝蛋白(vimentin)呈强阳性表达,MSA和SMA(图4-12a)呈不同程度的阳性。小部分细胞可同时表达desmin和S-100蛋白。ß-Catenin呈阳性(图4-12b),该标记对纤维瘤病有一定的特异性。

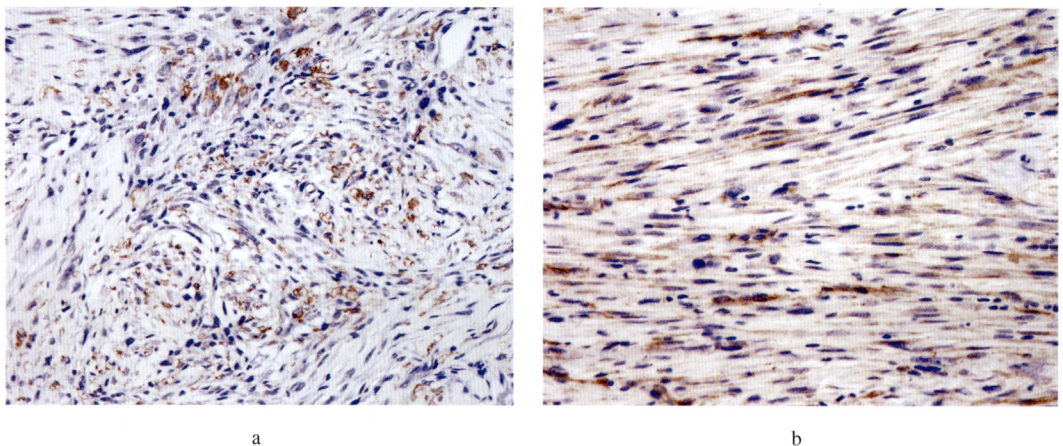

图4-12　颌下区纤维瘤病

a. 梭形细胞SMA阳性(＋)(IHC×400);b. 梭形细胞ß-Catenin阳性(＋)(IHC×400)

【遗传学】

有报道称纤维瘤病的病变中发现8号和(或)20号染色体三体的细胞亚群,但仅占30%以下,与本病的侵袭性生长是否有确切的关系尚缺乏充足的证据。

肿瘤抑制基因APC定位于染色体5q。APC蛋白与ß-Catenin结合,引发一系列反应,导致ß-Catenin降解,抑制Wnt信号通路。在家族性发病的病例中，常检测到 APC 基因 3' 端的突变，导致 ß-Catenin 过表达，在一些非家族性病例中还可检测到 ß-Catenin 激活性突变，因此肿瘤细胞免疫表型呈 ß-Catenin 阳性。

【鉴别诊断】

头颈部软组织纤维瘤病需与高分化纤维肉瘤和前述反应性纤维性增生鉴别。纤维瘤病与高分化纤维肉瘤的主要区别为前者细胞无明显异形，核分裂少，无病理性核分裂象。纤维瘤病与反应性纤维性增生的主要区别在于前者无明显的刺激因素，炎症细胞少。从临床上看，还需与神经纤维瘤、恶性周围性神经鞘瘤及结节性筋膜炎鉴别，但特征性的组织病理学表现均不同，免疫表型也有助于诊断。

应注意的是，活检应取病变中心，包括骨膜，才能获得细胞丰富的区域，并判断其有无侵袭性生长。如只取到病损边缘，可能仅表现为增生的胶原及炎症，难以明确诊断。

【治疗及预后】

纤维瘤病侵袭性生长，易复发，一般采取较广泛的切除。有文献报道，当如病损较大，无法彻底切除或已复发时，病损发生在特殊部位，手术可引起严重的功能缺失甚至致命时，也可进行化疗、放疗或内分泌治疗（他莫西芬，tamoxifen）。

纤维瘤病复发率高，根据报道，口腔和口周病损复发率为 23%，其他头颈部位的病损更高，但无转移潜能。复发与局部切除是否充分最具相关性。

八、肌纤维瘤（myofibroma）/肌纤维瘤病（myofibromatosis）

【定义】

肌纤维瘤/肌纤维瘤病是一种罕见的梭形细胞肿瘤，是指由肌纤维母细胞排列在薄壁血管周围形成的良性肿瘤。

【同义词及分型】

1954 年 Stout 提出本病是纤维瘤病的先天性、多发性亚型，因此将它命名为"先天性全身性纤维瘤病（congenital generalized fibromatosis）"。17 年后，Chung 和 Enzinger 提出本病为一种独立的肿瘤，并重命名为"婴儿型肌纤维瘤病（infantile myofibromatosis）"。目前较一致的观点是将本病分为三型：① 浅表孤立性者为肌纤维瘤（myofibroma）；② 多中心性发生但不累及内脏器官者为多发性肌纤维瘤病（multifocal myofibromatosis）；③ 多中心性发生并累及内脏器官者为全身性肌纤维瘤病（generalized myofibromatosis）。

【ICD-O 编码】　8824/0

【病因学】

肌纤维瘤（病）的病因不明确。有少数家族性发病的病例，提示可能与遗传因素有关。

【流行病学】

肌纤维瘤（病）可发生于从新生儿到老年的任何年龄，但多数发生于 40 岁前，平均年龄为 27 岁，近 90% 病例发生于新生儿和 2 岁以内婴幼儿。男性多见，尤其是孤立性病变。成人常见为孤立性病变，多中心发生者多累及新生儿和婴幼儿。

【部位】

孤立性肌纤维瘤常发生于头颈部（36%）、躯干、四肢的真皮、皮下组织，发生于骨骼肌和腱膜者较少，少数累及骨，主要是颅骨。口腔最常见的部位为下颌，其次为唇、颊、舌。肌纤维瘤病同时累及皮肤、皮下组织、肌肉、骨和内脏。

【临床特点】

由于血管丰富，表浅的真皮病损可呈紫红色斑丘疹，类似血管肿瘤，可活动，但深在者不活动。肿瘤一般无症状，但与部位及大小有关，发生在上呼吸道的病变，如生长迅速，可引起呼吸道阻塞。

【影像学】

位于软组织的病损，影像学表现差异很大，部分病例界限清楚,而部分病例呈浸润性生长,但病损中心或周围常伴有钙化。长骨内病损,影像学上表现为干骺端多发性放射线透射区,常有硬化性边缘和中心性钙化。

【组织病理学】

大体检查,浅表的病损呈界限清楚、无包膜的结节,深在者界不清。切面呈纤维性、灰白色、浅褐色至棕色,中央常有坏死和(或)囊性变,有时可见斑点状钙化。多发性者结节大小从0.5~7 cm不等,平均2.5 cm。

低倍镜下,病损呈分叶状结节或多结节,婴幼儿较大的病损呈特征性的双相生长,两种主要的病损成分呈带状分布。周边区由胖梭形肌纤维母细胞组成,排列成短束状或漩涡状结构,胞界不清,胞质嗜酸性,核长呈纺锤状,细胞无明显异形,细胞周围含胶原或黏液透明基质,梭形细胞间偶可见破骨细胞样多核巨细胞;中央区由小圆形或多边形原始间叶细胞组成,细胞丰富,呈片状分布,或围绕分支状的薄壁血管,呈血管外皮瘤特征,细胞质少,核稍大、深染,可见核分裂(图4-13),钙化、坏死、囊性变和间质玻璃样变性。

肌纤维瘤病除多中心发生外,组织病理表现与肌纤维瘤相似。

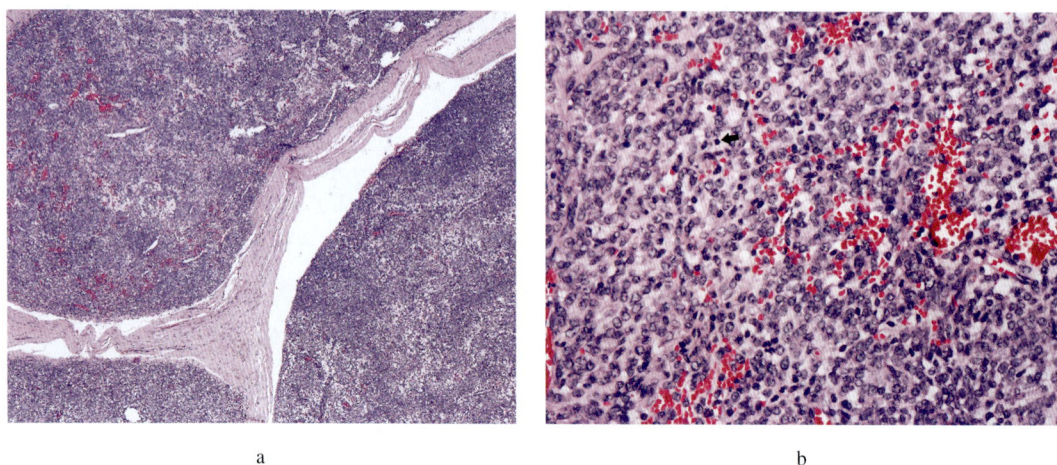

a   b

图4-13　翼腭窝肌纤维瘤

a. 病损呈分叶状多结节,原始间叶细胞丰富(HE×40); b. 病损由小圆形及多边形原始间叶细胞组成,细胞丰富,围绕分支血管,呈血管外皮瘤图像,细胞质少,核稍大、深染,可见核分裂(HE×400,黑色箭头所指)

【超微结构】

超微结构观察,部分细胞具有肌纤维母细胞的特征,胞质内含丰富的粗面内质网、微丝、致密斑等。部分细胞具有成纤维细胞的特征,胞质内含散乱扩张的粗面内质网,无肌丝。原始间叶细胞含稀疏的细胞器。

【免疫表型】

免疫组化结果显示,肿瘤细胞表达SMA、MSA和vimentin(图4-14),一般不表达desmin、S-100蛋白及角蛋白(keratin)。

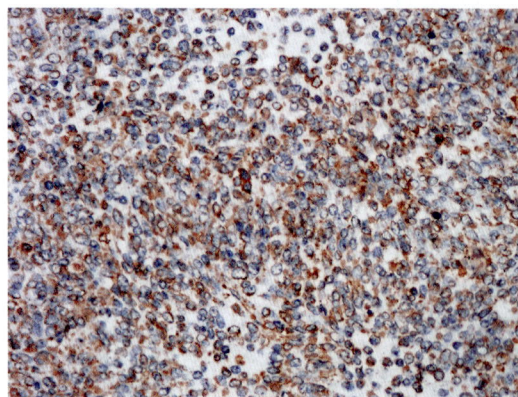

图4-14　翼腭窝肌纤维瘤

原始间叶细胞vimentin阳性(＋)(IHC×400)

【鉴别诊断】

从临床上看，本病需与纤维瘤病、结节性筋膜炎、神经纤维瘤鉴别。从组织病理学分析，本病具双相性，有两种细胞类型，即胖梭形的肌纤维母细胞和小圆形原始间叶细胞，并常围绕分支的薄壁血管排列，呈血管外皮瘤样结构，可以一种细胞类型为主，这是有鉴别意义的表现。

【治疗及预后】

肌纤维瘤常采取手术切除，少数病例可复发（<10%），但可通过再切除而控制。有些病例，尤其是骨内病损，可自行消退。

肌纤维瘤病发生于软组织和骨内者手术切除后很少复发。累及婴儿内脏或致命器官的肌纤维瘤病侵袭性强，有时可致命。肺受累的患者预后尤其差。

九、化脓性肉芽肿（pyogenic granuloma）

【定义】

化脓性肉芽肿是一种常见的口腔瘤样病变，而并非真性肿瘤。这一名词是1904年由Hartzell提出的，以前曾认为它是由化脓性微生物引起的，但目前认为大多数病例与感染无关，而是由于局部刺激或创伤而引起的一种活跃的组织反应。因此，它也不是真正的肉芽肿。

【同义词】

化脓性肉芽肿发生于牙龈者与肉芽肿性龈瘤（epulis granulomatosa）或血管性龈瘤（vascular epulis）同义，发生于孕期牙龈者与妊娠性龈瘤（pregnancy epulis）、妊娠瘤（pregnancy tumor）同义。

【流行病学】

化脓性肉芽肿可发生于任何年龄，但好发于儿童和年轻人，女性略好发。妊娠性龈瘤常从孕期的前三个月开始，在七个月内发病率逐渐上升，可能与雌激素及孕酮水平的增加有关。分娩后激素恢复到正常水平，一些病损无需治疗即消退，也有一些病损内纤维成熟，似纤维瘤。

【部位】

口腔化脓性肉芽肿近75%发生于牙龈，口腔卫生情况较差而引起的对牙龈的刺激和炎症可能与本病的发生有关。上颌牙龈比下颌牙龈略好发，前牙区比后牙区多见，唇颊侧比舌侧多见，有时可同时累及颊舌侧牙龈。除牙龈外，较好发的部位为唇、舌和颊黏膜。

【临床特点】

化脓性肉芽肿表现为表面光滑的球形肿物，常有蒂，但也有一些无蒂，无痛，易出血。表面常发生溃疡，颜色从粉红、红色到紫色不同，取决于病损的不同时期。早期病损血管丰富，呈红色，而后期则胶原丰富，呈粉红色。直径一般为0.5~4 cm不等。有时化脓性肉芽肿生长迅速，患者或临床医师可能疑为恶性。

【组织病理学】

镜下，化脓性肉芽肿表现为血管的高度增生，与肉芽组织相似。大量小血管形成，内衬内皮细胞，腔内充满红细胞。有时这些血管排列呈分叶状，因此有病理学家将其诊断为分叶状毛细血管瘤（lobular capillary hemangioma）。表面常形成溃疡，上皮破坏，代之以脓性纤维素性膜，大量炎症细胞浸润，近溃疡表面以中性粒细胞为主，深部以慢性炎症细胞淋巴细胞、浆细胞为主（图4-15）。陈旧性病损则纤维丰富，可发生玻璃样变性。许多牙龈上的纤维瘤可能是化脓性肉芽肿纤维成分成熟而形成的。

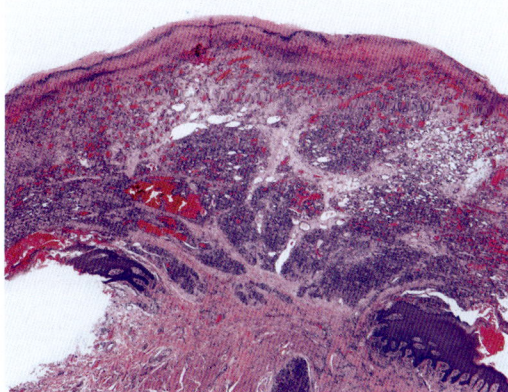

a

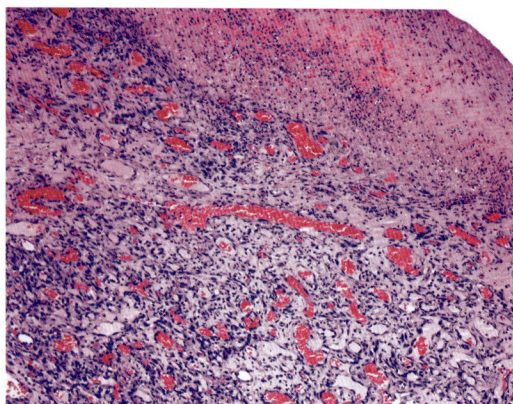

b

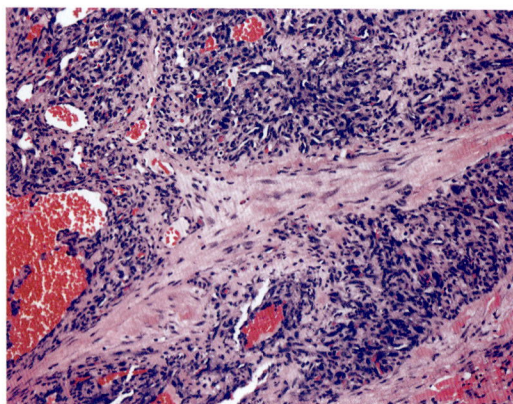

c

图4-15 下唇化脓性肉芽肿

a. 病损表面形成溃疡,下方大量小血管形成,排列呈分叶状(HE×20); b. 表面溃疡,上皮破坏,代之以脓性纤维素性膜,大量炎症细胞浸润,下方大量小血管形成,大量炎症细胞浸润,近溃疡表面以中性粒细胞为主,深部以慢性炎症细胞淋巴细胞、浆细胞为主(HE×100); c. 血管高度增生,内衬内皮细胞,腔内充满红细胞(HE×200)

【鉴别诊断】

本病损在临床上可生长较迅速,易出血,表面常有溃疡形成,需与一些恶性病损如发生于牙龈的淋巴瘤、鳞状细胞癌或转移性肿瘤区别,通过组织病理学检查易于鉴别。

【治疗及预后】

本病通常采取手术切除,并需行常规病检以排除其他病损。对发生于牙龈的病损,切除时应达骨膜下,并对邻近的牙齿行彻底的刮治以去除任何刺激。少数病例可复发,需再次切除。

妊娠性龈瘤手术治疗常需延迟,除非有明显

的功能或美观问题。

十、外周性巨细胞肉芽肿(peripheral giant cell granuloma)

【定义】

口腔巨细胞肉芽肿有外周性和中央性(颌骨内)两种。外周性巨细胞肉芽肿是口腔内常见的瘤样增生性病变,是由局部刺激或创伤引起的反应性病损,而非真性肿瘤。外周性巨细胞肉芽肿在镜下与中央性巨细胞肉芽肿(central giant cell granuloma)相似。

【同义词】

病损发生于牙龈和无牙的牙槽黏膜,因此又称为巨细胞性龈瘤(giant cell epulis)。

【流行病学】

外周性巨细胞肉芽肿可发生于任何年龄,但多在中年以上,50~60岁为高峰期。近60%患者为女性。

【部位】

病损发生于牙龈和无牙颌的牙槽黏膜,下颌比上颌略多见。

【临床特点】

外周性巨细胞肉芽肿在临床上表现为红色或暗红色结节状肿物,直径一般在1~2 cm,偶可见大至5~7 cm者。病损可无蒂、基底部宽,或有蒂,易出血,表面伴有或不伴有溃疡。

【组织病理学】

镜下,本病损一般界限清楚,表现为在胖梭形间叶细胞的背景内大量多核巨细胞增生。这些多核巨细胞的核可仅几个或多达几十个,似破骨细胞。有些细胞核大,呈泡状核,有些则小而浓缩。背景间叶细胞中常可见核分裂。病损血管丰富,可有灶性出血及含铁血黄素沉积(图4-16)。

近一半的病例表面黏膜上皮溃疡形成,可见急、慢性炎症细胞浸润,反应性成骨或营养不良性钙化并不罕见（图4-16）。在上皮与巨细胞病变　　间常有一致密的纤维结缔组织区。

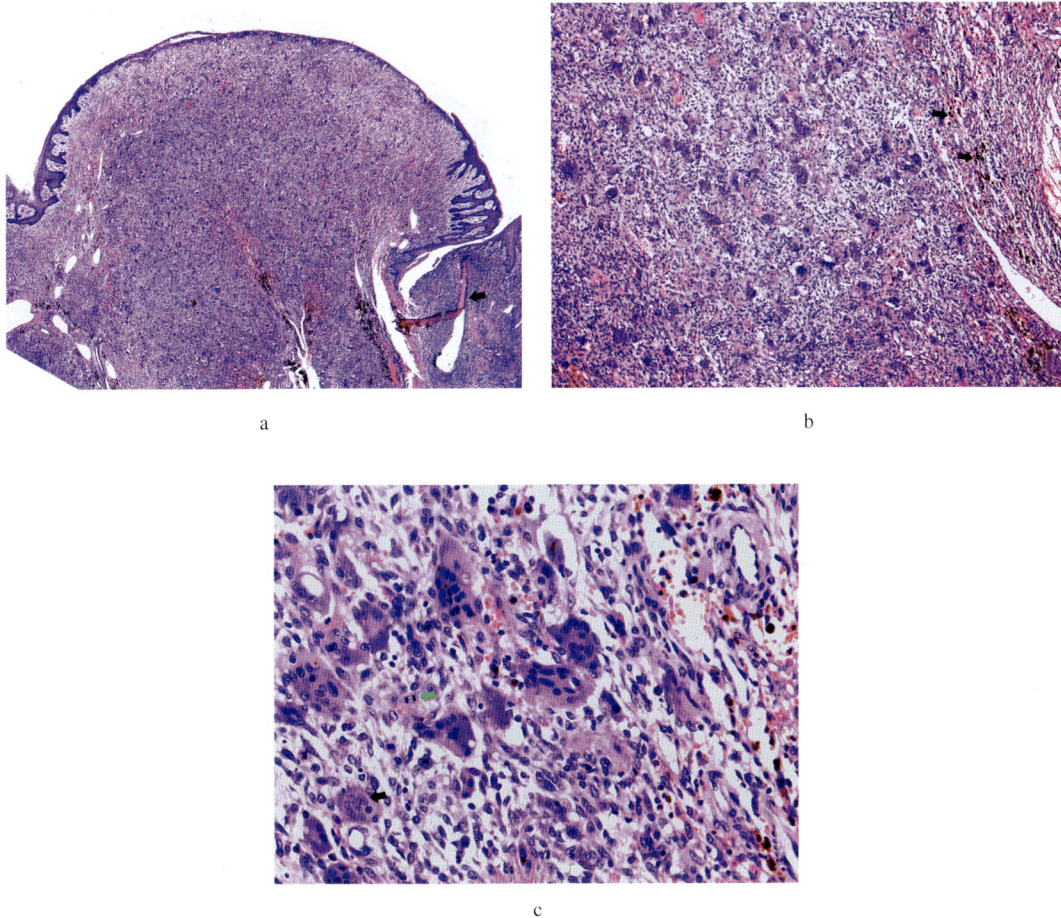

图4-16　牙龈外周性巨细胞肉芽肿

a. 病损表面黏膜上皮溃疡形成，大量炎症细胞浸润，可见营养不良性钙化（HE×20，黑色箭头所指，制片时部分脱片）；b. 病损表现为在胖梭形间叶细胞的背景内大量多核巨细胞增生，血管丰富，有含铁血黄素沉积（HE×200，黑色箭头所指）；c. 多核巨细胞的核可仅几个，也可多达几十个，似破骨细胞，有些核大呈泡状（黑色箭头所指），有些则小而浓缩，梭形细胞可见核分裂（HE×400，绿色箭头所指）

【影像学】

尽管外周性巨细胞肉芽肿发生于软组织内，有时影像学上可见下方牙槽骨呈杯状吸收，所以少数情况下很难判断肿物确为外周性还是中央性病损侵犯骨皮质后进入牙龈软组织。

【鉴别诊断】

临床上如诊断本病，应先通过病史、临床体检及影像学检查排除颌骨内病损。

本病临床表现与常见的牙龈化脓性肉芽肿相似，但前者仅发生于牙龈和无牙的牙槽黏膜，而后者除牙龈外，还可发生于唇、舌、颊等处黏膜，镜下两者区别明显。

少数情况下病损与甲状旁腺功能亢进患者的外周性巨细胞肉芽肿难以鉴别。这些患者免疫功能紊乱，可出现破骨细胞性棕色瘤，但棕色瘤多发生于骨内，与中央性巨细胞肉芽肿相似。

另外，还需通过组织病理学检查排除原发或转移性恶性肿瘤。

【治疗及预后】

本病通常采取手术切除，切除时应直达骨膜和/或牙周膜。邻近的牙齿需行彻底的刮治以去除任何刺激，减少复发的可能。据报道复发率近

10%,复发后需再次切除。

十一、外周性骨化纤维瘤(peripheral ossifying fibroma)

【定义】

外周性骨化纤维瘤是常见的牙龈增生,多数认为它不是真正的肿瘤,而是一种与矿化物形成有关的反应性改变。

【同义词】

骨化性纤维样龈瘤(ossifying fibroid epulis)、伴钙化的纤维瘤(peripheral fibroma with calcification)或钙化性成纤维细胞性肉芽肿(calcifying fibroblastic granuloma)。

【来源】

由于在临床和组织病理学表现上具有一定的相似性,一部分病损可能来源于化脓性肉芽肿,纤维成熟,并继而出现钙化。但另一部分病损可能来源于骨膜或牙周膜的细胞。

【流行病学】

外周性骨化纤维瘤好发于青少年和青年,10~19岁为发病的高峰期。近2/3的病例发生于女性。

【部位】

本病损发生于牙龈,上颌略好发,50%以上病损发生于切牙及尖牙区,少数情况下可发生邻牙的松动和移位。

【临床特点】

病损常位于牙间乳头,呈结节状肿物,质硬,有蒂,抬起蒂部,可见其与牙周膜相连。少数病例无蒂,且基底部较宽。非溃疡性病损呈粉红色,与纤维瘤相似,溃疡性病损呈红色,易与化脓性肉芽肿混淆。多数病损小于2 cm,偶可见较大者。

【组织病理学】

本病损一般无包膜,但有一定界限。在组织病理学上表现为与矿化物形成有关的纤维增生。如有溃疡形成,表面覆盖脓性纤维素性薄膜,下方为肉芽

组织。深部成纤维细胞增生,细胞丰富,尤其在矿化区(图4-17)。在有些病例中,成纤维细胞增生,但相关的矿化物形成在整个肿物中仅占很小一部分,类似于纤维瘤或化脓性肉芽肿,需仔细辨别。

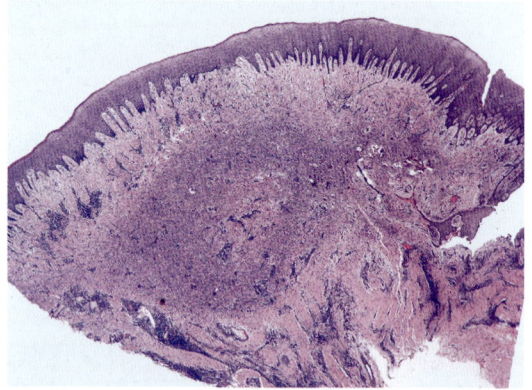

a

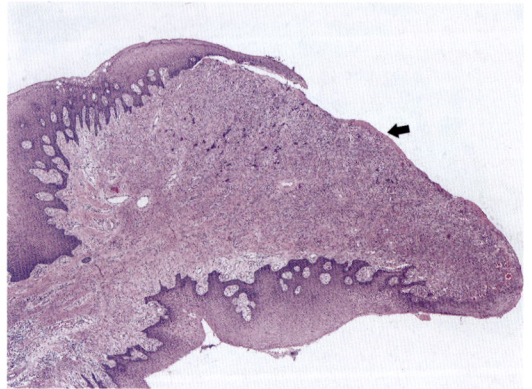

b

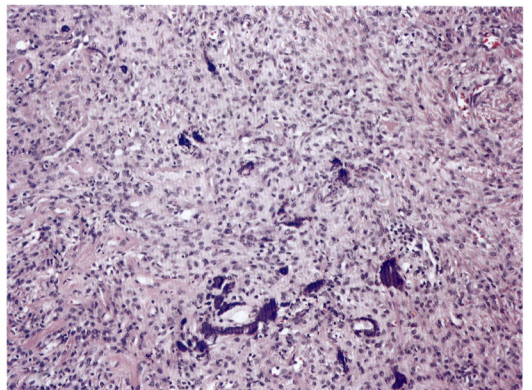

c

图4-17 牙龈外周性骨化纤维瘤(为不同病例)

a. 病损无包膜,但有一定界限,表面无溃疡形成(HE×40);b. 病损表面溃疡形成(HE×40,黑色箭头所指);c. 成纤维细胞增生,细胞丰富,可见嗜碱性不规则矿化物(HE×200)

病损中的矿化物成分各不相同,可表现为骨、牙骨质样组织或营养不良性钙化,或多种形式同时存在。骨呈编织状、小梁样,周围可有活跃的成骨细胞围绕(图4-18a),陈旧性病损可出现层板状骨。有时可形成圆形、卵圆形嗜碱性牙骨质样结构(图4-18b)。营养不良性钙化表现为散在颗粒、小球或大的不规则嗜碱性矿化物(图4-18c)。营养不良性钙化常出现在病损早期,有溃疡形成时,而陈旧性无溃疡的病损则常表现为骨或牙骨质结构。有些病损中矿化物周围可找到多核巨细胞。

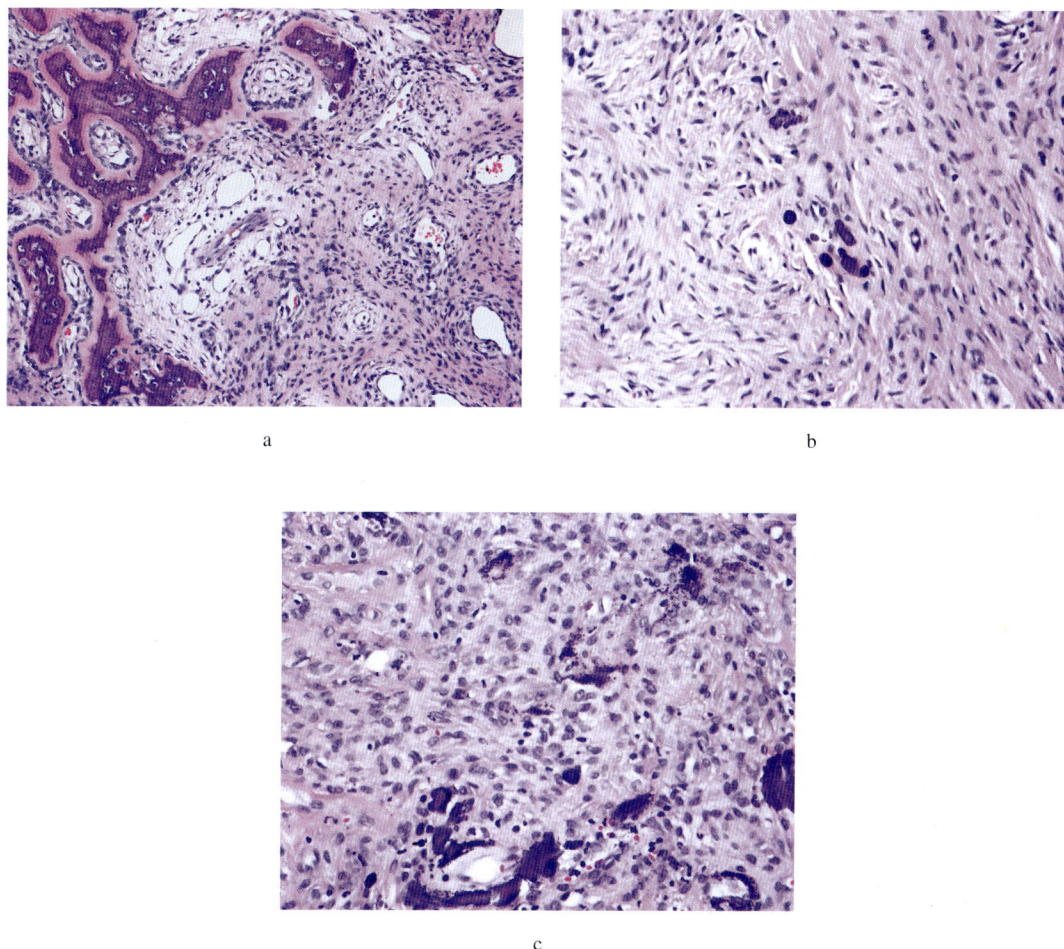

图4-18　牙龈外周性骨化纤维瘤(为不同病例)

a. 病损内所含的矿化物为骨样组织,呈编织状,周围有活跃的成骨细胞围绕(HE×200); b. 病损所含的矿化物为圆形、卵圆形牙骨质小体(HE×400); c. 病损中所含的矿化物为散在颗粒状、不规则嗜碱性营养不良性钙化(HE×400)

【影像学】

如矿化物形成较多,在牙片和全景片中可见斑点状放射线阻射。但多数病损仅含少量矿化物,在影像学上可无明显特征。

【鉴别诊断】

本病需与其他牙龈肿物,如化脓性肉芽肿、外周性巨细胞肉芽肿区别,前者质硬,镜下含骨、牙骨质样组织或钙化物。另外,还需通过组织病理学检查排除原发或转移性恶性肿瘤。

【治疗及预后】

外周性骨化纤维瘤一般采取手术切除,切除时需包括牙周膜。邻近的牙齿需行彻底的刮治以消除任何可能的刺激。复发率约为16%。

第二节 脂肪瘤及其变异型

一、脂肪瘤（lipoma）

【定义】

脂肪瘤为成熟脂肪细胞的错构瘤样增生。

【ICD-O编码】 8850/0

【成因】

虽然脂肪瘤多发生于肥胖的人群，但其具体的形成机制不明确。据文献报道，脂肪瘤的代谢与正常人体的脂肪代谢无关，如卡路里（caloric）摄入减少，正常人体脂肪可丢失，但脂肪瘤并不减少。

【流行病学】

脂肪瘤多发生于40岁及以上者，儿童少见。发生在身体其他部位的脂肪瘤女性发病率为男性的2倍，但在口腔病损中并无明显的性别差异。

【部位】

脂肪瘤是最常见的软组织肿瘤之一，但多数发生于躯干或四肢的近心端，发生于口腔和颌面部者相对较少。口腔各部位及涎腺均可发生，占口腔肿瘤的1%~2%，颈部皮下组织是其好发部位，口内以颊黏膜和颊沟为最好发，约占50%，其次为舌、口底和唇。

【临床特点】

口腔脂肪瘤常呈质软、表面光滑的结节，圆形或分叶状，无蒂或有蒂，一般无症状。直径多小于3 cm，但有时可很大。表浅者呈微黄或黄色，深在者可呈粉红色。发生于口内的病损多位于黏膜下浅层，也有部分发生于较深的位置。

【组织病理学】

大体检查可见脂肪瘤一般界限清楚，且可有薄层纤维包膜。切面呈黄色，油脂状。

镜下，大多数口腔脂肪瘤是由成熟脂肪细胞组成。有时也混有少量较幼稚的脂肪细胞，胞体较小，核较大，位于中央。肿瘤可有一薄层纤维包膜，细胞常呈分叶状排列（图4-19）。在典型的脂肪瘤中偶可见中央软骨或骨化生及黏液变性。根据镜下表现的差异，脂肪瘤有多种变异型。

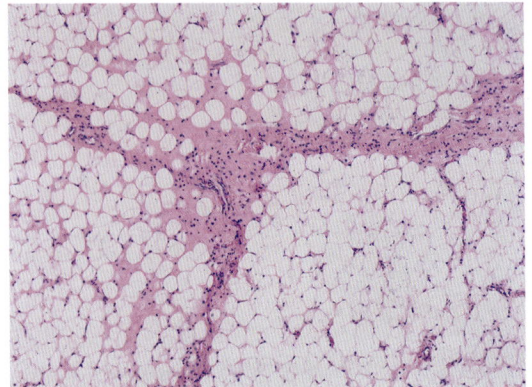

图4-19 口底脂肪瘤

病损由成熟脂肪细胞组成，并被纤维组织分隔成小叶状（HE×200）

【免疫表型】

免疫组织化学染色，成熟脂肪细胞vimentin、S-100蛋白和瘦素（Leptin）呈阳性反应。

【治疗及预后】

脂肪瘤采取手术切除，复发罕见。大多数镜下的变异型并不影响其预后。由于呈侵袭性生长，肌间脂肪瘤的复发率较高，但这种类型在口腔及颌面部少见。

二、脂肪瘤变异型（lipoma variants）

根据文献报道，从镜下分析，脂肪瘤可有多种变异型，其中最常见的是纤维脂肪瘤，其他的变异型较罕见。

（一）纤维脂肪瘤（fibrolipoma）

在纤维脂肪瘤中，纤维成分与脂肪细胞组成的小叶交叉分布（图4-20）。

（二）多发性脂肪瘤（multiple lipoma）

家族性脂肪瘤病是一种与遗传有关的多发性脂肪瘤。Bannayan-Zonana综合征表现为多发性脂肪瘤、巨头畸形及血管瘤，为常染色体显性遗传性疾病。近5%的脂肪瘤患者表现为与综合征无关的多发性病损。

（三）血管脂肪瘤（angiolipoma）

【ICD-O编码】　8861/0

血管脂肪瘤由成熟脂肪与大量小血管组成（图4-21），是脂肪瘤中唯一有症状的类型，在早期即出现疼痛和触痛。

（四）梭形细胞脂肪瘤（spindle cell lipoma）

【ICD-O编码】　8857/0

梭形细胞脂肪瘤是指在典型的脂肪瘤中存在数量不等的特征性梭形细胞（图4-22）。这种脂肪瘤主要发生于颈后三角和肩部。

（五）多形性脂肪瘤（pleomorphic lipoma）

【ICD-O编码】　8854/0

多形性脂肪瘤是指脂肪瘤中存在梭形细胞及核异形、浓染的大细胞。该类型脂肪瘤同样好发于颈后三角和肩部。

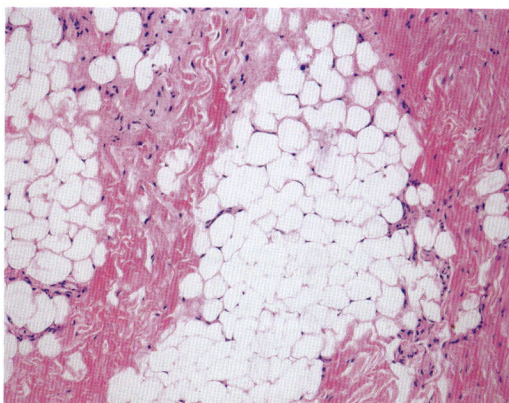

图4-20　颊部纤维脂肪瘤
纤维成分与脂肪细胞组成的小叶交叉分布（HE×10）

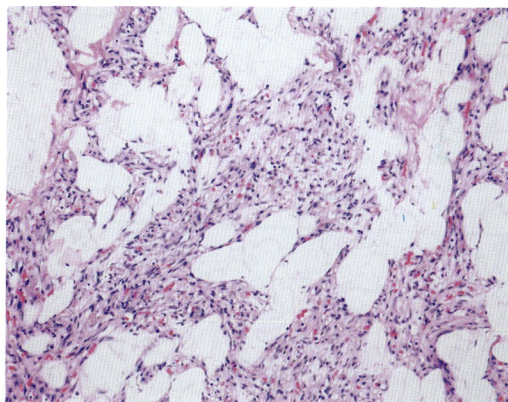

图4-21　舌缘血管脂肪瘤
病变由成熟脂肪与大量小血管组成（HE×200）

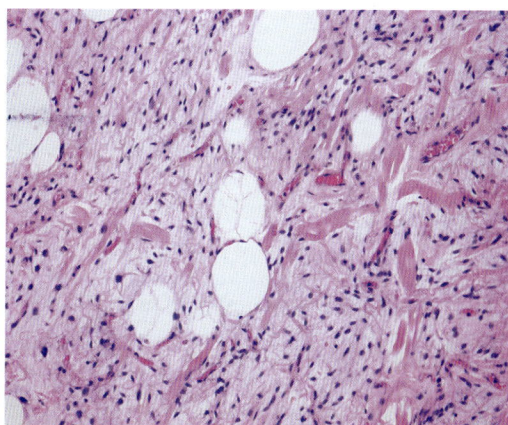

图4-22　腮腺区梭形细胞脂肪瘤
在典型的脂肪瘤中存在大量的梭形细胞（HE×200）

（六）良性脂肪母细胞瘤（benign lipoblastoma）

【ICD-O编码】 8881/0

良性脂肪母细胞瘤仅发生于婴幼儿。肿瘤细胞除成熟脂肪细胞外，也有各种不成熟脂肪母细胞，形态多样，呈圆形、多边形、星形或梭形细胞，胞质泡沫状。细胞无异形，偶见核分裂，但无病理性核分裂象。组织病理学表现与高分化的脂肪肉瘤相似，但其性质为良性。

（七）肌内-肌间脂肪瘤（intramuscular-intermuscular lipoma）

【ICD-O编码】 8890/0

肌内-肌间脂肪瘤又称浸润性脂肪瘤（infiltrating lipoma），好发于青年男性，主要发生于四肢、肩背及面部。病损通常较大，深在，表现为成熟脂肪细胞在骨骼肌纤维间浸润性生长并包绕周围骨骼肌（图4-23），少数与周围骨骼肌界限清楚，有时可引起肌肉疼痛。因此，一般认为此型为真性肿瘤，局部复发率较高。

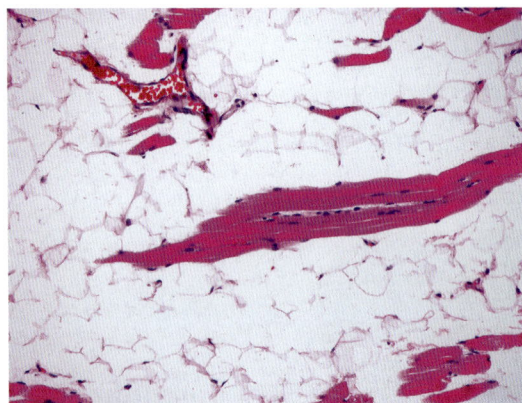

图4-23　颌下区肌间脂肪瘤
成熟脂肪细胞在骨骼肌纤维间浸润性生长并包绕骨骼肌（HE×40）

第三节　神经来源肿瘤

一、创伤性神经瘤（traumatic neuroma）

【定义】

创伤性神经瘤并非真性肿瘤，是由手术或其他原因使神经束受损伤而导致的神经组织的反应性增生。

【同义词】

外科手术后神经瘤（amputation neuroma）。

【成因】

一旦神经受损或被切断，其近心端将试图通过再生以重建对远心端器官的支配。这种再生是神经轴突沿着增生的雪旺细胞（Schwann cells）构成的小管生长。如这种再生受到瘢痕或其他因素的干扰，近心端不能进入远端髓鞘的位置进行修复，导致神经纤维的紊乱增生，在创伤的部位形成瘤样病变。

【流行病学】

创伤性神经瘤可发生于任何年龄，但常为中年人，女性略好发。

【部位】

口腔病损可发生于任何部位，但最常见于颏孔区、舌及下唇，常有明确的创伤史，一些病损继发于拔牙或其他外科手术后，有报道腮腺多形性腺瘤术后5%~10%患者出现耳大神经的创伤性神经瘤。

【临床特点】

口腔黏膜创伤性神经瘤一般表面光滑，无溃

痒,结节状,较大者直径可达数厘米。骨内创伤性神经瘤影像学上呈放射线透光性破坏。一般来说,疼痛是该病损的特征性表现,但研究发现仅1/4~1/3的口腔创伤性神经瘤有疼痛。疼痛可为间歇性或持续性,轻度、烧灼样或重度放射性疼痛。颏神经的神经瘤常伴疼痛,尤其是义齿刺激或触诊时。

【组织病理学】

大体检查,病变为灰白色结节状肿物,切面可呈黏液样、瘢痕样,位于损伤神经的近心端,与周围组织界限不清,但也有小部分病损界限清楚(图4-24a)。

镜下,早期病损表现为在黏液样基质内神经断端水肿,成熟的有髓神经散在、杂乱增生(图4-24b)。随着病损进一步发展,基质胶原化,增生的雪旺细胞和神经纤维细胞排列成编织状或漩涡状(图4-24c)。病损后期,出现较多的纤维瘢痕组织。可伴有轻度慢性炎症细胞浸润,伴炎症的创伤性神经瘤更常出现疼痛。

【免疫表型】

免疫组织化学染色,病损细胞S-100蛋白、CD57呈阳性反应。

【鉴别诊断】

创伤性神经瘤的大体及组织病理学表现与神经纤维瘤相似,因此对病史的了解很重要,应详细询问患者有无外伤及手术史,注意病变的部位,结合其组织病理学表现,可作出鉴别。

【治疗及预后】

创伤性神经瘤一般采取手术切除,切除时应包括一小部分累及的神经束,大多无复发,但有些病例疼痛持续或手术一段时间后又出现疼痛。

二、神经鞘瘤(neurilemoma)

【定义】

神经鞘瘤是一种来源于雪旺细胞的良性神经源性肿瘤,没有轴突成分。

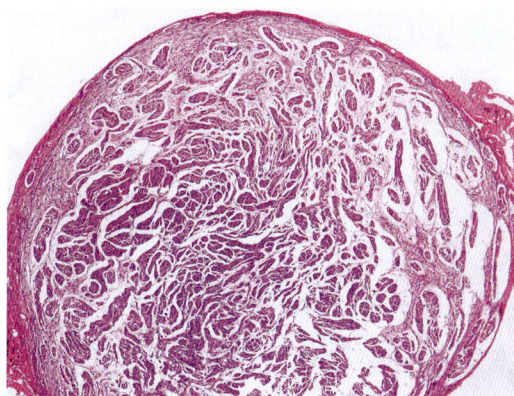

a

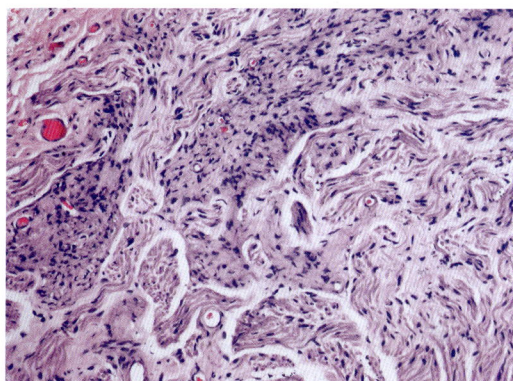

b

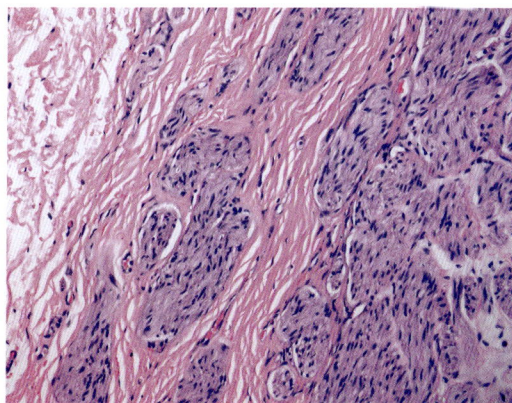

c

图4-24　创伤性神经瘤(为不同病例)

a. 舌创伤性神经瘤,本病损可界限清楚(HE×40); b. 颊创伤性神经瘤,早期病损表现为在黏液样基质内神经断端水肿,成熟的有髓神经散在、杂乱增生(HE×200); c. 舌缘创伤性神经瘤,成熟的病损基质胶原化,增生的雪旺细胞和神经纤维细胞排列成编织状(HE×200)

【ICD-O编码】　9560/0

【同义词】

雪旺细胞瘤(Schwannoma)。

【流行病学】

任何年龄均可发病,但以30~50岁为多见,无明显性别差异。

【部位】

本病并不常见,但25%~48%发生在头颈部。口腔内最常发生的部位为舌,但口腔任何部位均可发生。

【临床特点】

神经鞘瘤生长缓慢,有包膜,一般来源于相关的神经干,因此随着肿物的生长,神经被推到一侧。大多数病损为孤立性,表现为界限清楚的圆形或卵圆形结节,光滑,可活动,大小从几毫米至几厘米,一般不超过5 cm。大多无症状,但有些病损可伴有疼痛或触痛。

偶见该病损位于上、下颌骨,称为颌骨中央性病损,可导致骨膨胀。骨内病损常见于下颌后牙区,多出现疼痛和麻木。

【组织病理学】

大体检查可见肿物位于神经鞘内,有包膜,切面灰白灰黄,常见出血、囊性变和钙化。

镜下,神经鞘瘤具有较明显的组织病理学特征。肿瘤一般有包膜(图4-25a),可见两种不同的镜下类型:① Antoni A:Antoni A区致密的梭形施万细胞排列成束,胞核梭形或卵圆形,胞界不清。这些细胞常呈栅栏状排列,围绕无细胞的嗜伊红区,这种结构称为Verocay小体(Verocay bodies)。

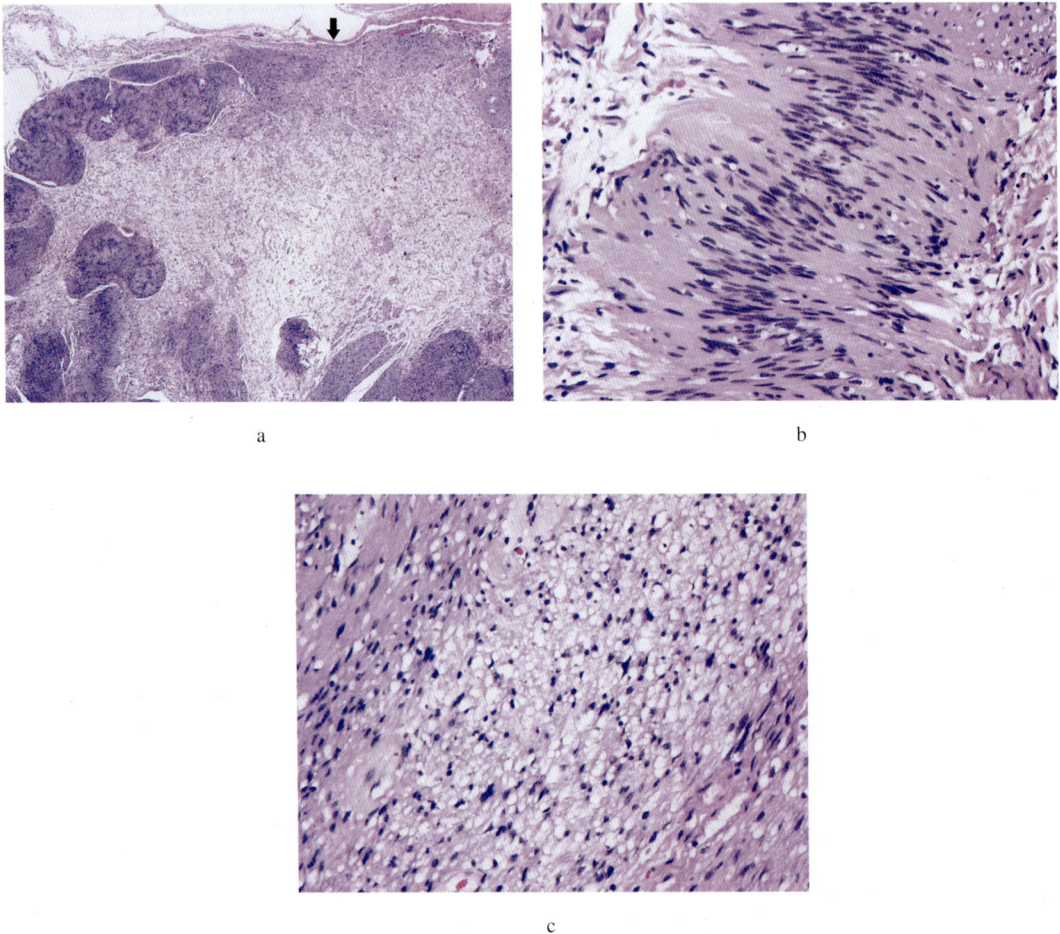

图4-25 颈部神经鞘瘤

a. 病损具薄层纤维包膜(HE×40,黑色箭头所指);b. Antoni A区:致密的梭形雪旺细胞排列成束,胞核梭形,呈栅栏状排列,围绕无细胞的嗜伊红区,形成Verocay小体(HE×400);c. Antoni B区:细胞成分少,排列紊乱,表现为疏松的黏液样基质内梭形细胞散乱排列(HE×400)

嗜伊红区是由重叠的基底膜和胞质突起共同构成的（图4-25b）；② Antoni B：Antoni B区细胞成分少，排列紊乱，表现为疏松的黏液样基质内梭形细胞散乱排列（图4-25c）。超微结构观察提示，Antoni B区可能由 Antoni A区变性而来。肿瘤内常可见较多扩张的、不规则的血管，血管壁较厚，甚至发生纤维化，部分呈血窦样腔隙（图4-26）。一般肿瘤中难找到神经。

陈旧性神经鞘瘤（ancient neurilemomas）可发生退行性改变，包括出血、含铁血黄素沉积、炎症、纤维化和细胞非典型性（图4-27），但仍为良性，因此诊断时需与肉瘤鉴别。口腔内较小的病损很少发生退行性变。

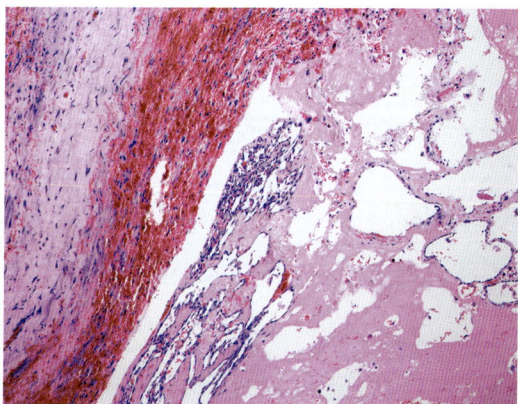

图4-26　颈部神经鞘瘤
肿瘤内扩张的、不规则的血管，呈血窦样（HE×100）

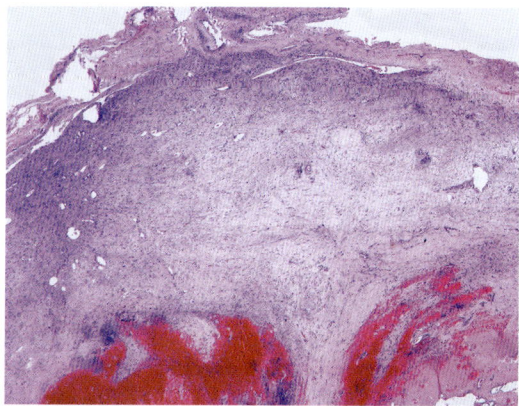

图4-27　舌陈旧性神经鞘瘤
肿瘤发生退行性改变，包括出血、含铁血黄素沉积、血栓形成、炎症（HE×20）

【免疫表型】

免疫组织化学染色，肿瘤细胞弥漫性S-100蛋白强阳性表达，尤其是Antoni A区的细胞。

【影像学】

颌骨内病损影像学上呈单房或多房性放射线透光区。

【鉴别诊断】

发生于舌或口底的神经鞘瘤，需通过组织病理学检查与颗粒细胞瘤、脂肪瘤、涎腺来源肿瘤鉴别。

神经鞘瘤需与同为神经来源的神经纤维瘤相鉴别。前者有完整包膜，镜下由单一的雪旺细胞组成，可见Verocay小体。而后者无包膜，镜下含多种成分，除雪旺细胞外，还可见神经纤维轴索和成纤维细胞等。

镜下神经鞘瘤还应与平滑肌瘤区别。平滑肌瘤的肿瘤细胞也可呈波浪状或漩涡状，细胞核也可呈栅栏状，但胞质丰富，红染，核两端钝圆，Van Gieson染色和Masson染色可显示其为肌源性，免疫组织化学染色极少S-100蛋白阳性。

【治疗及预后】

神经鞘瘤通常采取手术切除治疗，不复发，无或极少恶变。

三、孤立性神经纤维瘤（solitary neurofibroma）

【定义】

神经纤维瘤是最常见的外周神经来源肿瘤，是由雪旺细胞、神经纤维轴突和神经周成纤维细胞共同组成的。神经纤维瘤可以是孤立的，也可为神经纤维瘤病的一部分。孤立性神经纤维瘤是指发生于无遗传性神经纤维瘤病患者的单个肿物，但有时临床上较难明确判断，约10%孤立性病损可能是神经纤维瘤病的早期表现。

【ICD-O编码】 9540/0

【流行病学】

孤立性神经纤维瘤任何年龄均可发病，但好发于年轻人。

【部位】

本病好发于皮肤，但口腔病损并不少见，约占全部口腔肿瘤的1.4%。口内最常累及的部位为舌和颊黏膜。也有发生于颞下间隙、咽侧壁或翼下颌间隙等深部组织内的报道。偶见发生于骨内者。

【临床特点】

本病生长缓慢，质软，无症状，大小不一。由于肿物常位于皮下或黏膜下，因此常可触及，表面结节状，界限不清，向周围正常组织浸润。

【组织病理学】

孤立性神经纤维无包膜，但常有一定的界限（图4-28），尤其是当病损局限于受累神经的神经束膜内时。如发生于神经束膜外可界限不清，浸润周围正常组织，如肌肉、腺体。

肿瘤由增生的构成周围神经的所有成分组成，包括雪旺细胞、成纤维细胞和轴索。一般以施万细胞为主，表现为细长的梭形（图4-28），细胞核常呈波浪状，有时可出现部分细胞的非典型性，但核分裂少。这些细胞与纤细的胶原纤维和不等量的黏液样基质关系密切。肿瘤中存在较多肥大细胞也是有诊断意义的特征，可见散在淋巴细胞。有时通过银染色还可见肿瘤组织内含稀疏、散在的小轴突。

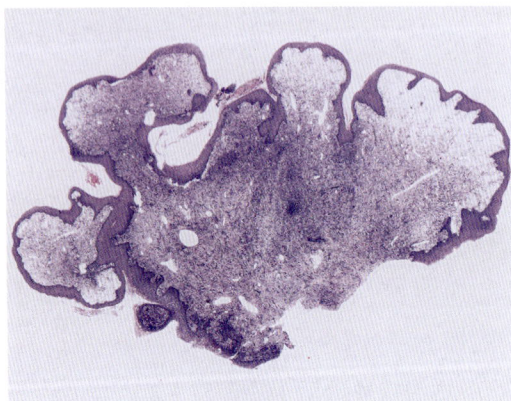
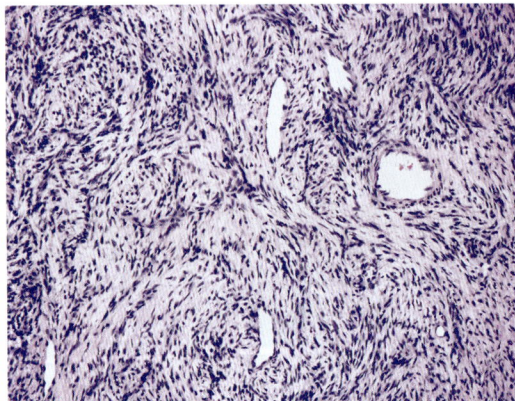

a   b

图4-28 牙龈孤立性神经纤维瘤

a. 病损肿瘤无包膜，但常有一定的界限（HE×20）；b. 肿瘤由构成周围神经的所有成分组成，以增生雪旺细胞为主，表现为细长的梭形（HE×200）

【免疫表型】

免疫组织化学染色，肿瘤细胞对S-100蛋白呈弥漫阳性反应（图4-29），但有文献提示反应强度较神经鞘瘤弱。

【影像学】

发生于骨内者影像学上表现为界限清楚或界限不清的单房或多房性放射线透光区。

【鉴别诊断】

孤立性神经纤维瘤需与下列肿瘤鉴别。

1. 神经纤维瘤病：早期可表现为孤立性纤维

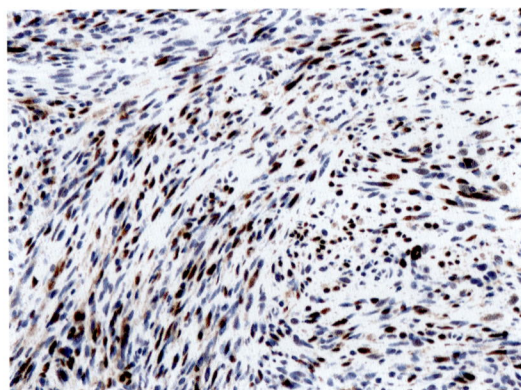

图4-29 牙龈孤立性神经纤维瘤

S-100蛋白阳性（＋）（IHC×400）

瘤,组织学形态亦相同,鉴别必须结合临床表现全面分析。

2. 神经鞘瘤:肿瘤有包膜,镜下全部为施万细胞,由 Antoni A 区和 Antoni B 区组成,可见 Verocay 小体。

3. 平滑肌瘤:肿瘤细胞和两端钝圆,胞质丰富,嗜酸性染色。另外,特殊染色及免疫组织化学染色有助于鉴别。

4. 纤维瘤:部分神经纤维瘤其中的成纤维细胞增生,出现胶原化,可通过免疫组织化学 S-100 蛋白染色帮助鉴别。

【治疗及预后】

对于较小的病损,如手术切除,并有安全缘,则预后好,复发罕见。如切除不彻底,残余的病损可继续缓慢生长。孤立性神经纤维瘤可恶变,但与神经纤维瘤病相比,恶变率低,一般仅发生于受到某种刺激后。

四、神经纤维瘤病 （neurofibromatosis, NF）

【定义与分型】

神经纤维瘤病是一种常见的遗传性疾病。该病损可分为两种类型,即:① 周围型(Ⅰ型);② 中枢型(Ⅱ型)。但较常见的是Ⅰ型,也是本章要介绍的类型。神经纤维瘤病Ⅰ型(neurofibromatosis type Ⅰ, NF-1),也称为皮肤冯·雷克林豪森病(Von Recklinghausen's disease of the skin),占总数的 85%~97%。

【病因学】

NF-1 为常染色体显性遗传性疾病,相关的突变基因定位于 17 号染色体。其中约 50% 患者有家族史,而其余则表现为新的突变。

【流行病学】

在每 3 000~5 000 名新生儿中就有 1 例 NF-1 患者。

【部位】

病损表现为皮肤、黏膜的多发性神经纤维瘤,可发生于皮肤、口腔、胃肠道及骨。有研究显示,约 25% 的患者出现口内神经纤维瘤。

【临床特点】

肿瘤可在出生时即存在,但常在青春期才出现较明显的临床表现,并在整个成人期持续缓慢增大,怀孕期间可迅速生长。皮肤上的多发性神经纤维瘤可从小的斑块,到较大的质软结节,再到巨大的鼓起下垂的肿物,称为神经纤维瘤性象皮病(elephantiasis neuromatosa)。肿物数量不一,少者仅几个,多者可达成百上千个,但2/3患者表现较轻。

皮肤上咖啡牛奶斑(Café au lait macules)沉着是另一个有特征性的表现,为黄色至深棕色斑块,直径从 1~2 mm 至数厘米不等。其他临床特点见其临床诊断标准。

【临床诊断标准】

神经纤维瘤病的临床诊断标准如下。

（1）6个或6个以上皮肤咖啡牛奶斑,表现为光滑、界限清楚的黄褐色至深褐色色素斑,常出生时即存在。最大直径青春期前患者应超过 5 mm,青春期后患者应超过 15 mm。

（2）两个或两个以上任何类型的神经纤维瘤或一个丛状型神经纤维瘤,可通过活检明确诊断。

（3）腋窝或腹股沟区雀斑(ephelis)形成。

（4）视神经胶质瘤。

（5）两个或两个以上利舍小结(Lisch nodules),为发生于虹膜的透明棕色色素斑。

（6）特征性的骨病损,如蝶骨发育不良或长骨骨皮质变薄,伴或不伴假关节。

（7）与已明确诊断为 NF-1 的患者有直接的亲属关系(包括父母、兄弟或子女)。

患者如符合2条以上可作出诊断。另有一些可能与神经纤维瘤病有关的异常表现,包括中枢神经系统肿瘤、巨头畸形、智力低下、癫痫、身材矮小、脊柱侧凸等。

【组织病理学】

神经纤维瘤是NF-1的主要病损,在临床和病理学上可表现为:① 局限性:病损在临床上较孤立性神经纤维瘤大,镜下表现无差别(图4-30);② 丛状性:病损主要侵犯神经干,镜下表现为增生的神经纤维扭曲变形,后期神经纤维被增生的雪旺细胞和波浪状胶原纤维束所替代,含轴索(图4-31);③ 弥漫性:少见,主要见于儿童和青年,数目可从数个到难以计数,镜下肿瘤内有纤细胶原纤维组成的基质,雪旺细胞散在分布(图4-32)。

如NF-1患者的神经纤维瘤病损突然生长加速或出现明显疼痛,应及时取活检。镜下如出现较明显的细胞非典型性和较多核分裂象,应考虑为

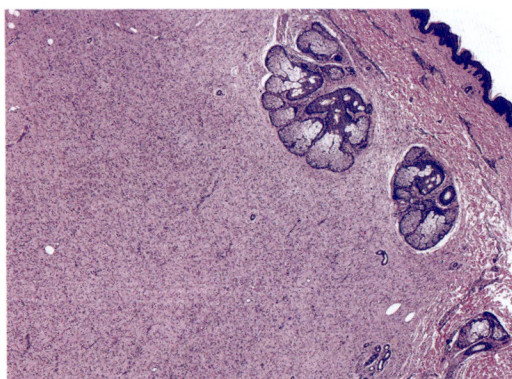

图4-30　颌下区局限性神经纤维瘤病
病损较孤立性神经纤维瘤大,但镜下表现无差别(HE×40)

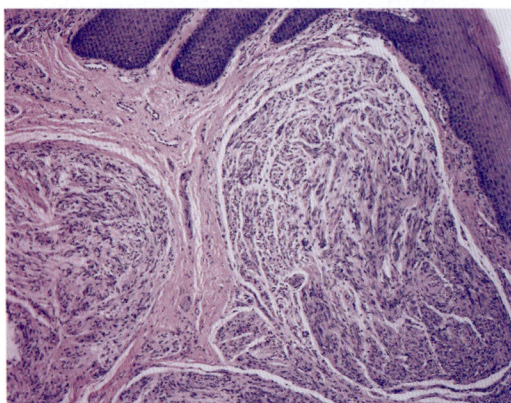

图4-31　舌背丛状性神经纤维瘤病
病损在镜下呈分叶状增生的神经纤维(HE×100)

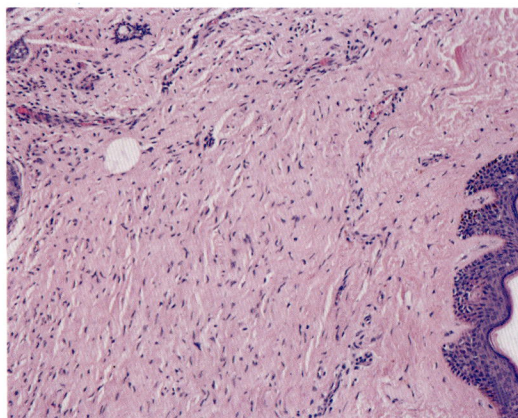

a

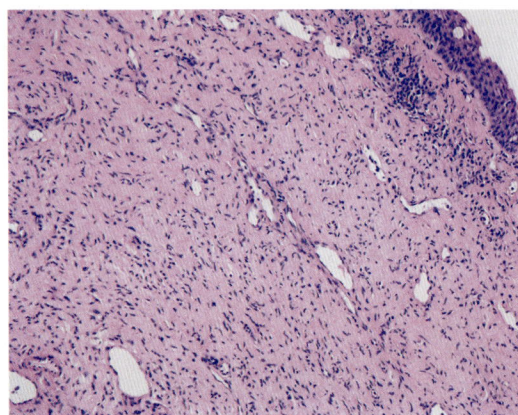

b

图4-32　弥漫性神经纤维瘤病(为同一病例)
a. 面部神经纤维瘤病,肿瘤内有纤细的胶原纤维组成的基质,施万细胞散在分布(HE×200);b. 上睑神经纤维瘤病,与面部病变表现基本一致,但细胞略丰富(HE×200)

恶变。一般恶变为恶性周围性神经鞘瘤(malignant peripheral nerve sheath tumor),少数恶变为其他间叶肉瘤。

【影像学】

40%NF-1病例可伴有颌面部、颈部骨的异常,表现为颌骨外形的异常变小、增大或局部缺损,也可表现为骨结构的异常如骨密度增加等。

【治疗及预后】

NF-1的神经纤维瘤病损多发,有的难以计数,有的病损较大,手术全部切除几乎是不可能的,因此手术治疗的目的常为了预防或控制并发症。对于较大、有症状、影响功能的肿物可采取局

部切除，即使有残留，大部分生长缓慢。系统的心理咨询对神经纤维瘤病患者尤为重要。

据文献报道，NF-1神经纤维瘤病损的恶变率2%~13%不等，常发生于病程较长者。最常恶变为恶性周围性神经鞘瘤，预后差，五年生存率仅为15%。除此之外，还可恶变为其他一些与神经纤维瘤病有关的恶性病损，包括中枢神经系统肿瘤、嗜铬细胞瘤、白血病、横纹肌肉瘤和Wilms瘤。

五、副神经节瘤（paraganglioma）

【定义及名称】

副神经节（paraganglia）是胚胎期神经嵴来源的特殊组织，与全身的自主神经和神经节有关，起源于副神经节细胞的肿瘤通称为副神经节瘤。一部分副神经节细胞可作为化学感受器，如颈动脉体（位于颈动脉分叉处），可感知血液pH或氧分压的微小变化，从而引起呼吸和心率的改变，因此也有人称之为化学感受器瘤（chemodectoma）。一般采用肿瘤所处的解剖部位来命名，位于颈动脉体的肿瘤称为颈动脉体副神经节瘤（carotid body paraganglioma），即颈动脉体瘤（carotid body tumor）；位于颈静脉球体部位的肿瘤称为颈静脉球瘤（glomus jugular tumors）；位于颞骨和中耳的肿瘤则称为鼓室球瘤（glomus tympanicum tumor）。由于颈动脉体瘤是最常见的副神经节瘤，因此本章主要讨论此肿瘤。

【ICD-O编码】　8680/1

【病因学】

近10%的病例为多发性，7%~10%的病例有家族史，为常染色体显性遗传，是通过基因印迹来修饰的。在基因印迹中，基因不存在DNA序列的改变，但却产生了可遗传的基因表达的改变，其遗传不符合孟德尔法则，被称为表观遗传（epigenetics）。在副神经节瘤中，即使父亲并未发现患有此病，但父源性基因导致子代形成肿瘤。母源性基因则不导致子代形成肿瘤，但这些儿童携带此基因，并可传至下一代。与遗传有关的病例有更高的多发性可能，约1/3患者患有1处以上的肿瘤。

【流行病学】

在一些海拔较高的地区，如秘鲁、安第斯山脉及墨西哥，颈动脉体瘤的发病率较高，可能与持续的缺氧刺激有关。海拔低的地区男性好发，海拔高的地区女性好发。本病可发生于任何年龄，好发年龄为40~60岁之间。

【部位】

副神经节瘤是较少见的肿瘤，但头颈部是其好发部位。最常见的颈动脉体瘤，发生于颈内动脉和颈外动脉的分叉处，但也仅约占全身肿瘤的0.012%。

【临床特点】

颈动脉体瘤位于一侧颈上部，下颌角以下，表现为缓慢增大的无痛性肿块，在前后方向可活动。听诊时常有杂音，如未检查到，可通过多普勒超声（Doppler ultrasounding）检查。血管造影可帮助明确肿瘤的位置，说明其具有特征性的血管表现。

大多数颈动脉体瘤为非功能性副神经节瘤，不会引起血清或尿儿茶酚胺水平的升高，但也有极罕见的病例能产生儿茶酚胺，从而出现类似嗜铬细胞瘤的表现。

【影像学】

CT及MRI上可见肿瘤有包膜，颈内动脉和颈外动脉之间的分叉角度增大，血管移位。平扫CT上表现为密度均匀的软组织肿块，增强CT上多有明显强化。平扫MRI的T_2WI及增强MRI上，均可表现为高信号病变内有点状或管状低信号区镶嵌其中，称为"椒盐"征（"salt and pepper" appearance）。DSA上病损在动脉期即出现对比剂染色。

【组织病理学】

大体检查，颈动脉体瘤大部分位于颈动脉分叉处，常与颈动脉黏连，甚至完全包绕颈动脉。肿瘤呈圆形、卵圆形或分叶状，常有薄层包膜，切面灰黄或棕红、暗红色，可见出血或纤维化。

镜下，肿瘤由排列成巢的圆形或多边形上皮样细胞组成，以纤维血管组织为间隔，总体的排列类似于正常的副神经节。这种不规则球形的细胞巢被称为细胞球（Zellballen），主要由主细胞构成，细胞较大，呈多边形，泡状核，居中，胞质略嗜酸性，有时可见嗜酸性颗粒。有些细胞具非典型性，可见单核和多核巨细胞，但核分裂罕见。肿瘤一般血管丰富，可见薄层纤维包膜包裹（图4-33）。一部分肿瘤间质纤维化，玻璃样变，甚至可仅残留散在条索状肿瘤细胞（图4-34）。其他部位的副神经节瘤与颈动脉体瘤镜下表现相似。

如肿瘤细胞排列成巨大的巢状或片状，细胞异形明显，核分裂较多，出现灶性坏死和血管侵犯，应考虑为恶性颈动脉体瘤（图4-35），但除出现转移外，尚缺乏公认的确认为恶性的标准。

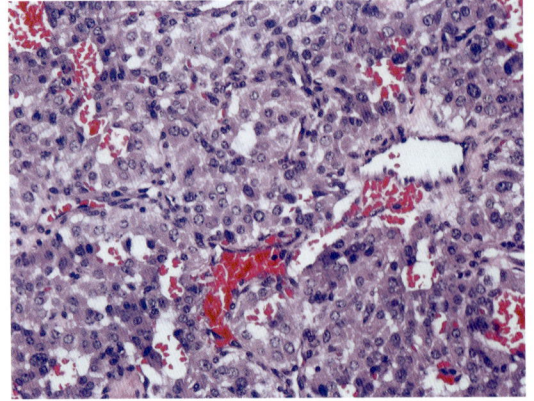

图4-33 颈动脉体瘤

a. 肿瘤有薄层纤维包膜（黑色箭头所指），上皮样细胞排列成巢状，以纤维血管组织为间隔，部分区域细胞丰富，部分区域呈黏液样（HE×20）；b. 肿瘤细胞丰富区，排列呈明显的巢状，血管丰富，肿瘤细胞与血管关系密切（HE×100）；c. 上皮样细胞巢由主细胞构成，细胞较大，呈多边形，泡状核，居中，胞质略嗜酸性（HE×400）

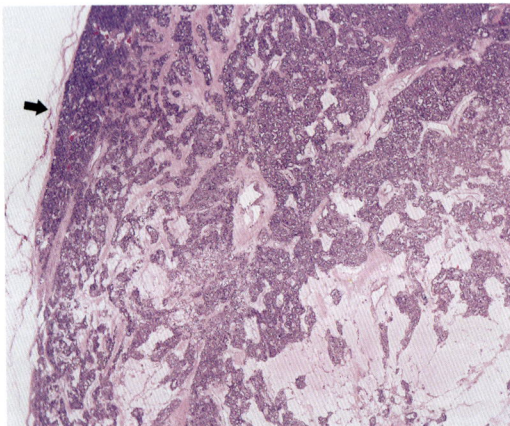

a

b

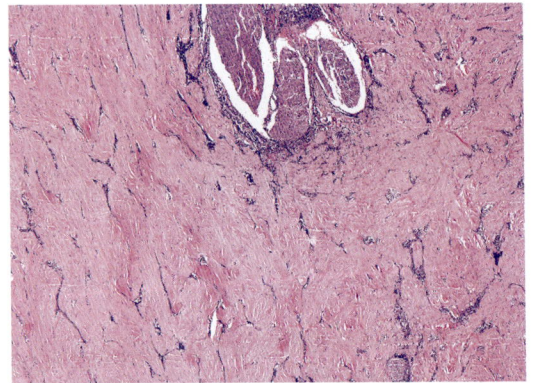

图4-34 颈动脉体瘤

肿瘤间质纤维化，玻璃样变，仅见残留散在条索状肿瘤细胞（HE×40）

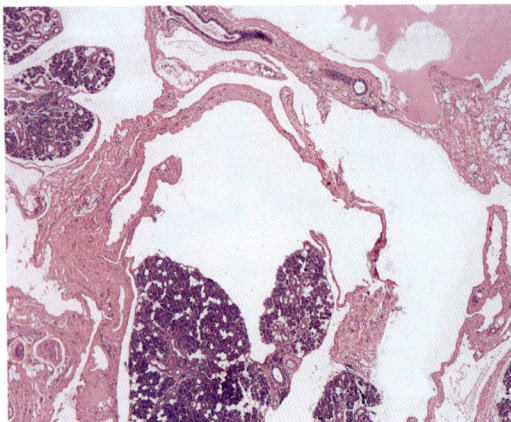

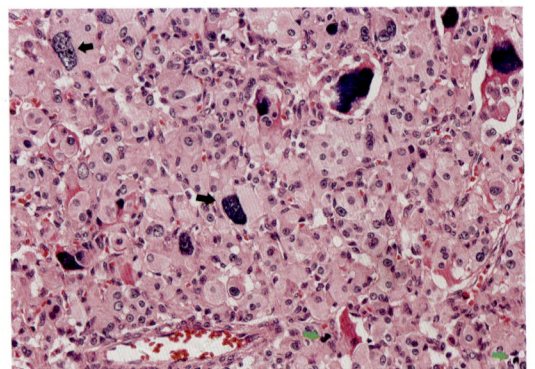

图4-35 恶性颈动脉体瘤

肿瘤细胞排列成巨大的片状，细胞明显异形，出现瘤巨细胞（黑色箭头所指）及较活跃的核分裂象（HE×40，绿色箭头所指）

乱步东洋

汤祯兆

1. 创作集《变色》，香港：一本出版社，1991年。
2. 日本电影研究《感官世界—游于日本映画》，香港：陈米记，1995年。同书另有台湾万象版，1996年9月出版，篇章有所修订。
3. 书评集《书从中的冒险》，香港：素叶，1997年。
4. 日剧研究《日剧美味乐园》，香港：文林社，1998年。
5. 日本流行文化研究《俗物图鉴》（又名拜物图鉴），台湾：商周出版社，1999年。
6. 日剧研究《日剧游同地》，香港：文林社，1999年。
7. 日剧研究《日剧最前线》，台湾：商周出版社，2000年。
8. 日本流行文化研究《乱步东洋—日本文化杂踏记》，香港：指南针集团有限公司，2001年。
9. 日本电影研究《讲演日本映画》，香港：百老汇电影中心，2003年。
10. 文化研究《杂踏香港》，香港：青文书屋，2004年。
11. 日本成人电影研究《AV现场》，香港：茶杯，2005年（已出至第八版）。
12. 日本文化研究《整形日本》，香港：天窗，2006年（已出至第五版。中国简体字版已由山东人民出版社于2008年1月出版，增加了讨论村上春树现象的专章。台湾繁体版已由台北博雅书屋于2010年2月出版）。
13. 日本文化研究《命名日本》，香港：天窗，2007年（已出至第三版。中国简体字版已由山东人民出版社于2009年1月出版）
14.
15. 香港电影研究《香港电影血与骨》，台湾：书林，2008年。（中国简体版已由上海复旦大学出版社于2010年8月出版）。
16. 个人精选集《全身文化人》，香港：文化工房，2008年。
　日本文化游记《情热四国》，香港：知出版，2008年（中国简体字版已由山东人民出版社于2009年6月出版）。
17. 日本电影研究《日本映画惊奇—中大师名匠法外之徒》，日本映画惊奇出版社，2008年。
18. 中国：广西师范大学出版社《日本中毒》，香港：天窗，2009年（中国简体字版已由中国人民大学出版社于2010年11月出版）。
19. 日本文化研究《俗物图鉴》复刻新版，香港：生活书房。
20. 2010年。香港电影研究《香港电影夜与雾》，香港：生活书房。
　2010年。

个人博客：
http://blog.roodo.com/tongsiu/

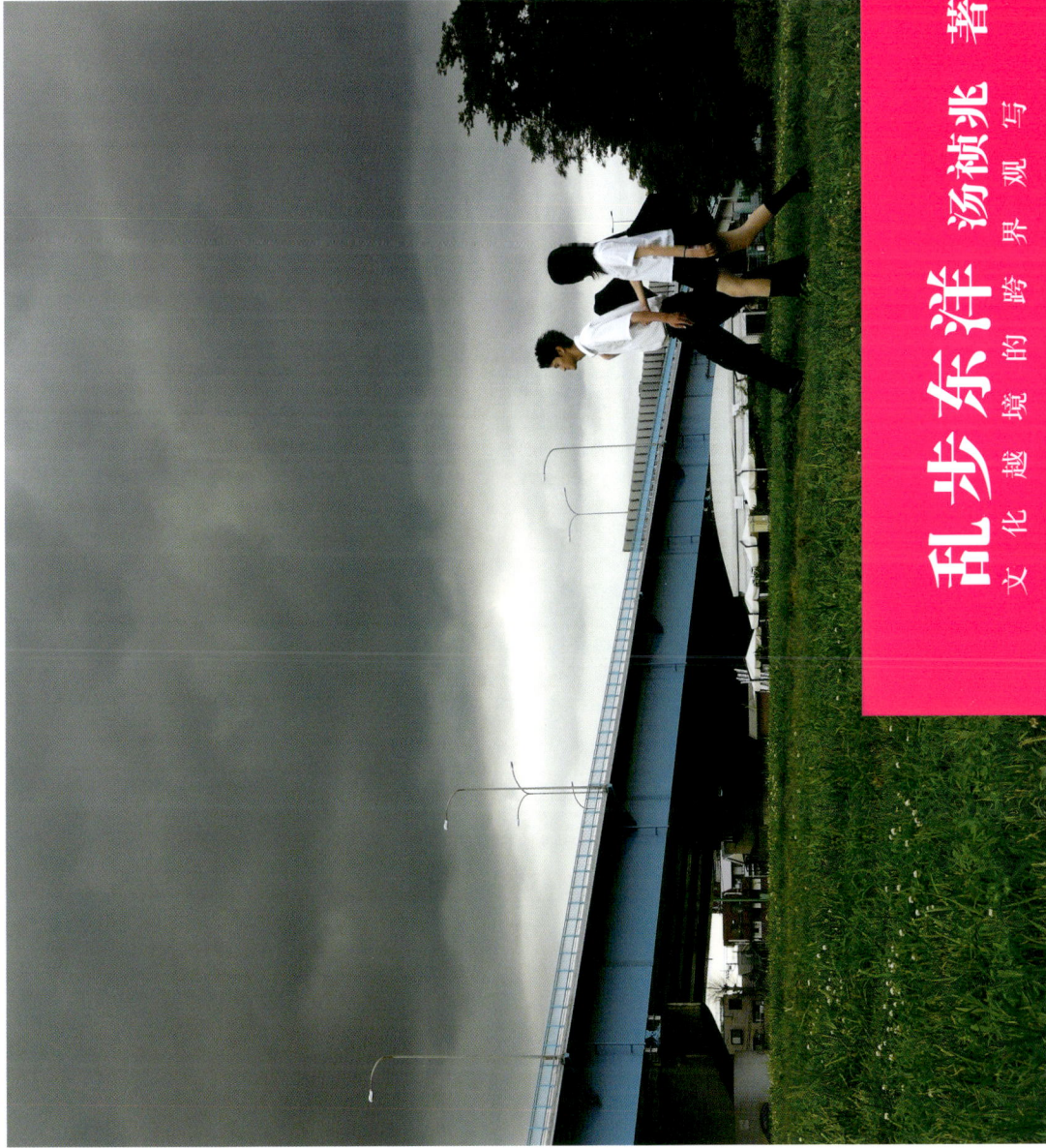

乱步东洋　汤祯兆　著
文化越境的跨界观写

从Gal革命到情色朗圣的纸醉情迷
由铁道杂踏到映象旅人的自作聋
乱步日本　出入香港

上海三联书店

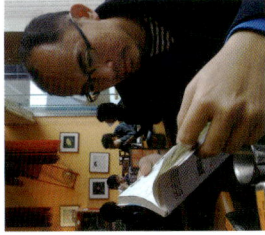

【超微结构】

超微结构观察,肿瘤细胞类似于正常主细胞,胞浆内含特征性的致密核心神经分泌颗粒。

【免疫表型】

免疫组织化学染色,肿瘤内大部分为主细胞,显示神经元特异性烯醇化酶(neuron-specific enolase, NSE)和嗜铬细胞素A(chromogranin A, CgA)呈阳性反应(图4-36),支持细胞呈S-100蛋白阳性。

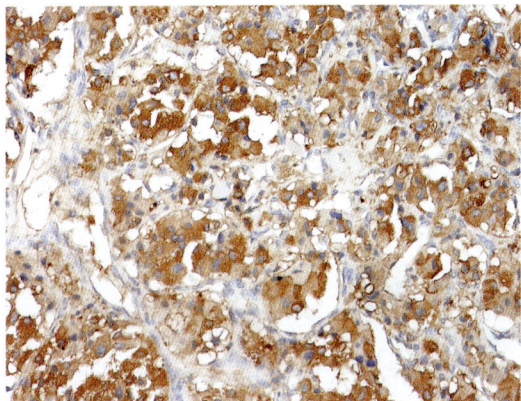

a

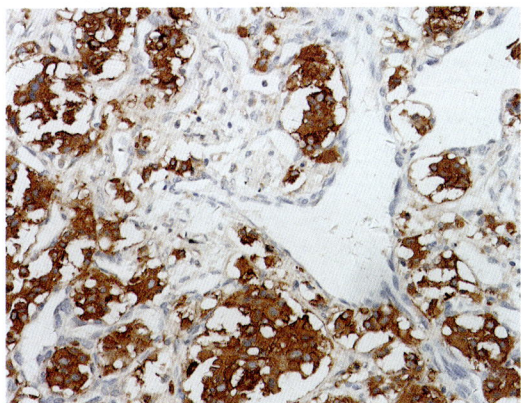

b

图4-36　颈动脉体瘤

a. 肿瘤细胞大部分表达NSE（IHC×400）; b. 同时表达CgA
（IHC×400）

【鉴别诊断】

颈动脉体瘤具有特殊的病变部位,镜下见Zellballen结构,免疫组织化学染色显示NSE、CgA阳性,诊断并不困难。需与之区别的肿瘤主要为类

癌、血管外皮瘤、腺泡状软组织肉瘤等,一般根据部位、镜下表现、影像学及免疫组织化学染色可明确鉴别。

【治疗及预后】

大多数颈动脉体瘤可通过手术或放疗来控制,但血管并发症可导致一定的死亡率。另外,6%~9%的病例可发生区域淋巴结或肺、骨转移,但转移可发生在肿瘤切除许多年后,且很难根据其镜下表现来预测哪些病例有转移可能,因此长期随访十分重要。

六、颗粒细胞瘤(granular cell tumor)

【定义】

颗粒细胞瘤是一种并不常见的良性软组织肿瘤,好发于口腔,伴溶酶体改变,使其胞质呈颗粒状。

【ICD-O编码】　9580/0

【组织发生】

颗粒细胞瘤的组织学来源长期以来一直备受争议。起初被认为是骨骼肌来源,并称其为颗粒细胞肌母细胞瘤(granular myoblastoma)。近年来,越来越多的研究并不支持其为肌源性,电镜观察发现肿瘤细胞具有施万细胞的特征,故认为是施万细胞或神经内分泌细胞分化而来,并将其称为颗粒细胞施万细胞瘤(granular cell schwannoma)。但在其组织发生尚未进一步明确前,建议使用颗粒细胞瘤这个比较模糊的名称。

【流行病学】

颗粒细胞瘤并不常见,可发生于任何年龄,以40~60岁之间为最常见,儿童罕见。女性好发,男女之比约为1∶2。

【部位】

颗粒细胞瘤主要发生于口腔内黏膜下和胸背部、腋窝处皮下真皮内,且好发于口腔。口腔病损最常见的部位为舌,其次为颊黏膜。

【临床特点】

典型的颗粒细胞瘤表现为无症状、无蒂的结节，多小于2 cm，呈粉红色，但偶可呈黄色，软硬不等，活动度差，但一般不与骨或黏膜黏连。病损多为孤立性，但约10%~15%的患者为多发性，尤其在黑人中较常见。

【组织病理学】

颗粒细胞瘤由较大的圆形、卵圆形或多边形细胞组成，胞界不清，胞质略呈嗜酸性，内含大量粗大的嗜酸性颗粒，核小，居中。细胞常排列成片状，也可呈条索状或巢状，期间可见胶原纤维或横纹肌纤维。肿瘤无包膜，常浸润至邻近的结缔组织，可见肿瘤细胞与邻近的正常横纹肌纤维相移行，这也正是早期的研究者认为该肿瘤为肌源性的原因（图4-37）。多数病例中颗粒细胞与周围神经关系密切，常围绕神经纤维生长。

颗粒细胞瘤的另一个具有特征性的镜下表现是，约50%的病损表面上皮呈棘层增生或假上皮瘤样增生，尽管这种增生并不严重，但如活检取材表浅，可能被误诊为鳞状细胞癌，应注意的是，颗粒细胞瘤表面上皮的假上皮瘤样增生上皮团侵入颗粒细胞，而不是正常组织如肌肉（图4-37）。

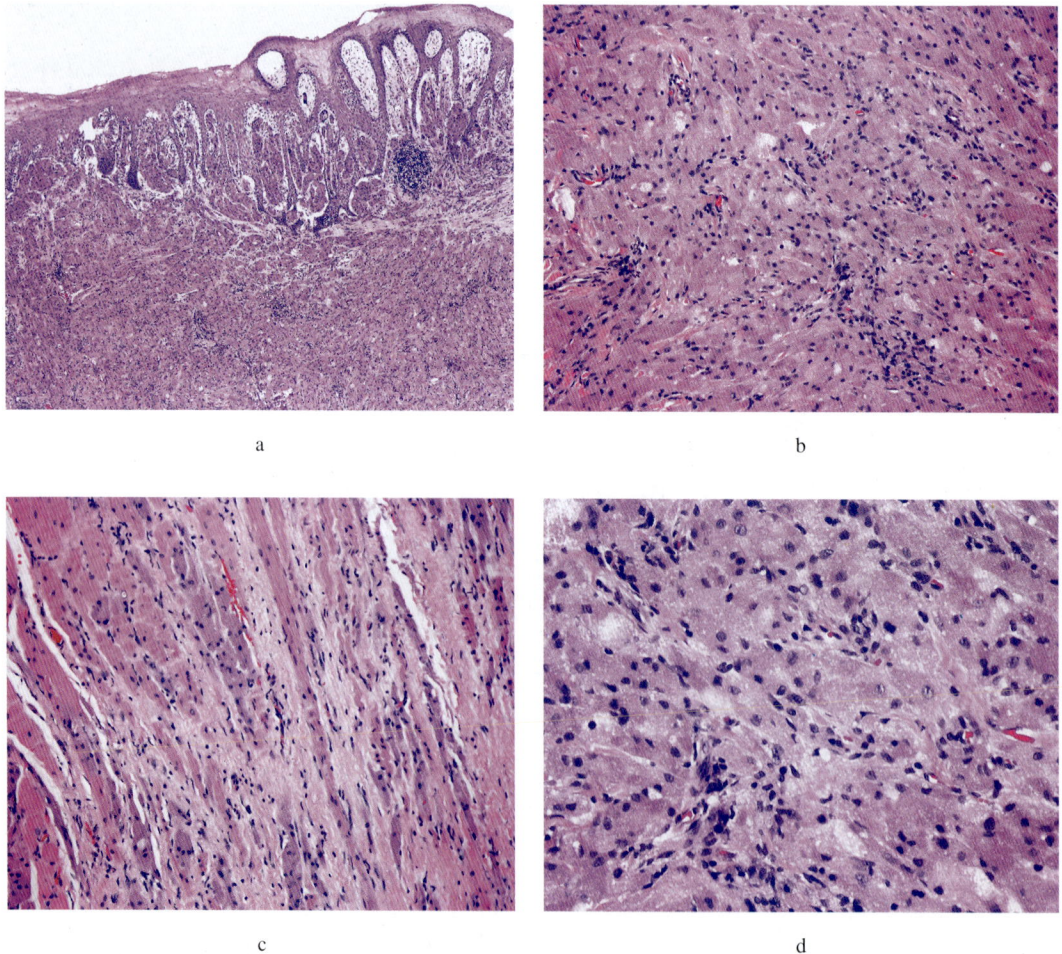

图4-37 颊部颗粒细胞瘤

a. 病损由巢状、片状颗粒细胞组成，表面上皮呈假上皮瘤样增生，并侵入颗粒细胞（HE×40）；b. 成片胞质内含嗜酸性颗粒的颗粒细胞，其间散在炎症细胞（HE×200）；c. 肿瘤细胞浸润至邻近的肌肉组织，可见颗粒细胞与正常横纹肌纤维相移行（HE×200）；d. 颗粒细胞大，胞质内含嗜酸性颗粒，核小，居中（HE×400）

颗粒细胞呈PAS染色阳性，并耐淀粉酶消化。

【超微结构】

超微结构观察提示，颗粒细胞的胞质颗粒主要为吞噬溶酶体。

【免疫表型】

免疫组织化学染色，颗粒细胞呈S-100蛋白、

NSE、髓磷脂（myelin）蛋白阳性，这也支持了颗粒细胞瘤为神经来源（图4-38），但与其他神经来源肿瘤相似，无特殊的诊断意义。另外，由于颗粒细胞内存在溶酶体，巨噬细胞相关抗原CD68亦呈阳性，Ki-67一般小于2%阳性，提示其低增值活性，Bcl-2多数阳性。

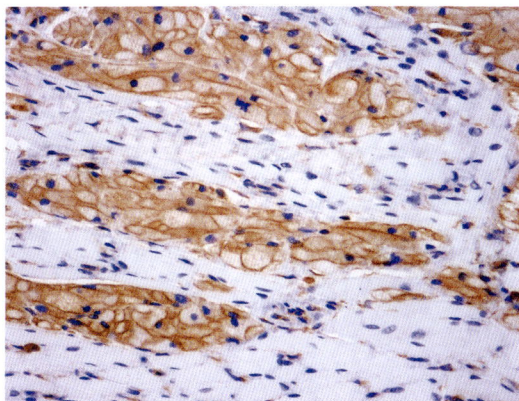 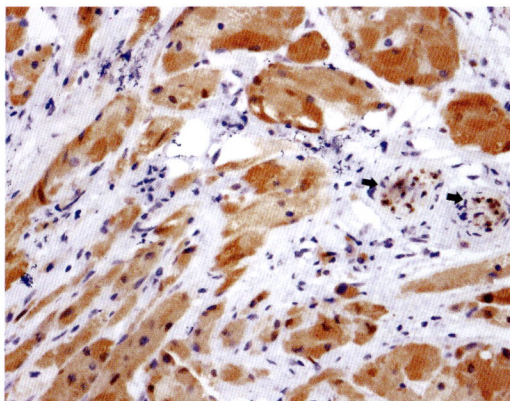

a b

图4-38 颊部颗粒细胞瘤

a. 颗粒细胞NSE阳性（＋）（IHC×400）；b. 颗粒细胞S-100蛋白胞核、胞质均阳性（＋），并可见其围绕神经纤维生长的特点（IHC×400，黑色箭头所指为神经纤维束）

【鉴别诊断】

良性颗粒细胞瘤与恶性颗粒细胞瘤在组织病理学表现上相似，应仔细鉴别。如肿瘤有复发，在短时间内迅速增大或大于5 cm，应考虑恶变的可能。同时，恶性颗粒细胞瘤细胞丰富，细胞变小变梭形，呈较明显的异形，见少量核分裂象。

颗粒细胞瘤还应与腺泡状软组织肉瘤区别。两者的肿瘤细胞均可呈圆形或多边形，含颗粒状胞质。但腺泡状软组织肉瘤中肿瘤细胞排列成巢状或腺泡状，间质富于血管，可形成毛细血管网。颗粒细胞瘤中腺泡状结构不明显，纤维间质无毛细血管网，免疫组化染色有助于鉴别。

【治疗及预后】

颗粒细胞瘤通常采取手术切除治疗，复发罕见，有一部分再发病例为新发生的肿瘤，并非原肿瘤复发。有少数恶性颗粒细胞瘤的报道。

七、先天性龈瘤（congenital epulis）

【定义】

先天性龈瘤是一种并不常见的软组织肿瘤，几乎都发生于新生儿牙槽嵴，表现为颗粒细胞的错构瘤样增生。

【同义词】

新生儿先天性龈瘤（congenital epulis of the newborn）、先天性颗粒细胞性病损（congenital granularcell lesion）。

【组织发生】

先天性龈瘤的组织来源仍不明确。由于组织病理学图像相似，先天性龈瘤曾被认为是发生于牙龈的颗粒细胞瘤，但两者的超微结构和免疫组织化学染色结果不同，因此本病为独立的病损，应完全区别开来。Rohrer等（1982）用电镜观察，发现先天性龈瘤的颗

粒细胞类似小血管的外皮细胞,这些细胞发生退行性变,移行为颗粒细胞,因此认为颗粒细胞是变性,而不是新生物。另有学者认为此瘤是起源于胚胎期牙源性的错构瘤,或认为来自成纤维细胞、组织细胞。

【流行病学】

先天性龈瘤有明显的女性好发倾向,90%的病例为女性,因此有人认为激素影响其形成,但并未检测到雌激素和孕酮受体。

【部位】

该肿瘤发生于上颌牙槽嵴的比例是下颌的2~3倍,常发生于中线两侧发育中的侧切牙和尖牙区牙槽嵴。

【临床特点】

典型的先天性龈瘤表现为新生儿牙槽嵴上的粉红色或红色的息肉样肿物,表面光滑,无痛,多有蒂。多数病损位于2~4 cm之间,但少数可长到很大,影响哺乳,罕见情况下在出生前即可通过超声波检查到。病损通常为孤立性,但有文献称10%的病例为多发,可上、下颌同时发生,罕见多发性者可发生于舌。

【组织病理学】

镜下,先天性龈瘤由较大的圆形、多边形细胞组成,胞质含大量嗜酸性颗粒,为增大的溶酶体,核小而居中(图4-39)。在陈旧性病损中,细胞可变长,被纤维结缔组织分隔,血管较丰富。与颗粒

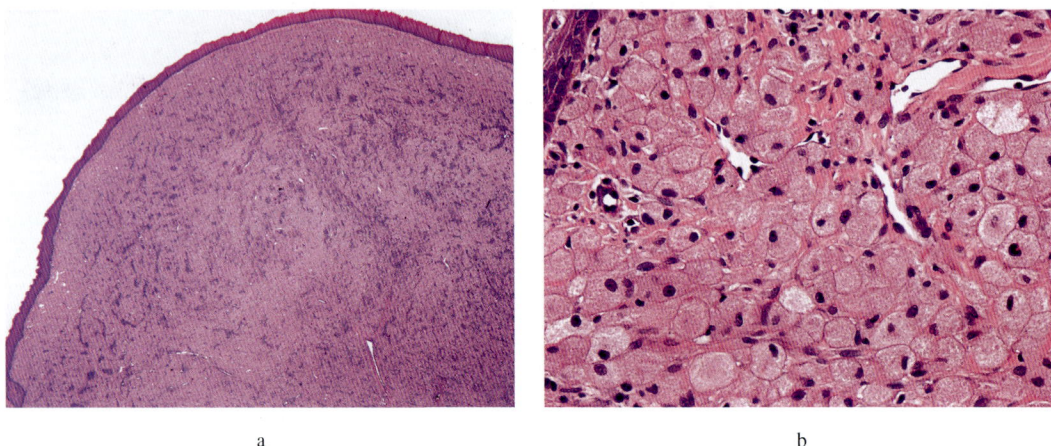

图4-39 上颌前牙牙龈先天性龈瘤

a. 病损由成片颗粒细胞组成,表面上皮钉突萎缩,无假上皮瘤样增生(HE×20); b. 颗粒细胞较大,呈圆形或多边形,胞质含大量嗜酸性颗粒,胞界清楚,核小而居中(HE×400)

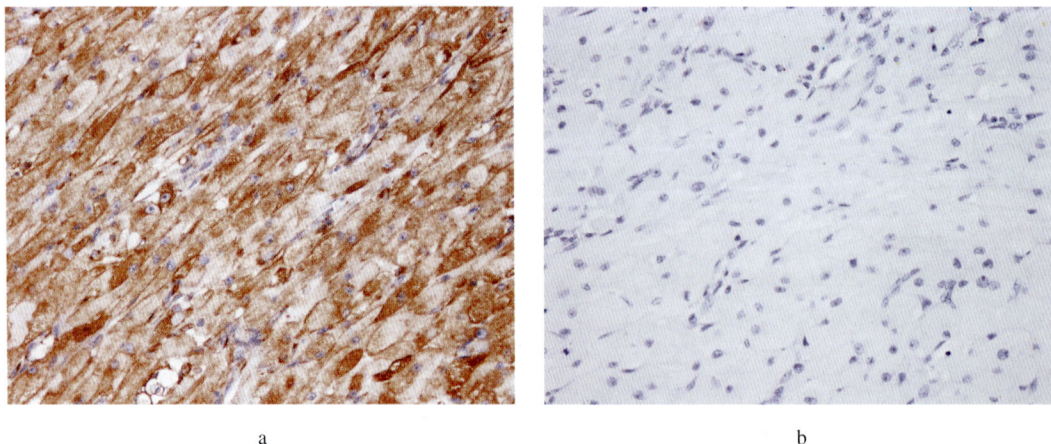

图4-40 上颌牙龈颗粒细胞瘤

a. 颗粒细胞vimentin阳性(+)(IHC×400); b. 颗粒细胞S-100蛋白阴性(-)(IHC×400)

细胞瘤不同，其表面上皮无假上皮瘤样增生，而表现为上皮钉突的萎缩（图4-39a），有时在病损中有牙源性上皮散在分布。

【免疫表型】

与颗粒细胞瘤不同的是，免疫组织化学染色显示先天性龈瘤肿瘤细胞对S-100蛋白呈阴性表达（图4-40）。

【超微结构】

超微结构观察瘤细胞内没有菱形小体

（angulate body），这也支持其并非神经源性。

【鉴别诊断】

由于先天性龈瘤具有特征性的组织学表现，鉴别诊断主要为颗粒细胞瘤，根据部位、临床特点、免疫组织化学染色不难区别。

【治疗及预后】

本病通常采取手术切除，无复发的报道。部分病例出生后停止生长，甚至变小，据报道，少数患者即使不治疗也可完全消退。

第四节　脉 管 肿 瘤

一、血管瘤及血管畸形（hemangioma and vascular malformation）

【定义及分类】

血管瘤及血管畸形是婴幼儿常见的血管性疾病，35%~60%以上发生在头颈部。传统的分类主要根据形态和病理，将其统称为血管瘤，分为毛细血管瘤、海绵状血管瘤、静脉血管瘤和蔓状血管瘤。但根据相关研究，发现此分类比较混乱，不利于指导临床治疗和预后评估。近年来，在血管性病损的分类及认识上有很大提高，目前被国内外学者广泛认同的是1982年美国哈佛大学儿童医学中心整形外科的Mulliken教授和Glowacki教授提出的生物学分类（biological classification）方法。根据该方法，血管性疾病可分为血管瘤和血管畸形，血管瘤是指一种发生于婴儿的良性肿瘤，其特征为内皮细胞迅速的增生，以后逐渐退化，可根据其深度分为皮肤（黏膜）、皮下（黏膜下）或混合等几种类型。血管畸形则是指血管的结构异常，并无内皮细胞增生，因此出生时即存在，并持续终生。血管

畸形可根据血管的类型再分类为毛细血管畸形（微静脉畸形，venular malformation）、静脉畸形、动静脉畸形和混合畸形。Jackson等提出根据血流特点可分类为低流速畸形（low-flow malformations）（微静脉畸形、静脉畸形）或高流速畸形（high-flow malformations）（动脉畸形、动静脉畸形）。

【临床特点及影像学表现】

1. 血管瘤

血管瘤是婴儿最常见的肿瘤，在新生儿的发病率为2%~3%，1岁时的发病率近10%，早产儿发病率更高。女性好发，男女比例为1:3，白种人较好发。血管瘤最常见的部位是头颈部，约占总数的60%。大部分病损为单发，但约20%可为多发。

血管瘤的病程可分为快速增殖期（proliferative phase）、静止消退期（involutive phase）及消退完成期。出生时已完全形成的血管瘤罕见，但皮肤或黏膜上有时可注意到小红点或斑块。出生4周时（婴儿第一生长发育期）和4~5月时（婴儿第二生长发育期）肿瘤迅速增大，甚至比婴儿的整体生长速度更快，表现为鲜红色隆起的浅表肿

物,质韧,触之如橡皮样,如施以压力血管不会消退。发生于深部者可仅有轻度隆起,浅蓝色。增殖期持续6~10个月,1岁左右进入缓慢的消退期,颜色逐渐变为暗紫色,触诊质地变软。约50%的血管瘤在5岁左右即完全消退,到10岁时90%的病例完全消退,因此消退完成期一般在10~12岁。

完全消退后,高达40%的患者留有永久性的改变,如皮肤(黏膜)萎缩、瘢痕、皮肤松软下垂、色素沉着、毛细血管扩张等。

20%的血管瘤存在并发症,常见的问题包括溃疡、继发感染、畸形等。发生于重要部位的血管瘤可导致严重的并发症,如发生于眼周的血管瘤常导致弱视、斜视或散光,颈部和咽部的血管瘤可导致呼吸道阻塞。

2. 血管畸形:与血管瘤不同,血管畸形出生时即存在,并缓慢生长,持续终生。

鲜红斑痣是一种常见的毛细血管畸形,新生儿发病率为0.3%~1%,最常见于面部,尤其是沿着三叉神经分布。典型的病损为粉红色至紫色斑块,并随患儿的生长而增大,颜色逐渐变暗,可由于血管扩张而呈结节状。

静脉畸形(ICD-O编码:9122/0)包括了从小的孤立性血管扩张到复杂的累及多组织和器官的血管扩张,呈低流速。一般静脉畸形呈蓝色,质地软,加压瘤体可缩小,可呈体位试验阳性,可出现继发性血栓及静脉石形成。影像学检查,如超声波、磁共振成像(magnetic resonance imaging, MRI)可辅助诊断。

动静脉畸形(ICD-O编码:9123/0)是一种高流速的血管畸形,是由动静脉持久直接交通而形成的。虽出生时即存在,但常到儿童期或成人期才被发现。由于通过病损的血流速度快,听诊可及血管杂音,可扪及动脉搏动,表面皮温较高,还可出现疼痛、出血、皮肤溃疡等。数字减影血管造影(digital subtraction angiography,

DSA)、计算机断层扫描血管造影(computed tomographic angiography, CTA)是必要的辅助检查方法。

骨内血管畸形可以是静脉畸形,也可以是动静脉畸形,常出现在10~20岁的患者,女性好发,下颌骨较上颌骨好发。病损可无症状,有些病例可有疼痛、肿胀、牙移位等,听诊和触诊可感觉到明显的血管杂音及搏动,高流速血管畸形可自发性出血或在拔牙手术时大出血。骨内血管畸形在影像学上表现为骨质膨隆,单囊或多囊性放射线透光区,单个病灶可较小呈蜂巢状,也可较大呈肥皂泡样。血管造影(angiography)可表明其为血管来源。

【组织病理学】

1. 血管瘤:血管瘤以内皮细胞增生为特征。早期的血管瘤由大量饱满的内皮细胞构成,细胞增生活跃,核大而淡染,血管腔常不明显,间质内有少量纤维组织及较多肥大细胞浸润。处在这一阶段的病损常被称为青少年血管瘤或富细胞性血管瘤(juvenile or cellular hemangioma)。一旦病损成熟,内皮细胞变扁平、变小,毛细血管大小的血管腔明显。随着血管瘤的逐渐退化,血管腔进一步扩张,呈海绵状(图4-41)。

2. 血管畸形(图4-42)

无活跃的内皮细胞增殖。毛细血管畸形由大

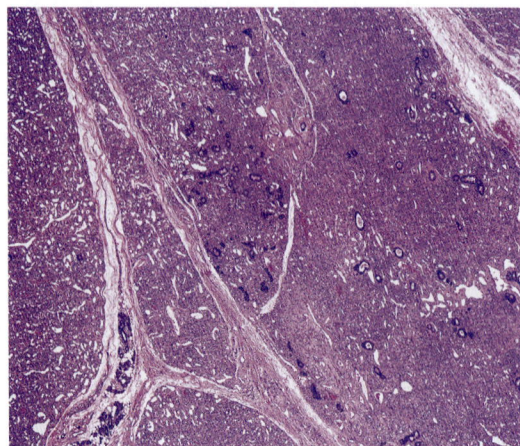

a

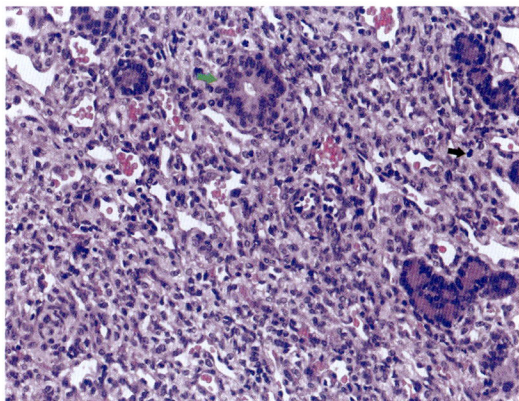

b

图4-41 腮腺青少年血管瘤
a. 病损呈分叶状,以纤维组织为间隔,内皮细胞丰富(HE×40);
b. 内皮细胞增生活跃(绿色箭头所指为残留导管),偶可见核分裂
(黑色箭头所指),细胞核大而淡染,血管腔较不明显,局部血管腔出
现扩张,呈海绵状(HE×400)

量内衬扁平内皮细胞的毛细血管组成,常以较大的营养血管为中心排列成小叶状,小叶间为纤维组织。静脉畸形由扩张的管腔大小不一的薄壁血管组成,血管壁内衬扁平的内皮细胞。动静脉畸形中可见厚壁的动脉、静脉与毛细血管同时存在。骨内血管畸形组织学上可表现为静脉畸形或动静脉畸形。

【治疗及预后】

由于大多数血管瘤可逐渐消退,常采取"警惕地忽略"(watchful neglect),应告诉患者,虽然肿瘤会有快速生长的过程,但可以消退。对危及生命的血管瘤,可使用药物,如皮质类固醇激素、干扰素 α-2a 等治疗。

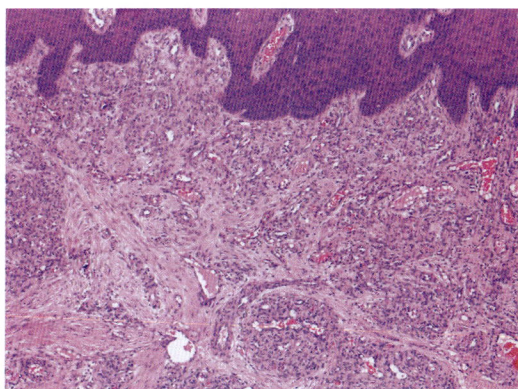

a

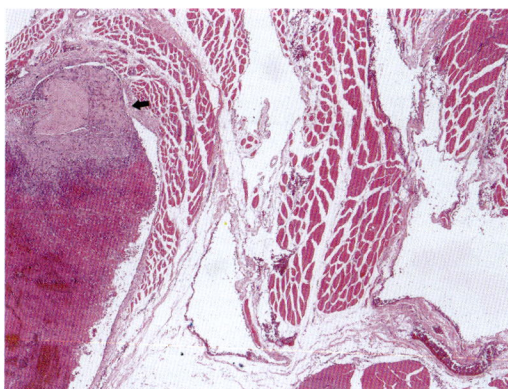

b

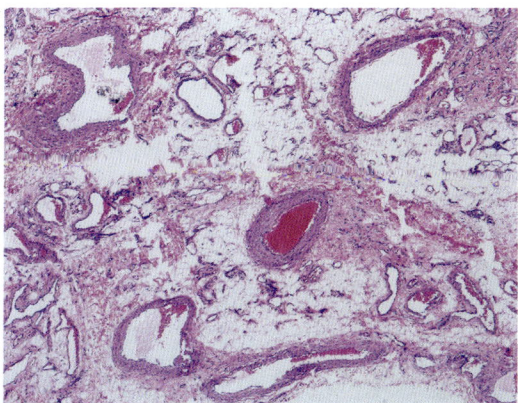

c

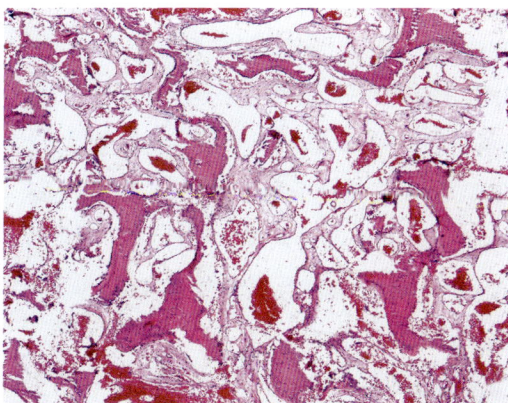

d

图4-42 血管畸形
a. 舌毛细血管畸形,由大量毛细血管组成,排列成小叶状,小叶间为纤维组织(HE×100);b. 咬肌区静脉畸形,由扩张的管腔大小不一的薄壁血管组成,血管壁内衬扁平的内皮细胞,伴血栓形成及机化(HE×40,黑色箭头所指);c. 颈上部动静脉畸形,动脉、静脉与毛细血管同时存在(HE×40);d. 下颌骨内静脉畸形,骨小梁间扩张的薄壁血管,局部血栓形成(HE×40)

激光治疗对鲜红斑痣有效。

静脉畸形的治疗有赖于病损的大小、部位及并发症,大的静脉畸形可采取硬化治疗与外科切除相结合。

动静脉畸形的治疗同样取决于病损的大小和累及重要结构的程度。对于需要切除的病例,在术前24~48 h常进行栓塞以减少失血。

骨内血管畸形是一种较危险的病损,任何为明确诊断的骨内病损行细针穿吸前需排除血管畸形的可能。

二、淋巴管瘤(lymphangioma)

【定义及分类】

淋巴管瘤是一种良性的、由扩张的淋巴管构成的海绵状或囊性错构瘤性肿瘤,来源于与正常淋巴系统无交通的淋巴管的发育畸形。淋巴管瘤有三种类型。

1. 单纯性淋巴管瘤(毛细淋巴管瘤):是由毛细淋巴管组成的。

2. 海绵状淋巴管瘤:是由大的、扩张的淋巴管组成的。

3. 囊性淋巴管瘤:即囊性水瘤(cystic hygroma),含大的、肉眼可见的腔隙。

但在同一病损中三种类型常同时存在,因此有学者认为上述三种类型可能是同一病理过程的变异,其管腔的大小可能取决于周围组织的性质。如囊性淋巴管瘤最常见于颈部和腋窝,该部位疏松的结缔组织可允许管腔扩张;海绵状淋巴管瘤最常见于唇部,该部位较致密的结缔组织和肌肉组织限制了管腔的扩张。

【ICD-O编码】 9170/0

【流行病学】

淋巴管瘤是婴幼儿常见的疾病,大多数出生时即有或在出生后几岁内发病,据统计,约90%病例在2岁前发现。

【病因学】

从其或先天性或早期出现的表现和病损结构上看,淋巴管瘤更像一个发育的畸形。与Turner综合征有关的颈部囊性淋巴管瘤中,遗传异常是一个重要的病因。

【部位及临床特点】

淋巴管瘤好发于头颈部,占总数的50%~75%。

颈淋巴管瘤常见于颈后三角,为触诊柔软而有波动感的肿块。少数发生于颈前三角,该部位的肿块如增大,可导致呼吸或吞咽困难。少数情况下,颈淋巴管瘤可累及纵隔或向上进入口腔,可达15 cm甚至更大。

口腔淋巴管瘤可发生于不同的部位,但大多位于舌前2/3的舌背黏膜,可从图钉大小到涉及全舌及其周围组织,导致巨舌症。肿瘤常局限于浅层,舌背表面呈卵石状,为成簇的透明小疱,看上去像蛙卵。如淋巴管腔内有继发性出血,则有些小疱可变成紫色。CT扫描显示多个同质性无增强影。

【组织病理学】

大体检查,淋巴管瘤呈多囊性或海绵状结构,腔内含水样或奶酪样液体。

镜下,病损以薄壁、大小不等的扩张的淋巴管为特点,无包膜,淋巴管常侵入周围软组织。内衬扁平的内皮细胞,其腔内是空的,或者含有蛋白质样的液体、淋巴细胞,有时有一些红细胞(图4-43),使其很难判断究竟是淋巴管还是血管,大多数是由于继发性出血进入淋巴管内,但也有一些是淋巴管瘤与血管瘤同时存在。病程长者间质可出现纤维化。

舌背病损其淋巴管一般位于表面上皮的直接下方,常替代结缔组织乳头。正由于位置表浅,使其在临床上呈现透明小疱样表现,但也可见淋巴管进入深部结缔组织和骨骼肌(图4-44)。

【免疫学表型】

内皮细胞有不同程度的F VIII-rAg、CD31和CD34的表达。

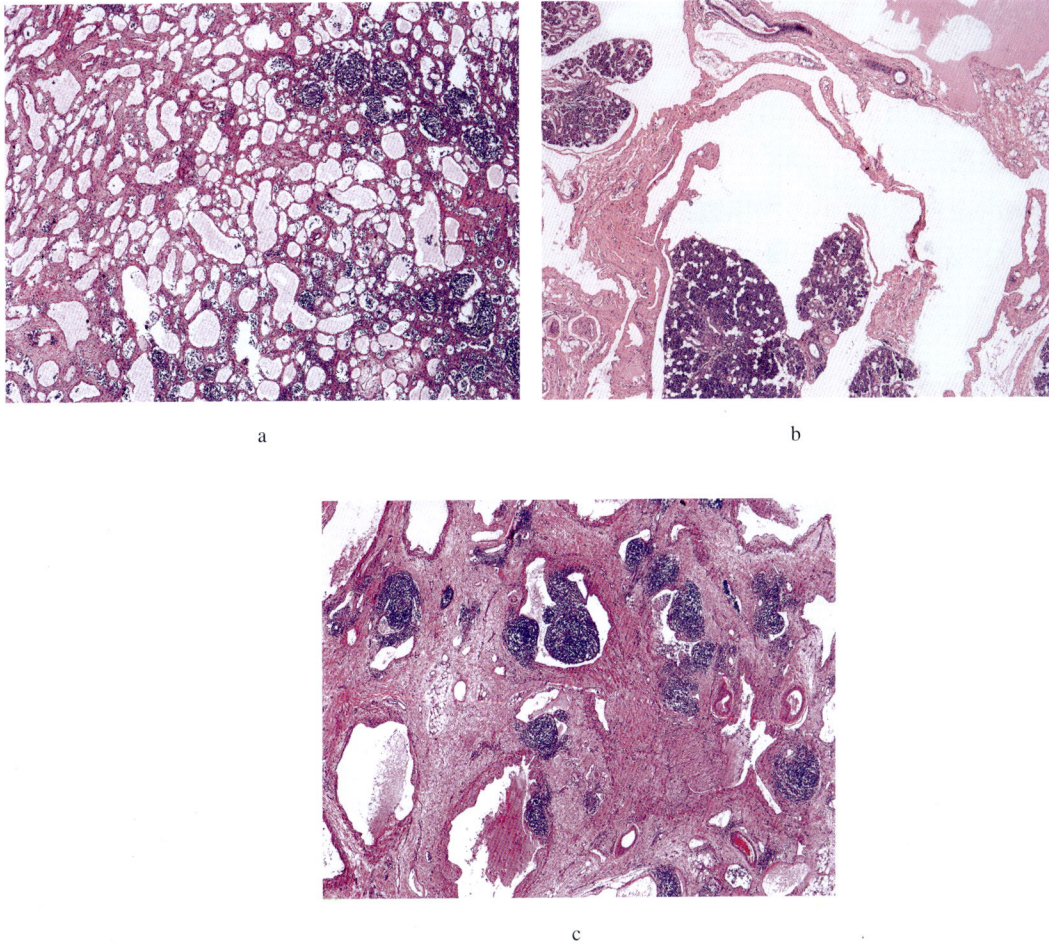

图4-43 腮腺淋巴管瘤

a. 病损由薄壁、大小不等的淋巴管构成,形成筛状结构,腔内含淋巴细胞,间质淋巴细胞浸润(HE×40); b. 囊性扩张的淋巴管,其腔内是空的(HE×40); c. 较大的淋巴管有平滑肌围绕,间质淋巴细胞浸润(HE×40)

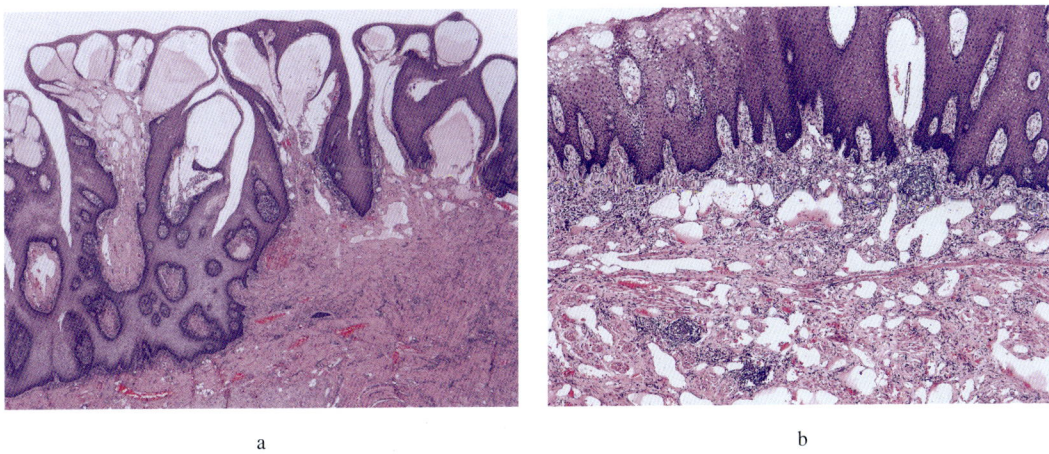

图4-44 舌背淋巴管瘤

a. 较表浅的病损,其淋巴管位于表面上皮的直接下方,部分替代固有层乳头(HE×40); b. 累及肌肉组织的病损,淋巴管从表面上皮的下方一直浸润至骨骼肌间,并含血管(HE×40)

【治疗及预后】

淋巴管瘤的治疗一般采取手术切除,切除不完整时可局部复发,但不发生恶变。目前比较感兴趣的治疗是应用硬化剂、干扰素或博莱霉素治疗。大多数患者预后较好,但颈部或舌的巨大肿瘤可导致呼吸道阻塞甚至死亡。在大多数统计资料中显示,囊性水瘤的死亡率为2%~5%。

三、血管外周细胞瘤
(hemangiopericytoma)

【定义】

血管外周细胞瘤是一种罕见的肿瘤,推测其可能来源于周细胞,即细胞突起包绕着毛细血管内皮细胞的细胞。但近年来一些学者对是否存在血管外周细胞瘤提出疑问,并提出许多病例实际上就是孤立性纤维性肿瘤(solitary fibrous tumour, SFT)(ICD-O编码: 8815/1),两者之间的界限越来越模糊。

【流行病学】

本病主要发生于成人,儿童罕见,无性别差异。过去称为婴儿型血管外周细胞瘤的病变属于婴儿型肌纤维母细胞瘤。

【部位】

据报道,本病大多数发生于下肢,近16%发生于头颈部。

【临床特点】

肿瘤常缓慢生长,无痛,浅表的病损可透出血管的颜色。

血管外周细胞瘤样肿瘤(hemangiopericytoma-like tumor)是一种特殊类型的血管外周细胞瘤,发生于鼻腔和副鼻窦,主要见于中老年人,常导致鼻塞、鼻出血。

【组织病理学】

血管外周细胞瘤一般边界清楚,表现为排列紧密的肿瘤细胞围绕着内衬血管内皮细胞的血管腔。肿瘤细胞呈梭形至圆形,胞界不清,核呈圆形或卵圆

形。血管常呈不规则的薄壁、分支状,形成有特征性的"鹿角"状的形态(图4-45)。网状染色可见致密的网状纤维围绕在血管和单个肿瘤细胞周围。

如每10个高倍视野发现4个或4个以上核分裂象,则提示肿瘤生长迅速,有转移的可能。如存在坏死,也提示恶性表现。但镜下很难预测某一肿瘤为良性或恶性。

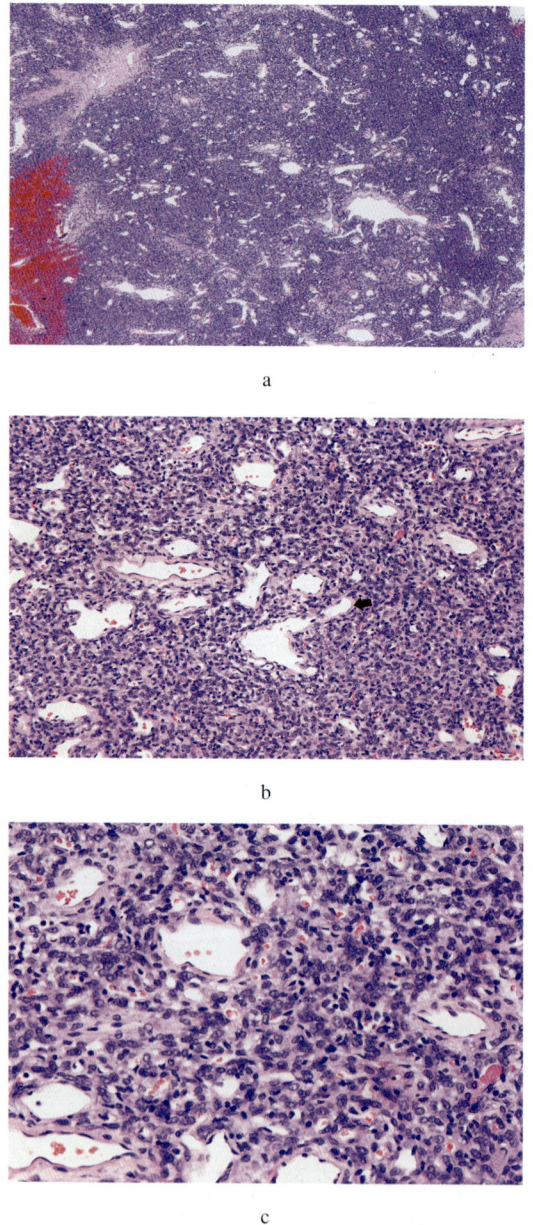

a

b

c

图4-45 颊部血管外周细胞瘤

a. 肿瘤细胞丰富,分布均匀,围绕血管,左下方见出血(HE×40);b. 肿瘤细胞围绕着薄壁"鹿角"状血管(HE×200,黑色箭头所指);c. 肿瘤细胞呈梭形至圆形,胞界不清,围绕血管,血管衬内皮细胞(HE×400)

【免疫表型】

几乎所有病例均表达CD34（图4-46）和CD99、CD31、SMA、desmin大部分为阴性。

【治疗及预后】

良性血管外周细胞瘤采取局部切除，而具有恶性特征的肿瘤需行更广泛的切除。

大多数病例为良性，但也有报道称其恶变率为11.7%~56.5%。局部复发的病例占40%~50%，可在原发肿瘤切除后数年复发。对于复发的病例应注意，许多病例最终发生转移。

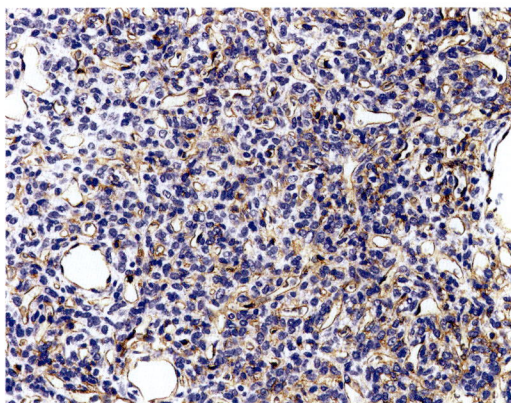

图4-46　颊部血管外周细胞瘤
肿瘤细胞CD34呈阳性（＋）表达（IHC×400）

第五节　肌源性肿瘤

一、平滑肌瘤（leiomyoma）

【定义及分类】

平滑肌瘤是平滑肌来源的良性肿瘤，最常发生于子宫、胃肠道和皮肤，口腔平滑肌瘤罕见。

平滑肌瘤有三种类型：① 孤立性平滑肌瘤（solid leiomyoma）；② 血管平滑肌瘤（angioleiomyoma）（ICD-O编码：8894/0）；③ 上皮样平滑肌瘤，即平滑肌母细胞瘤（leiomyoblastomas）。

几乎所有的口腔平滑肌瘤均为孤立性或血管平滑肌瘤，其中后者占总数的75%，因此我们的讨论也只限于此两型。

【流行病学】

平滑肌瘤发病年龄一般为30~60岁，口腔平滑肌瘤可发生于任何年龄。血管平滑肌瘤更常见于女性，但位于上肢和头部的病变更常见于男性。

【部位】

大多数血管平滑肌瘤发生在四肢，尤其是下肢，口腔病损最常见的部位为唇、舌、腭和颊，合起来占总数的80%。

【临床特点及影像学表现】

口腔平滑肌瘤常表现为缓慢生长的黏膜结节，质韧，大多无症状，偶可有疼痛。孤立性平滑肌瘤一般为正常黏膜颜色，血管平滑肌瘤可呈蓝色。颌骨内病损十分罕见，表现为颌骨内单房的放射线透射区。

【组织病理学】

孤立性平滑肌瘤界限清楚，由平行或交错排列的梭形平滑肌细胞束构成，细胞细长，呈梭形，细胞核长，染色淡，两头钝或略带波形，核分裂象少见（图4-47）。

血管平滑肌瘤同样界限清楚，表现为扭曲的血管，由于血管壁平滑肌的增生而使血管壁增厚，在血管间可见缠绕的平滑肌束，有时与脂肪组织混杂。血管平滑肌瘤内平滑肌成熟、分化好，核分裂象一般缺如或非常罕见（图4-48）。

特殊染色可帮助明确其为平滑肌来源。Masson三色染色中平滑肌呈鲜红色，Mallory磷钨酸苏木素染色可显示肌原纤维。

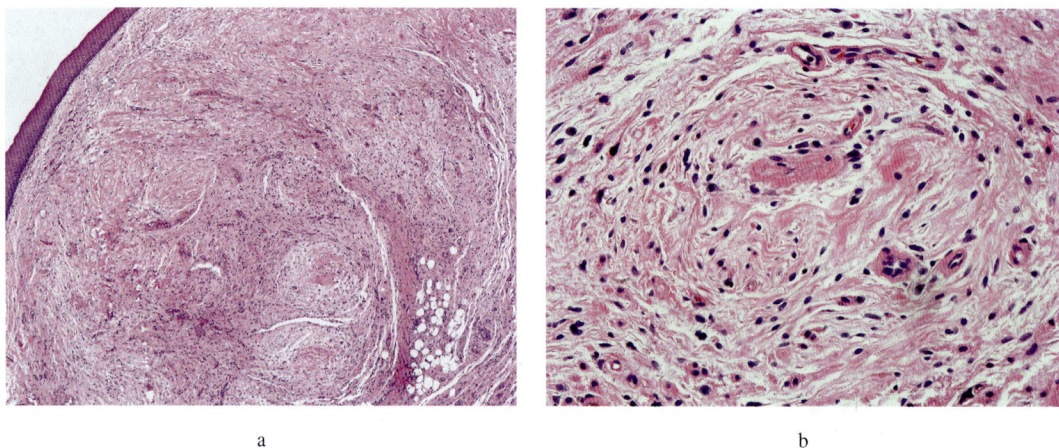

a   b

图4-47　口底孤立性平滑肌瘤

a. 肿瘤无包膜,但界限尚清(HE×40); b. 肿瘤由平行及交错排列的梭形平滑肌细胞束构成,细胞核长,两头钝(HE×400)

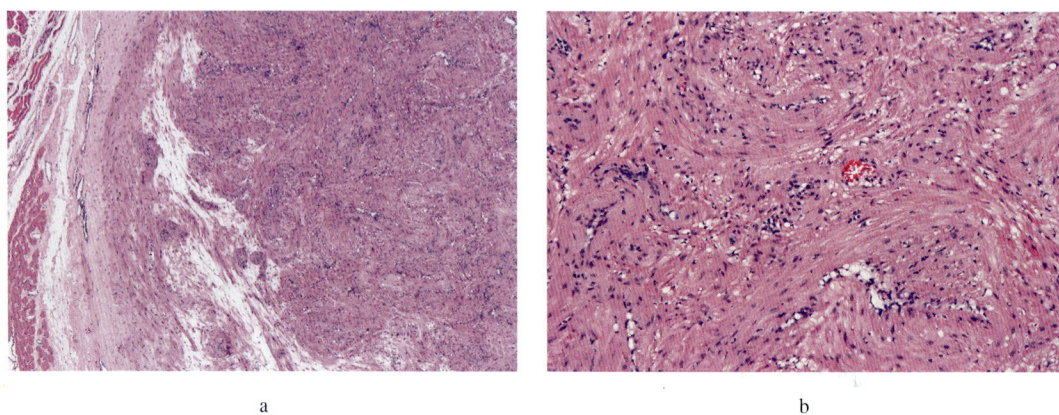

a   b

图4-48　舌血管平滑肌瘤

a. 肿瘤界限清楚(HE×40); b. 在血管间可见缠绕的平滑肌束,由于血管壁平滑肌的增生而使血管壁增厚,血管扭曲,呈裂隙状(HE×200)

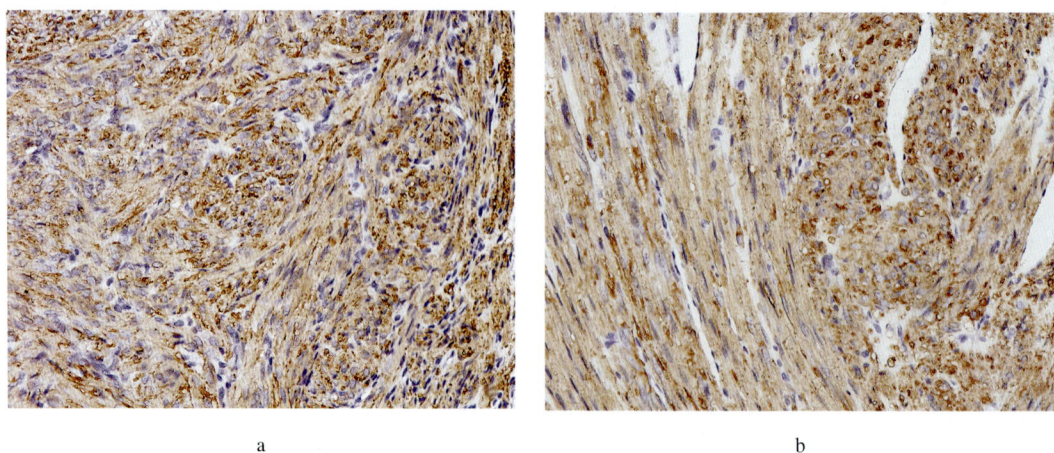

a   b

图4-49　口底孤立性平滑肌瘤

a. 肿瘤细胞SMA呈阳性(+)(IHC×400); b. 肿瘤细胞MSA呈阳性(+)(IHC×400)

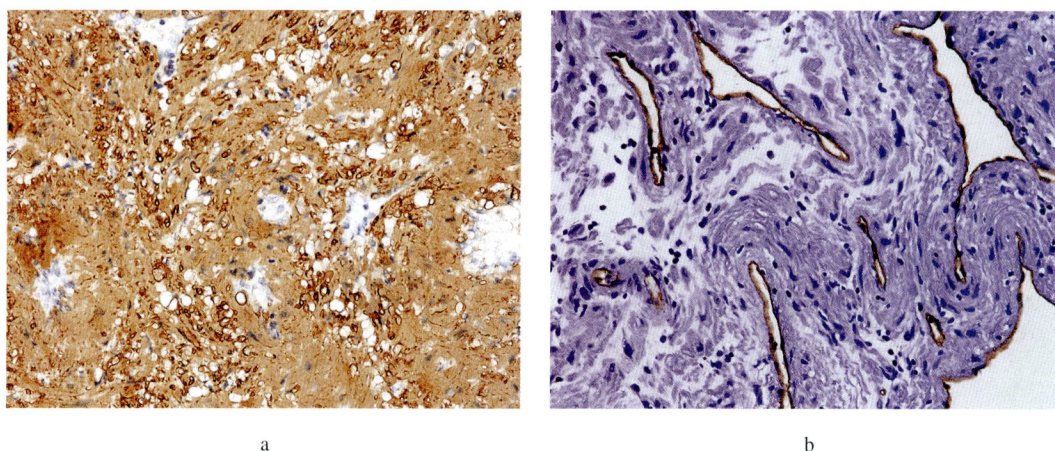

图 4-50　舌血管平滑肌瘤

a. 肿瘤细胞 SMA 呈阳性（＋）（IHC×400）；b. 裂隙状血管，内皮细胞 CD34 呈阳性（＋）（IHC×400）

【免疫表型】

免疫组化分析显示肿瘤细胞对 vimentin、SMA 和 MSA 呈阳性（图 4-49、图 4-50），有时结蛋白（desmin）也可呈阳性。

【治疗及预后】

口腔平滑肌瘤采取局部手术切除，无复发。

二、横纹肌瘤（rhabdomyomas）

【定义】

骨骼肌的良性肿瘤称为横纹肌瘤。横纹肌瘤这一名词也用来描述与结节性硬化症有关的心脏的错构瘤性病损。全身分布了大量的骨骼肌，良性骨骼肌肿瘤却十分罕见，而心脏以外的横纹肌瘤明显好发于头颈部。头颈部横纹肌瘤可分为两种主要的类型，即成人型和胎儿型。

【ICD-O 编码】　8900/0

【临床表现】

1. 成人型横纹肌瘤（adult rhabdomyomas）：头颈部成人型横纹肌瘤主要发生于中年以上，约 70% 发生于男性，最常见的部位为咽、口腔和喉，口内病损最常见的部位为口底及舌根，软腭、颊部亦可发生。肿瘤常表现为界限清楚的结节状肿物，在发现时可能已长至数厘米。咽喉部的病损常导致呼吸道阻塞。有时肿瘤呈多结节性，在同一解剖区存在两个或多个分散的结节，偶可见在不同部位存在多个分散的独立的肿瘤。

2. 胎儿型横纹肌瘤（fetal rhabdomyomas）：常发生于儿童，也有发生于成人者，男性略好发，最常见于面部和耳郭周围。

【组织病理学】

1. 成人型横纹肌瘤：由较大的多边形细胞构成，界限清楚，呈小叶状。这些细胞胞质内含大量嗜酸性颗粒，有时核周胞质呈空泡状，产生蜘蛛网状的表现。在大多数病例中，肿瘤细胞内可见横纹。

2. 胎儿型横纹肌瘤：具有不成熟的表现，由随意排列的梭形肌细胞组成，有时可见其位于黏液样基质中。一些肿瘤细胞丰富，并有轻度多形性，易误诊为横纹肌肉瘤。

【治疗及预后】

两种类型的横纹肌瘤均采取局部手术切除，复发少，但也有相关的报道。

第六节 瘤 样 病 变

一、骨及软骨迷芽瘤（osseous and cartilaginous choristomas）

【定义】

正常组织若在其通常所在的位置上过度增生，形成瘤样肿块，称错构瘤（hamartoma）。若发生在异常位置上，则称为迷芽瘤（choristomas），是一种瘤样病变。多种组织可出现在口腔形成迷芽瘤，包括胃黏膜、神经胶质及皮脂腺，但最常见的是骨、软骨或两者同时存在的口腔迷芽瘤。

【同义词】

骨及软骨迷芽瘤有时被称为软组织骨瘤（soft tissue osteomas）或软组织软骨瘤（soft tissue chondromas），但迷芽瘤这个名称更合适，因为它说明其并非真性肿瘤。

【临床特点】

口腔骨和软骨迷芽瘤好发于舌，占总数的85%。

1.口腔骨迷芽瘤：大多发生于舌背后部、舌盲孔及轮廓乳头区域，偶尔发生于舌的其他部位及颊黏膜，女性比男性多。临床表现为硬的结节，发展慢，直径可达2 cm。

2.口腔软骨迷芽瘤：可发生于骨骼系统以外的软组织中，四肢最常见，而口腔极少见。与口腔黏膜骨瘤不同，口腔黏膜软骨瘤可发生于舌的任何部位，但多发生于一侧，也偶有多发者。多发生于青少年，生长缓慢。表面结节状，质硬，可活动。

【组织病理学】

1.口腔骨迷芽瘤：表现为黏膜下骨组织形成，镜下类似于正常骨组织，多为层板骨、致密骨，也有的是骨松质（图4-51）。

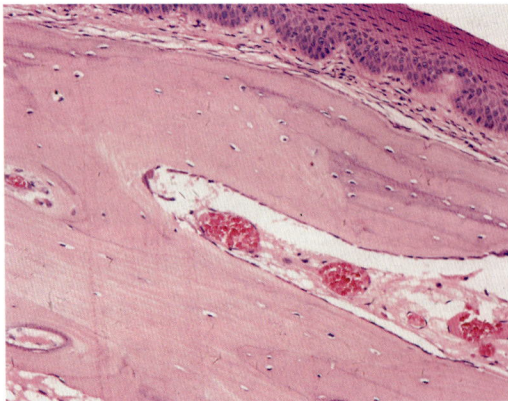 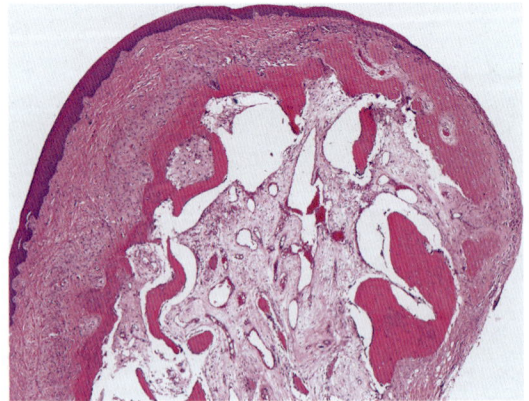

a   b

图4-51 舌根骨迷芽瘤（为不同病例）
a. 黏膜下骨组织形成，类似于正常层板骨（HE×100）；b. 黏膜下形成的骨组织为骨松质（HE×40）

2.口腔软骨迷芽瘤：表现为黏膜下软骨组织形成，镜下为软骨组织，可见软骨细胞及软骨基质，可出现黏液变性及钙化，周围多有纤维被膜（图4-52）。

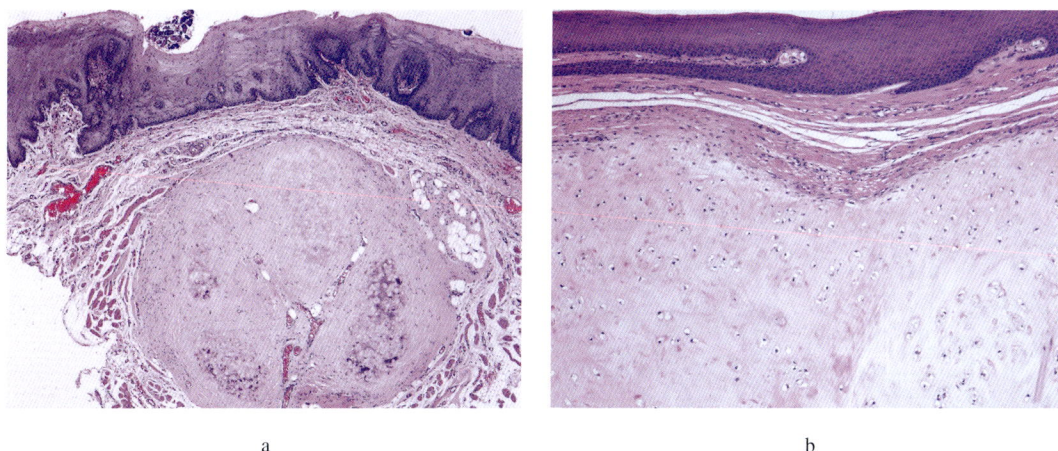

图4-52 舌缘软骨迷芽瘤（为不同病例）
a. 黏膜下软骨组织形成,伴钙化,界限清楚,可见纤维包膜（HE×40）; b. 病损由透明软骨基质及软骨细胞组成（HE×100）

【治疗及预后】

骨及软骨迷芽瘤局部手术切除后无复发。

二、舌甲状腺（lingual thyroid）

【定义】

舌甲状腺是指在舌根组织中有甲状腺滤泡的存在,是一种发育异常。

【同义词】

舌甲状腺结节,舌甲状腺肿,舌异位甲状腺。

【来源】

甲状腺发育自舌盲孔处的表面内胚层上皮。胚胎第4周,此部位上皮向深部增生,形成甲状舌管,第7周时该管下降到达颈部甲状软骨处,并迅速发育成甲状腺,此管以后逐渐退化,与舌表面失去联系。如甲状舌管在下降过程中发生停滞,则形成异位的甲状腺。

【流行病学】

舌甲状腺常因无临床症状而不被发现,但通过尸检,可发现有近10%的发生率。据报道,本病损的分布有12岁和50岁两个年龄高峰,女性较多见。

【部位】

病损位于舌根部、中线处,常介于轮廓乳头与会厌之间。

【临床特点】

患者主诉可为喉部有异物感、吞咽困难、发音困难、睡眠呼吸障碍、咳血等症状。临床检查,病损表现为舌根部高起的瘤样结节,多呈紫红色,大小从几毫米至几厘米不等,CT及MRI可帮助明确肿块大小。对于本病损的临床诊断,可借助于甲状腺放射性扫描或细针穿吸活检。

甲状腺的异位可能是全部性的或部分性的,据统计,约70%舌甲状腺患者无其他部位的甲状腺组织。

【组织病理学】

舌甲状腺为异位甲状腺,在组织学上与正常甲状腺相似,有的有胶样变性（图4-53）。异位的

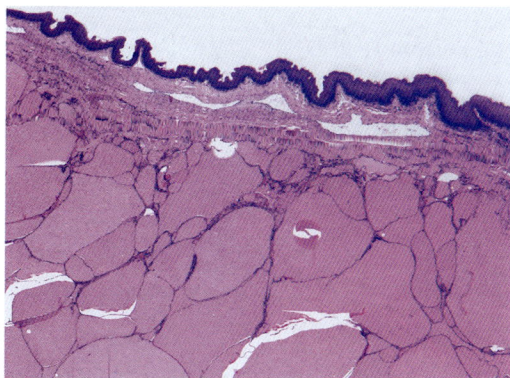

图4-53 舌甲状腺
异位的甲状腺组织位于黏膜上皮下,边界清楚,在组织学上与正常甲状腺相似（HE×100）

甲状腺组织可边界清楚，也可与骨骼肌或小涎腺组织交叉。异位的甲状腺亦可引起腺瘤及腺癌。

【治疗及预后】

较小的无症状病损常无需治疗。对于有阻塞呼吸道、吞咽困难、睡眠呼吸障碍暂停或反复出血等症状的患者可考虑手术，但应明确有无其他部位的甲状腺组织，以免引起术后甲状腺功能减退。

三、口面部肉芽肿病

口腔的肉芽肿性病变可表现为组织肿胀、界限不清的肿块，表面可发生坏死，形成深溃疡。溃疡往往边缘高起，似火山口样。有些肉芽肿病可致命，如恶性肉芽肿、韦格纳肉芽肿。因此，口面部肉芽肿病的诊断十分重要，但鉴别诊断往往比较困难。

（一）嗜酸性溃疡（eosinophilic ulcer）

【定义】

嗜酸性溃疡是一种病因不明的反应性病损，以大量嗜酸性粒细胞和组织细胞浸润为特征。本病是一种少见的独立的疾病，与朗格汉斯细胞组织细胞增生症无关。

【同义词】

口腔黏膜嗜酸性肉芽肿（eosinophilic granuloma of oral mucosa），创伤性嗜酸性肉芽肿（traumatic eosinophilic granuloma），非典型组织细胞性肉芽肿（atypical histiocytic granuloma）。

【临床特点】

本病多发生于舌，偶可发生于牙龈、腭、唇等处，男性好发。临床上病变主要表现为黏膜溃疡，且面积较大，边缘不整。

【组织病理学】

镜下可见深溃疡的形成，表面坏死，下方为肉芽组织，以大量嗜酸性粒细胞浸润并伴有大量组织细胞增生为特征。嗜酸性粒细胞浸润弥漫或灶性浸润，组织细胞则可呈泡沫样组织细胞，可有淋巴细胞浸润（图4-54）。

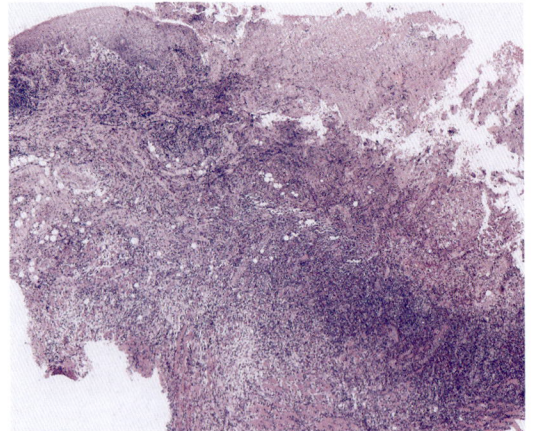

a

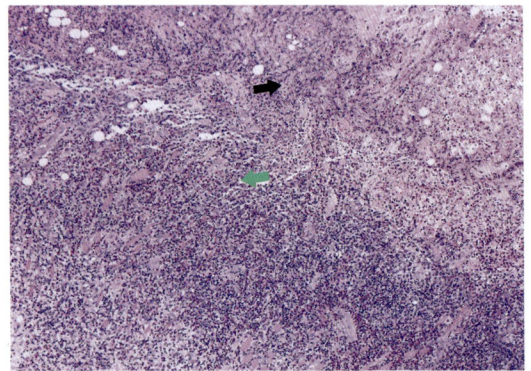

b

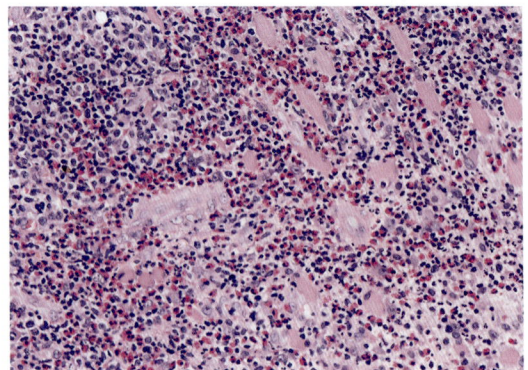

c

图4-54 舌缘嗜酸性溃疡

a. 舌缘局部深溃疡形成（HE×40）；b. 溃疡表面坏死（黑色箭头所指），下方为肉芽组织（绿色箭头所指）（HE×100）；c. 肉芽组织内大量嗜酸性粒细胞浸润，伴组织细胞、淋巴细胞浸润（HE×400）

【治疗及预后】

本病对放射治疗敏感。溃疡可自愈，但有时还可复发。

（二）结节病（Sarcoidosis）

【定义】

结节病是1877年由Jonathon Hutchinson首先报道的，1899年挪威医生Boeck提出了"良性类肉瘤病（sarkoids）"这一名词，结节病由此而来。本病是一种病因不确定的多系统受累的非坏死性肉芽肿性疾病，常具自限性。

【同义词】

类肉瘤病（sarcoid），Boeck肉芽肿，Besnier-Boeck-Schaumann病。

【病因学】

病因尚不明确。目前认为，结节病是致敏性抗原（病原体或非病原体性抗原）与机体细胞免疫和体液免疫功能相互作用的结果。由于年龄、性别、种族、遗传因素、激素、HLA等的个体差异和抗体免疫反应的调节作用，导致促进因子和拮抗因子之间的失衡，从而导致肉芽肿的发生、发展和消退。

【流行病学】

从结节病的发病情况看，寒冷地区发病率较高，瑞典年发病率最高，为64/10 000人，美国年发病率为11/10 000~40/10 000人，以黑人居多。我国缺乏确切的统计数据，但被认为是本病的较低发地区。

任何年龄均可发病，但多见于中青年人，发病高峰在20~29岁，据统计，20~40岁患者占总人数的55.4%。女性发病略高于男性，男女比例约为5∶7，黑人中女性为男性的2倍。

【部位】

结节病为全身性的肉芽肿性疾病，最常侵犯肺、双侧肺门淋巴结，其次是皮肤和眼的病变，浅表淋巴结、肝、脾、肾、骨髓、神经系统、心脏等几乎全身每个器官均可受累。在头颈部，常累及颈前、颈后淋巴结，38%患者有结外表现，累及眼、腮腺、泪腺、上呼吸道黏膜下等。口腔颌面部多发生于唇、颊黏膜下，常为局限性，可不伴有全身性病变，因此本章对于结节病临床特点、组织病理学、诊断与鉴别诊断的讨论仅限于口腔颌面部局限性者。

【临床特点】

近半数的结节病病人无临床症状。口腔颌面部的结节病多发生于唇、颊黏膜下，因此常引起唇颊组织增厚，形成"巨唇"。肿胀处呈紫红色，触之质韧，并可摸到结节样物。接近6%的患者有单侧或双侧腮腺肿大，呈硬结状，无痛或可发生疼痛，伴有口干症。颌颈部淋巴结的慢性肿大是结节病常见的症状。肿大的淋巴结无黏连，无炎症史。

【组织病理学】

结节病为肉芽肿性病变，其镜下特点为边界清楚的、无干酪样坏死的、上皮样细胞结节形成（图4-55）。结节由大量上皮样细胞组成，多核巨

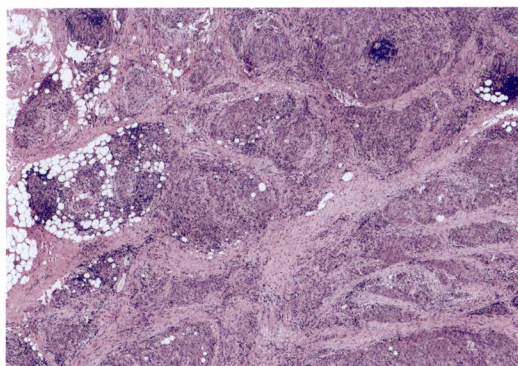
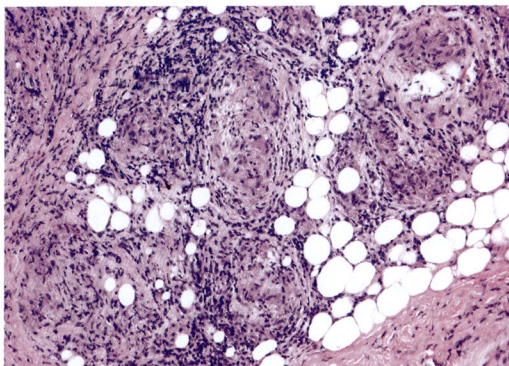

a　　　　　　　　　　　　　　b

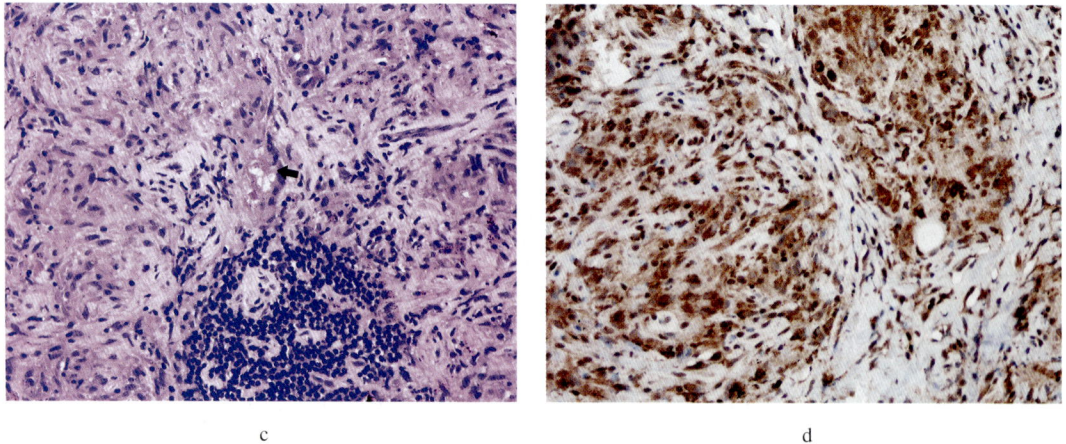

c

d

图4-55　双颊结节病（图示为左颊病损）

a. 纤维脂肪组织内大量边界清楚的肉芽肿性结节（HE×40）；b. 每个结节均由大量上皮样细胞组成，内见多核巨细胞、淋巴细胞，中央无干酪样坏死，结节周围少量淋巴细胞浸润（HE×200）；c. 多核巨细胞胞质内可见星状小体（HE×400，黑色箭头所指）；d. 上皮样细胞、多核巨细胞CD68呈阳性（＋）（IHC×400）

细胞较少甚至缺如，淋巴细胞（多为CD4⁺）亦不多。结节内有小血管，因此中央无干酪样坏死，但有时不典型的结节内可出现纤维素性坏死，需与结核结节仔细鉴别。上皮样细胞经免疫组织化学染色（如CD68）证实为单核细胞来源，可融合成朗格汉斯多核巨细胞。巨细胞胞质内有时可找到星形的包涵体（星状小体），另可偶见舒曼体（Schaumann's bodies），是圆或卵圆的、周缘有层板状钙化的、HE染成呈深蓝色的小体。结节周围为少量淋巴细胞（多为CD8⁺）浸润。病损可自行消散，或者导致纤维化。

【超微结构】

上皮样细胞内线粒体及内质网均丰富，并有许多溶酶体颗粒。细胞表面有较多的突起。多个单核细胞融合成巨细胞，胞质内有线粒体及由退变的细胞器转变而来的呈高密度颗粒状物质，即舒曼体。

【诊断与鉴别诊断】

口腔颌面部结节病的诊断基本依据为：

（1）颌面部多处受累，但多无症状或症状轻微。

（2）组织病理学证实为非干酪样上皮样细胞肉芽肿（non-caseating epitheloid cell granuloma）改变。

（3）除外其他肉芽肿性疾病。

以上三点对于诊断非常重要，但由于结节病的诊断属于一种排除性诊断，因此不可能得到100%的肯定诊断。另外，还可参考其他实验室检查结果，如结节病抗原（Kveim）实验阳性等。

口腔颌面部结节病主要需与结核鉴别。结核结节常接近黏膜、皮肤表面，并形成溃疡，而结节病结节浸润较深，一般不引起溃疡；结核的上皮样细胞在结节的中心，淋巴细胞大量排列在结节的周围，结节内没有血管，常形成干酪样坏死，而结节病的上皮样细胞与淋巴细胞掺杂排列，淋巴细胞不多，结节内有血管，不形成干酪样坏死灶；结核结节中的朗格汉斯多核巨细胞多数在上皮样细胞团的中央，而结节病时朗格汉斯多核巨细胞散在；实验室检查可帮助诊断，如结核病结核菌素实验阳性，而结节病Kveim实验阳性。

在镜下出现肉芽肿性结节的口腔颌面部病变还有Melkersson-Rosenthal综合征、Crohn病、韦格纳肉芽肿等，临床表现和影像学改变可能比较相似，但依靠病理活检一般可以进行鉴别。

【治疗及预后】

关于结节病的治疗，目前尚无国际统一的标准和规范，因此，需根据每个病例的病情制定个体化的治疗方案。通常在采取治疗措施前应考虑两个问题：① 是否需要治疗；② 如果需要治疗，应考虑如何选择药物，如何确定剂量及疗程，如何预防药物的不良反应等问题。无症状的患者一般不需治疗。口腔颌面部病变预后一般良好，有一部分病损可自行缓解。

（三）结核性溃疡（tuberculous ulcer）

【定义】

结核病是由结核杆菌（tubercle bacillus）感染引起的慢性肉芽肿性疾病。口腔结核性病变并不多见，但有多种表现形式，如结核性溃疡、淋巴结结核、颌骨结核等，其中结核性溃疡是口腔常见的继发性结核病损，也是本章所要讨论的病损。

【病因】

本病的病原微生物是结核杆菌。结核杆菌可以长期在人体组织内生存，除毛发、牙齿和指甲外均可发生结核病。一般认为口腔黏膜对结核杆菌具有较强的抵抗力，当患者口腔黏膜破损、擦伤或其他炎性病变存在时，结核杆菌即可进入黏膜组织而引起本病。

【流行病学】

结核病被称为"白色瘟疫"，曾在全世界广泛流行，夺去了数亿人的生命。从20世纪50年代起，不断发现有效的抗结核药，使其流行得到了一定的控制。但近年来由于人口流动、艾滋病的流行及多重耐药结核杆菌的大量出现，肺结核发病率回升，口腔结核的发病也有增加趋势，但尚缺乏确切的统计数据。

【部位】

结核性溃疡可发生于牙龈、唇、颊、舌、腭等任何部位口腔黏膜，但常见于舌。

【临床特点】

结核性溃疡进展缓慢，通常边界清楚，但边缘不整齐，外形也不规则，舌背病损常呈线形。溃疡基底一般不硬，表面有少量脓性渗出物，在边缘处可看到黄色粟粒状小结节，破溃后成为暗红色的桑葚样肉芽肿，溃疡亦随之扩大。溃疡边缘微隆，呈鼠啮状，并向中央卷曲，形成潜掘状倒凹，此为本病的特征性临床表现。患者疼痛程度不等，可无痛，但舌部溃疡疼痛明显。

【组织病理学】

口腔结核性溃疡最主要的特征性变化为黏膜表面溃疡，结缔组织中形成结核结节，结节的中心为无结构的干酪样物，环绕着许多上皮样细胞和朗格汉斯多核巨细胞，最外层为大量淋巴细胞（图4-56）。结核结节之间可见增生的成纤维细胞。陈旧性结核结节细胞成分减少，逐渐瘢痕化，结节

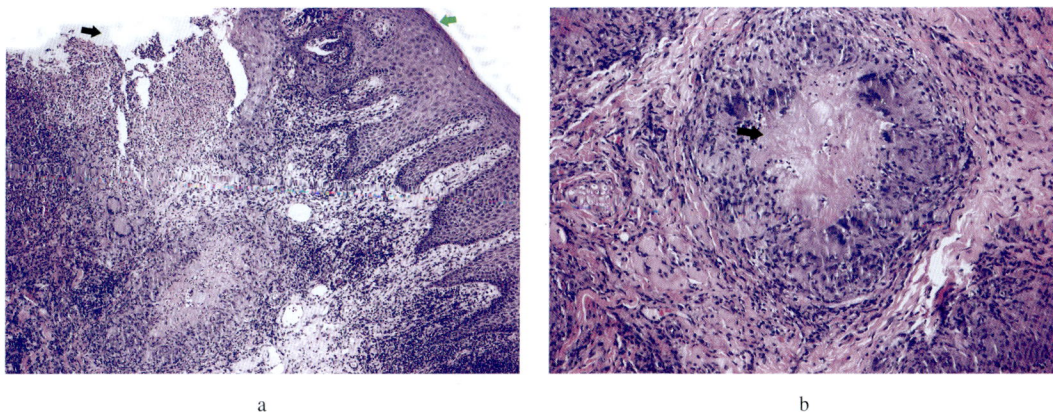

图4-56 颊部结核性溃疡

a. 黏膜深溃疡形成（黑色箭头所指），溃疡边缘隆起（HE×40，绿色箭头所指）；b. 结缔组织内大量结核结节形成，结节中心坏死，环绕着许多上皮样细胞和朗格汉斯多核巨细胞，结节最外层为淋巴细胞，结节之间纤维组织增生（HE×200）

中心的干酪样物逐渐发生钙化。抗酸染色可检测出结核杆菌。

根据临床特点，结合结核病史、结核菌素试验、胸部X线透视、周围血红细胞沉降率等均有助于结核性溃疡的诊断，但确诊主要取决于组织病理学检查。需注意的是，活检应在控制感染后进行，否则会发生误诊。

【鉴别诊断】

结核性溃疡应与口腔其他溃疡性病损鉴别，如创伤性溃疡、癌性溃疡、梅毒、深部真菌感染等，通过结核病史、特征性临床表现、结核菌素实验、血液学检查及活检一般可做出正确的诊断。

【治疗及预后】

目前的研究表明，结核杆菌可以长期生存在人体脂肪细胞内。由于抗结核的药物很难直接到达脂肪细胞内，结核的根治有时比较困难。对于结核性溃疡，可采取全身抗结核治疗，疼痛明显者局部对症治疗，加强营养及保持口腔卫生等措施。本病在治愈前，患者的口腔洁具、食具等应隔离，以免传染他人。

（四）Crohn 病（Crohn's disease）

【定义】

Crohn病是发生于消化道的病因未明的慢性复发性肉芽肿性疾病，由Crohn（1932）首先报道。

【同义词】

局限性肠炎、肉芽肿性肠炎、节段性肠炎（regional enteritis）。

【病因学】

病因与发病机制尚未明确，可能为免疫、遗传及感染等诸因素共同作用的结果。

【流行病学】

本病好发于青、中年，发病年龄多为15~40岁，无明显的性别差异。

【部位】

本病多累及回肠末端和邻近的结肠，但从口腔到肛门整个消化道均可受累，呈节段性分布。约10%的患者出现口腔病损，可发生于颊、唇、牙龈、腭、咽部等处。

【临床特点】

本病临床上以反复发作的腹部胀痛、腹泻、脓血便等为特征，晚期可出现瘘管、肠梗阻甚至肠穿孔，可伴有午后低热、乏力、贫血等表现。X线检查呈肠道炎性表现，可见黏膜皱襞粗乱、纵行溃疡、息肉形成、肠管狭窄呈"香肠状"等表现。结肠镜检查可见纵行溃疡，呈节段性分布，多数息肉形成。

口腔表现以线状溃疡为特征，溃疡如刀切状，边缘隆起。口腔黏膜病损还可表现为线状增生的皱襞或颗粒结节状增生；发生于唇部者可呈弥漫性的肿胀硬结；发生于牙龈者可呈红色颗粒状增生。

【组织病理学】

口腔线状溃疡镜下表现为非干酪化的上皮样细胞肉芽肿，伴有朗格汉斯多核巨细胞和淋巴细胞浸润，与结节病的肉芽肿性结节类似。

【鉴别诊断】

本病具明显的肠道病变临床表现，结合活检组织病理学改变，与其他肉芽肿性病变鉴别并不困难。

【治疗及预后】

本病的治疗包括饮食调理，激素、免疫抑制剂及抗菌药物的应用，并发症的手术治疗等。经治疗可好转，部分亦可自行缓解，但多数患者反复发作，迁延不愈。

（五）韦格纳肉芽肿病（Wegener's granulomatosis, WG）

【定义】

韦格纳肉芽肿病是一种病因不明的系统性血管性炎性疾病。1931年由Klinger首先报道，1936

年Wegener全面地描述了这一疾病,指出本病为坏死性肉芽肿、血管炎及肾脏病变的综合征,并可迅速死于肾衰,因此被称为Wegener肉芽肿病或韦格纳肉芽肿性脉管炎（granulomatous vasculitis of Wegener）。本病口腔症状与中线坏死性肉芽肿相似,但中线坏死性肉芽肿大多为外周NK/T细胞淋巴瘤,而韦格纳肉芽肿是系统性血管炎综合征（systemic vasculitis syndrome）,所以两者是不同的疾病。

【病因学】

本病病因尚不明确,可能是一种由T细胞介导异常的超敏反应,涉及一种或多种不同的免疫病理过程。

【流行病学】

韦格纳肉芽肿病发病率较低,且易误诊,因此其流行病学资料尚不完整。根据目前的报道,本病可发生于任何年龄,以中年居多,平均40岁左右,男性略多于女性。

【部位】

本病主要累及上呼吸道、肺及肾脏,也可累及皮肤和关节。口腔病损可发生于软腭、鼻及副鼻窦。

【临床特点】

本病患者常以鼻炎或鼻窦炎为首发症状,鼻腔可有血性渗出物。继而出现肺部表现,如咳嗽、咯血。较晚出现肾小球肾炎,可引起肾功能衰竭,导致尿毒症。以上为本病的三联症,如无肾小球肾炎,则为二联症。小部分患者以眼部表现为首发症状,多由局部血管炎血管血栓形成、肉芽肿性炎造成,包括眼眶炎症伴眼球突出等。

口腔病变最常见的表现为软腭坏死性肉芽肿,还可表现为牙龈炎及脓肿形成,溃疡性口炎,牙槽骨丧失引起的牙松动及拔牙创不愈等。

全身症状可有发热、关节痛、关节炎、紫癜、丘疹、出血、消瘦。实验室检查可见贫血、血沉快、高球蛋白血症、蛋白尿、血尿等,但对于诊断本病的意义不大,多需排除其他疾病。

【组织病理学】

本病在组织病理学上以坏死性肉芽肿和坏死性血管炎为特征,在某些病变区,两者可同时存在。临床上表现为结节和溃疡的病损,镜下常显示肉芽肿性病变,伴有或不伴有坏死性血管炎。如软腭坏死性肉芽肿,中央为坏死区,围绕坏死区有大量中性粒细胞及淋巴细胞、浆细胞、组织细胞、巨噬细胞和少量嗜酸性粒细胞浸润,上皮样细胞很少（图4-57a、b）。肉芽肿性病变可侵入血管壁内,亦可位于血管邻近或与血管无关。临床上表现为紫癜、丘疹、坏死性损害的病损,镜下通常表现为坏死性血管炎（图4-57c）,主要侵犯中、小动脉和静脉,管壁有纤维素样坏死、变性的中性粒细胞碎片及红细胞外溢。

【鉴别诊断】

需与本病鉴别的疾病较多,包括感染、炎性肉芽肿、肿瘤、结缔组织疾病及其他形式的血管炎,

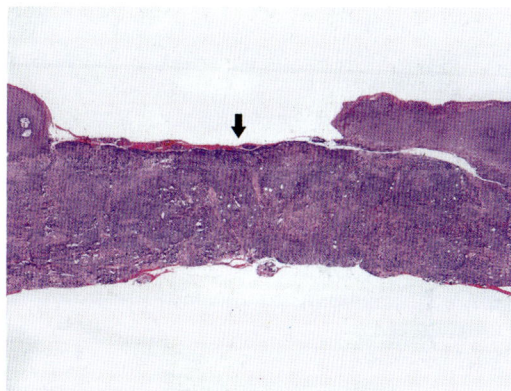

a

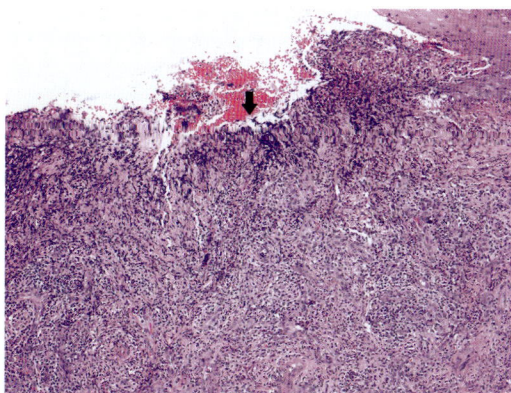

b

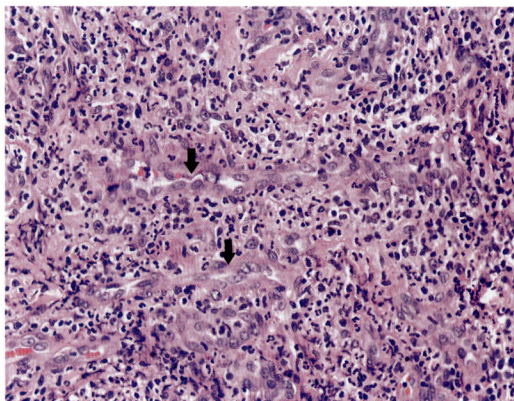

c

图4-57 腭部韦格纳肉芽肿病

a. 腭部黏膜深溃疡形成（黑色箭头所指）（HE×20）；b. 病损表现为坏死性肉芽肿，纤维素样坏死（黑色箭头所指），伴大量中性粒细胞、淋巴细胞、浆细胞、组织细胞、巨噬细胞浸润（HE×200）；c. 病损同时伴坏死性血管炎（黑色箭头所指），小静脉管壁有纤维素样坏死、中性粒细胞及红细胞外溢（HE×400）

根据二联症或三联症加活检阳性一般可对本病做出诊断，但对不典型的病例，仍有较高的误诊率。

【治疗及预后】

本病的治疗主要采取口服环磷酰胺和糖皮质激素，但同时可引起较严重的不良反应。肾功能衰竭患者需行血液透析。

本病过去的病死率高，1年内为82%，死亡原因多为肾功能衰竭及继发感染。20世纪70年代后采取了环磷酰胺和糖皮质激素标准治疗方案，四年存活率可达80%以上，但近半数患者经治疗缓解后仍可复发。

（六）Melkersson-Rosenthal综合征（Melkersson-Rosenthal syndrome, MRS）

【定义】

Melkersson-Rosenthal综合征（MRS）是以面部反复发作的肿胀、面神经麻痹及沟纹舌为特征的综合征，但三大主要症状同时出现者较罕见。Melkersson（1928）及Rosenthal（1931）分别报道了面部神经血管性水肿伴有面瘫和沟纹舌的这一综合征，1949年正式命名。

【病因学】

MRS的病因与发病机制至今尚不明确，据免疫组织化学研究结果推测，可能与免疫功能紊乱有关。国外曾有报道一家4代7人发病及同卵双胞胎同时发病者，推测其可能与遗传因素有关。

【流行病学】

MRS并不多见，国内迄今为止报道病例不足40例，因此缺乏完整的流行病学资料。MRS可发生于任何年龄，常见于年轻人，儿童较少，无明显的性别差异，但也有报道称女性好发。

【临床特点】

MRS可分为完全型和不完全型，完全型者具备三大主要症状，如只具备其中任两种症状或只有一种主要症状加上病理证实为非干酪性上皮样细胞肉芽肿者，为不完全型，完全型仅占25%。三大症状中面部反复肿胀最常见，也最显著，发生率为80%~100%。

面部及唇的复发性肿胀最常见，开始时类似神经血管性水肿，为非凹陷性水肿，尤以上唇明显，持久的水肿形成肉芽肿性唇炎，这是MRS的必有症状。面神经麻痹的出现率较低，不能构成本综合征诊断的必需成分。沟纹舌只出现于一部分病例。除三大主要症状外，其他相关症状包括复发性龈肿胀、三叉神经痛、感觉异常、精神障碍等。

【组织病理学】

MRS病变部位活检的典型镜下表现为非干酪样坏死性上皮样细胞肉芽肿。开始为血管周围及附近有大量淋巴细胞、浆细胞及组织细胞聚集，这是形成肉芽肿的初期变化。继而逐渐发展成肉芽肿，以淋巴细胞浸润为主，有不同程度的浆细胞和上皮样细胞，有时可见朗格汉斯多核巨细胞。

从组织学分析，肉芽肿性唇炎及面部肿胀可有两型变化，一型是上皮样细胞结节型，与结节病基本相同,也可称为局限性类肉瘤样反应;二型是间质水肿型,血管增生,管周炎症浸润,间质内水肿,而无上皮样细胞结节。

【鉴别诊断】

MRS需与有相似症状的疾病鉴别,如周围性面瘫、糖尿病性周围神经病、神经水肿等。病变部位的活检可帮助明确诊断。

【治疗及预后】

由于MRS的病因不明,目前尚缺乏特异性的治疗,主要为对症治疗,糖皮质激素是最有效的药物。本病完全缓解率低,易复发。

四、舌淀粉样变性病(amyloidosis, AL)

【定义与分类】

淀粉样变性病是指一组因特殊结构的淀粉样纤维蛋白沉积于组织或器官而引起的疾病。

本病的分类尚不统一,根据其临床表现形式主要有三类:① 原发性皮肤淀粉样变性病:原发于皮肤,不累及其他器官;② 原发性系统性淀粉样变性病:主要侵犯间叶组织,淀粉样蛋白常沉积在平滑肌、横纹肌、结缔组织、血管壁和周围神经,实质性器官,特别是肝、肾、心常受累,可与骨髓瘤同时发生;③ 继发性系统性淀粉样变性病:继发于慢性炎症性疾病,其中以类风湿关节炎、骨髓炎、结核最为常见,实质性器官,如肾、肝、脾、肾上腺常被侵犯。舌是系统性淀粉样变性病最常累及的器官之一,在口腔疾病中并不少见,也是本章所要讨论的内容。

【同义词】

舌淀粉瘤(amyloid tumor of tongue)。

【病因学】

淀粉样纤维蛋白在常规HE染色时呈均质状嗜伊红物质,刚果红染色呈砖红色,在偏振光显微镜下观察,可见绿色光亮的双折射物质。此类蛋白化学反应与淀粉相似,实际与淀粉无关。原发性淀粉样变性病中淀粉样纤维蛋白是从免疫球蛋白轻链衍生而来的,而继发性者其淀粉样纤维蛋白来源不明。从淀粉样纤维蛋白的合成到在组织或器官内沉积并引起疾病,是由许多步骤组成,由多种因素参与的。目前认为,形成前体蛋白是淀粉样变性病发病的前提条件,致病蛋白异常折叠是发病的关键过程,致病蛋白与局部组织中的成分及环境因素间的相互作用是疾病发展的必备条件。

【临床特点】

舌的淀粉样变性病特征是巨舌症。早期表现为舌背黏膜点状出血、创伤性溃疡、口干及味觉缺失,舌体可有灰白色小颗粒、结节、裂隙、僵硬,继而舌体增大,发硬,同时舌下及口底也因淀粉样蛋白弥漫浸润而增厚,硬结,似有肿物,但并不能扪及局限的肿块。舌缘上可有突出的结节或齿印。患者由于巨舌症而出现语言、进食、吞咽困难、打鼾等症状。除舌的淀粉样变性以外,口腔淀粉样变尚有牙龈溃疡、唇颊黏膜肥厚等表现,因此牙龈组织活检在诊断系统性淀粉样变性病时有较高的阳性率。

原发性系统性淀粉样变性病累及舌的患者,实验室检查可出现免疫球蛋白增高、高血脂、贫血、蛋白尿、血沉快、尿中有本-周蛋白(Bence-Jones protein)等。

【组织病理学】

取病变舌组织活检,在常规HE染色切片上可见舌黏膜固有层乳头、血管周围、舌肌及间质内粉染的均质性淀粉样蛋白沉积,成片或成团状(图4-58a、b)。淀粉样蛋白在血管壁的浸润镜下有明显的特征性。刚果红染色呈砖红色,用偏振光显微镜观察,可看到绿色光亮的双折射物质(图4-58c、d)。PAS反应阳性,且不被淀粉酶消化。甲紫染色可出现红色异染现象。硫代黄素T(thioflavine T)染色后荧光显微镜检查可见黄色荧光。

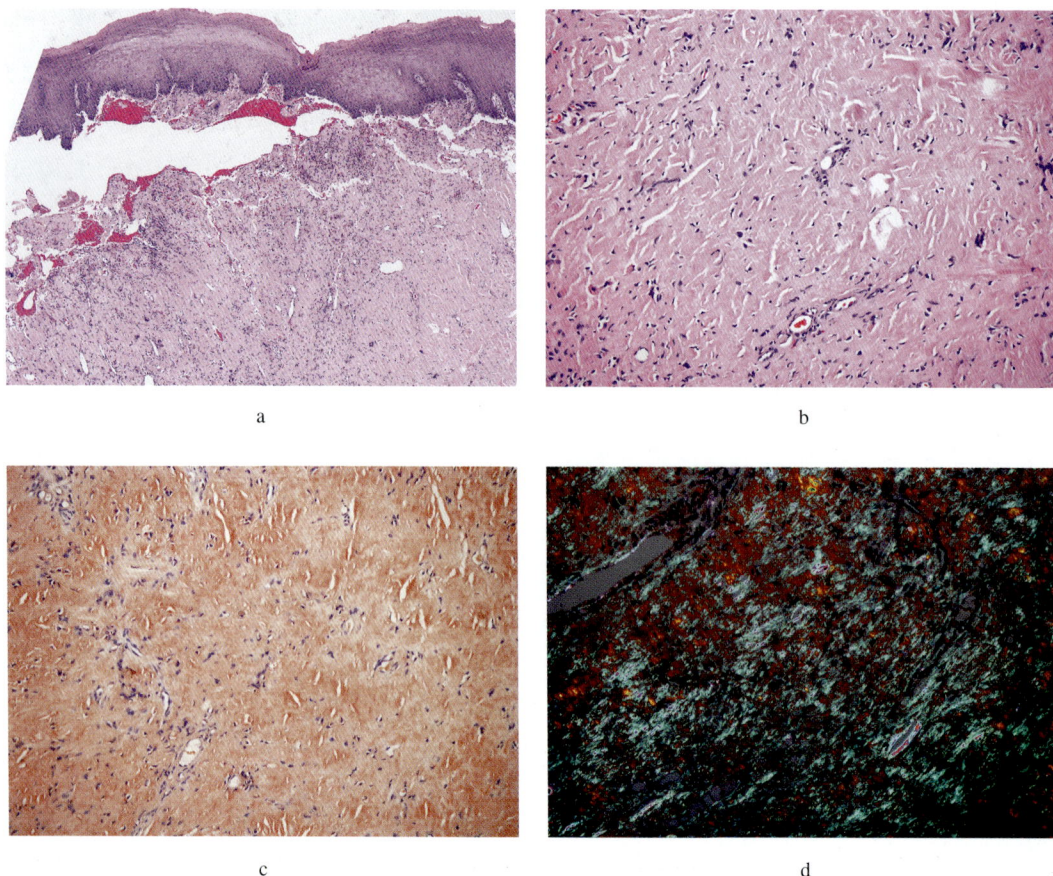

图4-58 舌淀粉样变性病

a. 舌背黏膜舌乳头消失,固有层、黏膜下层成片均质粉染淀粉样物沉积(HE×40); b. 均质粉染淀粉样物沉积于间质,肌纤维结构消失,并浸润血管壁(HE×200); c. 淀粉样物呈特征性的砖红色(刚果红染色×200); d. 偏振光显微镜,可见绿色折光性物(刚果红染色×200)

【超微结构】

淀粉样蛋白由原纤维组成,原纤维可分为两种,一种较多,为无分支的小纤维丝,直径8~10 nm,具有交叉β-蛋白性质,另一种较粗大,直径150nm,呈短杆状纤维。

【鉴别诊断】

如患者有以下情况:① 45岁以上原因不明的舌黏膜损害,并伴口干或味觉缺失;② 舌体质地较硬,舌活动受限;③ 原因不明的蛋白尿或肾病综合征,应考虑舌淀粉样变性病的可能,可取活检证实。

【治疗及预后】

治疗首先应针对原发疾病,防止淀粉样变性病的产生。对于淀粉样变性病本身,采取对症治疗。原发性系统性者可因累及多脏器致肾功能衰竭、心力衰竭而死亡,继发性系统性者其预后取决于原发疾病的治疗是否成功。

第七节　口腔良性黑素细胞病损

根据美国一项对口腔颌面外科19年间89 430例活检病例的研究,仅0.83%为黑素细胞病损。在这些活检病例中，86.1%为口腔黑斑，11.8%为口腔黑素细胞痣，0.9%为口腔黑棘皮瘤病，0.6%为黑色素瘤及非典型黑素细胞增生，因此总的来看，口腔黑素细胞病损活检病例中近99%为良性。

一、口腔黑色素斑（oral melanotic macule）

【定义】

口腔黑色素斑是一种由局灶性黑色素沉积产生的平坦的棕色至黑色的黏膜颜色异常，可能伴有黑色素细胞的增多。

【同义词】

黏膜黑斑（melanoplakia）。

【病因学】

病因不明，一般认为黏膜黑斑与日光照射无关，但也有一些专家认为唇红缘的黑斑可能与日光照射有关，应单独命名为唇黑色素斑。

【流行病学】

本病损可发生于任何年龄，平均年龄为43岁。活检病例统计资料示女性好发，男女之比为1∶2。

【部位】

最常累及的部位为下唇红（33%），其次为颊黏膜、牙龈和腭。

【临床特点】

本病损多数为孤立性，但17%为多发。病损界限清楚，不高出黏膜面，无症状。呈圆形或卵圆形斑块，直径7 mm或更小，大小一般长期保持不变。颜色均匀，棕褐色至深褐色，偶呈蓝色或黑色。

【组织病理学】

本病损表现为正常黏膜复层鳞状上皮的基底层和副基底层内黑色素增多，可伴有或不伴有黑色素细胞增多（图4-59）。黑色素可以是游离的，也可以存在于上皮下结缔组织的巨噬细胞内，称为黑色素失禁（图4-59b）。病损一般无伸长的上皮钉突，与皮肤日光性雀

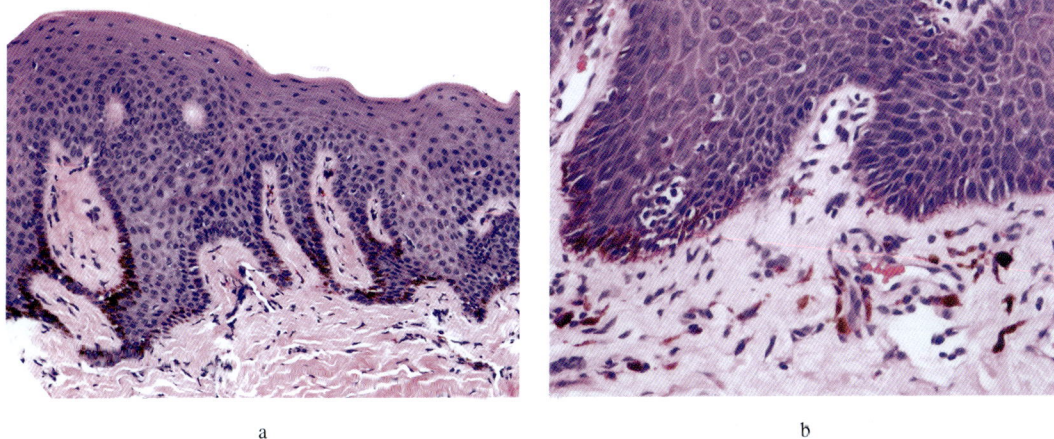

图4-59　口腔黑色素斑（为不同病例）

a. 牙龈黑色素斑，正常黏膜上皮，基底层及副基底层内黑色素增多，无黑色素细胞增多（HE×200）；b. 腭部黑色素斑，固有层内见巨噬细胞吞噬黑色素，即黑色素失禁（HE×400）

斑不同。

【治疗及预后】

本病损无需治疗。如影响美容，激光消融术或冷冻术均有效，但一般无留存组织供病理检验，也可选择手术切除。

本病损无恶变倾向，但早期黑色素瘤的临床表现与之相似，因此较大的口腔色素性斑块，色素不均匀，近期增大者，均需行病检。

二、口腔黑素细胞痣（oral melanocytic nevi）

【定义】

口腔黑素细胞痣是一种指发生于口内的良性局灶性痣细胞增生性病损。痣细胞来源于神经嵴。

【同义词】

口腔黑素细胞痣有多个不同的名称，包括痣（mole）、色素痣（pigmented nevus）及痣细胞痣（nevocellular nevus）。

【分类】

根据上海交通大学医学院附属第九人民医院口腔病理科近20年口腔颌面外科、口腔黏膜科活检病例分析，口腔黑色素细胞痣可表现为四型，即交界痣、黏膜内痣、复合痣及蓝痣。

【流行病学】

本病损好发年龄为30~40岁，有较明显的女性好发倾向，近2/3的口内病损发生于女性，而皮肤病损则无性别差异。先天性黑素细胞痣口内病损十分罕见。

【部位】

本病损最常累及腭部，其次为颊黏膜、牙龈、唇红、软腭及磨牙后区，罕见发生于舌及口底者。

【组织病理学】

口腔黑素细胞痣由痣细胞构成。痣细胞核小，一致，中等量嗜伊红胞质，胞界不清。这些细胞具有不同的产黑色素能力。与皮肤病损相似，典型的镜下表现为表浅的痣细胞形成小的圆形团块，称为痣细胞团（theque）。自黏膜上皮向下，痣细胞由大变小，胞核也逐渐变小，趋向成熟，最后退化。表浅的痣细胞较大，呈表皮样，胞质丰富，常含黑色素，有聚集成痣细胞团的倾向；中间部分的痣细胞胞质较少，色素沉着少，类似于淋巴细胞；深部的痣细胞较长，呈梭形，似施万细胞或成纤维细胞（图4-60）。这种逐渐成熟的表现相当于皮肤病损

的痣细胞分型：A型（表皮样）、B型（淋巴细胞样）和C型（梭形细胞）痣细胞。

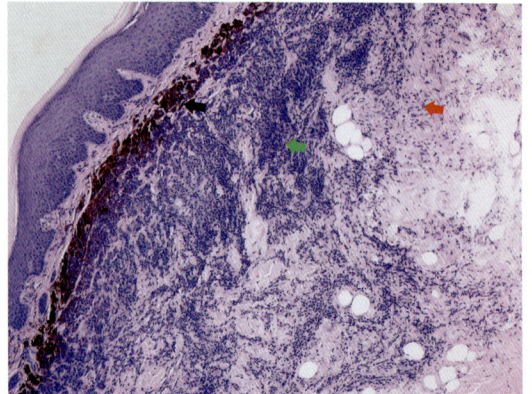

图4-60　腭部黑素细胞痣

黑素细胞痣由痣细胞构成，自黏膜上皮向下，痣细胞趋向成熟，表浅的痣细胞较大，呈表皮样，含丰富的黑色素（黑色箭头所指）；中间的痣细胞较小，色素沉着少，呈淋巴细胞样（绿色箭头所指）；深部的痣细胞梭形，呈成纤维细胞样（红色箭头所指）（HE×100）

口腔黑素细胞痣在组织病理学上是根据痣细胞的发育阶段来分类的，而痣细胞的发育阶段是由其与表面上皮和下方结缔组织的关系来划分的。早期，痣细胞团沿黏膜上皮基底层分布，由于痣细胞位于上皮和结缔组织的交界处，该期即称为交界痣（junctional nevus）。随着痣细胞的增殖，细胞团开始进入下方固有层，由于该期痣细胞同时位于交界处和下方结缔组织，因此称为复合痣（compound nevus）。病损进一步发展，痣细胞巢不再出现在黏膜上皮内而仅见于下方结缔组织，即称为黏膜内痣（intramucosal nevus）。大多数口内黑素细胞痣活检病例表现为黏膜内痣，可能是由于在交界痣、复合痣的阶段已发生早期消退。

【治疗及预后】

黑素细胞痣一般无需治疗，除非影响美观。但由于口内黑素细胞痣与早期黑色素瘤的临床表现相似，更由于晚期口腔黑色素瘤的预后差，因此建议所有无法解释的色素沉着性口腔病损均行活检。

临床上口腔黑素细胞痣恶变的特征为：①短期内病变迅速增大；②颜色变深且不均匀；③痣中有硬结、溃烂，并有疼痛；④周围有炎症红晕。

病理上口腔黑素细胞痣恶变的特征为：① 黑素及黑素细胞增多；② 黏膜上皮基底层痣细胞弥漫紊乱增生，并"滴落"于下方结缔组织内，表现了交界活动性；③ 结缔组织内炎症反应明显，常呈带状浸润。

恶性黑色素瘤主要由交界痣或复合痣发展而致，黏膜内痣没有交界活动性，故一般不恶变。

1. 交界痣（junctional nevus）：交界痣在临床上表现为表面平坦的黑色病变。镜下，痣细胞巢局限于黏膜上皮基底层内，或进入上皮层之下，这种现象叫"滴落"（droping off）（图4-61）。因此，交界痣在组织学上表现为交界活动性，具有恶性前病变的性质。

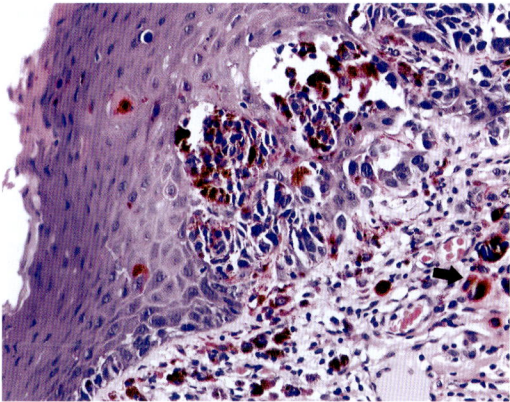

图4-61 翼颌韧带区黏膜交界痣

含黑素的痣细胞巢局限于黏膜上皮基底层内，局部小巢状进入固有层，即"滴落"现象（HE×400）

2. 黏膜内痣（intramucosal nevus）：黏膜内痣在临床上一般表现为乳头状隆起，约1/4病例无色。镜下，黏膜上皮正常，痣细胞巢在固有层结缔组织内。黏膜内痣从浅表到深部常有上述A、B、C型痣细胞（图4-62）。口腔痣半数以上是黏膜内痣。

3. 复合痣（compound nevus）：复合痣在临床上一般表现为稍隆起的黑素病变（图4-63）。镜下观察，当交界痣与黏膜内痣同时存在时称为复合痣。如果痣细胞巢位于黏膜结缔组织内，而上皮基底层只见黑色素细胞增多，未见痣细胞巢，则为黏膜内痣（图4-62）。

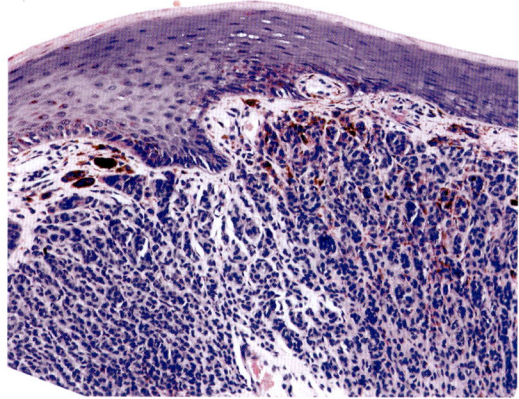

图4-62 牙龈黏膜内痣

黏膜上皮正常，色素沉着，痣细胞巢在固有层结缔组织内，与上皮见有一结缔组织间隔，由浅入深呈较典型的A、B、C三型（HE×200）

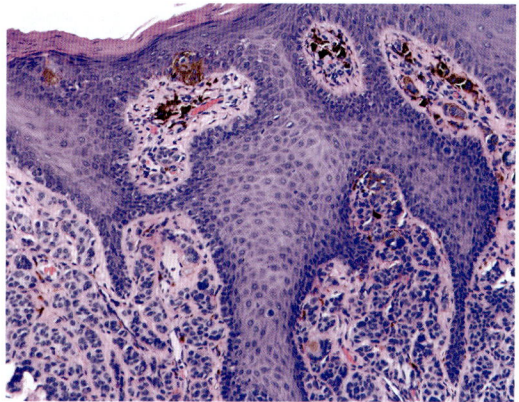

图4-63 唇部黏膜复合痣

黏膜上皮基底层及上皮下固有层内均见痣细胞团，即交界痣与黏膜内痣同时存在（HE×20）

4. 蓝痣（blue nevus）：蓝痣常发生于皮肤，偶可发生于口腔。口腔蓝痣为普通型蓝痣，也称Jadassohn-Tieche蓝痣；另一型蓝痣称细胞型蓝痣，不发生于口腔。

普通蓝痣（ICD-O编码：8780/0）在临床上表现为表面光滑的病损，稍高起，色蓝，直径小于1 cm。这种产黑色素病损之所以呈蓝色，可用廷德尔效应（Tyndall effect）来解释。蓝痣中黑色素颗粒离表面远，反射回来的光需经过表面组织。波长较长的颜色（红、黄）较易被组织吸收，蓝色波长短，易反射至观察者的眼睛。组织学上，病变位于黏膜固有层的中部或深部，大量黑素细胞，细胞细长呈梭形或波浪形，有长

的树枝状突起,细胞体及突起内充满黑素颗粒,细胞高度密集(图4-64)。蓝痣为良性,切除不

易复发,偶可恶变,恶性蓝痣的预后比恶性黑色素瘤为好。

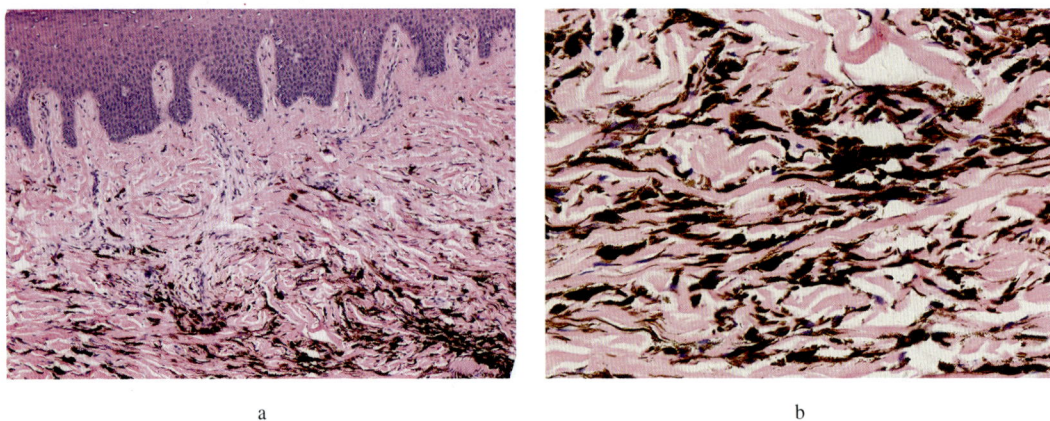

图4-64 腭部普通型蓝痣

a. 黏膜上皮正常,固有层深部及黏膜下层大量黑素细胞,细胞呈长梭形(HE×100); b. 黑素细胞呈细长的梭形、波浪状,充满黑素颗粒(HE×400)

三、口腔黑色素棘皮瘤(oral melanoacantoma)

【定义】

口腔黑色素棘皮瘤少见,是以整个上皮内树突状色素细胞散布为特征的一种良性的获得性口腔黏膜色素沉着。该病损是一种反应性过程,与皮肤黑色素棘皮瘤无关。

【同义词】

黑棘皮病(melanoacanthosis)。

【流行病学】

本病损常见于30~40岁的人群,以女性为好发。

【部位】

本病损最常累及颊黏膜。

【临床特点】

临床上口腔病损表面光滑,扁平或稍高起,深棕色至黑色。病损常迅速增大,有时在几周内直径就可达数厘米。

【组织病理学】

正常情况下黑色素细胞局限于黏膜上皮基底细胞层。口腔黑色素棘皮瘤时,整个病损区黏膜

上皮内散布大量良性树突状黑色素细胞,基底层黑色素细胞的量也增多。典型病例可见棘层增生。上皮下方结缔组织内常可见嗜酸性粒细胞及轻-中度慢性炎症细胞浸润(图4-65)。

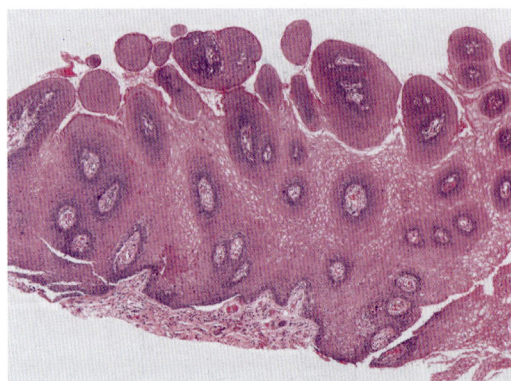

图4-65 颊部口腔黑色棘皮瘤

这是上海交通大学医学院附属第九人民医院口腔病理科近30年间唯一一例口腔黑色棘皮瘤活检病例,患者临床上可见颊黏膜处棕色病损,但从活检组织观察,虽棘层增生明显,但并未见黑色素细胞的增多,上皮下方结缔组织内少量嗜酸性粒细胞及轻度慢性炎症细胞浸润(HE×10)

【治疗及预后】

由于口腔黑色素棘皮瘤生长速度快,面积较大,一般均需取活检以排除黑色素瘤可能。一旦诊断明确,无需再做治疗。

(王丽珍)

参 考 文 献

1　Barnes L, Eveson JW, Reichart P, et al. Pathology & Genetics of Head and Neck Tumours.Lyon: IARCPress, 2005.

2　郑麟蕃, 吴奇光. 口腔病理学. 上海: 上海科学技术出版社, 1993.

3　于世凤. 口腔组织病理学. 第6版. 北京: 人民卫生出版社, 2007.

4　Esmeili T, Lozade-Nur F, Epstein J. Common benign oral soft tissue masses. Dent Clin North Am 2005; 49:223-240.

5　Dayan D, Bodner L, Hammel I, et al.Histochemical characterization of collagen fibers in fibrous overgrowth (irritation fibroma) of the oral mucosa: effect of age and duration of lesions. Arch Gerotol Geriatr 1994; 18(1):53-57.

6　Savage NW, Monsour PA. Oral fibrous hyperplasias and the giant cell fibroma. Aust Dent J 1985; 30(6):405-409.

7　Weathers DR, Campbell WG. Ultrastructure of the giant cell fibroma of the oral mucosa. Oral Surg Oral Med Oral Pathol 1974; 8(4):550-561.

8　Buchner A, Helft M. Pathologic conditions of the oral mucosa associated with ill-fitting dentures: III. Epulis fissuratum and flabby ridge. Refuat Hapeh Vehashinayim 1979; 18:7-13.

9　Thomas GA. Denture-induced fibrous inflammatory hyperplasia (epulis fissuratum): research aspects. Austral Prosthodont 1993; 7:49-53.

10　Konwaler BE, Keasbey L, Kaplan L. Subcutaneous pseudosarcomatous fibromatosis (fasciitis). Am J Cliin Pathol 1955; 25:241-252.

11　Dahl I, Jarlstedt J. Nodularfasciitis in the head and neck. A clinicopathological study of 18 cases. Acta Otolaryngol 1980; 90:152-159.

12　Dayan K, Nasrallah V, Vered M. Clinico-pathologic correlations of myofibroblastic tumors of the oral cavity: 1. Nodular fasciitis. J Oral Pathol Med 2005; 34:426-435.

13　Carlson JW, Fletcher CD. Immunohistochemistry for beta-Catenin in the differential diagnosis of spindle cell lesions: analysis of a series and review of the literature. Histopathology 2007; 51:509-514.

14　Donner LR, Silva T, Dobin SM.Clonal rearrangement of 15p11.2,16p11.2, and 16p13.3 in a case of nodular fasciitis: additional evidence favoring nodular fasciitis as a benign neoplasm and not a reactive tumefaction. Cancer Genet Cytogenet 2002; 139:138-140.

15　Weibolt VM, Buresh CJ, Roberts CA, et al. Involvement of 3q21 in nodular fasciitis. Cancer Genet Cytogenet 1998; 106:177-179.

16　Shafer WG. Verruciform xanthoma. Oral Surg Oral Med Oral Pathol 1971; 31:784-789.

17　Philipsen HP, Reichart PA, Takata T, et al. Verruciform xanthoma-biological profile of 282 oral lesions based on a literature survey with nine new cases from Japan. Oral Oncol 2003; 39(4):325-336.

18　Van der Waal I, Kerstins HCJ, Hens CJJ.Verruciform xanthoma of the oral mucosa. J Oral Maxillofac Surg 1985; 43(8):623-626.

19　Baughman RA. Lingual thyroid and lingual thyroglossal tract remnants. A clinical and histopathologic study with review of the literature. Oral Surg Oral Med Oral Pathol 1972; 34(5):781-799.

20　Abdallah-Matta MP, Dubarry PH, Pessey JJ, et al. Lingual thyroid and hyperthyroidism: A new case and review of the literature. J Endocrinol Invest 2002; 25:264-267.

21　Kansal P, Sakati N, Rifai A, et al.Lingual thyroid. Diagnosis and treatment. Arch Intern Med 1987;147:2046-2048.

22　el-Mofty SK, Swanson PE, Wick ME, et al.Eosinophilic ulcer of the oral mucosa. Report of 38 new cases with immunohistochemical observations. Oral Surg Oral Med Oral Pathol 1993;75:716-722.

23　Eversole LR, Leider AS, Jacobsen PL, et al.Atypical histiocytic granuloma. Light microscopic, ultrastructural, and histochemical findings in an unusual pseudomalignant reactive lesion of the oral cavity. Cancer 1985;55:1722-1729.

24　Conley J,Healey WV, Stout AP. Fibromatosis of the head and neck. Am J Surg 1966; 112:609-914.

25　Carlson JW, Fletcher CD. Immunohistochemistry for beta-catenin in the differential diagnosis of spindle cell lesions: analysis of a series and review of the literature. Histopathology 2007; 51:509-514.

26　Fowler CB,Hartman KS, Brannon RB. Fibromatosis of the oral and paraoral region. Oral Surg Oral Med Oral Pathol 1994; 77:373-386.

27　Silverstein LH, Burton CH Jr., Singh BB.Oral pyogenic granuloma in pregnancy. Int J Gunaecol Obstet 1995; 49(3):331-332.

28　Morris JM, Lane JI, Witte RJ, et al.Giant cell reparative granuloma of the nasal cavity. AJNR Am J Neuroradiol 2004; 25(7):1263-1265.

29　Salyer KE, Barcelo CR, Por YC.Extensive neglected psammomatoid ossifying fibroma with craniofacial deformity. J Craniofac Surg 2004; 15(6):1033-1039.

30　Moon WJ, Choi S, Chung E, et al. Peripheral ossifying fibroma in the oral cavity: CT and MR findings. Dentomaxillofac Radiol 2007; 36(3):180-182.

31　Furlong MA, Fanburg-Smith JC, Childers EL. Lipoma of the oral and maxillofacial region: site and subclassification of 125 cases. Oral Surg Oral Med Oral Pathol Oral Radiol Endod 2004; 98:441-450.

32　Fletcher CD, Martin-Bates E. Intramuscular and intermuscular lipoma: neglected diagnoses. Histopathology 1988; 12:275-287.

33　Angervall L, Dahl I, Kindblom LG, et al.Spindle cell lipoma. Acta Pathol Microbiol Scand \[A\] 1976; 84:477-487.

34　Azzopardi JG, Iocco J, Salm R. Pleomorphic lipoma: a tumour simulating liposarcoma. Histopathology 1983; 7:511-523.

35　Reilly JS, Kelly DR, Royal SA. Angiolipoma of the parotid: case report and review. Laryngoscope 1988; 98:818-821.

36　Billings SD, Henley JD, Summerlin DJ, et al.Spindle cell lipoma of the oral cavity. Am J Dermatopathol 2006; 28:28-31.

37 Saitoh Y, Hama T, Ishizaka S, et al. Fibrolipoma of the parotid in a child. Am J Otolaryngol 1995; 16:433-435.

38 Lee EJ, Calcaterra TC, Zuckerbraun L. Traumatic neuromas of the head and neck. Ear Nose Throat J 1998; 77:670-674,676.

39 Sist TC Jr., Greene GW. Traumatic neuroma of the oral cavity. Report of thirty-one new cases and review of the literature. Oral Surg Oral Med Oral Pathol 1981; 51:394-402.

40 Huber CC, Lewis LD. Amputation neuroma: their development and prevention. Arch Surg 1920; 1:85-113.

41 Stout AP. The peripheral manifestations of the specific nerve sheath tumor (neurilemmoma). Am J Cancer 1935; 24:751-796.

42 Rosai J. Tumors of the peripheral nervous system. Washington, DC: Armed Forces Institute of pathology, 1999.

43 Hsu YC, Hwang CF, Hsu RF, et al. Schwannoma (neurilemmoma) of the tongue. Acta Otolaryngol 2006; 126:861-865.

44 Hatziotis JC, Asprides H. Neurilemona (schwannoma) of the oral cavity. Oral Surg Oral Med Oral Pathol 1967; 24:510-526.

45 Segas JV, Kontrogiannis AD, Nomikos PN, et al. A neurilemmoma of the parotid Gland: report of a case. Ear Nose Throat J 2001; 80:468-470.

46 Kempf HG, Becker G, Weber BP, et al. Diagnostic and clinical outcome of neurogenic tumours in the head and neck area. ORL J Otorhinolaryngol Relat Spec 1995; 57:273-278.

47 Wilson JA, McLaren K, McIntyre MA, et al. Nerve-sheath tumors of the head and neck. Ear Nose Throat J 1988;37:103-107,110.

48 Zachariades N, Mezitis M, Vairaktaris E, et al. Benign neurogenic tumors of the oral cavity. Int J Oral Maxillofac Surg 1987; 16:70-76.

49 Weiss S, Goldblum J, eds. Soft tissue tumors. St. Louis: Mosby, 2001.

50 Krueger W, Weisberger E, Ballantyne AJ, et al. Plexiform neurofibroma of the head and neck. Am J Surg 1979; 138:517-520.

51 van Zuuren EJ, Posma AN. Diffuse neurofibroma on the lower back. J Am Acad Dermatol 2003; 48:938-940.

52 Riccardi VM. Von Recklinghausen neurofibromatosis. N Engl J Med 1981; 305:1617-1627.

53 Crawford AH, Schorry EK. Neurofibromatosis update. J Pediatr Orthop 2006; 26:413-423.

54 Geist JR, Gander DL, Stefanac SJ. Oral manifestations of neurofibromatosis types I and II. Oral Surg Oral Med Oral Pathol 1992; 73:376-382.

55 Lack EE, Worsham F, Callihan MD, et al. Granular cell tumor: a clinicopathologic study of 110 patients. J Surg Oncol 1980; 13:301-316.

56 Raju GC, O'Reilly AP. Immunohistochemical study of granular cell tumor. Pathology 1987; 19:402-406.

57 Soames JV, Southam JC. Ora pathology. 4th ed. Oxford:Oxford University Press, 2005.

58 余强，王平仲. 颌面颈部肿瘤影像诊断学. 上海：上海世界图书出版公司, 2009.

59 Tucker MC, Rusnock EJ, Azumi N, et al. Gingival granular cell tumors of the newborn. An ultrastructural and immunohistochemical study. Arch Pathol Lab Med 1990; 114:895-898.

60 Zuker RM, Buenechea R. Congenital epulis: review of the literature and case report. J Oral Maxillofac Surg 1993; 51:1040-1043.

61 Regezi JA, Zarbo RJ, Courtney RM, et al. Immunoreactivity of granular cell lesions of skin, mucosa and jaw. Cancer 1989; 64:1455-1460.

62 Brannon RB, Anand PM. Oral granular cell tumors: an analysis of 10 new pediatric and adolescent cases and review of the literature. J Clin Pediatr Dent 2004; 29:69-74.

63 Zak EG, Lawson W. The paraganglionic chemoreceptor system: physiology, pathology, and clinical medicine. New York, NY: Springer-Verlag, NY Inc, 1982.

64 Nettersville JL, Reilly KM, Robertson D, et al. Carotid body tumors: a review of 30 patients with 46 tumors Laryngoscope 1995; 105:115-126.

65 Kliewer KE, Wen DR, Cancilla PA, et al. Paragangliomas: assessment of prognosis by histologic, immunohistochemical, and ultrastructural techniques. Hum Pathol 1989; 20:29-39.

66 Strauss M, Nicholas GG, Abt AB, et al. Malignant catecholamine secreting carotid body paraganglioma. Otolaryngeal Head Neck Surg 1983; 91:315-321.

67 Lorigan JG, David CL, Evans HL, et al. The clinical and radiologic manifestations of hemangiopericytoma. AJR Am J Roentgenol 1989; 153:345-349.

68 Porter PL, Bigler SA, McNutt M, et al. The immunophenotype of hemangiopericytomas and glomus tumors, with special reference to muscle protein expression: an immunohistochemical study and review of the literature. Mod Pathol 1991; 4:46-52.

69 Kohout M, Hansen M, Pribaz JJ, et al. Arteriovenous malformations of the head and neck: natural history and management. Plast Reconstr Surg 1998; 102:643-654.

70 Jeong H-S, Baek C-H, Son Y-I, et al. Treatment for extracranial arteriovenous malformations of the head and neck. Acta Otolaryngol 2006; 126:259-300.

71 Batsakis JG. Vascular tumors of the salivary glands. Ann Otol Rhinol Laryngol 1986; 95:649-650.

72 Connor SEJ, Flis C, Langdon JD. Vascular masses of the head and neck. Clin Radiol 2005; 60:856-868.

73 Coffin cm, Dehner LP. Vascular tumors in children and adolesents: a clinicopathologic study of 228 tumors in 222 patients. Pathol Annu 1993; 1:97-120.

74 Bloom DC, Perkins JA, Manning SC. Management of lymphatic malformation. Curr Opin Otolaryngol Head Neck Surg 2004; 12:500-504.

75 Di Sant' Angese PA, Knowles DM. Extracardiac rhabdomyoma: a clinicopathologic study and review of the literature. Cancer 1980; 46:780−789.

76 Brooks JK, Nikitakis NG, Goodman NJ, et al.Clinicopathologic characterization of oral angioleiomyomas. Oral Surg Oral Med Oral Pathol Oral Radiol Endod 2002; 94:221−227.

77 Hagy DM, Halperin V, Wood C. Leiomyoma of the oral cavity. Review of the literature and report of a case. Oral Surg 1964; 17:748−755.

78 Landini G, Kitano M, Urago A, et al.Chondroma and osteochondroma of the tongue. Oral Surg Oral Med Oral Pathol 1989; 68:206−209.

79 el−Mofty SK,Swanson PE, Wick MR, et al. Eosinophilic ulcer of the oral mucosa. Report of 38 new cases with immunohistochemical observations. Oral Surg Oral Med Oral Pathol 1993; 7:716−722.

80 Rybicki BA, Iannuzzi MC. Epidemiology of sarcoidosis: Recent advances and future prospects. Sem Resp Crit Care Med 2007; 28:22−35.

81 Slitzbach LE. Sarcoidosis: Clinical features and management. Med Clin No Am 1967; 51:483−502.

82 Rosen Y. Pathology of sarcoidosis. Sem Resp Crit Care Med 2007; 28:36−52.

83 Stavropoulos F, Katz J, Guelmann M, et al. Oral ulcerations as a sign of Crohn's disease in a pediatric patient: a case report. Pediatr Dent 2004; 26:355−358.

84 Sciubba JJ, Said−Al−Naief N. Orofacial granulomatosis: presentation, Pathology and management of 13 cases. J Oral Pathol med 2003; 32:576−585.

85 Wegener F. Wegener's granulomatosis. Thoughts and observations of a pathologist Eur Arch Otorhinolaryngol 1990; 247:133−142.

86 Lygidadis C. Melkersson−Rosenthal syndrome in 4 generations. Biological Abstracts 1979; 15(2):189−192.

87 Wessels M. Mel−Ros−syn in monozygotic twins. Excerpt Med. Sect 8 1979; 50(6):402−404.

88 贾虹. Melkersson−Rosenthal综合征和口面部肉芽肿病. 国外医学皮肤性病学分册 1997; 23:225−226.

89 曲贞, 刘刚, 王海燕. 淀粉样变性病的发病机制及治疗前景. 中华内科杂志 2008; 47(2):165−167.

90 Merlini G, Bellotti V. Molecular mechanisms of amyloidosis. N Engl J Med 2003; 349:583−596.

91 Buchner A, Merrell PW, Carpenter WM.Relative frequency of solitary melanocytic lesions of the oral mucosa. J Oral Pathol Med 2004; 33:550−557.

92 Gaeta GM, Satriano RA, Baroni A. Oral pigmented lesions.Clin Dermatol 2002;20(3):286−288.

93 Fistarol SK, Itin PH. Plaque−type blue nevus of the oral cavity. Dermatology 2005; 211(3):224−233.

第五章　口腔颌面部软组织肉瘤

第一节　概　　述

口腔颌面部软组织肉瘤（soft tissue sarcomas）很少见，所占比不到该解剖区域所有恶性肿瘤的1%。发生于口腔颌面部的这些肿瘤由于所处位置相对比较表浅，易早期发现，发现时肿瘤体积相对较小，因此一般来说，同一种类型的肿瘤，发生于头颈部者其患者预后往往好于身体其他部位者。由于软组织肉瘤在口腔颌面部少见，因此本章节不再对每一种肿瘤做详细完整的讨论，仅对一些口腔颌面部多见的软组织肿瘤类型做简要的概述。

二十年来，软组织肉瘤的分类和命名发生了较大的改变，这些改变是基于详细的组织化学、免疫组织化学和超微结构的研究结果及进展。正是由于这些变化，需要我们对某些软组织肿瘤进行重新的认识及再评价。

世界卫生组织（WHO）在2002年发布了软组织肿瘤的新分类，该分类以病理学和遗传学为基础，并将软组织肿瘤和骨肿瘤合并为一册，对原先已有的肿瘤类型进行了必要的删减。在本次分类中，软组织肿瘤的类型繁多，约有50多种不同种类的肿瘤；又根据肿瘤生物学行为的不同，分为良性、中间性（交界性）和恶性（即肉瘤）。肉瘤的生物学行为表现为局部呈侵袭性、破坏性生长，并易发生局部复发和远处转移。一般来说，各组织学类型的肉瘤远处转移率从20%~100%不等，低度恶性肉瘤转移率较低，约2%~10%，但是肿瘤可复发，复发后的肿瘤可向高度恶性肉瘤转化，使患者预后不佳，此特点需引起临床医生的高度重视。

第二节　常见的口腔颌面部软组织肉瘤

一、低度恶性肌纤维母细胞性肉瘤（low-grade myofibroblastic sarcoma，LGMFS）

肌纤维母细胞是一种同时具有纤维母细胞及平滑肌细胞特点的高度分化的细胞，它广泛分布于软组织以及几乎所有器官中，可见于损伤修复和肿瘤的间质反应等病理状态。但对于肌纤维母细胞能否构成真性肿瘤一直存有争议。随着病理学以及电镜技术的进展，肌纤维母细胞源性肿瘤的存在才被逐渐接受。

LGMFS是一种肌纤维母细胞恶性肿瘤,组织学上常表现为纤维瘤病的形态,但较纤维瘤病具有明显的细胞异形性,是具有纤维瘤病样特点的非典型肌纤维母细胞性肿瘤。LGMFS虽少见,但好发于头颈部,易复发,使患者预后不佳。

【临床表现】

LGMFS主要发生于成人,中位年龄为40~50岁,儿童少见,男性稍多见。最常累及头颈部,如舌、腭、下颌骨、颅底等,其次为四肢。

临床上LGMFS表现为局部无痛性增大的肿块,肿块可长至较大的体积,导致周围组织的破坏,引起一系列相应的临床症状。如麻木、张口受限等。肿块多位于深部组织,特别是肌肉组织内。

【组织病理学】

巨检,肿块多界限不清,质地坚韧,纤维样,切面灰白。显微镜下见肿瘤由成束的梭形细胞排列呈席纹状、鱼骨样组成(图5-1)。梭形细胞胞质淡染,嗜伊红,细胞核呈梭形或胖梭形,染色质均匀,可见小核仁。细胞异形性显著,细胞核增大,染色质浓聚,核分裂象可每高倍视野1~10个不等(图5-2)。肿瘤常表现出较强的侵袭性,位于深部的肿瘤常浸润骨骼肌纤维(图5-1),类似于侵袭性纤维瘤病时的表现。此外,肿瘤内还可见许多薄壁血管,或局部有明显的胶原纤维形成,但一般无淋巴细胞和浆细胞浸润。

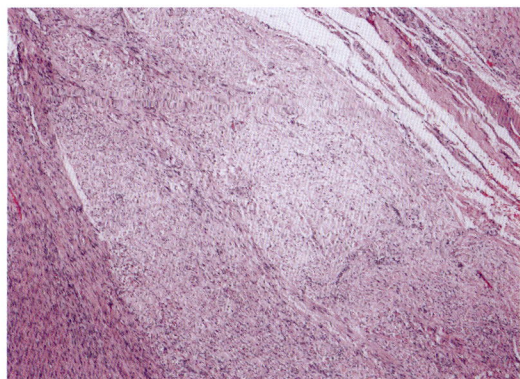

图5-1　LGMFS

肿瘤由成束的梭形细胞排列呈束状,侵犯周围骨骼肌(HE ×100)

【免疫组织化学】

梭形肿瘤细胞表达Vimentin,也可灶性表达α-smooth muscle actin和/或Desmin,β-catenin(图5-3,图5-4)。此外,瘤细胞还表达Fibronectin,局灶性表达CD34和CD99。通常肿瘤细胞不表

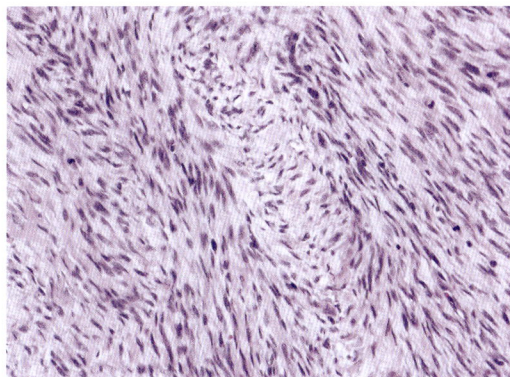

图5-2　LGMFS

图5-1高倍。梭形肿瘤细胞胞质嗜伊红,染色质均匀。细胞有异形性,可见散在核分裂(HE ×400)

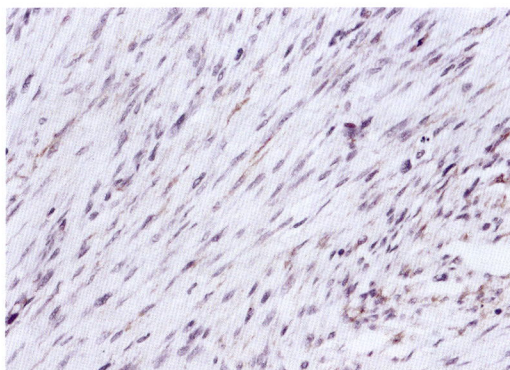

图5-3　LGMFS

与图5-1同一病例。部分肿瘤α-smooth muscle actin阳性表达(IHC ×400)

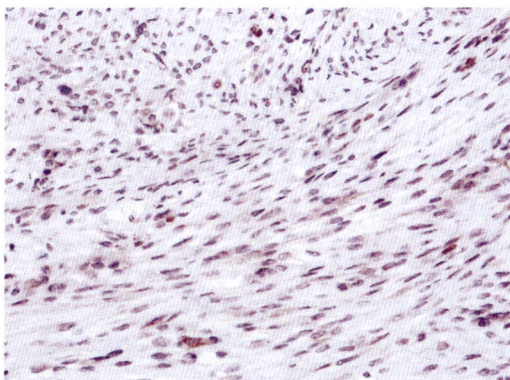

图5-4　LGMFS

与图5-1同一病例。肿瘤细胞β-catenin阳性表达(IHC ×400)

达Cytokeratin、S-100蛋白和h2钙调结合蛋白（h2-caldesmon）等。

【治疗和预后】

LGMFS具有侵袭性，易复发，有文献报道，该肿瘤的复发率44%~75%，故一般需采用局部广泛手术切除，术后需辅以放疗。转移多发生在晚期，以肺多见，是导致患者死亡的重要原因之一。

二、纤维肉瘤（fibrosarcoma，FS）

FS是纤维母细胞的恶性肿瘤。20世纪50年代至70年代曾经被认为是一种最常见的软组织肉瘤，但是现在FS的诊断明显减少，因为一部分镜下表现类似的梭形细胞病变被识别并被划入其他类肿瘤，如纤维型滑膜肉瘤、胃肠道间质瘤、恶性外周性神经鞘膜瘤等；另一方面，纤维瘤病从FS中划分出来归入肌纤维母细胞性肿瘤，因此目前真正意义上的FS并不多见。

【临床表现】

FS可发生于任何年龄的患者，但以年轻人和儿童常见。四肢好发，仅10%发生于头颈部，可位于头颈部的任何部位，但以鼻腔和鼻旁窦多见。FS多位于深部的软组织，表现为缓慢生长的孤立性肿块，在引起显著临床症状之前，如疼痛，肿块可生长至较大的体积。位于鼻腔和鼻旁窦者通常可引起阻塞症状。

【组织病理学】

肿瘤由呈梭形的纤维母细胞样细胞组成。细胞核浓染，染色质粗，胞质少、嗜伊红，细胞界限不清（图5-5，图5-6）。分化好的FS梭形细胞排列成经典的"鱼骨样"或"人字形"结构，细胞间大小和形态的差异小，但见不同程度的核分裂，有较多的胶原纤维形成；分化差的FS细胞密集，细胞形态不规则，可较肥胖，呈圆形或椭圆形，细胞异

形性显著，更多见的分裂活性，产生的胶原纤维较少。中度分化者介于上述两者之间。

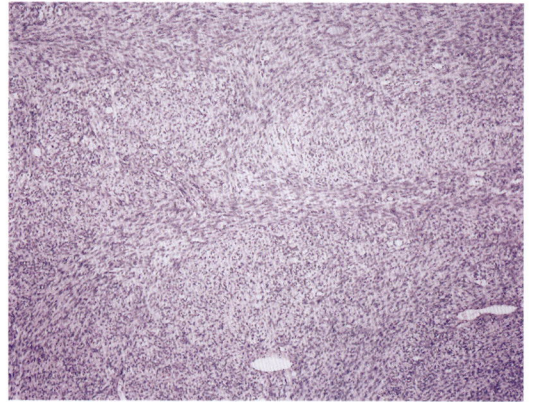

图5-5 FS
成束排列的梭形肿瘤细胞，彼此交织状排列（HE × 100）

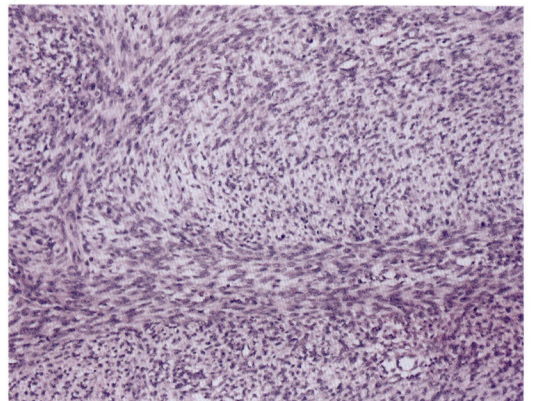

图5-6 FS
图5-5中倍。梭形肿瘤细胞似纤维母细胞样，细胞核浓染，胞质嗜伊红，细胞界限不清（HE × 200）

【免疫组织化学】

肿瘤细胞Vimentin阳性，部分可表达α-smooth smooth muscle actin和muscle specific actin。不表达cytokeratin、S-100等标记物。

【治疗和预后】

FS的原发病灶多采用外科手术治疗，局部广泛切除，术后需行辅助性放疗。患者预后与肿瘤分化程度有一定的相关性。分化好者局部复发率约12%，中度分化和差分化者局部复发率约50%，可发生转移，最常见转移部位为肺。FS患者的5年生存率为40%~70%。

三、恶性纤维组织细胞瘤（malignant fibrous histiocytoma，MFH）

恶性纤维组织细胞瘤是由具有纤维母细胞和组织细胞分化的恶性瘤细胞所组成的肉瘤。自20世纪60年代以来，这种肿瘤被逐渐认识，并成为成人中最常诊断的软组织肉瘤。长期以来关于MFH的组织学起源一直众说纷纭，多数学者认为肿瘤来源于原始的多潜能间叶细胞。但是近十几年来，陆续有学者对MFH的概念提出质疑，认为MFH更可能是代表了肿瘤的组织学结构，而非独立的肿瘤类型。目前多数学者认为MFH是多种肉瘤，如纤维肉瘤、肌纤维母细胞肉瘤、平滑肌肉瘤、骨外骨肉瘤等的终末分化形态，而另一部分MFH则是组织学表现类似MFH的癌，如肉瘤样癌、梭形细胞癌等。故在诊断MFH时常需排除其他类型的肿瘤，即采用排除性诊断法。2002年的WHO分类中仍保留了MFH，但增加了未分化多形性肉瘤（undifferentiated pleomorphic sarcoma）这一名称作为MFH的同义词。同时WHO对MFH进行了亚型的重新分类，将原亚型中的一部分归入到其他类型肿瘤，如将原先的黏液性MFH更名为黏液纤维肉瘤，并归入到纤维母细胞性/肌纤维母细胞性肿瘤中。很有可能在不久的将来将没有恶性纤维组织细胞瘤这一肿瘤名称。

根据临床表现和形态学特征，WHO将MFH分为多形性、巨细胞型、黄色瘤/炎症型3种亚型。其中多形性MFH是MFH的代表类型。

【临床表现】

MFH被认为是老年人的肿瘤，发病年龄通常较晚，50~70岁；儿童和婴幼儿少见。四肢，特别是下肢、尤以大腿好发。90%以上病变所处的部位较深，位于筋膜下肌肉内；仅约10%的病变发生在浅表部位。最常见的症状是伴或不伴疼痛或溃疡的膨胀性肿块，可生长缓慢，也可生长非常迅速，发生局部肿块至确诊的时间，从数月至数年不等。

MFH也可位于腹膜后，患者可有恶心、厌食、腹胀、腰酸、下坠感或其他肿瘤压迫症状。位于鼻腔和鼻旁窦的肿块可产生阻塞症状。

【组织病理学】

巨检见肿块呈多叶、结节状，切面灰白色鱼肉样，有时可见黄色或黄褐色的区域，可能为出血或含有脂肪所致。可有局部组织坏死、黏液变性或囊性变。

镜下见肿块由类似于纤维母细胞/肌纤维母细胞的胖梭形细胞构成，梭形细胞体积较大，核卵圆形，核异形性明显，核分裂多见，呈典型的席纹状排列，也可排列成交织状、鱼骨样。除梭形细胞之外，肿瘤中可见多形性和异形性均十分明显的多形性瘤细胞；细胞体积大，圆形或多边形，核为圆形或肾状，染色质浓聚，胞质丰富，异形性明显（图5-7，图5-8）。此外，肿瘤还含有数量不等的胞质泡沫状的组织细胞，即黄色瘤细胞，这些细胞呈圆形或卵圆形，有时可见胞质内吞噬现象，胞质内含细胞碎屑和含铁血黄素等。多核性瘤细胞和慢性炎症细胞散在可见。

肿瘤中通常无钙化，但可见坏死、黏液变性、出血及囊性变。

【免疫组织化学】

梭形细胞vimentin阳性表达，也可表达α1-

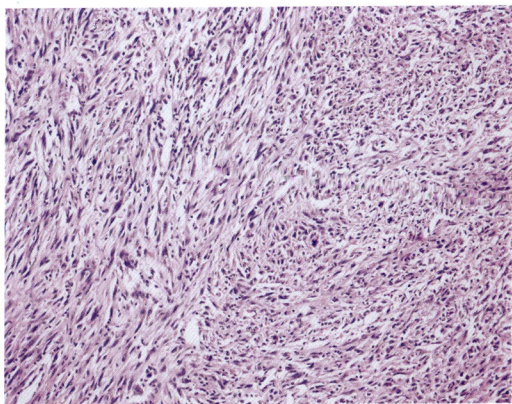

图5-7 MFH

肿块由类似于纤维母细胞/肌纤维母细胞的梭形细胞构成，排列成交织状（HE ×200）

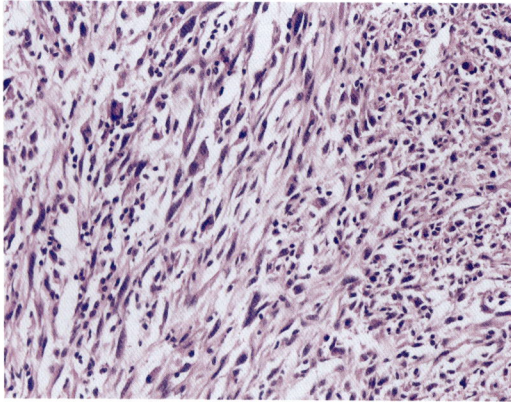

图 5-8 MFH

图 5-7 高倍。梭形细胞核异形性明显，肿瘤中还可见散在的多形性瘤细胞，细胞体积大，染色质浓聚，胞质丰富，异形性明显（HE ×400）

AT、α 1-ACT、KP-1、PGM1 等组织细胞标记物，但均无诊断特异性。部分细胞可表达肌源性标记物，如 Desmin、α-smooth muscle actin，偶可表达 cytokeratin、EMA、S-100 等标记物。

【治疗和预后】

恶性纤维组织细胞瘤被认为是侵袭性肿瘤，通常采用根治性手术治疗。广泛切除或根治性切除，对局部控制和清除肿瘤病变有一定效果，但不能避免转移。大约40%的患者局部复发。转移率也与此近似，通常多发生在确诊后的2年以内，可转至肺、淋巴结、肝脏和骨。除手术切除之外，应采用辅助性放、化疗。

近年来，随着治疗方法的改进，患者生存率有了一定的提高。多形性MFH的局部复发率为19%~31%，转移率为31%~35%，5年生存率为65%~70%。肿瘤位于表浅部位者患者预后较好，如局限在皮下组织的肿瘤仅10%发生转移，而深部者约40%发生转移；在肢体中远侧者较近侧者预后好；口腔颌面部发病者预后差于其他部位者；预后最差的是位于腹膜后的肿瘤。

四、脂肪肉瘤（liposarcoma）

脂肪肉瘤是脂肪组织源性恶性肿瘤，由分化程度和异型程度不同的脂肪细胞组成的恶性肿瘤。目前被认为是最常见的软组织肉瘤，占成人软组织肉瘤的20%左右。最常见的部位是大腿、腹膜后和腹股沟区。头颈部脂肪肉瘤少见。

【临床表现】

脂肪肉瘤好发于成年人，高峰发病年龄为50~70岁，儿童少见。男性居多。典型的临床表现是局部柔软、生长缓慢、界限不清的肿块，就诊时往往肿块巨大。表面颜色可正常或呈黄色。疼痛或不适不常见；一旦出现，常常提示为晚期肿瘤。颈部是头颈部脂肪肉瘤的最常见部位。口腔内好发部位为舌和颊。

【组织病理学】

巨检见肿瘤多呈结节状，切面部分呈灰黄色脂肪样，部分呈灰白色，质地坚韧，可见出血及坏死。

组织学上脂肪肉瘤可分为非典型脂肪瘤性肿瘤/分化良好的脂肪肉瘤（well-differentiated liposarcoma/atypical lipomatous tumor）、去分化脂肪肉瘤（dedifferentiated liposarcoma）、黏液性/圆细胞脂肪肉瘤（myxoid/round cell liposarcoma）、多形性脂肪肉瘤（pleomorphic liposarcoma）和混合型脂肪肉瘤（mixed-type liposarcoma）5种主要类型。第一种为中间性肿瘤，局部侵袭性生长，后4种为恶性型。

脂肪肉瘤的共同形态学特征是具有脂肪母细胞。脂肪母细胞可为单核或多核，细胞质内含有一个或多个空泡。细胞核可居中央，胞质内含多个小泡并呈现细小的压痕，形态类似于成熟的皮脂腺细胞；另有些脂肪母细胞细胞核被较大的脂肪空泡推向一侧，使细胞看上去呈印戒状、新月状，称"印戒样细胞脂肪母细胞"。

口腔内最常见的类型是分化良好的脂肪肉瘤，占所有病例的55%~90%。又分为脂肪瘤样型、硬化型、梭形细胞型和炎症型4种亚型，其中以脂肪瘤样型最多见，肿瘤镜下表现类似于良性脂肪瘤，但有散在的脂肪母细胞和非典型的染色质浓聚的间质细胞。

去分化脂肪肉瘤是一种含有两种分化程度和形态结构的脂肪肉瘤,分化性成分多为分化良好的脂肪肉瘤,去分化成分多为非脂肪源性的梭形细胞肉瘤,最常见的是多形性恶性纤维组织细胞瘤、多形性纤维肉瘤;少数情况下去分化的成分也可为横纹肌肉瘤、软骨肉瘤、骨肉瘤等。分化性和去分化成分可出现在同一肿瘤内,或者去分化成分出现在复发灶或转移灶中。

黏液性脂肪肉瘤表现为在含有分支状丰富的毛细血管网的黏液背景中脂肪母细胞增生。这些脂肪母细胞呈不同的分化阶段,从原始间叶细胞到典型的多泡和单泡的脂肪母细胞。分裂象少或无。圆细胞脂肪肉瘤是分化差的黏液性脂肪肉瘤的一种表现形式,侵袭性强,可见分化较差的圆细胞,胞质嗜酸性,在圆细胞之间散在分布脂肪母细胞,核分裂象多见(图5-9,图5-10)。

多形性脂肪肉瘤是分化差的一种脂肪肉瘤,镜下表现为极其丰富的细胞多形性,可见怪异的瘤巨细胞,部分细胞具有脂肪母细胞的特征。

混合型脂肪肉瘤是由不同类型的脂肪肉瘤混合所形成的肿瘤,可为分化良好脂肪肉瘤合并多形性脂肪肉瘤等。

【免疫组织化学】

分化良好的脂肪肉瘤中的脂肪母细胞表达S-100蛋白,也可表达MDM2。

去分化脂肪肉瘤中的分化良好的脂肪肉瘤细胞表达S 100蛋白,去分化成分中的细胞依据不同的分化方向,呈现不同的免疫组化阳性标记物。

黏液性/圆细胞脂肪肉瘤多表达S-100蛋白(图5-11),此阳性具有诊断意义。

多形性脂肪肉瘤的肿瘤细胞灶性表达S-100蛋白,少数病例可见角蛋白灶性阳性。

【治疗和预后】

脂肪肉瘤患者总体5年生存率为59%~70%。10年生存率约为50%。患者预后与脂肪肉瘤的组织学亚型有关,一般来说,多形性脂肪肉瘤患者预后差于黏液性和分化良好的脂肪肉瘤患者。

分化良好的脂肪肉瘤为中间性肿瘤,应完整切除肿块。手术切除后仍有一定数量的患者复发,

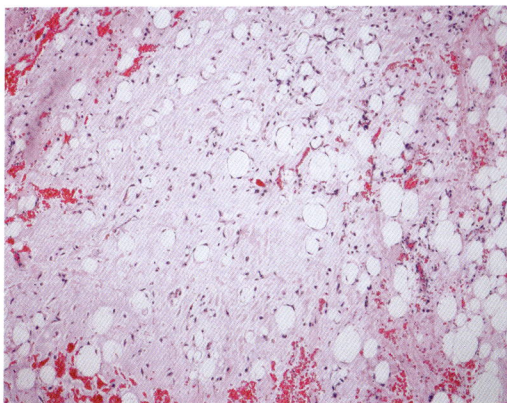

图5-9　脂肪肉瘤
黏液背景中见脂肪母细胞增生,肿瘤内可见丰富的毛细血管
(HE ×200)

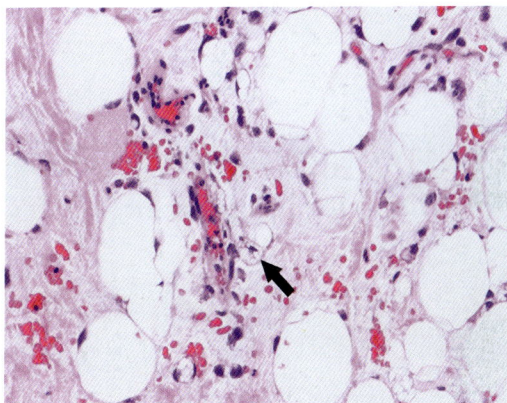

图5-10　脂肪肉瘤
图5-9高倍。见脂肪母细胞,个别呈细胞核位于细胞中央、胞质多泡状的脂肪母细胞(HE×400,见箭头所指)

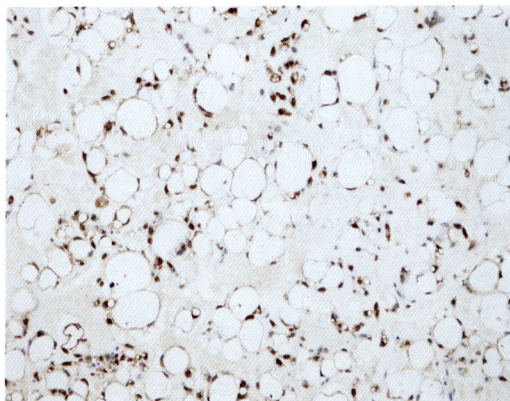

图5-11　脂肪肉瘤
与图5-9同一病例。肿瘤细胞表达S-100蛋白(IHC×200)

复发率和肿瘤所处的解剖部位有关。位于腹膜后者复发率高。

去分化脂肪肉瘤中的去分化成分可表现为低度恶性或高度恶性。但整体来看,应视为中至高度恶性肿瘤。采用根治性手术治疗。复发率约50%,转移率为15%~20%。

黏液性/圆细胞脂肪肉瘤采用根治性手术治疗。患者预后与圆细胞成分在肿瘤中所占比有关,圆细胞成分越多,转移率越高。

多形性脂肪肉瘤采用根治性手术治疗。转移率30%~50%,患者5年生存率为21%。

相比之下,发生于口腔的脂肪肉瘤患者预后较好,这主要因为大多数口腔脂肪肉瘤是分化良好的脂肪肉瘤这一亚型,同时在确诊时肿块常较小。虽然局部复发率为15%~20%,但是转移和直接导致患者死亡者较少见。

五、恶性周围神经鞘膜瘤(malignant peripheral nerve sheath tumor,MPNST)

曾经被称为恶性雪旺瘤(malignant schwannoma)、神经纤维肉瘤(neurofibrosarcoma)和神经源性肉瘤(neurogenic sarcoma)。

该肿瘤是最主要的周围神经源性恶性肿瘤,占所有软组织肉瘤的5%,约半数为原发,另外一半来自神经纤维瘤病I型的患者。11%的患者可能与放射治疗有关。肿瘤的好发部位为四肢和躯干,如臀部、大腿、上肢等,仅10%~15%病例发生在头颈部。

【临床表现】

MPNST瘤好发于年轻人,但儿童少见。具有神经纤维瘤病病史的患者平均年龄(29~36岁)比原发患者的平均年龄(40~46岁)低10岁左右。肿瘤常表现为逐渐生长的肿块,界限不清,可伴有疼痛,神经受累常见。神经纤维瘤病患者常表现为短时间内肿块快速生长。

该肿瘤可发生于口腔的任何部位,最常见在下颌骨、唇和颊黏膜。下颌骨骨内肿瘤的影像学表现为下颌神经管或颏孔膨大,伴或不伴周围骨组织的不规则破坏。

【组织病理学】

巨检见肿瘤界限不清楚,有时体积可较大,切面灰白色或灰红色,可见局部出血和坏死。

MPNST的镜下表现为肿瘤由成束排列的非典型梭形细胞组成,梭形细胞常类似于纤维肉瘤的细胞,但这些细胞形态更不规则,细胞核呈波浪状或逗点样或弹头样,核分裂象多见。在部分区域,肿瘤细胞排列成栅栏状或漩涡状。通常,肿瘤内交替分布有细胞丰富区和细胞稀疏区,血管周围常见密集的形态较为肥硕的肿瘤细胞,细胞稀疏区可见黏液样变性(图5-12,图5-13)。

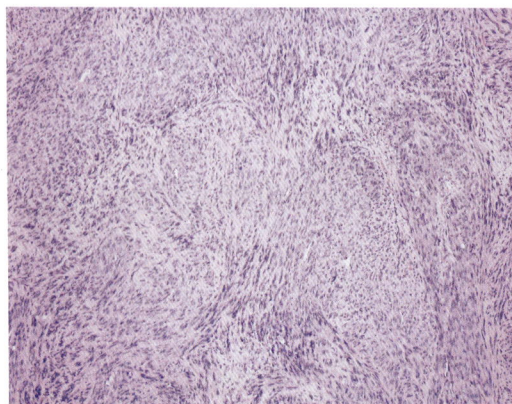

图5-12 MPNST

肿瘤由成束排列的非典型梭形细胞组成,肿瘤细胞排列成栅栏状或漩涡状(HE × 100)

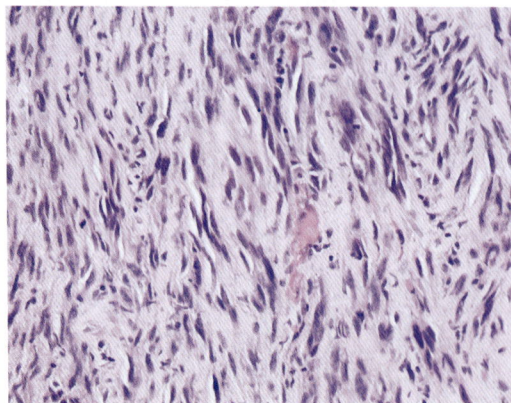

图5-13 MPNST

梭形肿瘤细胞形态不规则,细胞核呈波浪状,可见核分裂(HE × 400)

大多数肿瘤其组织学形态比较单一,但是约15%的病例可见异源性组织,如软骨、骨、肌肉等。若肿瘤中具有典型的横纹肌母细胞分化,则可称为伴有横纹肌肉瘤的MPNST,亦可称为恶性蝾螈瘤(malignant triton tumor);若肿瘤中见上皮性腺体,则可称为伴有腺体分化的MPNST;若肿瘤细胞绝大部分呈上皮样,则称为上皮样MPNST;含色素者称为色素性MPNST等。

【免疫组织化学】

MPNST单从光镜下进行诊断有时很困难,特别在非神经纤维瘤病的患者。S-100蛋白阳性表达是一个有用的诊断依据(图5-14),但是大约只有50%的病例S-100蛋白阳性表达,且多为局灶性。此外,瘤细胞还可表达Leu-7、PGP9.5。

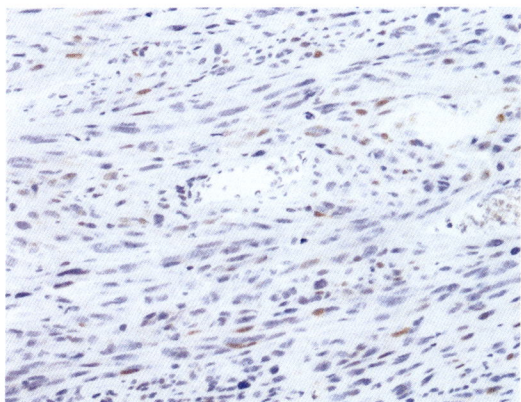

图5-14　MPNST
与图5-12同一病例。部分肿瘤细胞S-100蛋白阳性(IHC ×400)

【治疗和预后】

大多数MPNST是高度恶性的肉瘤,应首选根治性外科手术治疗,可辅助性放射治疗和化疗。该疾病的总体局部复发率为42%~54%,远处转移率为28%~43%。患者预后差,特别是继发于神经纤维瘤病的患者。有一研究显示该肿瘤在神经纤维瘤病I型患者中的5年生存率仅为16%。而原发性者,5年生存率为53%,10年生存率下降至38%。

六、脉管肉瘤(angiosarcoma,AS)

AS是脉管内皮来源的少见恶性肿瘤,约占所有肉瘤的1%~2%。AS的肿瘤细胞在一定程度上具有正常内皮细胞的形态和功能特点,可源于血管或淋巴管,因此AS包括血管肉瘤(haemangiosarcoma)和淋巴管肉瘤(lymphangiosarcoma),两者的鉴别主要依赖于免疫组织化学检测;但有时同一肿瘤中血管内皮和淋巴管内皮细胞标记物均阳性表达,因此笼统地将它们称为脉管肉瘤。约1/3的AS发生于皮肤,超过50%的病例发生在头颈部,头皮和前额是最常见部位,发生于口腔者少见。

【临床表现】

头颈部皮肤AS好发于老年患者。50岁以上多见,男性居多。病变早期类似于单纯性淤斑或呈血肿样,可能会延误病情诊断。随着病程进展,病变范围持续扩大,渐表现为高起的结节性肿块或表面有溃疡形成,可伴出血。大多数病变呈多灶性,在瘤体周围可见卫星小结节。肿瘤位于深部组织者,肿瘤体积可能较大。口腔脉管肉瘤可发生在口腔的任何部位,舌和下颌骨较常见。

【组织病理学】

巨检见肿瘤无包膜,界限不清,呈浸润性生长,切面可呈海绵样或微囊状,灰红色。

显微镜下见瘤细胞形态呈梭形或卵圆形。分化好的区域肿瘤细胞围成不规则的相互交通的裂隙状或分支状血管腔(图5-15),肿瘤细胞形态与内皮细胞相似,但呈现出不同程度的非典型性,细胞胞质丰富,细胞核大、染色质浓聚、有异形(图5-16),这些细胞常向血管腔内突出或堆积形成乳头。细胞分裂活性增加。分化差的区域除非典型内皮细胞之外,尚可见成片或成束分布的梭形细胞,血管网结构不明显。

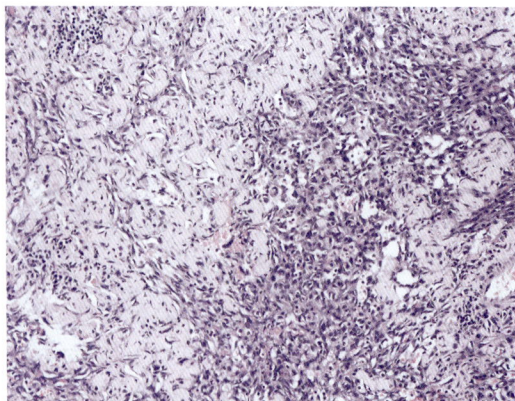

图 5-15　AS

显微镜下见肿瘤细胞围成不规则的相互交通的裂隙状或分支状血管腔（HE × 200）

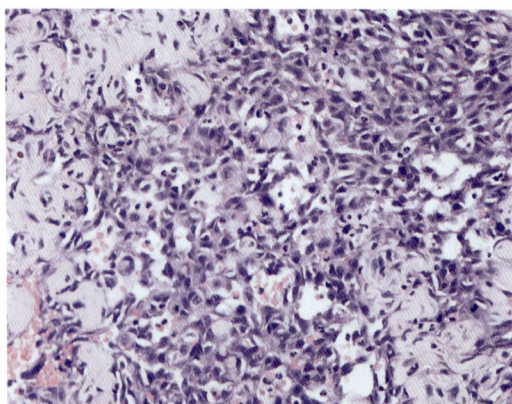

图 5-16　AS

图 5-15 高倍。肿瘤细胞形态与内皮细胞相似，但呈现出不同程度的非典型性（HE × 400）

【免疫组织化学】

免疫组织化学染色显示大多数病例中肿瘤细胞 CD31 和八因子相关抗原（factor VIII-related antigen）、CD34 阳性（图 5-17~图 5-19），淋巴管来源者尚可表达 D2-40、VEGFR-3 等淋巴管内皮细胞分化的指标。50%~60% 的病例表达 CD117，20%~50% 的病例可表达 Cytokeratin。

【治疗和预后】

AS 的治疗通常采用根治性手术治疗联合放射治疗。皮肤 AS 是高度恶性肿瘤，是软组织肉瘤中预后较差的肿瘤之一。即使采取根治性手术加辅助性放疗，其局部复发和转移的概率仍较高，最常见的转移部位为淋巴结、肺、肝、脾、骨等，转移大多出现在治疗后 24 个月。患者的 5 年生存率为 12%。

口腔和唾液腺脉管肉瘤患者的预后较头部皮肤者好。有研究显示 14 例口腔和唾液腺脉管肉瘤患者经随访其中 11 位患者无肿瘤复发或转移（平均随访时间为 8.6 年）。

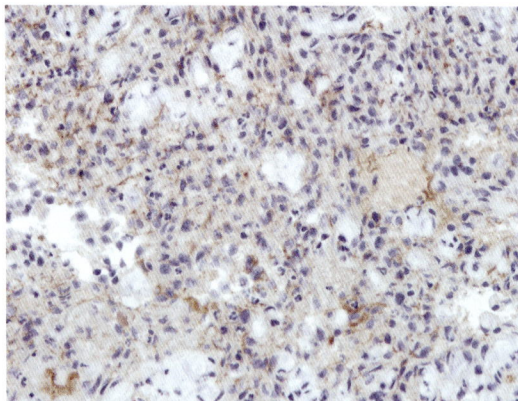

图 5-17　AS

与图 5-15 同一病例。肿瘤细胞八因子相关抗原阳性（IHC × 400）

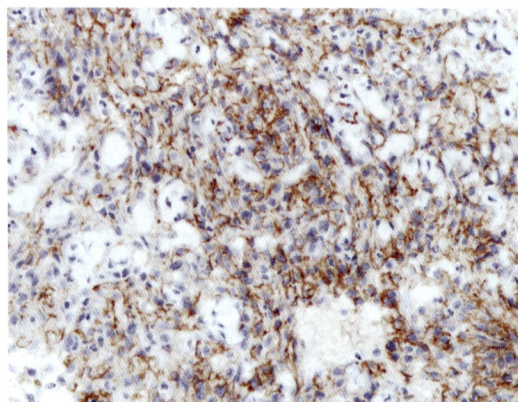

图 5-18　AS

与图 5-15 同一病例。肿瘤细胞 CD31 阳性表达（IHC × 400）

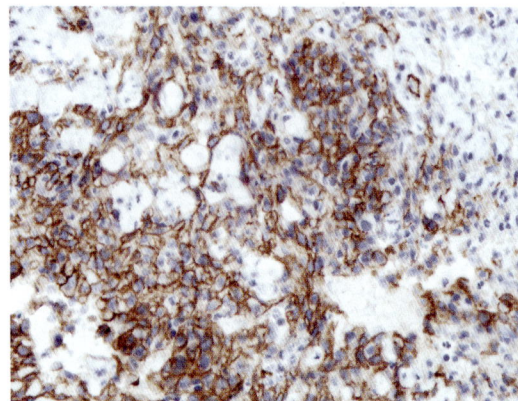

图 5-19　AS

与图 5-15 同一病例。肿瘤细胞 CD34 阳性表达（IHC × 400）

七、横纹肌肉瘤
（rhabdomyosarcoma，RMS）

RMS是来自横纹肌母细胞的恶性肿瘤，是一种具有横纹肌分化倾向的原始间叶性肿瘤。这些肿瘤好发于幼童，约占儿童软组织肉瘤的60%；相比之下，横纹肌肉瘤仅占成人软组织肉瘤的2%~5%。该肿瘤可发生于人体的任何部位，但以头颈部常见，约占所有横纹肌肉瘤的35%，泌尿生殖道次之。横纹肌肉瘤也可发生在无横纹肌的部位。横纹肌肉瘤组织学上可分为多个亚型（WHO，2002年），即胚胎性横纹肌肉瘤（embryonal rhabdomyosarcoma，ERMS，包括梭形细胞横纹肌肉瘤、葡萄簇样横纹肌肉瘤和间变性横纹肌肉瘤）、腺泡状横纹肌肉瘤（alveolar rhabdomyosarcoma，ARMS）和多形性横纹肌肉瘤三种主要的亚型。其中胚胎性横纹肌肉瘤和腺泡状横纹肌肉瘤是最常见的亚型，分别占横纹肌肉瘤的49%和31%，而多形性横纹肌肉瘤的所占比少于5%，且好发于40岁以上的成年人；大多数头颈部横纹肌肉瘤是胚胎性和腺泡状这两种亚型，因此本文仅对这两种横纹肌肉瘤作一讨论。

【临床表现】

1. 胚胎性横纹肌肉瘤：EMRS最常好发于生命的最初10年中，好发生于头颈部、泌尿生殖道和腹膜后等。在头颈部，面部和眼眶是最好发部位，鼻腔次之。腭是口腔内最好发部位，有些病变可位于上颌窦，然后突破入口腔。临床上肿瘤多表现为无痛性、浸润性生长的肿块，可生长速度较快，依据部位不同，引起不同的临床症状，如位于眼部的肿块可引起视物模糊、复视等，位于腹膜后者可引起腹痛、恶心、呕吐等。发生于口腔内ERMS可呈外生性、息肉样生长，类似于一簇葡萄。葡萄簇样横纹肌肉瘤这一名称就是用来描述这样一种病变的。

2. 腺泡状横纹肌肉瘤：可发生于任何年龄的患者，但以10~25岁的青少年最常见，先天性病例罕见。无明显性别差异。好发于四肢，前臂、股部多见；其次为头颈部。临床表现为迅速生长的肿块，可伴疼痛，肿瘤具侵袭性，引起相应的临床症状。

【组织病理学】

巨检见侵袭性生长的肿块，切面灰白或灰红色，鱼肉样，腺泡状横纹肌肉瘤切面可见数量不等的纤维组织，肿瘤内可见出血、坏死和囊性变。

1. 胚胎性横纹肌肉瘤：ERMS是一种在形态上和生物学上再现胚胎性横纹肌特点的原始间叶性肉瘤，主要由原始的小圆细胞和不同分化程度的横纹肌母细胞以不同比例组成，横纹肌母细胞的分化程度近似于妊娠7~12周的胎儿骨骼肌的发育程度。小圆细胞为分化较为原始的细胞，核圆形、短梭形，染色质深染，胞质少，淡嗜伊红，细胞界限不明显；横纹肌母细胞则可表现为梭形、带状、球拍样细胞或大的多角形细胞，胞质丰富、嗜酸性，易见纵纹，偶见横纹（图5-20，图5-21）。核分裂多见，异形性显著。肿瘤细胞的分布可疏密不均，富于细胞区与肿瘤细胞稀少、疏松的黏液样区相交替存在。

ERMS可依据横纹肌母细胞的所占比例及成熟

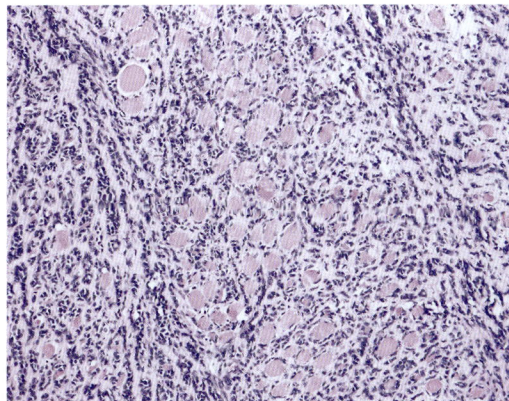

图5-20　RMS

肿瘤由小圆细胞组成。小圆细胞为分化较为原始的细胞，核圆形或梭形，染色质深染，胞质少，细胞界限不明显，肿瘤侵犯横纹肌（HE ×200）

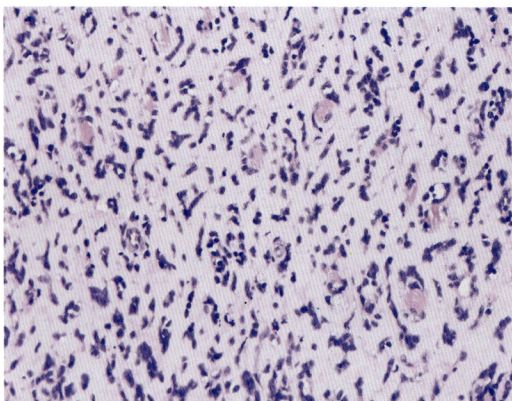

图5-21 RMS

图5-20高倍。小圆细胞中可见散在分布的横纹肌母细胞,呈球拍样,胞质丰富、嗜酸性,见纵纹(HE × 400)

程度,分为三级,即低分化(原始性,横纹肌母细胞<10%)、中分化(中间型,横纹肌母细胞10%~50%)和高分化(分化型,横纹肌母细胞>50%)。

2. 腺泡状横纹肌肉瘤:分为经典型、实体型和胚胎性-腺泡状混合型3种组织学类型。典型的腺泡状横纹肌肉瘤镜下表现为原始的小圆细胞或卵圆形细胞被纤维结缔组织分隔成巢状,细胞巢中的瘤细胞因退变或坏死,失去黏附性而趋向分开,而周边的肿瘤细胞与纤维组织紧密粘连,造成典型的腺泡状和假腺体样形态。可见早期分化的胞质强嗜酸性横纹肌母细胞和多核巨细胞。肿瘤细胞核分裂多见,异形性明显。有的肿瘤细胞围绕小血管呈放射状排列,呈假菊形结构;有的肿瘤中腺泡状结构不明显,瘤细胞密集弥散分布,似恶性淋巴瘤和原始神经外胚层瘤。

【免疫组织化学】

横纹肌肉瘤的肿瘤细胞表达肌源性的特异蛋白,如desmin(图5-22)、myoglobin、myoD1(图5-23)、myogenin(图5-24)和muscle-specific actin。细胞阳性表达强度与横纹肌母细胞的分化程度有关。

【治疗和预后】

主要采用根治性手术治疗,辅以放疗和化疗。20世纪60年代以前,横纹肌肉瘤患者的预后是很差的,2年生存率低于20%。随着综合治疗的出现,

患者的预后显著提高。在儿童,不同类型的横纹肌肉瘤,其患者预后是不同的。据报道,ERMS中的葡萄簇状和梭形细胞亚型患者预后较好,5年生存率分别可达约95%和88%。而非特殊型ERMS患

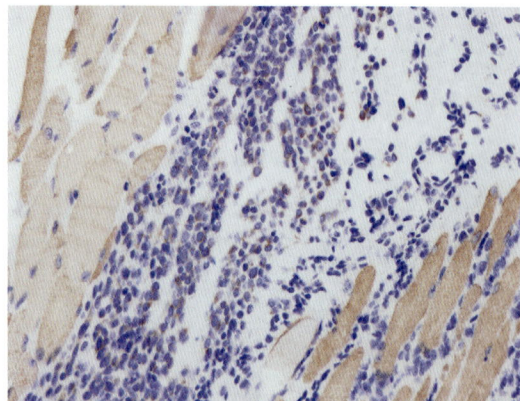

图5-22 RMS

与图5-20同一病例。部分肿瘤细胞desmin阳性(IHC × 400)

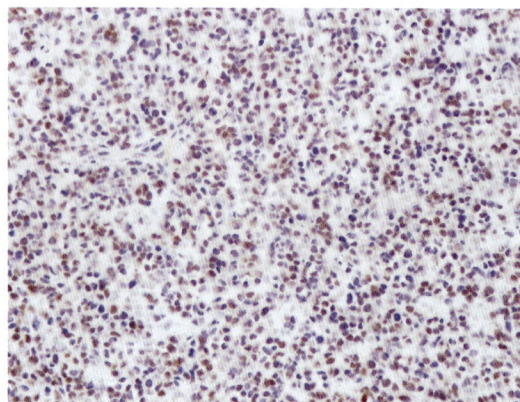

图5-23 RMS

与图5-20同一病例。肿瘤细胞myoD1阳性表达(IHC × 400)

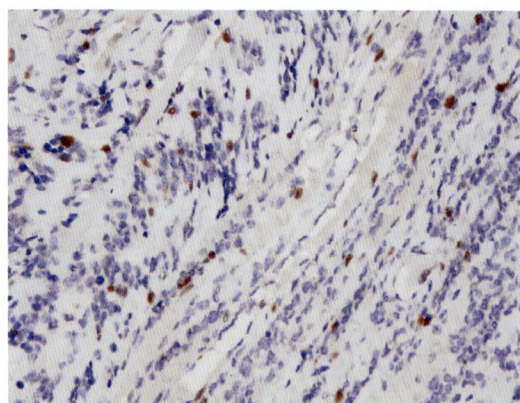

图5-24 RMS

与图5-20同一病例。肿瘤细胞myogenin阳性表达(IHC × 400)

者的5年生存率约为66%。腺泡状横纹肌肉瘤患者的预后较差,5年生存率约为53%。

八、滑膜肉瘤(synovial sarcoma,SS)

SS在WHO(2002年)软组织肉瘤分类中被划入分化未定类肿瘤,该肿瘤是一种具有间叶和上皮双相性分化的恶性肿瘤,占所有软组织肉瘤的5%~10%。肿瘤常原发于大关节和关节囊附近,特别是四肢部位,因此曾被认为肿瘤起源于滑膜。尽管大多数的SS位于关节旁,但却很少位于在关节囊内;在一些情况下,SS位于和滑膜无明显关系的部位。故现在大多数的学者认为该肿瘤并非滑膜来源,而起源于未知的多潜能干细胞。

根据AFIP(美国陆军病理研究所)的报道,SS居恶性软组织肉瘤的第四位,仅次于恶性纤维组织细胞瘤、脂肪肉瘤和横纹肌肉瘤。国内有资料报道滑膜肉瘤居软组织肉瘤的第二位。头颈部的SS少见,约占所有头颈肿瘤的4%~9%。

【临床表现】

滑膜肉瘤好发于15~40岁的青少年和年轻人,男性稍多见。下肢多见,特别在膝关节周围。头颈部滑膜肉瘤最好发于椎骨旁和咽旁区域,口腔常好发于舌、颊、腭、唾液腺等。最常见的临床表现是伴有疼痛或不适的缓慢生长的肿块,肿块对位于深部组织。位于椎旁和咽旁区域者通常会引起吞咽困难、呼吸困难和声嘶。

【组织病理学】

巨检所见可因病例不同而差异较大。缓慢生长者可肿瘤界限比较清楚,周围组织受压后形成假性包膜;低分化者可表现出明显的周围组织浸润。肿瘤切面多为实性,灰白色,也可见囊腔形成;分化差者切面呈鱼肉样、可见坏死。

SS在组织学上分为双相型、单相纤维型、单相上皮型和差分化型。

经典的SS是双相分化的肿瘤,由梭形纤维母

细胞样细胞和上皮样细胞混合组成(图5-25,图5-26),梭形细胞通常占据肿瘤大部分,看上去类似于纤维肉瘤;在梭形细胞的背景中是成堆排列的立方或高柱状的上皮细胞,细胞呈圆形或卵圆形,胞质丰富,嗜酸性或淡染透亮状,细胞核大,染色质细腻、空泡状,通常形成腺样腔隙或实性细胞巢、细胞索和细胞旋,腺样腔隙中可见嗜伊红的分泌物。核分裂象较少见。大约30%的病例可见钙化或骨化。

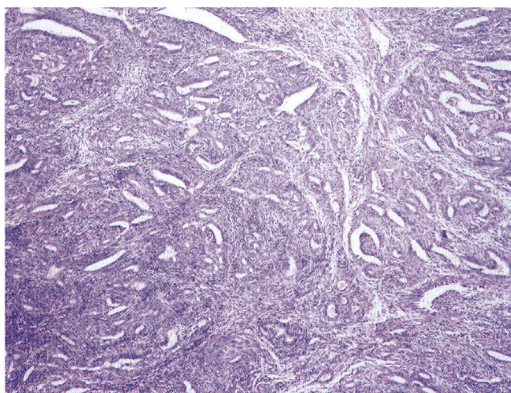

图5-25　SS
双相分化的滑膜肉瘤,由梭形纤维母细胞样细胞和上皮样细胞混合组成,上皮样细胞形成腺样腔隙(HE×100)

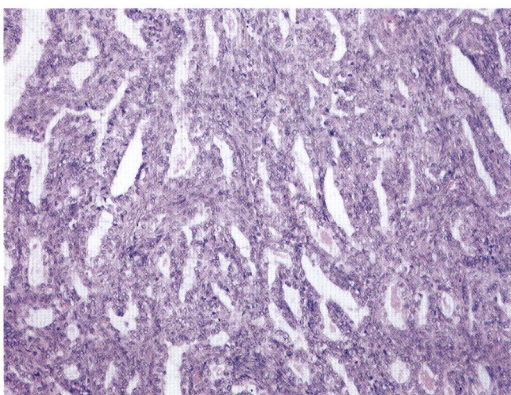

图5-26　SS
图5-25中倍。腺样腔隙表面见上皮样细胞,立方及柱状,胞质丰富,嗜酸性或淡染透亮状,腺样腔隙中可见嗜伊红的分泌物(HE×200)

单相纤维型SS较经典双相型SS更为常见,肿瘤由梭形纤维母细胞样细胞排列呈束状、漩涡状、人字形等组成。该型SS的诊断有时很困难,需借助于免疫组织化学的检测结果(至少见梭形细胞免疫组织化学Cytokeratin或Epithelial membrane antigen标记灶性阳性）。单相上皮型SS也有报道但罕见。差分化型SS中的肿瘤细胞分化差部分可占整个肿瘤的20%~90%，细胞异形性显著，核分裂多见，可见组织坏死。该亚型SS具有较高的侵袭性和转移率。

【免疫组织化学和细胞遗传学】

肿瘤细胞表达上皮性标记物如广谱Cytokeratin（AE1/AE3、CAM5.2）（图5-27）、Epithelial membrane antigen（EMA）、Cytokeratin7、Cytokeratin10和Cytokeratin19，除上皮性标记物外肿瘤细胞还表达Vimentin（图5-28）和BCL-2，部分病例S-100蛋白、CD99阳性表达，灶性表达α-smooth muscle actin和muscle specific actin，通常不表达CD34和Desmin。

90%以上的滑膜肉瘤可检测到具有特异性的X号染色体和18号染色体之间的易位，即t（X；18）（p11.2；q11.2），导致18q11的SYT基因近端与Xp11的SSX基因远端融合，形成SYT-SSX融合基因。该染色体易位的阳线检测结果具有诊断价值，同时该检测也可用于SS的手术切缘评价和转移灶的确定。

【治疗和预后】

滑膜肉瘤的治疗通常采用根治性外科手术治疗，辅以放疗和化疗。单性手术者，肿瘤复发率高；行综合治疗者，肿瘤复发率可控制在40%以下。40%~50%的病例发生转移，最常见转移部位是肺。据报道患者5年生存率为36%~64%，但

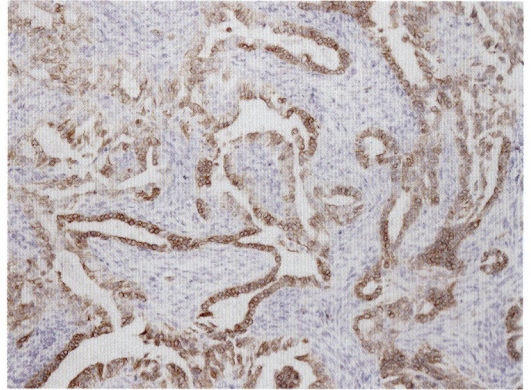

图5-27　SS
与图5-25同一病例。腺样腔隙旁上皮样细胞光谱角蛋白AE1/AE3阳性表达（IHC×200）

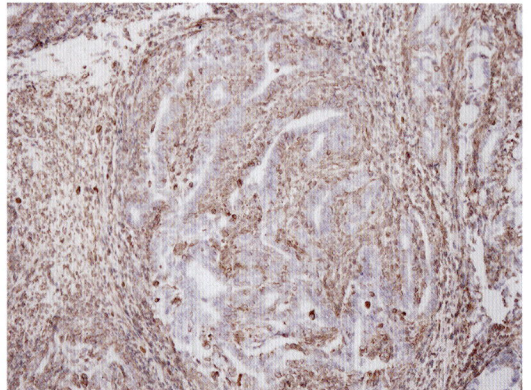

图5-28　SS
与图5-25同一病例。上皮样细胞旁梭形细胞Vimentin阳性表达（IHC×200）

由于后期肿瘤转移率较高，故10年生存率下降至20%~38%。

（田　臻）

参 考 文 献

1 王坚，朱雄增主编.软组织肿瘤病理学.北京：人民卫生出版社.2008.

2 BarnesLeon, ed. Surgical pathology of the head and neck. 3rd edition. New York: Informa healthcare. 2009：438-439,603-607.

3 Christopher D.M. Fletcher, K Krishnan Unni, Fredrik Mertens, ed.Pthology and genetics of tumors of soft tissue and bone. Lyon: IARCPress, 2002.

第六章　口腔颌面部囊肿

发生于口腔和口腔周围部位的囊肿,同发生于人体其他部位的囊肿相似,表现为衬有上皮的病理性的囊腔。衬里上皮的类型不尽相同,囊腔内可含有液体、角化物、黏液或其他产物。骨组织和软组织都可被累及,颌骨特别好发囊性病变可归结为两个原因:① 众多有潜在增殖能力的上皮剩余,其来源于牙齿发育过程中和发育中面突表面的外胚层上皮以及退化不全的鼻腭管;② 存在通过龈沟和牙周韧带或牙齿根管的、对上皮有刺激性炎症的总通道的潜在通道。

口腔颌面部囊肿的分类详见表6-1。明确这些囊肿确切的特点非常重要,因为他们的生物学行为和临床表现都有很大的不同。由于不同的囊肿在形态学上经常有相似之处,所以要明确诊断往往需结合临床资料,包括病变发生的确切部位,如发生于颌骨内还需结合影像学表现及跟牙齿的关系。颌骨囊肿的典型表现为边界清楚、边缘光滑的透射阴影。口腔内的X线根尖片和咬合片可提供最精确的信息,如检查颌骨后部则需加拍侧斜位片。尽管全景片能同时评估上颌骨和下颌骨的情况,但不能很好地提供细节。在某些病例CT对于观察骨组织的破坏情况以及对相邻组织的侵犯情况比较有用,标准头颅片通常诊断价

值不高。在某些病例中,囊肿非常靠近某些牙的牙根,则需测试相邻牙的活力,这时可通过对热刺激或电活力测试是否有反应而得出结论,如该牙对这些刺激无反应则说明其牙髓已经发生坏死。这是一个非常重要的诊断步骤,因为仅某些特定的囊肿或囊肿样病变才跟无活力的牙齿有关。其他一些囊性、反应性或增生性病变,也会位于根尖或根间区,但相邻牙的活力正常。穿刺也有助于鉴别囊肿和其他在影像学上有相似表现的病变。颌骨实性肿块很难取到标本,除非使用大孔的针用力地穿吸,这样才可能会取到足够供组织学检查用的标本。相反地,囊肿则很容易穿吸到典型的棕色液体。穿吸物为奶酪样时常揭示有角化物的存在或脓肿,如为血液则提示可能为动脉瘤样骨囊肿或动静脉畸形,另外也要考虑颌骨中央性血管瘤。

囊肿的临床表现与其大小有很大关系。在早期,大多数囊肿无明显临床症状,通常在常规的临床检查和影像学检查时才被发现。发生于颌骨内的囊肿随着囊肿的增大,出现骨皮质膨胀,最终出现捻发音并伴随着牙齿或修复体的移位。如出现破裂和囊液的排出,会导致感染、脓肿和窦道形成,并常伴有疼痛、肿胀和尝有咸味感。

表6-1　口腔颌面部囊肿分类

I. 牙源性囊肿(odontogenic cysts)	II. 非牙源性(nonodontogenic cysts)
A. 发育性(developmental)	A. 发育性(developmental)
1. 含牙囊肿(dentigerous cyst)	1. 鼻腭囊肿(nasopalatine cyst)
2. 萌出囊肿(eruption cyst)	a. 切牙管囊肿(incisive canal cyst)

I. 牙源性囊肿（odontogenic cysts）	II. 非牙源性（nonodontogenic cysts）
3. 根侧牙周囊肿（lateral periodontal cyst）	b. 腭乳头囊肿（cyst of palatine papilla）
4. 腺牙源性囊肿（glandular odontogenic cyst）	2. 腭正中囊肿（median palatal cyst）
5. 成人龈囊肿（gingival cyst of adults）	3. 球状上颌囊肿（globulomaxillary cyst）
6. 婴儿龈囊肿（gingival cysts of infants），Bohn结（Bohn's nodule），Epstein珠（Epstein's pearl）	4. 下颌正中囊肿（median mandibular cyst）
	5. 鼻唇囊肿（nasolabial cyst）
B. 炎症性（inflammatory）	6. 皮样囊肿和表皮样囊肿（dermoid and epidermoid cyst）
1. 根尖囊肿（periapical cyst）	7. 畸胎样囊肿·（异位口腔胃肠囊肿）（heterotopic oral gastrointestinal cyst）
2. 残余囊肿（residual cyst）	8. 甲状舌管囊肿（thyroglossal cyst）
3. 牙旁囊肿（paradental cyst）；炎症性根侧囊肿（inflammatory collateral cyst）；下颌感染性颊囊肿（mandibular infected buccal cyst）	a. 甲状舌管癌（thyroglossal duct carcinoma）
	9. 鳃裂囊肿（branchial cyst）
	a. 鳃裂癌（branchial carcinoma）
	10. 口腔淋巴上皮囊肿（lymphoepithelial cyst）
	B. 非发育性（nondevelopmental）
	1. 黏液囊肿（mucocele）
	2. 舌下囊肿（ranula）
	3. 上颌窦黏液潴留囊肿（mucous retention cyst of the maxillary sinus）
	4. 上颌窦黏液囊肿（mucocele of maxillary sinus）
	5. 外科纤毛囊肿（surgical ciliated cyst）
	6. 单纯性骨囊肿（simple bone cyst）
	7. 动脉瘤样骨囊肿（aneurysmal bone cyst）

第一节　牙源性囊肿

牙源性囊肿来源于牙体组织的不同成分。胚胎发育第六周，口腔上皮细胞开始增殖并向下方的结缔组织增生，导致牙齿发育蕾状期的形成。位于细胞板（牙板）末端的上皮细胞增殖并内陷形成帽状期，上皮细胞继续增殖并内陷导致钟状期的形成。一旦进入钟状期，便可见一个清楚的独特的结构，即成釉器，它是发育中牙齿的外胚层部分，由外釉上皮、内釉上皮以及介于两者之间疏松的网状细胞（即星网状层）组成。从帽状期开始并经过钟状期的发育，被成釉器包绕的间叶组织逐渐密集并形成牙髓组织的前身—牙乳头。在早期，牙乳头表现为原始的黏液样基质，内含大的成纤维细胞。当在外科手术标本中（如拔除的尚未完全形成的阻生的第三磨牙）发现这些基质，必须小心不要将这些组织误解为牙源性黏液瘤，成釉细胞纤维瘤和成釉细胞纤维牙瘤也会出现相似的基质。随着牙乳头的继续发育，其逐渐转化为成熟的纤维结缔组织，内含血管和神经组织，最后形成完全成熟的牙髓组织。一旦钟状期完成，内釉上皮便分化为成釉细胞，这种转化诱使外周的牙乳头细胞逐渐成熟并转化为成牙本质细胞。然后，成牙本质细胞分泌牙本质基质，其又反过来刺激成釉细胞分泌牙釉质基质。随着这种相互作用的继续，牙冠逐渐形成并钙化。最后成釉器转化为几层扁平的柱状细胞，并形成缩余釉上皮。相应的纤维结缔组织形成牙滤泡的壁，包绕发育中牙齿的牙冠，内常含牙源性上皮巢或上皮条索。这些相同的结构有时也可见于多种牙源性囊肿的囊壁中，牙滤泡本身曾被误诊为牙源性囊肿、牙源性黏液瘤、牙源性纤维瘤、成釉细胞纤维瘤、牙瘤和成釉细胞瘤。

在帽状期牙板与成釉器相连，但随着间叶组织的入侵，导致钟状期的牙板逐渐断裂最终与口腔上皮失去联系，但牙板仍可残留有上皮巢。内釉上皮和外釉上皮的结合处在牙根发育中起着非常重要的作用，该处形成上皮根鞘，模仿牙根的外形并诱导根部牙本质的形成。一旦第一层牙本质开始形成，上皮根鞘就会失去连续性以及和牙表面的紧密联系，它的上皮剩余持续存在于牙周韧带中，即 Malassez 上皮剩余。牙周韧带来源于牙滤泡，由纤维结缔组织组成，与牙根表面的牙骨质形成有关，在其发育完成后，牙周韧带包绕并连接着牙骨质，使牙根能固定在牙槽窝中。

尽管绝大多数牙源性囊肿是良性的，但所有的病例都必须进行仔细的组织学检查，因为绝少数的牙源性囊肿可发生恶变。

第一部分　发育性囊肿

一、含牙囊肿（dentigerous cyst, DC）

含牙囊肿又称滤泡囊肿（follicular cyst），是较常见的牙源性囊肿，是颌骨发育性囊肿中最常见的囊肿。含牙囊肿指附着于牙颈部釉牙骨质界处并包绕未萌出牙的牙冠的一种囊肿。

【组织学发生】

目前关于含牙囊肿的发生有两种理论。① 含牙囊肿是由于缩余釉上皮细胞层之间或缩余釉上皮与牙冠之间潴留液体累积而成，随着堆积液体液压的逐渐升高最终使牙滤泡和牙冠分离。② 由于星网状层的破坏在内釉上皮和外釉上皮之间形成液体，液压刺激外釉上皮增殖但仍与牙连接在釉牙骨质界处，内釉上皮被压向牙冠表面的上方。这两种理论都认为液体通过高渗透性的内容物导致囊肿的增殖，这些内容物来自于细胞的破坏和细胞的产物，最终导致渗透梯度把液体泵入囊腔。

【流行病学】

含牙囊肿占所有牙源性囊肿的 16%～24%，可发生于任何年龄的任何牙位。男性患者多于女性，好发年龄为 11～30 岁。除少数病例外，含牙囊肿仅发生于恒牙，含牙囊肿常与阻生牙或未萌出牙有关，最常见牙位依次为下颌第三磨牙、上颌尖牙、上颌第三磨牙和下颌第二前磨牙。含牙囊肿也可发生于牙瘤、多生牙（通常为上颌多生牙）或异位的第三磨牙。含牙囊肿发生于双侧者相当少见，通常发生于发育性综合征的患者，发生于非综合征的双侧含牙囊肿则罕见。

【临床表现】

小的含牙囊肿通常无明显临床症状，患者常因牙齿未能正常萌出而来就诊或在常规的影像学检查时发现。大的囊肿会导致颌骨膨胀和相邻牙的移位，更大的囊肿甚至会导致面部不对称，但很少会导致病理性骨折。含牙囊肿如发生继发感染则会出现疼痛、肿胀。如囊肿不断增大，就会压迫神经产生疼痛、麻木或感觉异常。

【影像学表现】

X 线片上含牙囊肿典型表现为包绕未萌出牙牙冠一边界清楚的透射阴影，周围有一细的阻射线包绕（图6-1），实为典型的反应性新骨形成线，但出现继发感染者则边界不清。透射阴影常为单房性，但有些病例可出现多房性阴影，实则为透射阴影内存在骨小梁。未萌出牙通常出现移位，有些病例可见牙根吸收。囊肿大小不等，最小者仅表现为牙滤泡间隙的轻度扩张，而大的位于下颌第三磨牙区的含牙囊肿，向上可累及下颌骨升支，向前可累及下颌骨体部，位于上颌尖牙区者可延伸到上颌窦内、甚至眶底。

含牙囊肿与牙冠的位置在影像学上表现为3种类型。① 中央型是最常见的一种类型，囊肿包绕牙冠附于牙齿颈部，牙冠突入囊腔。② 侧方型的囊肿通常发生于部分萌出的近中阻生的下颌第三磨牙。囊肿沿着牙齿的牙根面的侧方生长，部分包绕牙冠。③ 周围型的囊肿包绕牙冠并沿牙根延伸一段距离，所以看上去牙根部分位于囊肿内。

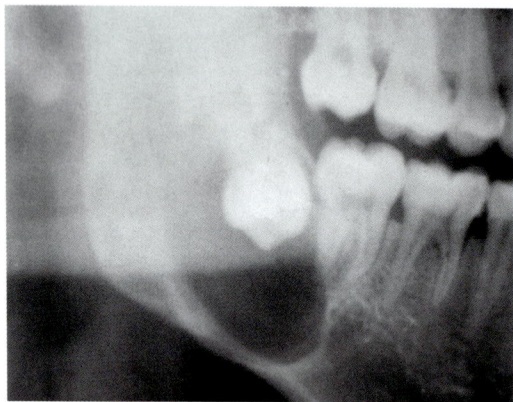

图6-1　右下颌骨含牙囊肿

X线片示右下颌骨体部有单囊状透射阴影，边界清晰，可见骨密质线。右下第三磨牙牙冠朝向囊腔

【组织病理学表现】

肉眼观，含牙囊肿包绕牙冠并附于牙齿的釉牙骨质界处，囊腔面有时看见一处或多处的结节状增厚区。

低倍镜下可见囊肿包绕牙冠（图6-2）。含牙囊肿的组织学特点因囊肿是否感染而有很大的不同。非感染含牙囊肿的衬里上皮为复层鳞状上皮，类似于缩余釉上皮，由2~4层立方状或扁

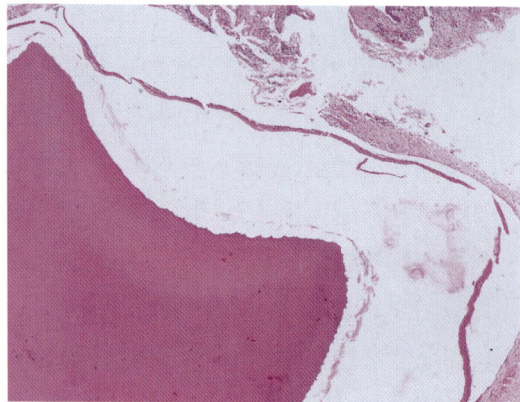

图6-2　含牙囊肿

低倍镜下可见囊肿包绕牙冠（HE×40）

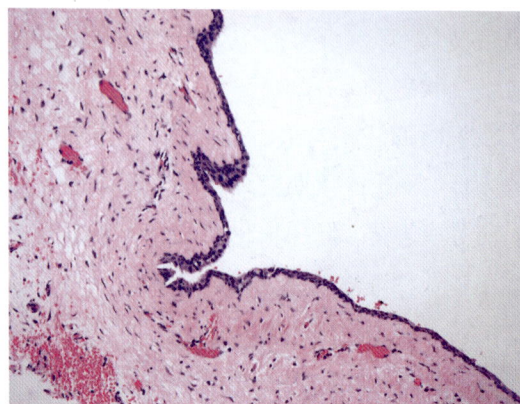

图6-3　含牙囊肿

含牙囊肿的衬里上皮为薄的、非角化的复层鳞状上皮（HE×200）

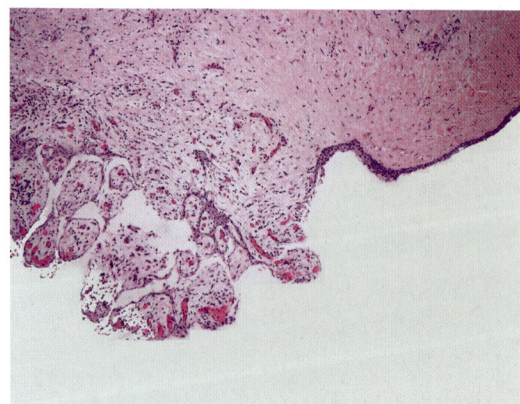

图6-4　含牙囊肿

含牙囊肿伴继发感染时，衬里上皮出现不同程度的增生，囊壁内见慢性炎症细胞的浸润（HE×100）

平状的非角化细胞组成（图6-3），上皮与结缔组织交界处平坦。囊壁薄，纤维结缔组织排列疏松，内含丰富的黏多糖基质，以致有时呈弱嗜碱性染

色的黏液样。囊壁内可见与牙滤泡相似的牙源性上皮岛或上皮条索,有时这些上皮岛比较多时就容易与成釉细胞瘤相混淆。含牙囊肿如果出现继发感染,囊壁更加胶原纤维化,内见慢性炎症细胞不同程度的浸润,有时可见胆固醇晶体裂隙。衬里上皮出现不同程度的增生(图6-4),并形成上皮钉突,出现更多鳞状化生的特征。衬里上皮有时可出现角化,但必须同牙源性角化囊性瘤区分开来。局部区域可见数量不等的黏液细胞,有时可见纤毛柱状上皮,也可见 Rushton 小体,少数情况下纤维囊壁组织内可见小巢的皮脂腺细胞。

【鉴别诊断】

需要跟含牙囊肿鉴别诊断的常见疾病为牙源性角化囊性瘤和单囊性成釉细胞瘤。发生于乳牙的根尖囊肿有时需与含牙囊肿鉴别。影像学上区分小的含牙囊肿和扩张的牙滤泡也是非常困难的,一些学者认为牙冠周围透射区域直径不少于2.5 mm 才考虑为含牙囊肿。发生于上颌尖牙区的含牙囊肿需与牙源性腺样瘤相鉴别,特别是年轻人。尽管很少发生于颌骨内,但黏液表皮样癌也可与含牙囊肿有相似的表现。

【治疗及预后】

对于体积小的含牙囊肿来说,最合适的治疗方法是摘除囊肿及将累及牙拔除。如果累及牙萌出比较明显,该牙可在囊壁部分切除后保留在原处,另需正畸治疗以辅助萌出。对于大的导致颌骨明显膨胀及骨质变薄的含牙囊肿,则采用开窗术使囊肿减压缩小后,再采用创伤更小的外科手术来切除囊肿。

大多数含牙囊肿预后极佳,囊肿完整切除后很少复发,除非残留有衬里上皮的碎片或病变本身实际上是牙源性角化囊性瘤。但必须考虑到含牙囊肿的衬里上皮可能发生增殖而转化为成釉细胞瘤,极少数情况下含牙囊肿可恶变为鳞状细胞癌,甚至发生转移。

二、萌出囊肿(eruption cyst)

【组织学发生】

萌出囊肿是发生于骨外软组织内的含牙囊肿。萌出囊肿是由于牙滤泡同牙槽骨表面软组织内正在萌出的牙齿的牙冠相分离而形成。萌出囊肿也有可能是由于牙龈结缔组织内胶原纤维沉积导致冠周形成增厚的、不易穿透的顶而造成。

【流行病学】

囊肿可发生于任何正在萌出的牙齿,好发牙位为乳牙的上颌切牙、下颌中切牙和第一恒磨牙,可为单侧或双侧,下颌骨多于上颌骨。囊肿大小不一,通常其直径约为0.6 cm。萌出囊肿几乎都发生于婴儿和儿童,一般不超过10岁,女孩是男孩的2倍。

【临床表现】

萌出囊肿临床表现为正在萌出的乳牙或恒牙表面牙龈黏膜下一光滑的、质软的、半透明的、固定的或有波动感的肿物。由于萌出囊肿发生于颌骨外,所以X线片上不易发觉。萌出囊肿伴有继发感染可出现疼痛,并有触痛。咬合创伤可导致血液进入囊液,外观上呈蓝色或棕紫色,这种病变又称为萌出血肿(eruption hematoma)。

【组织病理学表现】

完整的萌出囊肿标本很少,大多数标本是用来加速牙齿萌出而切除的囊肿的顶。标本在光镜下可见表层的口腔黏膜上皮,深层为囊肿的衬里上皮,类似于缩余釉上皮,为无角化的复层鳞状上皮,如发生咬合创伤,纤维囊壁组织内可见明显的慢性炎症细胞浸润,并可导致衬里上皮的增殖和增厚。

【鉴别诊断】

有时在婴儿萌出牙上方的软组织内可见其他一些小的突起,如牙板囊肿和Bohn结节,跟萌出囊肿呈蓝色不一样的是这些病变通常呈白色。

【治疗及预后】

萌出囊肿通常在牙齿萌出后自发破裂,因此不需要任何治疗,除非出现继发感染或导致下方的牙不能萌出或萌出延迟。如出现这些情况,最常用的方法是切除部分表面黏膜和囊肿的顶以加快牙齿萌出。

三、根侧牙周囊肿(lateral periodontal cyst,LPC)

根侧牙周囊肿是一种少见的牙源性发育性囊肿,是发生于颌骨内的成人龈囊肿。典型的根侧牙周囊肿沿着牙根的侧面生长或位于多根牙的牙根之间。过去根侧牙周囊肿用来描述沿着牙根侧面生长所有的囊肿,包括根尖囊肿和牙源性角化囊性瘤,但是根侧牙周囊肿具有同发生于相同位置的其他囊肿所不同的、独特的临床表现和组织学表现。

【组织学发生】

根侧牙周囊肿的组织来源尚未明确,目前占主流的观点是来源于牙板上皮剩余,原因如下:① 根侧牙周囊肿特征性的透明细胞,在缩余釉上皮和Malassez上皮剩余中均未发现;② 大多数根侧牙周囊肿发生于牙槽嵴的颊侧,这也正是牙板上皮残余大量存在的解剖部位。

【流行病学】

根侧牙周囊肿比较少见,占所有颌骨有上皮衬里囊肿的2%不到。好发年龄为41~60岁,30岁以前的年轻人少见。男性多见,男女比为1.5:1~2.4:1。75%~80%的根侧牙周囊肿发生于下颌骨的前磨牙区、尖牙区和切牙区,发生于上颌骨者也常发生于这些区域。

【临床表现】

根侧牙周囊肿通常无明显临床症状,常在X线片检查时才发现,出现疼痛、触痛、骨皮质膨胀、牙根移位等症状者少见。累及牙的牙髓活力测试反应正常。

【影像学表现】

在X线片上,根侧牙周囊肿表现为沿着牙根侧面的边界清楚的、单囊性的透射阴影,呈圆形、卵圆形或泪滴状,大小从几毫米到累及整个牙根不等,但其直径很少超过1 cm,周围常有一阻射性线包绕。牙根分离少见。偶尔病变表现为多囊性阴影,称为葡萄状牙源性囊肿(botryoid odontogenic cyst,BOC)。

根侧牙周囊肿的影像学表现不具有诊断意义,发生于相邻牙牙根之间的牙源性角化囊性瘤也会有相同的影像学表现,发生于牙根侧面与副根管相关的根尖囊肿或来源于牙周感染的囊肿也会有相似的影像学表现。

【组织病理学表现】

根侧牙周囊肿的衬里上皮较薄,仅1~5层细胞厚,通常无感染,类似于缩余釉上皮,通常为扁平的非角化鳞状上皮,有时为柱状上皮,内含散在的糖原丰富的透明细胞。衬里上皮经常可见局部增厚或形成上皮斑,可向囊腔或囊壁生长,主要为透明细胞,这些细胞的胞核小而浓缩,位于细胞中央。偶尔上皮斑内可见漩涡状结构,由梭形的或纺锤状的细胞组成,这种特殊的排列方式也可见于腺牙源性囊肿和牙源性腺样瘤。囊肿的衬里上皮与纤维囊壁连接较少而常分离,纤维囊壁较薄、无感染,有时在纤维囊壁组织内可见类似于牙板的透明细胞巢,偶尔可见玻璃样变区,伴继发感染时可见数量不等的慢性炎症细胞浸润。

【鉴别诊断】

根侧牙周囊肿的鉴别诊断需要考虑以下一些病变。根尖囊肿可发生于牙根的侧面,感染通过侧支根管扩散至牙根侧面而造成,与根侧牙周囊肿不同之处在于根尖囊肿相关牙无牙髓活力。另外,尚需与沿着牙根侧面生长的牙源性角化囊性瘤和单囊型成釉细胞瘤相鉴别。少数情况下,还应同牙源性黏液瘤和牙源性鳞状细胞瘤相鉴别。

【治疗及预后】

治疗方法通常为简单的摘除术,一般手术后很少复发。相关牙一般不需拔除,除非其阻挡囊肿摘除的途径。术中还应当心避免边缘牙槽骨的创伤,因为其会导致牙根永久性的暴露。牙根分离在囊肿摘除后会减轻或回复正常,一般不需要正畸治疗。

葡萄状牙源性囊肿(botryoid odontogenic cyst, BOC):通常被认为是根侧牙周囊肿的多囊变异型,可能来自相邻牙板剩余发生囊性变并融合。尽管葡萄状牙源性囊肿在好发部位、年龄、性别方面与根侧牙周囊肿基本相同,但两者在影像学表现、组织学表现和预后上有很大不同。葡萄状牙源性囊肿在X线片上典型的表现牙齿间多囊性的透射阴影,类似于葡萄串状。相应的,肉眼和显微镜观察可见小的、独立的囊肿组成葡萄串状改变,小的囊肿之间有薄的纤维间隔。衬里上皮为立方状或鳞状上皮,局部上皮可出现上皮斑样增厚。由于该囊肿呈多囊性而不易彻底切除,所以有较高的复发率,有必要进行长时间的随访。

四、腺牙源性囊肿(glandular odontogenic cyst, sialo-odontogenic cyst)

腺牙源性囊肿是一种少见的牙源性发育性囊肿,具有一定的侵袭性。尽管腺牙源性囊肿通常被认为是牙源性囊肿,但它也表现出腺的特征,可能提示牙源性上皮具有多种分化能力。

【组织学发生】

腺牙源性囊肿通常被认为是牙源性囊肿,但其组织来源尚未明确,目前认为有以下三种可能:① 真正的牙源性囊肿,其衬里上皮化生为腺源性上皮,这种分化也可见于基底样鳞状细胞癌和腺鳞癌;② 腺源性囊肿,来源于内陷的涎腺发育始基或未分化的原始上皮巢,然后分化为腺源性上皮;③ 低度恶性黏液表皮样癌形成的单囊性的腔隙。

【流行病学】

腺牙源性囊肿是一种少见的囊肿,中年人常见,很少发生于20岁以前的年轻人,发病年龄从19~85岁不等,平均为48岁。约75%的病例发生于下颌骨,特别好发于前牙区,多数下颌骨的病变会越过中线,上颌骨病变几乎都位于前牙区。

【临床表现和影像学表现】

小的囊肿无明显临床症状,而大的囊肿常导致颌骨膨胀,有时会出现疼痛或感觉异常。

在X线片上,腺牙源性囊肿表现为单囊性或多囊性透射阴影(图6-5),有些病例原发时表现为单囊性而复发时则表现为多囊性。囊肿大小不等,小的不到1 cm,大的可累及双侧大部分颌骨。病变通常边界清楚,周围有致密性骨线包绕,而侵袭性强的囊肿则边界不清。

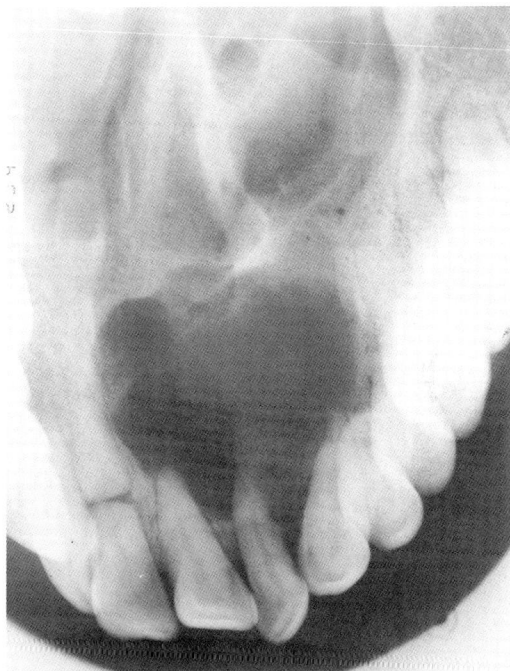

图6-5 上颌骨腺牙源性囊肿
X线片示上颌骨前部有单囊状透射阴影,边缘光滑,可见骨密质线

【组织病理学表现】

腺牙源性囊肿的衬里上皮主要为复层鳞状上皮,无网状钉突,厚薄不均。衬里上皮的表层细胞有时为立方状或柱状细胞,偶尔可见纤毛,所以表

面常不平坦,有时呈钉突状或乳头状。衬里上皮内经常可见黏液池,周围衬有立方状细胞,黏液细胞可有或无,有时可见富含糖原的透明细胞(图6-6)。局部区域衬里上皮增厚可形成球状或漩涡状结构,这些结构也可见于根侧牙周囊肿、葡萄状牙源性囊肿和牙源性腺样瘤。上皮与纤维结缔组织界面常平坦,纤维囊壁组织内常无炎症细胞浸润,有时可见不规则状的钙化。

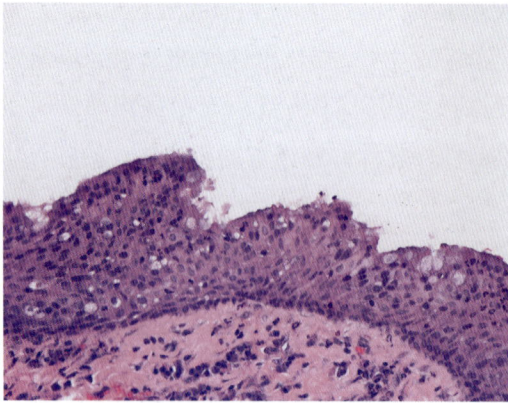

图6-6 腺牙源性囊肿
复层鳞状上皮内可见黏液细胞(HE×400)

【治疗及预后】

由于腺牙源性囊肿具有局部侵袭性,因此治疗方案还要依据临床和影像学上病变的范围。大多数腺牙源性囊肿采用摘除术或刮除术,但该囊肿有一定的复发倾向,复发率约为25%,所以有些学者提出对某些病例应行整体切除术。由于腺牙源性囊肿具有一定的侵袭性和复发倾向,所以有必要进行长时间随访。

五、成人龈囊肿(gingival cyst of the adult, GCA)

成人龈囊肿比较少见,被认为是软组织内的根侧牙周囊肿。成人龈囊肿的诊断仅限于具有根侧牙周囊肿相同组织学表现的囊肿。

【组织学发生】

同根侧牙周囊肿一样,其组织来源尚未明确证实,一般被认为来源于黏膜内(骨外)的牙板上皮剩余(即Serres上皮剩余)。

【流行病学】

与根侧牙周囊肿一样,成人龈囊肿的好发部位也是下颌骨的尖牙-前磨牙区,占60%~75%,发生于上颌骨者通常位于切牙、尖牙和前磨牙区。囊肿几乎不变的发生于颊侧的牙龈或牙槽黏膜内。囊肿可发生于任何年龄,好发年龄为41~60岁,无明显性别差异或男性略多于女性。

【临床表现】

成人龈囊肿临床表现为小的、屋顶状的软组织肿胀,位于牙乳头或其上下方,直径通常小于1 cm,少数情况下略大。通常呈淡蓝或蓝灰色。个别报道有双侧的和多发性的成人龈囊肿。囊肿可引起下方皮质骨表浅的破坏,但在X线片上不易发觉,此时就病变到底是成人龈囊肿还是根侧牙周囊肿存在争议。

【组织病理学表现】

成人龈囊肿的组织学特征类似于根侧牙周囊肿,衬里上皮通常较薄,细胞呈扁平状,类似于缩余釉上皮(图6-7),有时衬里上皮太薄而被误认为是扩张的血管的内皮细胞层。局部上皮可出现增厚形成上皮斑样结构,内常含透明细胞。有时衬里上皮内可见复层鳞状上皮,无上皮钉突,偶尔可见角化。上皮与结缔组织交界处常分离。囊壁由

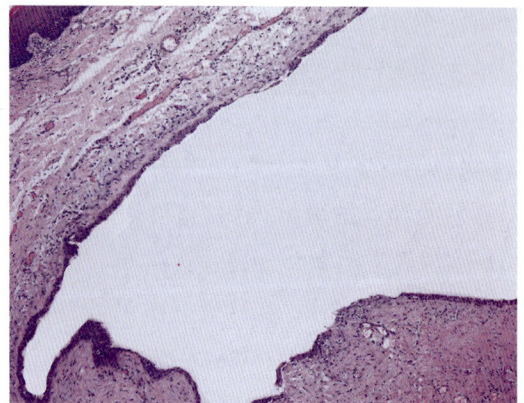

图6-7 成人龈囊肿
位于牙龈黏膜下方软组织内,衬里上皮为薄的复层鳞状上皮(HE×100)

致密结缔组织组成,囊壁内常无慢性炎症细胞浸润,可见小的内含丰富糖原的透明细胞巢,可能是残留的牙板上皮。

【鉴别诊断】

由于成人龈囊肿在临床表现和组织学表现上与根侧牙周囊肿有许多相似之处,所以区分这两种囊肿相当困难,但以下几个原则有助于鉴别:① 成人龈囊肿特指局限于软组织内的囊肿。② 有些病变表现为软组织的膨胀,同时 X 线片上可见一沿着牙根侧面的、边界清楚的透射影,这些病变很可能是位于牙周韧带内并向外生长的根侧牙周囊肿。这种说法可被下面的事实所证明,在外科手术时见颌骨内的空腔边缘锐利,因为该囊肿的存在使牙槽骨的表面形成锐利的角。相反成人龈囊肿从表面向内生长形成囊肿,使牙槽骨的表面形成圆钝的角。③ 在一定数量的交界性病例中,成人龈囊肿和根侧牙周囊肿的鉴别要依靠术中所见。如在手术过程中发现骨皮质仅有表面性的破坏,且病变与牙周组织无关,则应考虑为成人龈囊肿。相反,如病变与牙周组织有关,则根侧牙周囊肿可能性大。

【治疗及预后】

成人龈囊肿的治疗方法为局部的外科切除,预后极好,未见复发。

六、婴儿龈囊肿（gingival cysts of infants）,Bohn 结（Bohn's nodule）,Epstein 珠（Epstein's pearl）

婴儿龈囊肿是发生于婴儿牙槽黏膜内的小而表浅的囊肿,其内充满角质蛋白。婴儿龈囊肿是一种常见病变,报道中约有一半的婴儿会发生,但是由于囊肿会破裂而自发性消失,所以很少注意到或进行活检。

【组织学发生】

婴儿龈囊肿又称为婴儿牙板囊肿或 Bohn 结,来源于位于牙槽嵴黏膜内的牙板上皮剩余。

Epstein 珠又称婴儿腭囊肿,来源于位于腭中缝腭突和鼻突融合处内陷的上皮,因此 Epstein 珠不是牙源性囊肿,但由于两种病变具有非常相似的临床表现和组织学特点,所以现将两者一起讨论。

【临床表现】

婴儿龈囊肿临床表现为沿着牙槽嵴表面黏膜排列的单个或多个小的、不太明显的白色结节,单个囊肿的直径很少超过 3 mm。男孩略多于女孩,上颌牙槽多见于下颌。Epstein 珠临床表现与其相似,不同之处在于其发生部位为腭中缝。

【组织病理学表现】

婴儿龈囊肿位于牙龈黏膜下方软组织内（图6-8）,衬里上皮为薄的、扁平的复层鳞状上皮,表面过度不全角化,囊腔内充满角化物组成的同心圆状结构或角化碎屑（图6-9）。

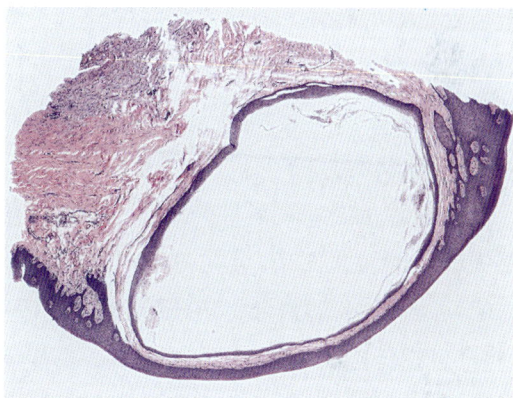

图6-8 婴儿龈囊肿
囊肿位于牙龈黏膜下方软组织内（HE×40）

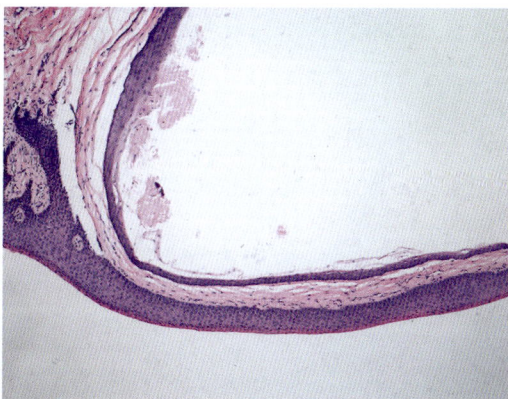

图6-9 婴儿龈囊肿
囊肿的衬里上皮为薄的复层鳞状上皮（HE×100）

【治疗及预后】

婴儿龈囊肿和Epstein珠都不需要进行任何治疗，因为几乎所有的囊肿在婴儿3个月之前都会自然暴露到黏膜表面或在牙齿萌出过程中破裂而自发消失。

第二部分　炎症性囊肿

一、根尖囊肿（periapical cyst，PAC）

根尖囊肿是最常见的颌骨囊肿，文献报道其发生率占根尖区所有透射阴影疾病的7%~54%，发生率有这么大的差异可能与诊断标准有关，有些学者认为必须整体观察标本的连续切片后才能诊断是否是根尖囊肿。由于手术后区分有上皮的根尖肉芽肿和根尖囊肿意义不大，所以进行如此繁重的组织学检查并不实际。

【组织学发生】

根尖囊肿是炎症性囊肿，通常是由先前存在的根尖肉芽肿转化而来，其衬里上皮来源于牙周膜内的Malassez上皮剩余。当牙髓的炎症和坏死产物溢出到根尖组织，会产生炎症反应。炎症反应通过牙周基质细胞增加角质形成细胞刺激因子的形成，导致该区原本处于静止状态的上皮出现增殖。随着上皮细胞团的增长，位于中央的细胞逐渐缺乏血液的营养供应而坏死，最终形成根尖囊肿。囊腔内的细胞碎屑使渗透压升高，导致囊壁内的液体进入囊腔试图平衡渗透压，同时骨吸收和上皮增殖也在不断地进行，从而使囊肿继续增大。

【流行病学】

根尖囊肿是最常见的颌骨囊肿，占所有颌骨囊肿的1/2~3/4。根尖囊肿可发生于任何年龄、任何牙位，好发年龄为21~60岁，尽管龋病好发于10岁前的儿童，但发生根尖囊肿者少见。发生于上颌骨者多于下颌骨，好发部位依次为上颌前牙区、上颌后牙区、下颌后牙区、下颌前牙区。同一病人可见多发性的根尖囊肿。

【临床表现】

大多数根尖囊肿患者无明显临床症状，常在X线片检查时才发现，有的患者在咀嚼食物时出现轻度的疼痛，临床检查对叩诊敏感。囊肿通常较小，直径0.5~1.5 cm，少数可超过5 cm，但大的囊肿也可累及一侧的颌骨。大的囊肿可出现肿胀，并可引起相邻牙的移位或松动。病变很少穿过表面的骨组织和口腔黏膜而形成瘘管，除非病变出现急性加重。不管是根尖肉芽肿或根尖囊肿，其相关牙的牙髓都无活力，对热刺激和电活力测试无反应。

【影像学表现】

根尖囊肿和根尖肉芽肿在X线片上是很难区分的。根尖囊肿通常表现为一边界清楚的、单囊性的、围绕着根尖的透射阴影，呈圆形或卵圆形，大小不等，周围有时可见一窄的阻射性线（图6-10），如果囊肿快速增长该阻射线则不太明显。病程较长的囊肿，相关牙的牙根有时见不同程度的吸收，偶尔相邻牙也可见牙根吸收。多根牙的多个根尖同时发生病变者并不多见，可互相融合形成一个单一的腔。

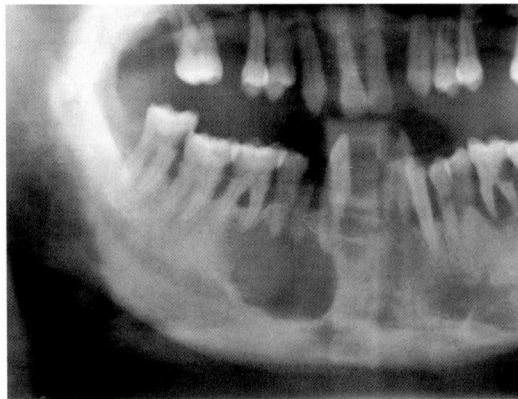

图6-10　右下颌骨根尖囊肿

X线片示右下颌骨体部有单囊状透射阴影，边缘光滑，周围可见骨密质线。病变区可见残根

【组织病理学表现】

肉眼观，根尖囊肿的内容物通常呈淡棕色，内常含发光的、油性的、黄色的斑点。

光学显微镜下观察，根尖囊肿位于病变牙的

牙根周围（图6-11），衬里上皮为复层鳞状上皮，厚薄不均，上皮常增殖呈网状排列（图6-12）。有时发生于上颌骨的根尖囊肿的衬里上皮内可见散在的黏液细胞，部分区域可见假复层纤毛柱状上皮，这些上皮可能来源于邻近的上颌窦黏膜上皮，少数下颌骨根尖囊肿也可见黏液细胞或呼吸道上皮，牙源性上皮具备这种特殊的分化能力进一步说明了牙源性上皮具有多种分化潜能。偶尔，衬里上皮内可见线形或弓形的钙化物，称为Rushton小体（图6-13）。囊壁纤维结缔组织内可见局部或弥散的、致密的各种炎症细胞浸润，其中以淋巴细胞和浆细胞为主，浆细胞内或细胞间可见可折射的、球形的Russell小体，后者可能是累积的丙种球蛋白。炎症细胞常穿入上皮层，其中主要为中性粒细胞，上皮细胞明显水肿。衬里上皮表面常出现溃疡，偶尔整个上皮层都会被破坏。由于细胞被破坏，胆固醇被释放而见于巨噬细胞内，后者表现为泡沫样的组织细胞，更常见的是呈片状排列，或表现为囊壁纤维结缔组织、衬里上皮或囊腔内的裂隙（图6-14）。裂隙周围常会引发多核巨细胞反应，这些区域常见出血和含铁血黄素沉积。囊壁纤维结缔组织内常见较多的毛细血管，特别是靠近衬里上皮的区域。囊壁内有时可见钙化灶，局部偶尔可见肉芽肿样组织形成，外周常见反应性新骨形成。

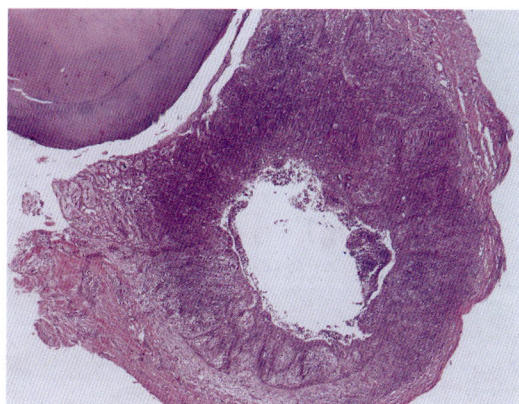

图6-11　根尖囊肿

低倍镜下可见囊肿位于牙根周围（HE×40）

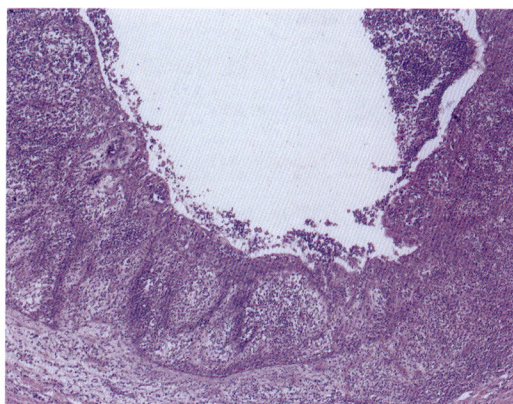

图6-12　根尖囊肿

与图6-11同一病例，衬里上皮为复层鳞状上皮，增殖呈网状排列、囊壁内大量炎症细胞浸润（HE×100）

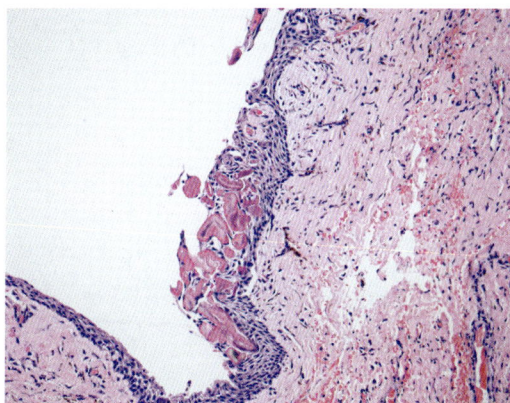

图6-13　根尖囊肿

衬里上皮内可见线形或弓形Rushton小体（HE×200）

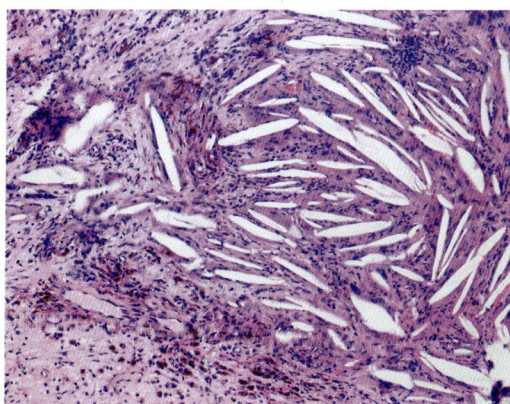

图6-14　根尖囊肿

囊壁内可见胆固醇晶体裂隙及含铁血黄素沉积（HE×200）

在有些根尖囊肿的衬里上皮内可见透明小体，呈嗜酸性染色，小体为同心圆状的层状结构，典型者呈发夹状或皱褶状，周围有淋巴细胞和多核巨细胞包绕。透明小体可能是均质状的,也可能混有淋巴细胞、浆细胞、多核巨细胞、中性粒细胞、坏死碎屑和营养不良性钙化。关于透明小体的来源目前尚存在争议,但无临床意义,其可能为血管的退行性变,或与牙源性有关。

根尖囊肿的组织学表现没有特异性,许多牙源性囊肿继发感染后也会有相似的组织学表现,而在成熟的根尖囊肿中血管和炎症反应减少,表现为纤维化的囊壁衬有薄的、扁平上皮。另外,还必须认识到从根尖肉芽肿到根尖囊肿的组织学变化,前者为局部的慢性炎性肉芽组织,内含上皮组织并在炎性组织内增殖,随着上皮的增殖和中央囊腔的形成,就形成了根尖囊肿。

【鉴别诊断】

根尖肉芽肿和根尖囊肿在临床和X线片上都很难鉴别。如发生在下颌骨前部,则应同早期的牙骨质—骨化纤维瘤相鉴别。另外,需鉴别诊断的包括各种牙源性囊肿和肿瘤、单纯性骨囊肿、骨纤维异常增殖症、根尖周牙骨质发育异常、颌骨中央性的黏液表皮样癌。与根尖囊肿相反,这些病变的相关牙对牙活力测试反应正常。当根尖囊肿由侧支根管发展而来、在X线片上表现为沿着牙根侧面的透射阴影时,则与根侧牙周囊肿非常相似,而后者的相关牙也为活髓牙。

【治疗及预后】

如果根尖囊肿和患牙一起切除,病变则得到彻底的解决。如果患牙拔出而囊肿没有,大多数囊肿会退化,因为炎症刺激已经消除,但也有少数囊肿仍会存在,可能是来自囊壁的炎症刺激。如果根管预备和根管充填都能成功的话,根管治疗也可治愈根尖囊肿。

尽管根尖囊肿很少复发,但如果没有完全切除则可发生残余囊肿。根尖囊肿不可能转化为成釉细胞瘤,但极个别可转化为鳞状细胞癌。

二、残余囊肿（ residual cyst ）

残余囊肿是指牙齿经过根管治疗或牙齿拔除后残留在颌骨内的根尖囊肿,两者在组织学上有相同的表现。残余囊肿通常被认为是由于只拔除了患牙而未将根尖囊肿一起切除而导致,但实际上残余囊肿更常见于根管治疗术后,可能是由于治疗未能彻底的消除感染灶或副根管未经治疗,甚至根管治疗相当成功但根尖区的感染组织还会导致囊肿的形成。

【流行病学】

残余囊肿在牙源性囊肿中占10%~20%,多见于男性,上颌骨多于下颌骨,大多数发病年龄为31~70岁。

【临床表现】

囊肿通常无明显症状,患者常通过X线片检查意外发现,如继发感染则出现疼痛或肿胀等症状,少数表现为其他不典型症状。

【影像学表现】

残余囊肿在手术后的X线片上表现为一边界清楚的透射阴影,正常情况下为牙所处的位置(图6-15)。大多数囊肿较小,在1~3 cm之间,但也有大的超过6 cm的囊肿。无明显临床症状的囊肿周围常可见明显的骨密质线,而继发感染者可见不

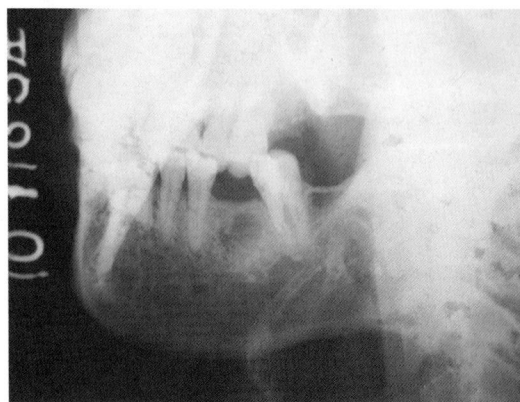

图6-15 下颌骨残余囊肿

X线片示下颌骨体部有单囊状透射阴影,边缘清楚,范围较小。病变区患牙已拔

同程度的骨皮质反应。与根尖囊肿一样,残余囊肿很少引起颌骨膨胀。

【鉴别诊断】

残余囊肿很少发生于牙齿拔出后,因为牙齿拔出后颌骨内的透射阴影不一定是根尖囊肿,有可能是牙源性角化囊性瘤或成釉细胞瘤,特别是当透射阴影较大时。而当透射阴影生长缓慢时,则应同单纯性骨囊肿鉴别。另外,残余囊肿还需同根尖区的牙骨质—骨化纤维瘤鉴别。

残余囊肿更常见于根管治疗术后,但治疗后持续存在或增大的透射阴影并不意味着治疗的失败,因为这些阴影有可能就是上述需鉴别的这些疾病。

【治疗及预后】

残余囊肿可长期处于静止期、继发感染或退化。残余囊肿的治疗方案为简单的摘除术,很少复发。如发生于根管治疗术后,则需重新扩根和根管充填、根尖切除术或将患牙和囊肿一起切除。

三、牙旁囊肿(paradental cyst);炎症性根侧囊肿(inflammatory collateral cyst);下颌感染性颊囊肿(mandibular infected buccal cyst)

这三种囊肿在组织学上无特殊的表现,与根尖囊肿非常相似。因此,主要依靠病变部位和临床表现来鉴别,包括牙髓活力测试。

(一)牙旁囊肿

牙旁囊肿发生于牙根侧面颈缘附近,其感染源来自于牙周袋。牙旁囊肿的独特之处为发生于萌出的下颌磨牙的颊侧或远中侧,特别是下颌第三磨牙,患牙常有牙周病史。

【组织学发生】

牙旁囊肿的组织学发生尚未明确,但萌出牙牙周膜表浅部分的感染在刺激牙源性上皮增殖方面起着重要的作用。间接的证据表明牙旁囊肿可能来源于缩余釉上皮或Malassez上皮剩余,还有一种说法是可能来源于牙板上皮剩余。

【临床表现】

牙旁囊肿在所有牙源性囊肿中不超过5%,好发于21~30岁的男性。牙旁囊肿附着于牙根根分叉的颊侧,接近但不会向牙冠方向延伸而累及釉牙骨质界。发育性的釉突也常位于牙根根分叉的颊侧,所以被认为与牙旁囊肿的组织发生有一定关系。实际上,这些病例每个都伴有冠周炎的病史,表现为冠周炎相关的疼痛。于非常接近于牙根侧面的部位,几乎都发生于部分萌出的有活力的第三磨牙,因此有人认为其可能来源于缩余釉上皮或牙滤泡缝上皮。Ackerman等报道大部分牙旁囊肿位于牙冠的远中向或远中颊向。而Fowler和Brannon则认为这种特殊的病变更有可能为含牙囊肿的变异型。

【影像学表现】

X线片上牙旁囊肿表现为位于累及牙颊侧、一边界清楚的透射阴影,通常为单侧,少数病例可发生于两侧,通常其影像学表现类似于根尖囊肿(图6-16)。

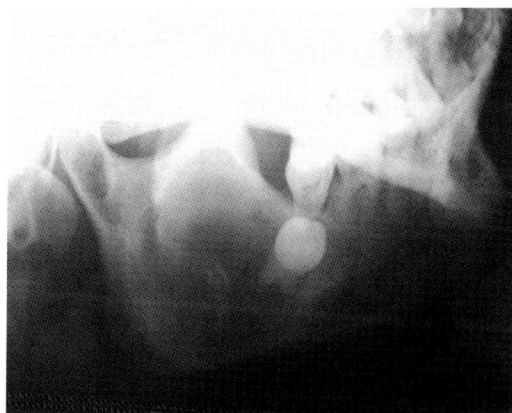

图6-16　下颌骨牙旁囊肿

X线片示下颌骨体部有单囊状透射阴影,边缘清楚。病变位于未萌出的下颌第三磨牙的远中

【组织病理学表现】

牙旁囊肿衬里上皮为一层薄的非角化复层鳞状上皮,细胞呈矮立方状或矮柱状,类似于缩余釉上皮(图6-17)。少数衬里上皮为明显增生的、伴

水肿和中性粒细胞浸润的复层鳞状上皮。囊壁由纤维结缔组织组成，伴大量急性和慢性炎症细胞浸润，也可见营养不良性钙化、小的均一的无活性的牙源性上皮团。

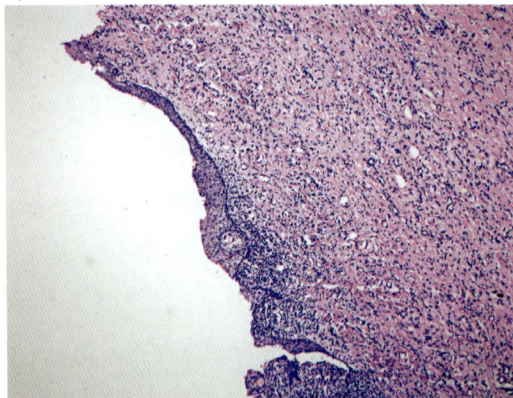

图6-17　牙旁囊肿
衬里上皮为复层鳞状上皮，囊壁内见大量炎症细胞浸润（HE×100）

【治疗及预后】

采用摘除术，而同时拔除或不拔累及的第三磨牙其疗效相同。目前，尚未有复发病例的报道。

（二）炎症性根侧囊肿

尽管炎症性根侧囊肿类似于牙旁囊肿，但其通常来源于牙周袋，因此可发生于任何部位。在Main最初报道的病例中7例发生于下颌骨第三磨牙，1例发生于上颌骨的尖牙。Vedofte和Holmstrup报道8例发生于球上颌区，其中7例为男性，1例为女性，平均年龄18.8岁。与牙旁囊肿相反的是，在所有的炎症性根侧囊肿中其相关牙都完全萌出。另外，有3例与牙周袋有一定的关系。5例无明显临床症状，3例出现急性感染的症状。

治疗方案采用简单的囊肿切除术。

（三）下颌感染性颊囊肿

下颌感染性颊囊肿最好发于有活力的下颌第一或第二磨牙的颊侧。Vedofte和Praetorius报道的12例靠近下颌第一或第二磨牙的下颌感染性颊囊肿，其平均年龄分别为13.3岁（11~15岁）和8岁（7~9岁），Stoneman和Worth也发现相似的年龄分布。最常见的临床症状为疼痛、肿胀和牙周袋溢脓。除在咬合片上颊侧通常出现明显的骨膜炎外，下颌感染性颊囊肿在X线片上的表现等同于牙旁囊肿。

治疗方案采用囊肿摘除术并将累及牙一起拔除。

第二节　非牙源性囊肿

第一部分　发育性囊肿

一、鼻腭管囊肿（nasopalatine duct cyst）

鼻腭管囊肿是口腔最常见的非牙源性囊肿，鼻腭管囊肿有两种表现型：切牙管囊肿和腭乳头囊肿，前者发生于颌骨内，而后者局限于软组织内，两者约占所有非牙源性囊肿的73%。

（一）切牙管囊肿（incisive canal cyst，ICC）

【组织学发生】

鼻腭管囊肿来源于位于切牙管内的鼻腭管上皮剩余的增殖，尽管多种因素可能与刺激这些上皮剩余形成囊肿有关,如创伤、感染、炎症性或黏液性阻塞,但确切原因目前尚无定论。有一种更具说服力的观点是鼻腭管囊肿继发于切牙管自发性的囊性变,这种观点可以解释鼻腭管囊肿发生于任何年龄,包括胎儿。

【流行病学】

切牙管囊肿占所有非牙源性囊肿的50%,男性患者多于女性,男女比为2:1~3:1,可发生于任何年龄,尽管切牙管囊肿是一种发育性囊肿,但很少发生于10岁前的儿童,其好发年龄为31~60岁。

【临床表现】

大多数囊肿无明显临床症状,仅在X线片检查时发现腭中缝前部有透射阴影。有些囊肿表现为腭中缝前部软组织的肿胀,小的囊肿表现为上颌中切牙稍后方出现肿胀,而大的囊肿可出现腭中部和唇部的肿胀。如继发感染则会出现疼痛,少数病例疼痛可放射至鼻梁和眼眶,有些患者有长期出现这些症状的病史,可能与疾病间歇性发作有关。偶尔可伴有瘘管或窦道的形成,患者有咸味感或味觉改变,牙齿移位、骨质膨胀、腭部麻木等症状少见。

【影像学表现】

在口内的根尖片上,切牙管囊肿表现为上颌骨前部中线或附近一边界清楚的透射阴影,位于上颌中切牙牙根之间或上方,典型者呈倒梨状、心形、卵圆形或圆形,周围有致密骨线包绕(图6-18)。病变可导致上颌中切牙牙根分离,根尖吸收者少见,大的囊肿可引起牙根规则的吸收。切牙管囊肿的直径可以从很小的病变(直径6 mm)到破坏性的病变(直径6 cm),但大多数囊肿的直径在1~2.5 cm之间,平均直径1.5~1.7 cm。小的切牙管囊肿在X线片上必须跟正常的切牙管相鉴别,但后者直径很少超过0.6 cm,而且没有软组织或骨组织的膨胀。

【组织病理学表现】

切牙管囊肿的衬里上皮高度可变,可为复层

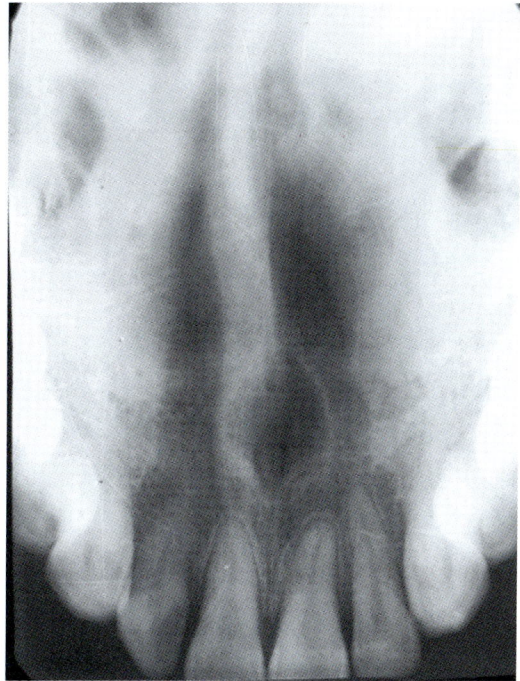

图6-18　上颌骨切牙管囊肿
X线片示上颌骨正中区有单囊状透射阴影,边缘清楚

鳞状上皮(图6-19)、假复层柱状上皮(可有或无纤毛)(图6-20)、单层柱状上皮、单层立方状上皮,通常在同一囊肿内同时可见多种上皮,复层鳞状上皮最常见,至少可见于3/4的囊肿,假复层柱状上皮可见于1/3~3/4的囊肿,柱状上皮还可见纤毛和黏液细胞。上皮的类型跟囊肿的垂直位置有关,发生于上方切牙管靠近鼻腔的常为呼吸道上皮,发生于下方切牙管的常为复层鳞状上皮。囊壁的内容物可有助于诊断,由于切牙管囊肿发生于切

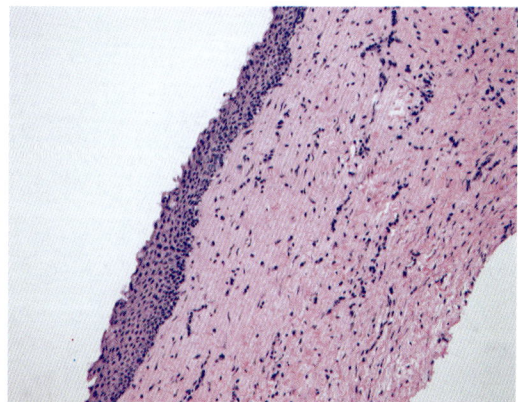

图6-19　切牙管囊肿
衬里上皮为复层鳞状上皮(HE×200)

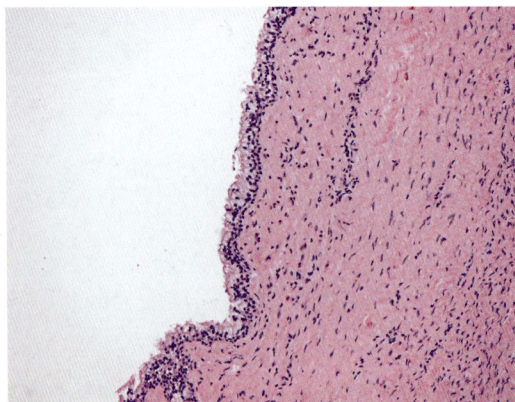

图6-20　切牙管囊肿
衬里上皮为假复层柱状上皮（HE×200）

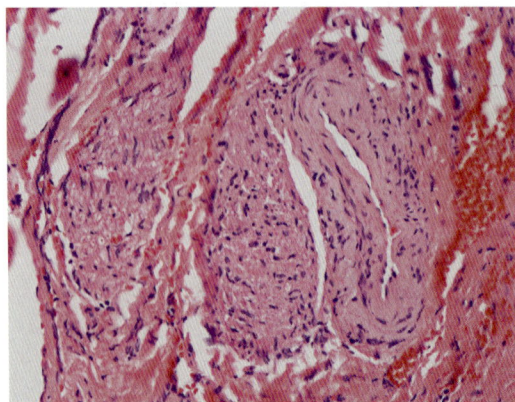

图6-21　切牙管囊肿
囊壁内特征性地含有血管和神经组织（HE×400）

牙管，所以囊壁的纤维结缔组织内特征性的含有血管和神经组织（图6-21），有时可见黏液腺组织和脂肪组织，偶尔可见透明软骨巢。囊壁内可见数量不等的炎症细胞，通常为慢性炎症细胞，有时看见急性炎症细胞。

【鉴别诊断】

切牙管囊肿与中切牙的根尖囊肿容易混淆，但根尖囊肿累及的是死髓牙。另外，在上颌咬合片上可以发现切牙管囊肿实际上位于腭部，而不是根尖部。

【治疗及预后】

切牙管囊肿通常采用摘除术，大的囊肿可先行开窗。切牙管囊肿很少复发，恶变病例罕见，目前仅见2例报道。

（二）腭乳头囊肿（cyst of palatine papilla）

腭乳头囊肿是鼻腭囊肿少见的一种类型。几乎所有的患者都表现为腭乳头隆起，由于局限于软组织内，所以在X线片上不明显。组织学表现等同于切牙管囊肿，除了其囊壁组织内有更多的软骨组织。治疗方法采用简单的摘除术。

二、腭正中囊肿（median palatal cyst，MPC）

【组织学发生】

理论上腭正中囊肿来源于胚胎发育时期侧腭突融合处内陷的上皮，而最新的观点认为腭正中囊肿是向后延伸的切牙管囊肿。

【流行病学】

腭正中囊肿的发病率极低，多发生于男性，发病年龄22~52岁（平均37岁），好发年龄为41~50岁。

【临床表现】

腭正中囊肿发生于切牙乳头后方的硬腭中线，表现为圆形或卵圆形、固定的或有波动感的膨胀，平均大小为2 cm，但有时直径可很大。表面黏膜呈白色或为灰白色，表面常完整。有些病例也可导致鼻底抬高。大多数无明显临床症状，有些患者出现疼痛和膨胀，偶尔在咀嚼和发声时感到不适，以及呼吸困难、腭部疼痛、味觉不适。

【影像学表现】

腭正中囊肿的影像学表现在上颌咬合片上最为清楚，表现为腭部正中的圆形或卵圆形的透射阴影，边界清楚，周围常见一致密骨线，偶尔可见中切牙分离（图6-22）。

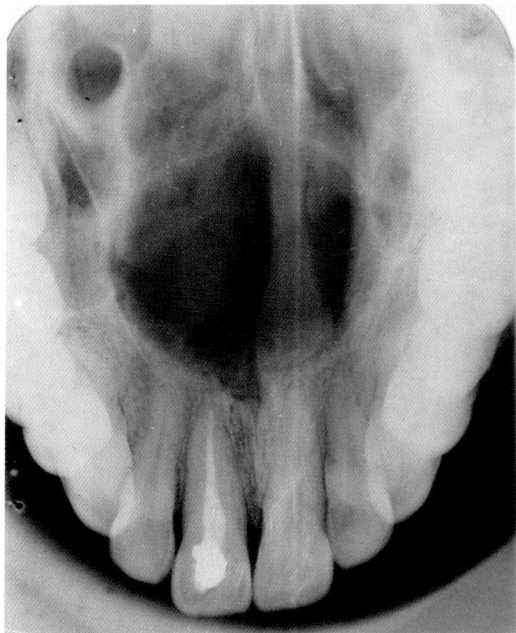

图6-22 上颌骨腭正中囊肿

X线片示上颌骨正中区有单囊状透射阴影,边缘清楚,病变呈圆形

【组织病理学表现】

腭正中囊肿的衬里上皮常为复层鳞状上皮,有些病例的部分区域可见假复层纤毛柱状上皮,囊壁内可见慢性炎症细胞浸润。

【鉴别诊断】

根据发生部位即位于切牙管后方的硬腭中缝,通常不难诊断腭正中囊肿,但仍会跟一些病变相混淆,包括良、恶性小涎腺肿瘤,纤维瘤,血管瘤,腭隆突,上颌牙槽脓肿等。后者可引流至腭部导致腭黏膜隆起,但同MPC不一样,后者几乎都会出现疼痛或先前有疼痛史,且相关牙牙髓通常无活力。此外,在X线片上表现为累及牙根尖区的透射阴影,而不是位于腭部。腭隆突是骨性硬结,同MPC相似之处为位于腭中缝,但在X线片上表现为阻射性。

【治疗及预后】

治疗方法常通过腭部切开进行摘除术。除一病例仅采用切开术后复发外,其他未见复发报道。

三、球状上颌囊肿(globulomaxillary cyst);下颌正中囊肿(median mandibular cyst)

过去球状上颌囊肿都被认为是"面裂囊肿",由球状突与上颌突融合处上皮内陷并发生囊性变而来。但现代胚胎学研究驳斥了这种观点,因为球状突与上颌突不发生融合,所以该处不存在由上述机制导致的"球状上颌囊肿"。球状上颌囊肿在X线片上特征性的表现为位于上颌侧切牙和尖牙之间的、一边界清楚的透射阴影,并可导致相邻牙的牙根分开(图6-23)。但球状上颌囊肿并非一种特殊的囊肿,仅是临床诊断术语,实际上可能为根尖囊肿、根尖肉芽肿、根侧牙周囊肿、牙源性角化囊性瘤、牙源性钙化囊肿或炎症性根侧囊肿以及颌骨中央型的巨细胞肉芽肿、牙源性黏液瘤等。

与球状上颌囊肿一样,下颌正中囊肿过去也被

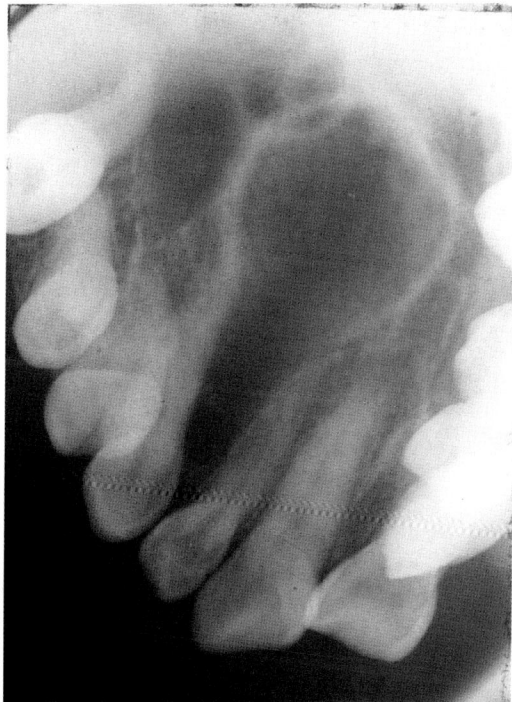

图6-23 上颌骨球状上颌囊肿

X线片示上颌侧切牙和尖牙之间区有单囊状透射阴影,边缘清楚,病变呈倒梨形。上颌侧切牙和尖牙的牙根分开

认为是"面裂囊肿",由下颌突融合处上皮内陷并发生囊性变而来,实际上,下颌骨是由一个中间有峡部的双叶状的间叶组织增生发育而来,随着下颌骨的发育,峡部消失。下颌正中囊肿也仅是临床诊断术语,实际上为根尖囊肿、根侧牙周囊肿、牙源性角化囊性瘤或残余囊肿。相似地,下颌正中囊肿表现为位于下颌中切牙之间的、一边界清楚的透射阴影。

由于这两种囊肿可能代表的病变种类很广,所以其组织学特点、临床特点以及治疗方案需根据实际上所代表病变的性质。

四、鼻唇囊肿（nasolabial cyst, NLC）

鼻唇囊肿是一种少见的发育性囊肿,发生于上唇中线侧面。

【组织学发生】

鼻唇囊肿的组织学发生尚未明确,目前主要有两种主流的观点。①鼻唇囊肿是一种面裂囊肿,来源于侧鼻突和上颌突结合处上皮的内陷。②目前认为其来源于胚胎发育时期的鼻泪管残余或移位,因为两者具有相似的位置和组织学表现。

【流行病学】

鼻唇囊肿常见于成年人,发病年龄12~75岁,好发年龄为31~50岁,女性好发,男女比为1:3~1:4。大多数病变为单侧,发生于上唇两侧的频率均等,约10%的病变为双侧。

【临床表现】

鼻唇囊肿最常见的临床症状为上唇侧方、鼻翼旁鼻唇沟处软组织的肿胀,导致鼻底抬高,大的囊肿常伴鼻翼隆起,鼻唇沟变浅甚至消失,甚至鼻腔阻塞。触之质软而有波动感,或呈面团状,有时相应的口腔前庭沟黏膜侧也会出现膨隆。疼痛并不常见,除非出现继发感染。囊肿可自发破裂,内容物排入到口腔或鼻腔。

【影像学表现】

鼻唇囊肿主要局限于软组织内,因此在X线片上表现不明显,偶尔下方骨质可见压迫性吸收。

【组织病理学表现】

鼻唇囊肿的衬里上皮通常为假复层柱状上皮,内含杯状细胞,可有纤毛(图6-24),少数情况下部分区域可见复层鳞状上皮或立方上皮。

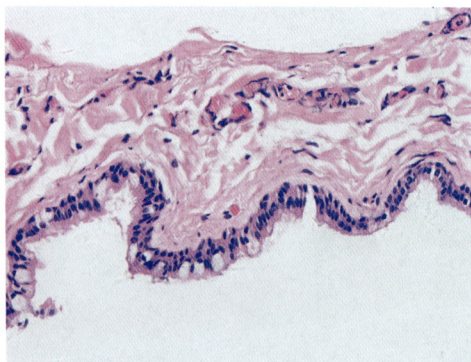

图6-24 鼻唇囊肿
衬里上皮为假复层柱状上皮,可见杯状细胞(HE×400)

【鉴别诊断】

同鼻唇囊肿必须鉴别的、最常见的病变是尖牙区的牙槽脓肿,后者可穿破骨组织也会导致面颊沟的肿胀,但后者疼痛明显,相关牙无牙髓活力,X线片上表现为根尖区明显的透射阴影。另外,鼻唇囊肿尚需与皮样/表皮样囊肿相鉴别,两者临床表现相似,但后者衬里上皮通常为复层鳞状上皮。

【治疗及预后】

通过简单的摘除术预后极好,通常不复发。

五、皮样/表皮样囊肿（dermoid cyst and epidermoid cyst）

口腔内的皮样囊肿/表皮样囊肿是一种少见的发育性囊肿,两者都衬有表皮样上皮,区别在于皮样囊肿囊壁内含皮肤附属器结构,而表皮样囊肿囊壁内没有这些结构。值得注意的是发生于口腔的表皮样囊肿不要与常见的皮肤表皮样囊肿相混淆,后者来源于毛囊。

【组织学发生】

口腔内的皮样囊肿/表皮样囊肿通常被认为

是畸胎瘤的良性囊性型。Meyer曾根据复杂性将"皮样类囊肿"分为三种类型：表皮样、皮样和畸胎样囊肿，前两型都来源于单胚层，而畸胎样囊肿来源于三胚层。

【流行病学】

口腔内的皮样/表皮样囊肿并不常见，占所有口腔囊肿的0.01%。Taylor等回顾分析发现在全身541例皮样/表皮样囊肿中发生于口腔内的为35例（占6.5%）。绝大多数口腔皮样/表皮样囊肿是单独的病变，但也有个别报道这些囊肿与异位口腔胃肠囊肿和皮内（黏膜内）痣同时发生。

尽管有些皮样囊肿发生于新生儿和婴幼儿，但很少发生于儿童，通常发生于11~30岁。相反的，表皮样囊肿好发于婴幼儿，约15%的囊肿为先天性。尽管King等报道皮样囊肿男性略多于女性，但多数研究表明无论是皮样囊肿还是表皮样囊肿都无显著性别差异。

大多数皮样/表皮样囊肿发生于口底中线，偶尔位于口底侧方或其他部位。位于下颌舌骨肌口腔侧的口底区或下颌舌骨肌外的颏下区。偶尔，大的囊肿同时占据下颌舌骨肌的外侧和口腔侧。有些囊肿也会发生于舌中线或颏下三角。

【临床表现】

口腔内的皮样/表皮样囊肿通常表现为橡皮样或面团样肿物，受压后常出现凹陷并维持一段时间，肿物大小不等，直径从几毫米到12 cm。囊肿通常生长缓慢，无明显疼痛，但有些会发生突然增大。发生于颏舌骨肌上方的囊肿可导致舌下区的肿胀，抬高舌体，引起进食、讲话甚至呼吸困难。发生于颏舌骨肌下方的囊肿可导致颏下区的肿胀，出现"双下巴"的表现。偶尔，大型的囊肿可破坏下颌舌骨肌导致口内和口外都可触诊到哑铃状或分叶状的肿块。如出现继发感染，内容物可排入口腔或皮肤上。

【组织病理学表现】

皮样囊肿衬里上皮为过度正角化的复层鳞状上皮（图6-25），有明显的颗粒层，偶尔部分区域

可出现呼吸道上皮。纤维囊壁组织内可见一种或多种皮肤附属器，如皮脂腺（图6-26）、汗腺或毛囊（图6-27），囊腔内充满角蛋白或皮脂样物。表皮样囊肿的组织病理学表现类同，但囊壁组织内

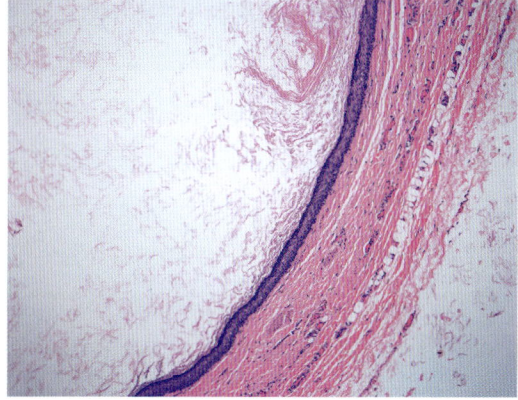

图6-25　表皮样囊肿
衬里上皮为过度正角化的复层鳞状上皮，囊腔内可见角蛋白（HE×100）

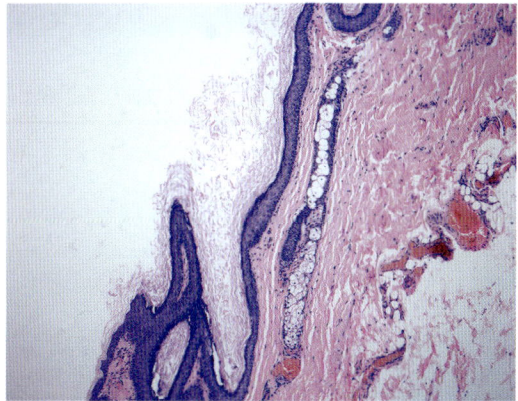

图6-26　皮样囊肿
衬里上皮为过度正角化的复层鳞状上皮，囊壁内可见皮脂腺组织（HE×100）

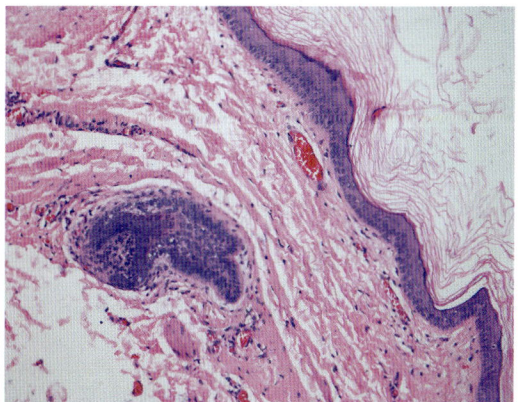

图6-27　皮样囊肿
衬里上皮为过度正角化的复层鳞状上皮，囊壁内可见毛囊结构（HE×200）

缺乏皮肤附属器结构。

【鉴别诊断】

临床上对于口底和舌部囊肿的鉴别诊断包括舌下腺囊肿、脂肪瘤、颏下区正常的脂肪组织、囊性水瘤、涎腺阻塞、脓肿或蜂窝织炎、异位的甲状腺组织、颌下腺或舌下腺的良恶性肿瘤、血管瘤或淋巴管瘤、甲状舌管囊肿、鳃裂囊肿、涎腺炎、纤维瘤、神经纤维瘤、巨细胞瘤。完整的病史、仔细的临床和影像学检查、涎腺造影片有助于明确病变的特性。

【治疗及预后】

口腔内的皮样/表皮样囊肿通常采用简单的切除术。发生于颏舌骨肌上方的囊肿可从口内切除，发生于颏舌骨肌下方的囊肿可能需从口外切除。手术切除后复发者少见，恶性转化为鳞状细胞癌者非常罕见。

六、畸胎样囊肿（异位口腔胃肠囊肿）（heterotopic oral gastrointestinal cyst，HOGIC）

异位胃肠囊肿是一种较小的发育性囊肿，可单发或多发于从口腔到肛门的整个胃肠道，大多数发生于小肠，约0.3%发生于舌或口底。

【组织学发生】

畸胎样囊肿的组织学发生尚未明确，目前认为有几种理论：① 异位的胚胎发育时胃始基的上皮巢；② 甲状舌管；③ 涎腺潴留性囊肿；④ 局部因素诱发刺激原始内胚层的内陷上皮岛，导致不同程度的分化。内胚层来源的更有可能是那些正常情况下覆盖原始口凹底的细胞。最近，Lipsett 等提出可能来源于残留于舌内的、沿着形成舌器官的不同原始细胞的融合线处的小上皮团。

【流行病学】

直到1993年文献共报道病例数不到30例，好发于口底前部、舌和头颈部，其他部位包括颌下腺、颈前部和会厌。有一病例出现多发性的囊肿，3例同时发生 HOGIC 和口腔皮样囊肿。

病变几乎都发生于婴幼儿和儿童，尽管有报道囊肿发生于青少年和成年人，年龄范围为14~60岁，但实际上这些囊肿从出生或儿童早期就存在。不管什么年龄或部位，都是男性占多数。

【临床表现】

囊肿表现为固定或质软的、可压缩的、光滑或息肉状的肿块，几乎所有的囊肿都被舌体或口底组织完全地包裹。然而，有人观察到囊肿附着于舌骨和下颌骨的骨膜。另外，可见囊肿通过管样结构或窦道与表面相通。囊肿通常无明显临床症状，但有时可出现唾液分泌过多、吞咽、讲话或呼吸困难。

【组织病理学表现】

囊肿的衬里上皮为复层鳞状上皮（图6-28）、立方状、柱状或假复层柱状上皮（图6-29）。特征

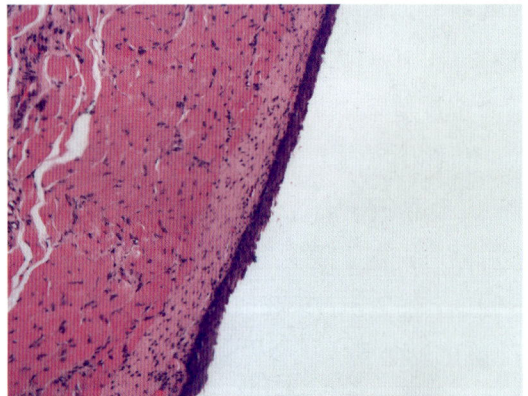

图6-28　畸胎样囊肿
衬里上皮为复层鳞状上皮（HE×200）

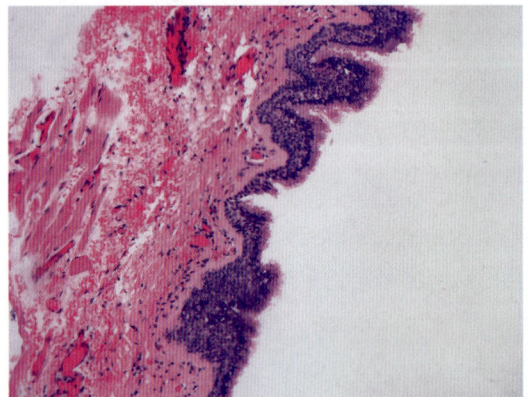

图6-29　畸胎样囊肿
衬里上皮为假复层柱状上皮（HE×200）

性的可见胃黏膜上皮,具有完整的主细胞和壁细胞,跟胃体和胃底部的黏膜相似。有些病例可见明显的内含Paneth细胞、杯状细胞和嗜银性细胞的肠黏膜上皮或结肠黏膜上皮。

【治疗及预后】

选择的治疗方案为外科切除。穿吸可使症状临时性的缓解,但该法仅用于紧急处理或在外科切除过程中,因为有继发感染的可能性。

七、甲状舌管囊肿(thyroglossal duct cyst,thyroglossal tract cyst,TDC)

【组织学发生】

甲状腺发育开始于胚胎发育第4周,来源于咽腹侧内胚层细胞的增殖,位于发育中舌的奇结节和联合突之间,即后来变成舌盲孔的位置。甲状腺始基逐渐下降到颈部,表现为双叶状,位于发育中舌骨的前方,到胚胎发育第7周时到达甲状软骨下方特定的位置。这时沿着甲状腺始基下降的路径,形成了一条始终同舌根部保持连接的上皮通道,即甲状舌管。甲状舌管的尾端形成甲状腺,而甲状舌管逐渐退化并消失,如果发育过程中没有完全消失,残留的上皮就可能会在下降途径的任何部位发生甲状舌管囊肿。使残留上皮发生囊性变的刺激因素尚未明确,目前认为最有可能的刺激因素是炎症,特别是周围的淋巴组织对头颈部感染的反应,另一个可能因素是导管内分泌物的潴留。

【流行病学】

甲状舌管囊肿可发生于任何年龄,好发于20岁前的年轻人,约50%的病人诊断时年龄为20岁以前,15%~30%病人诊断时年龄大于50岁。男女比为1:1。60%~80%的甲状舌管囊肿位于舌骨水平或略下,约25%位于舌骨上,仅2%~4%位于舌根部。

【临床表现】

甲状舌管囊肿典型的发生于颈部中线,可位于舌盲孔到胸骨切迹之间的任何部位,发生于甲状软骨区域的囊肿通常由于甲状软骨前端锐利而位于中线侧方。大多数患者表现为无痛的、有波动感的肿块,并随吞咽上下移动,表面皮肤也可出现窦道或瘘管,可有或无排出物。发生于舌根的囊肿可导致咽部的阻塞,发生于口底区的囊肿会引起新生儿的进食问题。甲状舌管囊肿大小不等,但通常有逐渐增大史。大多数直径为2~4 cm,而少数病例直径可达10 cm。

【组织病理学表现】

甲状舌管囊肿可为单房或多房,衬里上皮通常为有纤毛的呼吸道上皮(图6-30)或复层鳞状上皮(图6-31),偶尔可见立方状上皮或肠道上皮,有时看见同时混有这几种上皮。囊壁内可见甲状腺组织但并不常见(图6-32)。囊腔内容物为黏液样或糊状,如有明显的感染时为脓性,瘘管几乎

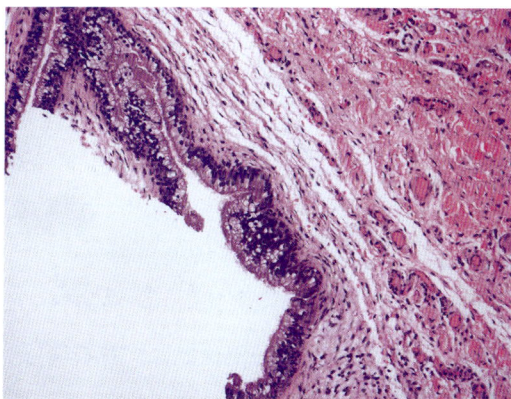

图6-30 甲状舌管囊肿
衬里上皮通常为有纤毛的呼吸道上皮(HE×200)

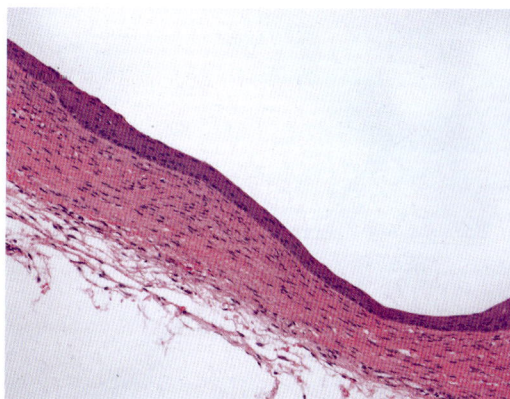

图6-31 甲状舌管囊肿
衬里上皮通常为复层鳞状上皮(HE×200)

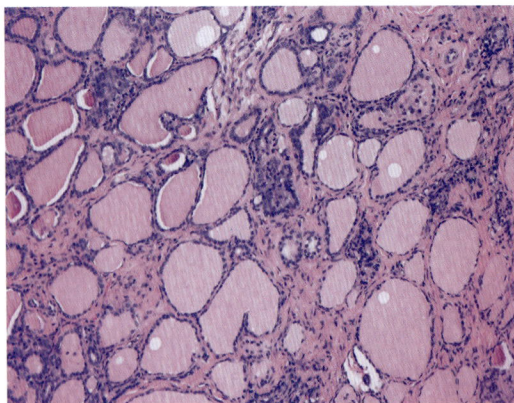

图6-32　甲状舌管囊肿
囊壁内可见甲状腺滤泡（HE×200）

都继发于感染。

【鉴别诊断】

甲状舌管囊肿术前应进行甲状腺扫描以排除异位甲状腺，因为异位甲状腺患者没有额外的、有功能的甲状腺组织，所以如果误诊为甲状舌管囊肿而切除的话将使患者永久性地无甲状腺。与甲状舌管囊肿发生于舌骨水平或以下相反，异位甲状腺常发生于舌根部，且如果在患者正常位置可触及甲状腺、临床或实验室检查无甲状腺功能减退证据者，无需例行术前的甲状腺扫描。

【治疗及预后】

甲状舌管囊肿需进行Sistrunk术手术切除，该手术是一个整体的切除，包括舌骨中段1~2 cm及整个甲状舌管周围的肌肉组织，用该手术治疗后的复发率不超过10%，如果舌骨中段未切除复发率为25%或更高。

约1%的甲状舌管囊肿可恶变为甲状舌管癌，其中大多数为甲状腺乳头状腺癌，甲状舌管癌通常预后良好，发生转移者少见。

甲状舌管癌（thyroglossal duct carcinoma）

甲状舌管囊肿发生恶变者罕见，约占所有甲状舌管囊肿的1%，女性多见，男女比为1∶1.5~1∶2，发病年龄为6~84岁，平均39岁。

甲状舌管囊肿发生恶变者中约90%为甲状腺乳头状癌，5%为鳞状细胞癌，2%~3%为滤泡癌，甲

状腺间变癌非常罕见，而髓状癌未见报道。甲状舌管的良性肿瘤，如Tovi等描述的Hurthle细胞腺瘤，比癌少见的多。

大多数甲状舌管癌患者无明显临床症状，常被病理学家在常规的组织学检查时才发现。而在发生以下情况时应怀疑是否发生癌变：① 原先存在的囊肿体积突然增大；② 触诊时发现囊肿固定，无活动性；③ 发生一个或多个颈淋巴结肿大的囊肿；④ 先前有颈部放射的病史。如出现这些情况，对囊肿进行细针穿吸有助于诊断。囊肿的大小或持续时间与是否发生癌变之间无相关性。

甲状舌管癌显著的表现为小的囊性的结节或可完全充满整个囊腔，常侵犯舌骨，约20%的病例可穿过囊壁而侵犯周围的软组织，10%~15%发生颈淋巴结转移。甲状舌管癌同时发生甲状腺癌的概率约为10%~15%。

由于甲状舌管癌通常为意外发现，所以大多数同普通甲状舌管囊肿一样用Sistrunk术手术切除。如果切缘阴性且无颈淋巴结转移，无需额外的治疗。如果切缘阳性或发生颈淋巴结转移，则对囊肿—癌肿区进行广泛的整体切除或进行颈淋巴结清扫。正常的甲状腺也应进行扫描技术检查，如果发现有异常，应进行细针穿吸检查，并采取相应的治疗。

尽管文献报道少数甲状舌管囊肿恶变为乳头状癌者发生局部的复发、转移甚至死亡，但通常其预后跟甲状腺乳头状癌相似。另一方面，恶变为鳞状细胞癌者侵袭性更强，常需进行更广的治疗，甚至术后放疗。

八、鳃裂囊肿（branchial cleft cyst, cervical lymphoepithelial cyst）

【组织学发生】

鳃裂囊肿是一种发生于颈侧部的发育性囊

肿,其组织学发生尚有争议。经典的理论认为由于鳃裂囊肿发生于胚胎的鳃弓区域,所以认为其来源于鳃裂剩余。第二个理论认为其由胚胎发育过程中颈上淋巴结内被诱导的腮腺上皮囊性变而来。最近免疫组织化学证据支持鳃裂囊肿组织学发生的经典理论。约95%的鳃裂囊肿被认为来自第二鳃弓,5%来自于第一、三、四鳃弓。

鳃弓的发育始于孕4周,由附近的内、外胚层同时发生内陷所致,每对鳃弓外侧被鳃沟、内侧被咽囊所隔开。六对鳃弓从头侧到尾侧依次为第一~六鳃弓,在胚胎发育过程中通常前四对比较明显,而第五、六对鳃弓退化或消失。在鳃弓形成后不久,第二鳃弓向尾侧增殖,最终覆盖第二、三、四鳃沟,尾侧的延伸部分最终同咽部的外侧壁融合,形成由外胚层覆盖的空腔,即颈窦,颈窦以后的发育过程中消失。

鳃弓的任何组成部分一旦发育或退化异常,就会导致各种异常情况,最常见的为囊肿、窦腔和瘘管。他们最常见于颈部沿着胸锁乳突肌肌前缘,也可见于腮腺、外耳道或其附近。

窦道(sinus)是指只有一个开口的管道,开口于皮肤或黏膜。皮肤窦道来源于鳃沟,黏膜窦道来源于咽囊。

瘘管(fistula)是指有两个开口的管道,同时开口于皮肤和黏膜。导致正常情况下隔离鳃沟和咽囊的鳃膜或板破裂,两者之间有管道相通。

通常鳃沟窦道发生于第一、二鳃弓,咽囊窦道发生于第三、四鳃弓。瘘管可轮流发生于第一、二、三鳃弓。而发生于第四鳃弓真正的瘘管尽管理论上有可能,但尚未见报道。

囊肿是指具有上皮衬里的结构,可独立发生或与窦道、瘘管同时发生。

【流行病学】

鳃裂囊肿最常发生于颈侧上部,沿着胸锁乳突肌的前缘。少数情况下,有些囊肿沿着胸锁乳突肌向上生长,发生于耳前腮腺区,或者沿着胸锁乳突肌向下生长,发生于锁骨上区。大多数囊肿发生于儿童和年轻人。

【临床表现】

鳃裂囊肿通常表现为一软的、有波动感的肿物,直径1~10 cm,继发感染者有时可出现敏感或疼痛,少数囊肿会在表面皮肤形成瘘管。2/3的鳃裂囊肿发生于左颈部,1/3位于右颈部,双侧同时发生者罕见。鳃裂囊肿能生长到一定的尺寸,不会随着头部的运动或吞咽而移动。

【组织病理学表现】

超过90%的鳃裂囊肿的衬里上皮为复层鳞状上皮(图6-33),可有或无角化层,有些囊肿可见呼吸道上皮。典型的囊壁内可见淋巴组织,经常可见生发中心的形成(图6-34),然而有报道称少数

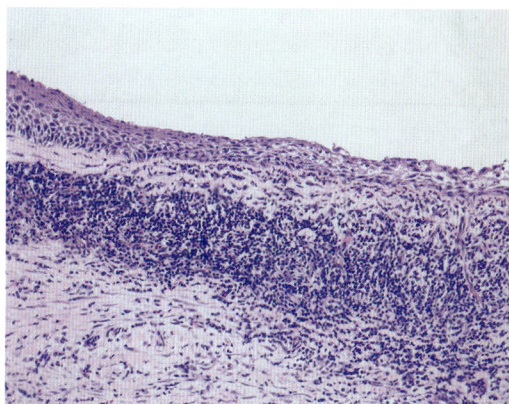

图6-33 鳃裂囊肿
衬里上皮为复层鳞状上皮,典型的囊壁内可见淋巴组织(HE×200)

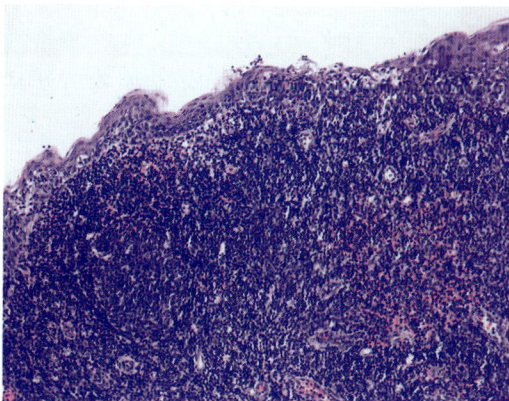

图6-34 鳃裂囊肿
囊壁内局部可见淋巴滤泡形成(HE×200)

囊肿未见淋巴组织。

【治疗及预后】

鳃裂囊肿常采用手术切除,术后几乎不复发。报道中鳃裂囊肿发生恶变者罕见,尽管理论上存在发生恶变的可能,但多数情况是先前未察觉的头颈部癌的囊性转移灶。

鳃裂癌(Branchial cleft carcinoma):自1882年von Volkman首次提出鳃裂癌以来其来源就充满争议,1950年Martin等回顾分析了文献报道的250例鳃裂癌,仅接受了3例可能的病例,其余的被认为是转移性癌,他们提出诊断鳃裂癌的暂时性准则:肿瘤的组织学表现必须与组织来源即鳃裂剩余一致;患者必须随访5年以上,无其他原发肿瘤的发展;最重要的一点,来源于上皮衬里囊肿囊壁组织学上表现为癌的位于颈侧部。

根据Micheau和其他学者,扁桃体癌易导致淋巴结转移灶囊性变。典型的癌肿较小,来源于扁桃体隐窝,在临床上扁桃体无明显增大的情况下出现早期转移。用增强磁共振对发现这些小的原发灶可能有所帮助。

与鳃裂囊肿表现为光滑上皮衬里的单囊性病变相反,与鳃裂囊肿相似的原发扁桃体癌的囊性淋巴结转移灶为多囊性病变,囊腔内经常可见乳头状突起,大多数为非角化鳞状细胞癌。具有上述形态的囊性转移灶且不知道是否原发的患者应行患侧诊断性的扁桃体切除术。由于这些肿瘤易发生于扁桃体隐窝,所以通常活检太浅而帮助不大。不管用什么检查方法临床上表现正常的扁桃体并不能排除原发的扁桃体癌。一旦切除,病理工作者有责任对整个扁桃体进行显微镜下检查,由于这些肿瘤经常太小,所以简单的粗略的检查和随意的取材会让病变完全忽略。

当然发生于其他部位的角化和非角化鳞状细胞癌,如舌根、梨状窦或咽部也能发生淋巴结转移灶囊性变,但扁桃体原发是最常见的。

九、口腔淋巴上皮囊肿(oral lymphoepithelial cyst)

口腔淋巴上皮囊肿是一种少见的口腔囊肿,发生在口腔淋巴组织内,光镜下表现与鳃裂囊肿(颈淋巴上皮囊肿)相似,但在外形上小很多。

【组织学发生】

正常情况下,口腔和咽部都可见淋巴组织,是组成Waldeyer环(腭扁桃体、舌扁桃体、咽淋巴组织)的主要部分。

口腔淋巴组织跟表面的上皮有密切的关系。当表面上皮内陷到扁桃体组织内时,结果形成盲袋或扁桃体隐窝,其中充满角蛋白碎片。扁桃体隐窝可被阻塞或从表面被修剪,这时就在表面黏膜下的淋巴组织内产生一个充满角质蛋白的囊肿。口腔淋巴上皮囊肿也有可能是胚胎发育过程中涎腺或表面黏膜上皮被淋巴组织包围而成。甚至有人认为其来自舌下腺或小涎腺的排泄管,相关的淋巴组织是继发感染反应所致。

【流行病学】

几乎所有年龄的人都可发生口腔淋巴上皮囊肿,最常见于年轻人,多见于男性,男女比为3:2。最好发的部位为口底,至少一半的病例发生于口底,舌腹、舌后缘次之,也可发生于腭扁桃体和软腭,所有发生的部位都存在正常的淋巴组织。

【临床表现】

口腔淋巴上皮囊肿表现为黏膜下一小的肿块,通常直径小于1 cm,很少超过1.5 cm。触诊时感觉囊肿坚实或柔软,表面黏膜光滑,无破溃。典型的病变表现为白色或黄色,管腔内常含冰激凌样或奶酪样角化物。囊肿通常无任何症状,偶尔感觉肿胀或有排泄物排出。

【组织病理学表现】

口腔淋巴上皮囊肿光镜下表现为一衬里上皮为复层鳞状上皮，典型的衬里上皮为不全角化，囊腔内充满脱落的上皮细胞（图6-35）。少数病例衬里上皮内可见黏液细胞。偶尔，囊肿与表面的黏膜相连。口腔淋巴上皮囊肿最显著的特征是囊壁内存在淋巴组织，多数病例中淋巴组织包绕着囊壁，但有时仅在囊壁的部分区域可见。生发中心经常可见，但不是所有病例都存在（图6-36）。

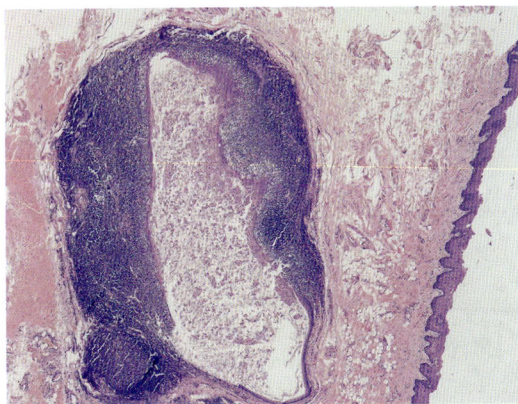

图6-35　口腔淋巴上皮囊肿
囊肿位于口腔黏膜下方，衬里上皮为复层鳞状上皮，囊壁内可见淋巴组织（HE×40）

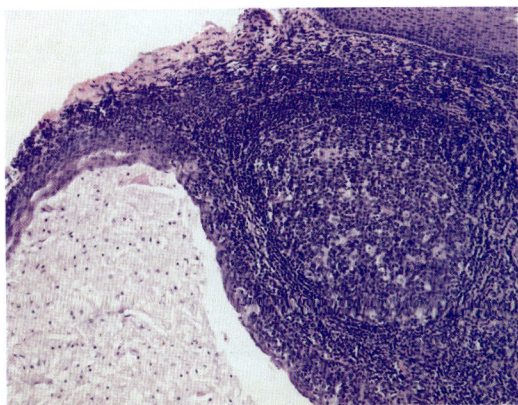

图6-36　口腔淋巴上皮囊肿
囊壁内局部可见淋巴滤泡形成（HE×200）

【治疗及预后】

口腔淋巴上皮囊肿通常采用手术切除治疗，极少复发。口腔淋巴上皮囊肿通常无明显症状，所以如果根据临床检查可明确诊断的话，就不必再作活检。

第二部分　非发育性囊肿

本章节描述的有些病变实际上是假性囊肿，因为它们缺乏上皮衬里。但由于它们在临床和影像学表现上与真性囊肿非常相似，所以将这些病变归入囊性病变部分进行讨论。

一、黏液囊肿（mucocele）

黏液囊肿是一个广义上的名称，通常包括两类病变：① 黏液外渗现象（mucous extravasation phenomenon）：由于涎腺导管破裂黏液泄露至周围软组织内所致；② 黏液潴留型囊肿（mucous retention cyst）：由导管内结石或黏液阻塞引起。由于两者在临床表现和组织病理学表现上均不同，所以在本段中分开讨论。

（一）黏液外渗现象（mucous extravasation phenomenon）

黏液囊肿是发生于口腔黏膜的常见病变，我们通常所说的黏液囊肿实际上是指黏液外渗现象，同涎腺其他囊肿不同，黏液囊肿由于缺乏上皮衬里，所以不是真性囊肿。

【组织学发生】

由于涎腺导管破裂黏液泄露至周围软组织内所致。尽管很多患者不知有创伤史，但黏液泄露通常是局部创伤所致。

【流行病学】

病变可发生于任何年龄，好发于儿童及年轻人，好发年龄为11~30岁，男女无显著差别。下唇为最好发部位，约80%的病例发生于下唇，且常发生于中线侧方，其他发生部位包括颊黏膜、口底、腭、舌腹、磨牙后区等,而发生于上唇者少见。

【临床表现】

黏液外渗现象通常表现为黏膜上圆顶状的肿胀,大小从几毫米到几厘米不等。表浅的病变表现为淡蓝色透明的肿块,而位置较深的病变表面黏膜颜色正常。典型的病变有波动感,但有时病变触诊时感觉较固定。病变持续的时间从几天到几年不等,通常为几周时间。多数患者有复发肿胀和间歇性破裂的病史。黏液外渗现象通常无其他明显临床症状,偶尔可伴发疼痛或烧灼感。

【组织病理学表现】

黏液外渗现象光镜下表现为泄露的黏液被反应性肉芽组织包绕,边界清楚,未见上皮衬里(图6-37),炎症细胞通常为大量的泡沫样组织细胞(图6-38),有时也可见破裂的涎腺导管,周围的小

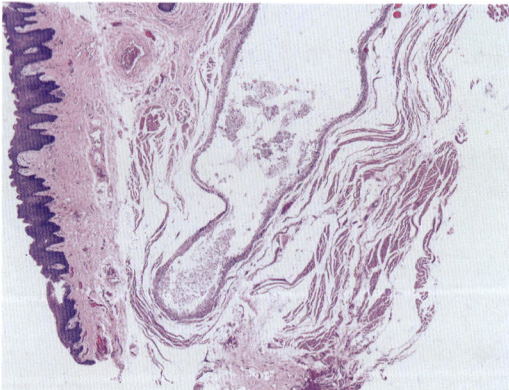

图6-37 黏液囊肿
囊肿位于口腔黏膜下方,无衬里上皮(HE×40)

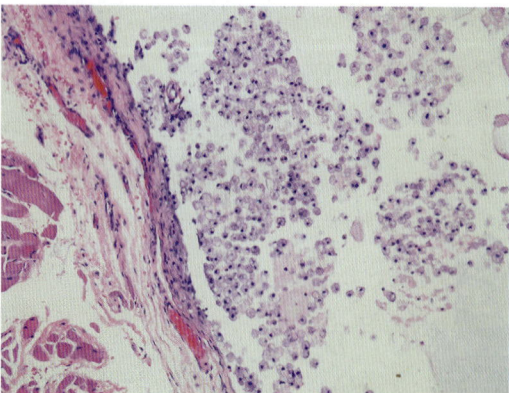

图6-38 黏液囊肿
高倍镜下囊腔内可见泡沫样组织细胞(HE×200)

涎腺常出现腺泡萎缩、导管扩张、间质纤维化和淋巴细胞、浆细胞聚集灶。

【治疗及预后】

有些黏液外渗现象存在时间较短,自发破裂并愈合,但大多数可长期存在,黏液外渗现象的治疗方案为手术切除。为了减少复发的可能性,手术时需将邻近的腺体组织一起切除。切除组织一定要进行组织病理学检查以排除涎腺肿瘤。黏液外渗现象预后良好,少数会复发,这时需再次手术,特别是邻近的腺体组织尚未切除。

(二)黏液潴留型囊肿(mucous retention cyst)

黏液潴留型囊肿比较少见,是来源于涎腺的有衬里上皮的囊腔,同常见的黏液潴留型囊肿不同,它是一种真性囊肿。

【组织学发生】

黏液潴留型囊肿的病因尚未明确。涎腺导管的囊肿样扩张可能继发于导管内的阻塞(例如结石、黏液),导致导管内压力增高。尽管有些学者将这类病变称为黏液潴留型囊肿,但这类病变有可能仅仅是涎腺导管的囊性扩张,而不是真正的囊肿。

【流行病学】

黏液潴留型囊肿常见于成年人,平均年龄为45.5岁,儿童少见,男女无明显差别,唇、口底和颊黏膜为好发部位。

【临床表现】

黏液潴留型囊肿与黏液外渗现象的表现相似,表现为有波动感的肿块,通常增长缓慢,根据位置的深度可呈粉色、蓝色或灰色。偶尔与黏液外渗现象截然相反的是,黏液潴留型囊肿先前很少有创伤史。

【组织病理学表现】

大体检查大部分单囊性病变直径为5~

15 mm，而多囊性病变直径较大。光镜下检查发现囊肿可为单囊性或多囊性，衬里上皮为立方状上皮、柱状上皮、扁平的黏液细胞或同时都有（图6-39，图6-40）。

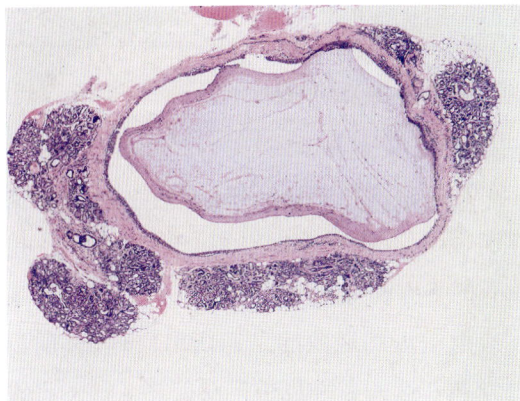

图6-39　黏液潴留型囊肿
囊肿有衬里上皮，囊腔内可见黏液（HE×40）

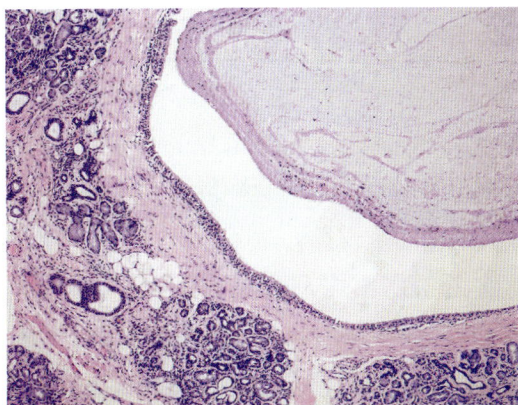

图6-40　黏液潴留型囊肿
囊肿衬里上皮为涎腺导管上皮（HE×100）

【治疗及预后】

黏液潴留型囊肿的治疗方案为手术切除。外科手术切除后未见复发。

二、舌下囊肿（ranula）

舌下囊肿是指发生于口底的黏液囊肿，舌下囊肿分为两种类型：① 简单型；② 深部型或潜突型，即"口外型"。

（一）简单型囊肿

【组织学发生】

黏液泄露通常来源于舌下腺，也可来源于颌下腺导管或口底区的小涎腺。

【流行病学】

简单型是常见类型，几乎都发生于下颌舌骨肌上方的口腔内。简单型囊肿可发生于任何年龄，包括新生儿，多见于儿童和年轻人。男女发病率无明显差别。

【临床表现】

简单型舌下囊肿表现为口底区淡蓝色的、有波动感的肿块，生长缓慢，通常无疼痛感。囊肿通常发生于口底中线侧方，这有助于鉴别口底区的皮样囊肿。舌下囊肿通常大于口腔其他部位的黏液囊肿，大的囊肿可充满口底并抬高舌体，甚至干扰发音和咀嚼。同其他部位的黏液囊肿一样，舌下囊肿也可自发破裂并排出黏液。

【组织学病理表现】

简单型舌下囊肿组织学表现为单囊性或多囊性的囊腔，内充满无定形或黏液样物质。黏液组织被肉芽组织包围，可见典型的组织细胞，无衬里上皮（图6-41）。

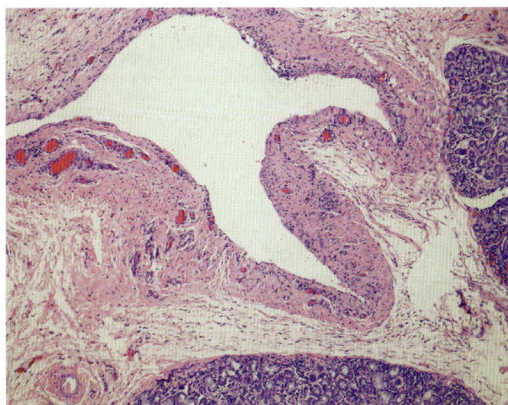

图6-41　舌下腺囊肿
囊壁为肉芽组织，无衬里上皮（HE×100）

【鉴别诊断】

临床上简单型舌下囊肿与皮样囊肿或表皮样囊肿、多形性腺瘤、脂肪瘤比较相似，但皮样囊肿或表皮样囊肿呈面团状黏稠且施压时出现凹陷；多形性腺瘤质偏硬；脂肪瘤质软，当靠近表面时可通过表面黏膜出现淡黄色。

【治疗及预后】

偶尔舌下囊肿可自发性破裂，释放出浓的黏稠的液体，尽管最初会愈合，但病变通常还是会复发。有效的治疗是将囊肿连同腺体一起切除。术前可行开创术通过减压致使囊肿尺寸减小。

（二）潜突型囊肿

【组织学发生】

潜突型囊肿为简单型囊肿通过下颌舌骨肌疝出到颈部所致，几乎都由继发于口底区创伤或舌下腺导管完全性阻塞的黏液外渗引起，而不是黏液潴留。也有人认为有些潜突型囊肿来源于颈窦，该结构通常在胚胎发育过程中消失；或来源于胚胎发育时向头侧移位的鳃裂残余；或与先天性异常有关。

【临床表现】

潜突型舌下囊肿表现为颌下或颏下三角的、质软的肿块，通常无明显临床症状，可伴或无口底区的肿胀。当同时存在颈部和口腔内的肿块时，其大小与简单型囊肿相差不多，且也能引起舌的移位。

【组织病理学表现】

同简单型舌下囊肿。

【鉴别诊断】

潜突型舌下囊肿与其他许多囊性或腺源性肿块相似，如皮样囊肿或表皮样囊肿、甲状舌管囊肿、囊性水瘤、鳃裂囊肿。

【治疗及预后】

同简单型舌下囊肿。

三、单纯性骨囊肿（simple bone cyst）

单纯性骨囊肿又称为创伤性骨囊肿、孤立性骨囊肿，是一种良性的骨内的囊腔，可含囊液或为空腔，无衬里上皮。毫无疑问，单纯性骨囊肿的发生率比文献报道中的要高。

【组织学发生】

单纯性骨囊肿的病因和组织学发生尚未明确并充满争议，文献中曾提出多个理论，但无一能解释所有的临床和组织病理学特征。

文献中提到最多的是创伤出血理论，所以创伤性骨囊肿这一名称也被广泛应用。这一理论认为当外界创伤不足于引起骨折时就会形成颌骨内的血肿。如果血肿没有组织化并修复，血肿就会出现液化而形成囊性病变。有些患者能回忆起病变区域有过创伤史，但这种没有对照组的信息缺乏客观详细的对照分析，意义不明。创伤出血理论在口腔方面的文献中被广泛接纳，但在其他方面的文献中很难解释类似的囊肿最常见于年轻人肱骨和股骨的干骺端或骨干。

除了创伤出血理论外，其他的机制包括：① 骨囊肿的退行性变；② 钙的代谢异常；③ 程度较轻的感染；④ 局部骨生长障碍；⑤ 静脉阻塞；⑥ 过度的骨质溶解；⑦ 继发于血管源性或神经源性疾病的局部缺血及随后的骨坏死；⑧ 多因素。

【流行病学】

单纯性骨囊肿可发生于任何部位的骨，常见于长骨。囊肿可发生于任何年龄，发生于颌骨的囊肿最好发年龄为11~20岁，很少发生于5岁前的儿童和35岁后的患者。颌骨的单纯性骨囊肿几乎都发生于下颌骨，并好发于前磨牙和磨牙区，极少数发生于上颌骨。囊肿通常为单发的、单侧的病变，但也有报道多发性的和双侧的病变。60%的患者为男性，40%为女性。

【临床表现】

单纯性骨囊肿通常无明显临床症状，常为其他原因进行影像学检查时才发现。然而约20%的患者病变区出现无痛性肿胀，少数病例出现疼痛和感觉异常。

【影像学表现】

影像学上单纯性骨囊肿通常表现为边界清楚的透射阴影，直径从1~10cm不等。当病变累及多颗牙时，牙根间的透射阴影呈扇形（图6-42），这一特征具有高度提示作用但无诊断意义。有些囊肿特别是大的囊肿表现为锥形，也有病例表现为卵圆形、圆形或不规则形。病变区牙齿通常具有牙髓活力，不出现牙根吸收。

尽管不是特征性的影像学表现，但单纯性骨囊肿通常表现为多囊性透射阴影，骨质膨胀，增长缓慢。如果出现骨质膨胀，咬合片上典型的表现为骨皮质变薄呈壳状，没有其他反应性改变。广泛的、累及大部分体部和升支部的囊肿少见。

单纯性骨囊肿有时同时发生牙骨质—骨化纤维瘤和其他的骨纤维性病变，这些病变通常发生于年老的患者。

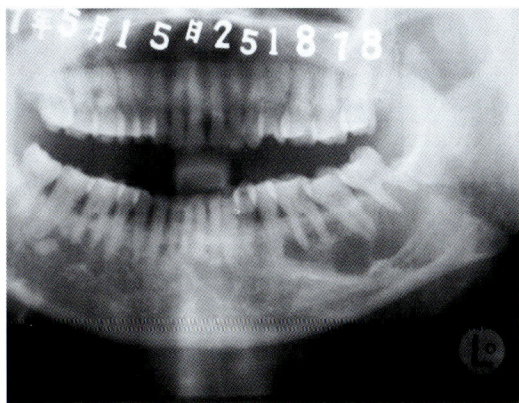

图6-42　左下颌骨单纯性骨囊肿
X线片示左下颌骨体部有多囊状透射阴影，边缘光滑，呈扇形

【组织病理学表现】

手术探查发现病变可中空或内含清亮的稻草色的血浆液或血液。光镜下可见病变周围的骨壁衬有薄层富于血管的纤维结缔组织或可见增厚的黏液纤维增殖混有富于细胞的反应性骨小梁，但无衬里上皮（图6-43）。囊壁组织可见含铁血黄素沉积、区域性的富于血管区、纤维化、红细胞、胆固醇晶体裂隙、神经纤维、类骨质样物质，有时也可见炎症细胞浸润。少数情况下可见线状的花边状的营养不良性钙化。靠近囊腔的骨表面常见Howship吸收陷窝，表明以前存在骨吸收活性。

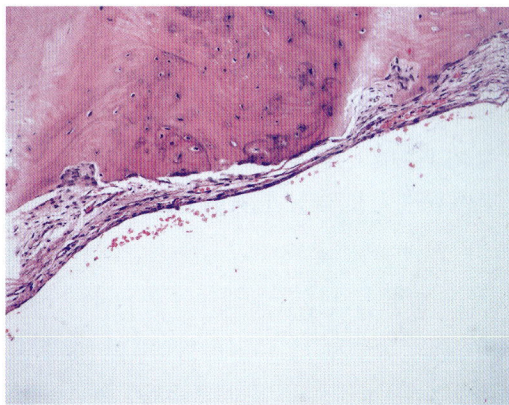

图6-43　单纯性骨囊肿
囊肿衬有薄层纤维结缔组织，无衬里上皮（HE×200）

【诊断】

尽管单纯性骨囊肿的影像学表现有助于诊断，但不具有诊断意义，可能与颌骨多种牙源性和非牙源性的透射性病变相混淆，有必要行外科探查术以明确诊断。

由于外科手术时通常只得到很少的组织，所以单纯性骨囊肿的诊断主要依据临床和影像学表现并结合术中所见。约1/3的病例可见空腔周围为光滑的、有光泽的骨壁，约2/3的病例囊腔内含有少量血清血液。可见下颌血管神经束悬空于囊腔内。

【鉴别诊断】

除同根尖肉芽肿、慢性根尖脓肿、根尖囊肿、含牙囊肿、始基囊肿、鼻腭管囊肿、球上颌囊肿、下颌骨正中囊肿、成釉细胞瘤、颌骨中央性巨细胞肉芽肿、颌骨中央性纤维瘤、转移性癌、甲状旁腺功能亢进、嗜酸性肉芽肿、纤维结构不良、巨颌症、动静脉分支鉴别外，尚需同局部骨质疏松的骨髓腔缺损、早期的牙骨质瘤（根尖牙骨质发育异常）鉴别。但最终明确诊断主要依靠临床医生和病理科医生密切的沟通。

单纯性骨囊肿虽然不同于但相似于长骨的单腔骨囊肿，两者有相似的组织学表现，都易发于年轻人，有相似的影像学表现。但单纯性骨囊肿不是明显的以男性患者为主，通常无明显临床症状，不易引起病理性骨折，呈多发性病变的可能性更大。

【治疗及预后】

尽管长骨的单纯性骨囊肿的治疗方案通常更激进，包括在囊腔内注射类固醇或彻底的外科刮除术，但对于颌骨的单纯性骨囊肿采用外科探查术以明确诊断就已足够。即使在外科探查术中提出发现囊腔周围为光滑而有光泽的骨壁，但刮一下骨壁并取少量组织供显微镜检查以排除其他更严重的病变仍为明智的做法。少数情况下，在外科探查时认为是单纯性骨囊肿的病变在显微镜检查后被证实为某些囊壁薄的病变，如牙源性角化囊肿或单囊性成釉细胞瘤。如果碰到囊壁为增厚的黏液纤维组织，则应谨慎地行刮除术并将组织送病理检查。不管是否对骨壁进行刮除，在外科探查术后病变通常被新生骨替代而快速消失，即使是大的病变也在探查术后6个月具有正常的影像学表现。复发或病变持续性存在者非常少见但也有报道，应当定期进行影像学检查除非证实病变已完全消除，总之其预后极佳。

四、动脉瘤样骨囊肿（aneurysmal bone cyst）

动脉瘤样骨囊肿不是真性囊肿，因为其在影像学上表现为囊性病变但在光镜下表现为无明显衬里上皮。动脉瘤样骨囊肿由骨内不同大小的、充满血液的腔隙堆积而成，周围有富于细胞的纤维结缔组织包绕并常混有反应性编织状的骨小梁。

【组织学发生】

动脉瘤样骨囊肿的病因和组织学发生尚未明确。有些研究者认为动脉瘤样骨囊肿来源于创伤事件、血管畸形或破坏骨正常的血流动力学并导致逐渐增大的外渗性出血的肿瘤性病变。作为该理论的推论，其他的一些学者认为动脉瘤样骨囊肿与巨细胞肉芽肿密切相关。当区域性的出血与破裂的营养血管仍相连时可形成动脉瘤样骨囊肿，随后当血管供应断绝时可形成巨细胞肉芽肿样区域。

有学者报道大样本的颌骨外的病变，无一例先前存在其他病变。而另外有些学者报道，相似样本量的病例中有1/3先前存在病变。因此，动脉瘤样骨囊肿可能是一种原发性病变或由于原先存在的骨内病变的血液动力学破坏所致。

细胞遗传学分析发现有些病例存在不同的染色体异常，特别是17p11—13和16q22，但这些染色体的异常在动脉瘤样骨囊肿的分子病理学发生中的作用尚未明确。

【流行病学】

动脉瘤样骨囊肿通常发生于30岁以前年轻人的长骨体部或脊柱，颌骨的动脉瘤样骨囊肿并不常见，约占颌骨囊肿的2%。颌骨的动脉瘤样骨囊肿发病年龄范围较广，大多数发生于儿童和年轻人，平均年龄为20岁，女性略占多数。好发于下颌骨，通常位于颌骨后部，特别是磨牙区。

【临床表现】

最常见的临床症状为颌骨膨胀，通常发展较快。疼痛比较常见，麻木少见。触诊有时可及捻发音，听诊时未听及血液不在管腔内而引发的杂音。偶尔可见错𬌗、累及牙松动、移位或吸收。发生于上颌骨的病变通常侵犯相邻的上颌窦，鼻腔阻塞、出血、眼球突出、复视则少见。

手术中典型的可见完整的骨膜和一层薄的壳状骨覆盖在病变表面。可见骨皮质穿透，但侵犯至相邻的软组织内未见报道。当翻开骨膜和壳状骨时,常见深色的静脉血涌出,也可见静脉样出血,术中所见与浸在血中的海绵非常相像。

【影像学表现】

影像学上颌骨的动脉瘤样骨囊肿呈单囊性或多囊性透射阴影,骨皮质通常膨胀明显并变薄。透射阴影的范围大小不等,边界可清楚或模糊。病变骨的轮廓通常被描述为呈气球状膨胀(图6-44)。少数情况下,透射阴影内可见小的阻射灶,可能为小的反应性骨小梁。当病变累及上、下颌骨的牙槽嵴时,相应牙可出现异位,可或不伴发根管外吸收。

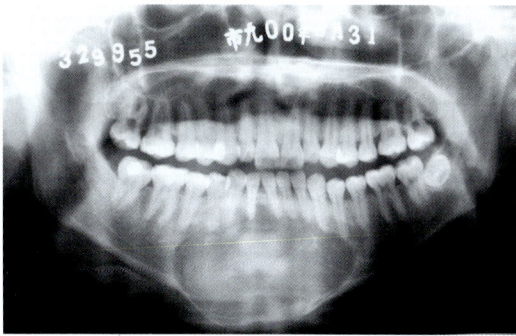

图6-44　下颌骨动脉瘤样骨囊肿

X线片示下颌骨正中体部有多囊状透射阴影,边缘清楚,骨质膨胀明显,呈气球状膨胀

【组织病理学表现】

组织学上动脉瘤样骨囊肿典型的表现为不同大小的腔隙,充满不黏连的血液,周围包绕有富于细胞的纤维结缔组织,内含多核巨细胞、骨样骨小梁和编织骨(图6-45)。偶尔囊壁内含少见的花边状的钙化,这种钙化也少见于其他骨内的病变。充满血液的腔隙周围未见血管内皮细胞,约20%

的动脉瘤样骨囊肿与其他疾病有关,最常见的为骨纤维性病变或巨细胞肉芽肿。

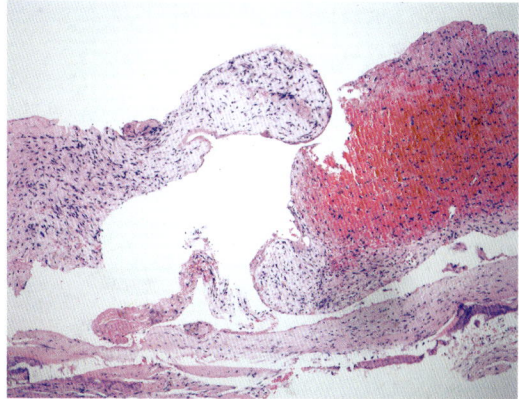

图6-45　动脉瘤样骨囊肿

囊肿表现为不同大小的腔隙,周围包绕有纤维结缔组织,内含大量红细胞(HE×100)

【治疗及预后】

动脉瘤样骨囊肿通常采用刮除术或摘除术,有时附加冷冻治疗。颌骨病变典型的血液流动较慢,采用方块切除通常足够控制出血,少数病例需要范围更广的切除。大多数病例在手术切除6个月到1年后愈合,并不需要骨移植。放疗目前尚有争议。

报道中动脉瘤样骨囊肿的复发率变数较大,有报道为8%,也有报道为60%。大多数复发者因初次手术不彻底或次全切除。偶尔,复发跟同时发生病变的不彻底切除有关,如骨母细胞瘤或骨化性纤维瘤。总体来说,动脉瘤样骨囊肿尽管会复发,但其长期的预后良好。

（胡宇华）

参 考 文 献

1　郑麟蕃,吴奇光.口腔病理学.上海:上海科学技术出版社,1993.

2　于世凤.口腔组织病理学.第6版.北京:人民卫生出版社,2007.

3　余强,王平仲.颌面颈部肿瘤影像诊断学.上海:上海世界图书出版公司,2009.

4　Barnes L, Eveson JW, Reichart P, et al, editors. World Health Organization Classification of Tumours, Pathology & Genetics of Head and Neck Tumours. Lyon: IARC Press; 2005.

5　Jones AV, Craig GT, Franklin CD. Range and demographics of odontogenic cysts diagnosed in a UK population over a 30-year period. J Oral Pathol Med. 2006;35(8):500 — 507.

6　J Craniomaxillofac Surg. 1993 Dec;21(8):339 — 41.A retrospective analysis of 367 cystic lesions of the jaw—the Ulm experience.Kreidler JF, Raubenheimer EJ, van Heerden WF.

7　Adelsperger J, Campbell JH, Coates DB, Summerlin DJ, Tomich CE. Early soft tissue pathosis associated with impacted third molars without pericoronal radiolucency. Oral Surg Oral Med Oral Pathol Oral Radiol

Endod. 2000;89(4):402−406.

8　Benn A, Altini M. Dentigerous cysts of inflammatory origin. A clinicopathologic study. Oral Surg Oral Med Oral Pathol Oral Radiol Endod. 1996;81(2):203−209.

9　Daley TD, Wysocki GP. The small dentigerous cyst. A diagnostic dilemma. Oral Surg Oral Med Oral Pathol Oral Radiol Endod. 1995;79(1):77−81.

10　Motamedi MH, Talesh KT. Management of extensive dentigerous cysts. Br Dent J. 2005;198(4):203−206.

11　Takeda Y, Oikawa Y, Furuya I, Satoh M, Yamamoto H. Mucous and ciliated cell metaplasia in epithelial linings of odontogenic inflammatory and developmental cysts. J Oral Sci. 2005;47(2):77−81.

12　Aguiló L, Cibrián R, Bagán JV, Gandía JL. Eruption cysts: retrospective clinical study of 36 cases. ASDC J Dent Child. 1998;65(2):102−106.

13　Bodner L, Goldstein J, Sarnat H. Eruption cysts: a clinical report of 24 new cases. J Clin Pediatr Dent. 2004;28(2):183−186.

14　Seward MH. Eruption cyst: an analysis of its clinical features. J Oral Surg. 1973;31(1):31−35.

15　Bell RC, Chauvin PJ, Tyler MT. Gingival cyst of the adult: a review and a report of eight cases. J Can Dent Assoc. 1997;63(7):533−535.

16　Cairo F, Rotundo R, Ficarra G. A rare lesion of the periodontium: the gingival cyst of the adult—a report of three cases. Int J Periodontics Restorative Dent. 2002;22(1):79−83.

17　Cunha KG, Carvalho Neto LG, Saraiva FM, Dias EP, Cunha MS. Gingival cyst of the adult: a case report. Gen Dent. 2005;53(3):215−216.

18　Altini M, Shear M. The lateral periodontal cyst: an update. J Oral Pathol Med. 1992;21(6):245−250.

19　Cohen DA, Neville BW, Damm DD, White DK. The lateral periodontal cyst. A report of 37 cases. J Periodontol. 1984;55(4):230−234.

20　Gurol M, Burkes EJ Jr, Jacoway J. Botryoid odontogenic cyst: analysis of 33 cases. J Periodontol. 1995;66(12):1069−1073.

21　Rasmusson LG, Magnusson BC, Borrman H. The lateral periodontal cyst. A histopathological and radiographic study of 32 cases. Br J Oral Maxillofac Surg. 1991;29(1):54−57.

22　Gardner DG, Kessler HP, Morency R, Schaffner DL. The glandular odontogenic cyst: an apparent entity. J Oral Pathol. 1988;17(8):359−366.

23　Hussain K, Edmondson HD, Browne RM. Glandular odontogenic cysts. Diagnosis and treatment. Oral Surg Oral Med Oral Pathol Oral Radiol Endod. 1995;79(5):593−602.

24　Koppang HS, Johannessen S, Haugen LK, Haanaes HR, Solheim T, Donath K. Glandular odontogenic cyst (sialo−odontogenic cyst): report of two cases and literature review of 45 previously reported cases. J Oral Pathol Med. 1998;27(9):455−462.

25　Manor R, Anavi Y, Kaplan I, Calderon S. Radiological features of glandular odontogenic cyst. Dentomaxillofac Radiol. 2003;32(2):73−79.

26　Noffke C, Raubenheimer EJ. The glandular odontogenic cyst: clinical and radiological features; review of the literature and report of nine cases. Dentomaxillofac Radiol. 2002;31(6):333−338.

27　David LA, Sándor GK, Stoneman DW. The buccal bifurcation cyst: in non−surgical treatment an option? J Can Dent Assoc. 1998;64(10):712−716.

28　Pompura JR, Sándor GK, Stoneman DW. The buccal bifurcation cyst: a prospective study of treatment outcomes in 44 sites. Oral Surg Oral Med Oral Pathol Oral Radiol Endod. 1997;83(2):215−221.

29　Kuriloff DB. The nasolabial cyst−nasal hamartoma. Otolaryngol Head Neck Surg. 1987;96(3):268−272.

30　D'Silva NJ, Anderson L. Globulomaxillary cyst revisited. Oral Surg Oral Med Oral Pathol. 1993;76(2):182−184.

31　Wysocki GP, Goldblatt LI. The so−called "globulomaxillary cyst" is extinct. Oral Surg Oral Med Oral Pathol. 1993; 76(2): 185−186.

32　Chapple IL, Ord RA. Patent nasopalatine ducts: four case presentations and review of the literature. Oral Surg Oral Med Oral Pathol. 1990; 69(5): 554−558.

33　Swanson KS, Kaugars GE, Gunsolley JC. Nasopalatine duct cyst: an analysis of 334 cases. J Oral Maxillofac Surg. 1991; 49(3): 268−271.

34　Donnelly JC, Koudelka BM, Hartwell GR. Median palatal cyst. J Endod. 1986; 12(11): 546−549.

35　Gingell JC, Levy BA, DePaola LG. Median palatine cyst. J Oral Maxillofac Surg. 1985; 43(1): 47−51.

36　Gardner DG. An evaluation of reported cases of median mandibular cysts. Oral Surg Oral Med Oral Pathol. 1988; 65(2): 208−213.

37　Golden BA, Zide MF. Cutaneous cysts of the head and neck. J Oral Maxillofac Surg. 2005; 63(11): 1613−1619.

38　Crivelini mm, Soubhia AM, Biazolla ER, Neto SC. Heterotopic gastrointestinal cyst partially lined with dermoid cyst epithelium. Oral Surg Oral Med Oral Pathol Oral Radiol Endod. 2001; 91(6): 686−688.

39　Edwards PC, Lustrin L, Valderrama E. Dermoid cysts of the tongue: report of five cases and review of the literature. Pediatr Dev Pathol. 2003; 6(6): 531−535.

40　King RC, Smith BR, Burk JL. Dermoid cyst in the floor of the mouth. Review of the literature and case reports. Oral Surg Oral Med Oral Pathol. 1994; 78(5): 567−576.

41　Dedivitis RA, Camargo DL, Peixoto GL, Weissman L, Guimar es AV. Thyroglossal duct: a review of 55 cases. J Am Coll Surg. 2002; 194(3): 274−277.

42　Patel SG, Escrig M, Shaha AR, Singh B, Shah JP. Management of well−differentiated thyroid carcinoma presenting within a thyroglossal duct cyst. J Surg Oncol. 2002;79(3):134−139.

43　Elliott JN, Oertel YC. Lymphoepithelial cysts of the salivary glands. Histologic and cytologic features. Am J Clin Pathol. 1990;93(1):39−43.

44　Foss RD, Warnock GR, Clark WB, Graham SJ, Morton AL, Yunan ES. Malignant cyst of the lateral aspect of the neck：branchial cleft carcinoma or metastasis? Oral Surg Oral Med Oral Pathol. 1991;71(2):214－217.

45　Mandel L, Reich R. HIV parotid gland lymphoepithelial cysts. Review and case reports. Oral Surg Oral Med Oral Pathol. 1992;74(3):273－278.

46　Buchner A, Hansen LS. Lymphoepithelial cysts of the oral cavity. A clinicopathologic study of thirty－eight cases. Oral Surg Oral Med Oral Pathol. 1980;50(5):441－449.

47　Chaudhry AP, Yamane GM, Scharlock SE, SunderRaj M, Jain R. A clinico－pathological study of intraoral lymphoepithelial cysts. J Oral Med. 1984;39(2):79－84.

48　Baurmash HD. Mucoceles and ranulas. J Oral Maxillofac Surg. 2003;61(3): 369－378.

49　Tal H, Altini M, Lemmer J. Multiple mucous retention cysts of the oral mucosa. Oral Surg Oral Med Oral Pathol. 1984;58(6):692－695.

50　Anastassov GE, Haiavy J, Solodnik P, Lee H, Lumerman H. Submandibular gland mucocele：diagnosis and management. Oral Surg Oral Med Oral Pathol Oral Radiol Endod. 2000;89(2):159－163.

51　Zhao YF, Jia Y, Chen XM, Zhang WF. Clinical review of 580 ranulas. Oral Surg Oral Med Oral Pathol Oral Radiol Endod. 2004;98(3):281－287.

52　Copete MA, Kawamata A, Langlais RP. Solitary bone cyst of the jaws： radiographic review of 44 cases. Oral Surg Oral Med Oral Pathol Oral Radiol Endod. 1998;85(2):221－225.

53　Matsumura S, Murakami S, Kakimoto N, Furukawa S, Kishino M, Ishida T, Fuchihata H. Histopathologic and radiographic findings of the simple bone cyst. Oral Surg Oral Med Oral Pathol Oral Radiol Endod. 1998;85(5):619－625.

54　Saito Y, Hoshina Y, Nagamine T, Nakajima T, Suzuki M, Hayashi T. Simple bone cyst. A clinical and histopathologic study of fifteen cases. Oral Surg Oral Med Oral Pathol. 1992;74(4):487－491.

55　Althof PA, Ohmori K, Zhou M, Bailey JM, Bridge RS, Nelson M, Neff JR, Bridge JA.Cytogenetic and molecular cytogenetic findings in 43 aneurysmal bone cysts：aberrations of 17p mapped to 17p13.2 by fluorescence in situ hybridization. Mod Pathol. 2004;17(5):518－525.

56　Mankin HJ, Hornicek FJ, Ortiz－Cruz E, Villafuerte J, Gebhardt MC. Aneurysmal bone cyst：a review of 150 patients. J Clin Oncol. 2005;23(27):6756－6762.

57　Mendenhall WM, Zlotecki RA, Gibbs CP, Reith JD, Scarborough MT, Mendenhall NP. Aneurysmal bone cyst. Am J Clin Oncol. 2006;29(3):311－315.

第七章　牙源性肿瘤

牙源性肿瘤来源于成牙器官或其残余的上皮、外胚间充质和（或）间充质成分。所谓的"牙源性肿瘤"其实包括一组不同的病变，如错构瘤、非肿瘤性增生、良性肿瘤、具有转移潜能的恶性肿瘤。肿瘤见于3个部位：① 颌骨骨内（中心性）；② 承牙区表面骨外的牙龈或牙槽黏膜（外周性）；③ 颅底，为颅咽管瘤（craniopharyngioma）的变异，肿瘤来源于垂体茎或Rathke囊残余。

很多牙源性肿瘤中，或多或少地再现了正常牙胚的特征性形态、牙胚不同部分之间的诱导关系。仔细观察这些特征，对于识别病变并对其分类十分重要。

WHO的牙源性肿瘤分类经过了1971、1992、2005年3个版本，见表7-1。总的说来，牙源性肿瘤少见，其中一些种类非常罕见。牙源性肿瘤的病因不明。在部分病例中，遗传因素为多种病因之一。近年来，随着电子显微镜、免疫组织化学、分子生物性技术的应用，大大提高了我们对牙源性肿瘤的认识。

牙源性肿瘤的组织形态学变化非常大。由于牙源性肿瘤来源于牙源性组织残余，故正常成牙过程中的组织形态学、生物学特性在牙源性肿瘤中得以反映，特别是在一组由牙源性上皮、牙源性外胚间充质构成、有或无硬组织形成的病变中，因此，对于正常成牙过程的了解将有助于对肿瘤中组织变化的认识和理解。

牙的形成是一个涉及上皮和结缔组织的复杂过程，主要有三种组织成分参与了牙的形成：成釉器、牙乳头、牙囊。成釉器来自口腔表面外胚层的上皮，牙乳头和牙囊属外胚间充质性质的结缔组织。成釉器形成釉质，牙乳头形成牙本质、牙髓，牙囊形成牙骨质、牙周膜、固有牙槽骨。

表7-1　牙源性肿瘤分类（WHO，2005）

恶 性 肿 瘤		良 性 肿 瘤	
一、牙源性癌		**一、牙源性上皮伴成熟的纤维间质，无牙源性外胚间充质**	
转移性（恶性）成釉细胞瘤	9310/3	成釉细胞瘤，实体型/多囊型	9310/0
成釉细胞癌—原发型	9270/3	成釉细胞瘤，骨外形/外周型	9310/0
成釉细胞癌—继发型（去分化），骨内型	9270/3	成釉细胞瘤，促结缔组织增生型	9310/0
成釉细胞癌—继发型（去分化），外周型	9270/3	成釉细胞瘤，单囊型	9310/0
原发性骨内型鳞状细胞癌—实体型	9270/3	牙源性鳞状细胞瘤	9312/0
原发性骨内型鳞状细胞癌—实体型，来源于牙源性角化囊性瘤	9270/3	牙源性钙化上皮瘤	9340/0

恶　性　肿　瘤		良　性　肿　瘤	
原发性骨内型鳞状细胞癌—实体型，来源于牙源			
性囊肿	9270/3	牙源性腺样瘤	9300/0
牙源性透明细胞癌	9341/3	牙源性角化囊性瘤	9270/0
牙源性影细胞癌	9302/3		
		二、 牙源性上皮伴牙源性外胚间充质，有或无硬组织形成	
		成釉细胞纤维瘤	9330/0
二、 牙源性肉瘤		成釉细胞纤维牙本质瘤	9271/0
成釉细胞纤维肉瘤	9330/3	成釉细胞纤维牙瘤	9290/0
成釉细胞纤维牙本质和纤维牙肉瘤	9290/3	牙瘤	9280/0
		牙瘤，混合型	9282/0
		牙瘤，组合型	9281/0
		牙成釉细胞瘤	9311/0
		牙源性钙化囊性瘤	9301/0
		成牙本质影细胞瘤	9302/0
		三、 间充质和/或牙源性外胚间充质，有或无牙源性上皮	
		牙源性纤维瘤	9321/0
		牙源性黏液瘤/黏液纤维瘤	9320/0
		成牙骨质细胞瘤	9273/0
		四、 骨相关病变	
		骨化性纤维瘤	9262/0
		纤维结构不良	
		骨纤维结构不良	
		中心性巨细胞病变（肉芽肿）	
		巨颌症	
		动脉瘤样骨囊肿	
		单纯性骨囊肿	
		其他肿瘤	
		婴儿色素性神经外胚瘤	9363/0

第一节　良性牙源性肿瘤

第一部分　牙源性上皮性肿瘤，有成熟的纤维间质，不含牙源性外胚间充质成分

一、成釉细胞瘤，实性/多囊型（ameloblastoma, solid/multicystic type）

【定义】

为发生于颌骨的、生长缓慢、有局部侵袭性的牙源性上皮性肿瘤，有较高的复发率，但很少转移。

【同义词】

传统型成釉细胞瘤（conventional ameloblastoma），经典型骨内型成釉细胞瘤（classical introosseous ameloblastoma）。

【流行病学】

统计显示，实性/多囊型成釉细胞瘤是牙源性肿瘤中较常见的肿瘤，在中国为最常见的类型之一。北京大学口腔医学院病理科 Luo HY 等报道，成釉细胞瘤在中国人牙源性肿瘤中的构成比为36.52%（478/1 309），仅次于牙源性角化囊性瘤，占第二位。其中实性/多囊型成釉细胞瘤最多，占所有成釉细胞瘤的66.11%（316/478）。但在美国、加拿大，成釉细胞瘤占第三位，低于牙源性角化囊性瘤、牙瘤。有报道黑人比白人多见，不能确定这种差异是否与遗传、环境因素有关。在白人中，每年新发病例约0.6例/100万人口。肿瘤的构成比依不同报告有所不同，11.0%~73.3%。

迄今为止成釉细胞瘤病例最多的综述为

Reichart 等1995年的报告，他们评估了1960~1993年世界各地的3 677例病例，其中693例为病例报道。患者年龄4~92岁，中位年龄35岁。Gardner 等报告成釉细胞瘤的平均年龄实体/多囊型为39岁，而外周型为51岁，单囊型为22岁。Ledesma-Montes 等发现实体/多囊型的平均年龄为41.4岁，而单囊型为26.3岁。男女发病率无明显差异。北京大学口腔医学院病理科 Luo HY 等报道，中国人群中，实体/多囊型成釉细胞瘤患者年龄1~82岁，中位年龄34岁，男性170例，女性146例，男女之比1.16∶1。

【病因学】

病因不清。一些肿瘤的发生可能与一些与牙发育相关的基因异常相关。

【部位】

发生在上颌骨与下颌骨的比例约1:5.8。好发部位为下颌骨后部，Ledesma-Montes 等报道，实体/多囊型79.3%位于下颌骨，20.7%位于上颌骨；40%位于下颌磨牙区，26.2%位于下颌角区。将各种亚型的成釉细胞瘤汇总，下颌骨后部占44.4%。北京大学口腔医学院病理科报道，中国人群中，316例实体/多囊型成釉细胞瘤中，上颌骨31例，下颌骨285例，上、下颌骨之比1∶9.19，下颌骨中累及下颌升支者占49.82。

【临床特点与影像学】

肿瘤缓慢生长，除肿胀外少有症状，偶见疼痛、溃疡、牙移位、萌出受阻等，罕见下唇感觉异常。

X线上表现为界限清楚的、多房或单房透射影，边缘可有切迹（图7-1），并无特殊的诊断意义，并可伴有埋伏牙（图7-1）、邻牙吸收等。X线表现可变化很大，对各种类型的成釉细胞瘤的

综合分析表明，单房表现51.1%，多房（肥皂泡样）表现48.9%。8.7%见埋伏牙，3.8%见邻牙吸收。CT表现为单囊、多囊的边界清楚的低密度影（图7-1，图7-2）。肿瘤最大径可达24 cm，平均4.3 cm。

一些实体/多囊型成釉细胞瘤特别是组织学表现为丛状型者由于间质中有较多血管，故在影像学上可表现为类似于骨纤维病变的界限不清楚的图像，此时建议行CT、MRI检查。

【大体检查】

颌骨切除的肿瘤可有正常骨包绕，肿瘤中可含牙（图7-3a）。肿瘤区灰白色，无硬组织，多数病例表现为实性区、多囊区的混合，但也有一些病例可几乎均呈实性（图7-3b）或囊性。囊性区中囊腔大小不一，大部分囊腔较小或呈微囊，但在大肿瘤可见数个明显的囊腔。囊腔内为棕色液体，多为黏度较低，但也可呈胶冻样。

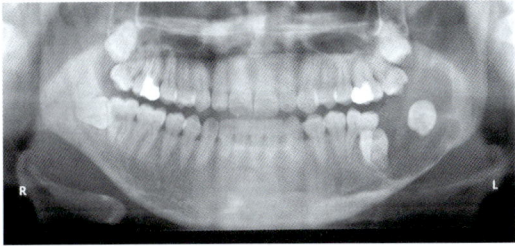

a

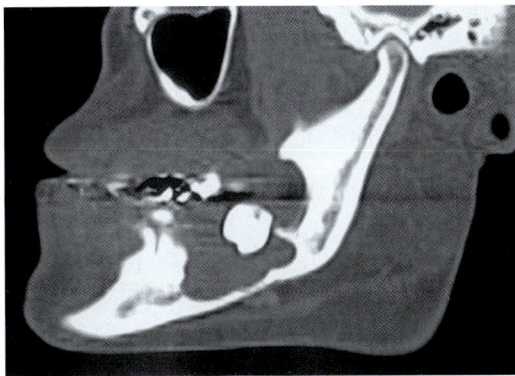

b

图7-1　成釉细胞瘤，实性型
a. X线见左下后牙区单房透射影，边缘有切迹，内含一埋伏牙；b. 同一患者的CT，为单囊低密度影

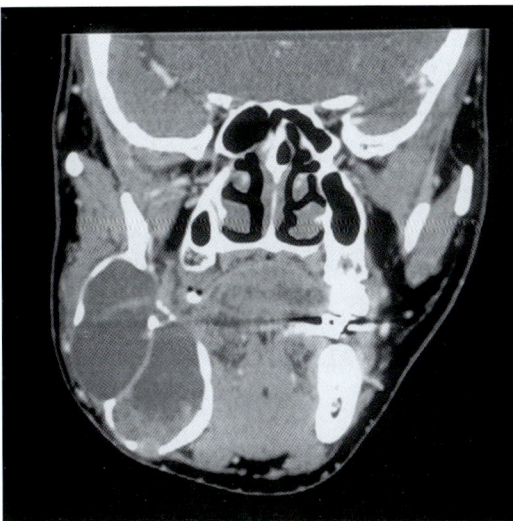

a

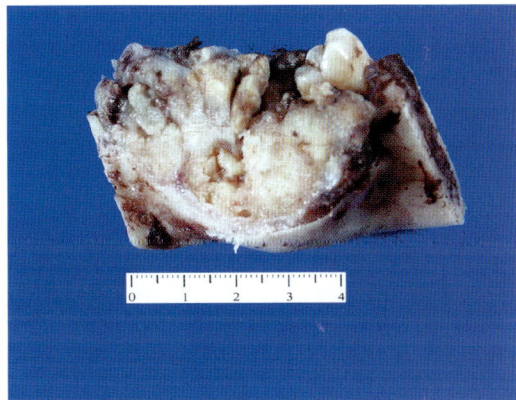

b

图7-3　成釉细胞瘤，实性型
a. 图7-1患者的大体标本，肿瘤大部分实性，小灶性囊性，内见一埋伏牙；b. 肿瘤切面呈实性

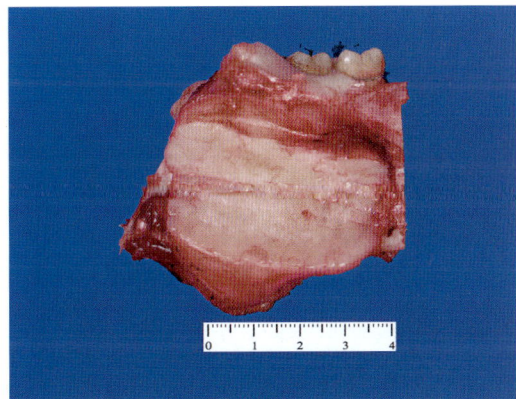

图7-2　成釉细胞瘤，实性型
CT见右下颌骨多囊性低密度影

【组织病理学】

基本的组织学特点为在细胞相对较少的胶原间质中有肿瘤性牙源性上皮的增生。存在2种基本的组织学类型：滤泡型和丛状型，以及3种细胞变异型：棘皮瘤型、颗粒细胞型、基底细胞型。

滤泡型中，见大小、形态不等的上皮岛（图7-4），上皮岛外周为栅栏状排列的柱状、立方细胞，细胞核深染，柱状细胞内细胞核较长，有时极性倒置，细胞核远离基底膜，胞质较空，形态似前成釉细胞（preameloblast）（图7-5）；上皮岛中央细胞呈多边形，有明显的细胞突起，细胞之间排列疏松，有些类似成釉器中的星网层，滤泡中央常见囊性变（图7-4）。核分裂无或很少见。滤泡型的名称提示肿瘤上皮岛的形态有些类似于成釉器。上皮岛中央还可出现囊性变。

丛状型者由排列成梁状或条索状并交织成网状的上皮细胞构成（图7-6），上皮条索外周为立方、柱状细胞，中央为星网状细胞，但不如滤泡型中的明显。网状结构中的上皮条索的宽度差别很大，窄者只有两排背靠背排列的立方、柱状细胞。间质较滤泡型疏松，可见血管丰富的间质。常见囊性变，一般为间质的囊性变，而非上皮内囊性变（图7-7）。

同一肿瘤中可以上述一种类型为主，但多同

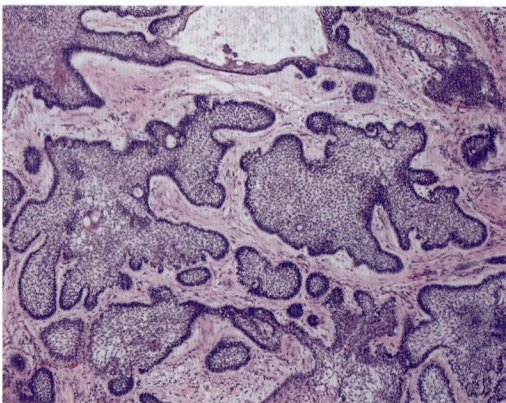

图7-5　成釉细胞瘤，滤泡型，外周柱状细胞似前成釉细胞（HE×400）

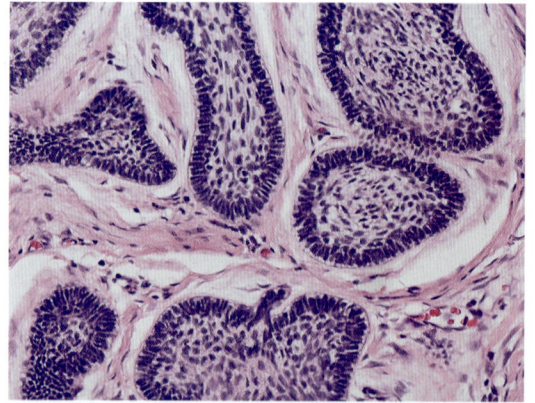

图7-6　成釉细胞瘤，丛状型（HE×100）

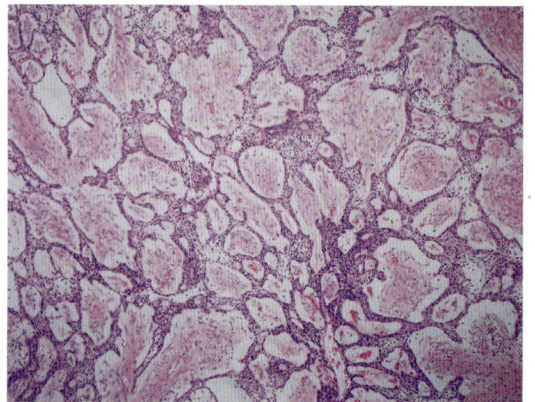

图7-7　成釉细胞瘤，丛状型，间质囊性变（HE×400）

时存在。一般认为组织学类型与临床行为无相关性，但也有研究提示滤泡型较易复发。

肿瘤上皮巢中央常见鳞状化生，特别是在滤泡型（图7-8）中，当出现广泛的鳞状化生，称棘皮

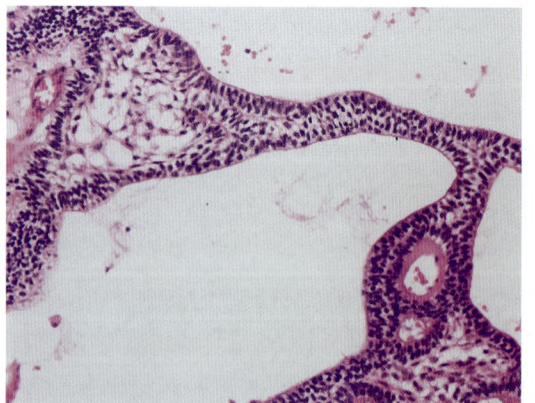

图7-4　成釉细胞瘤，滤泡型，部分滤泡中央囊性变（HE×100）

瘤型（图7-9），约占所有病例的12.7%。上皮巢中偶见角化珠、钙化。

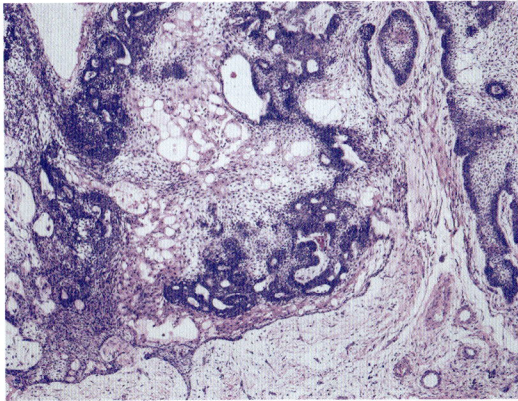

图7-8　成釉细胞瘤，伴鳞状化生（HE×100）

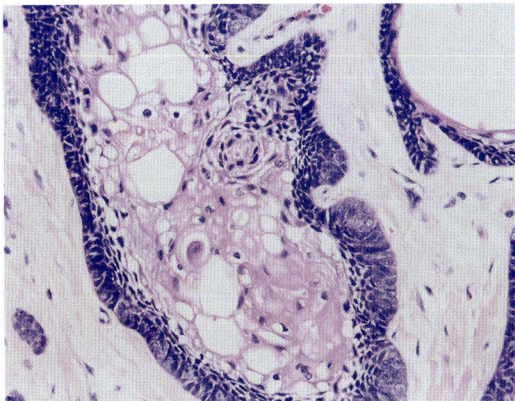

图7-9　成釉细胞瘤，棘皮瘤型（HE×400）

上皮巢中央的星网状细胞有时被大的圆形、多边形嗜酸性颗粒状细胞替代，当大部分或全部肿瘤由颗粒细胞构成时，称颗粒型成釉细胞瘤（图7-10）。细胞中颗粒呈抗淀粉酶的 PAS 染色阳性，为溶酶体，胞核多位于细胞周边。有学者报道，此型占所有成釉细胞瘤的5%。

罕见情况下，肿瘤细胞以基底样细胞为主，称基底细胞型成釉细胞瘤，为最少见的细胞学亚型，约占成釉细胞瘤的2%。肿瘤上皮几乎均由有较大核质比的圆形细胞构成，上皮巢外周多为立方细胞，囊性变少见。

肿瘤上皮中还可见灶性透明细胞，罕见黏液

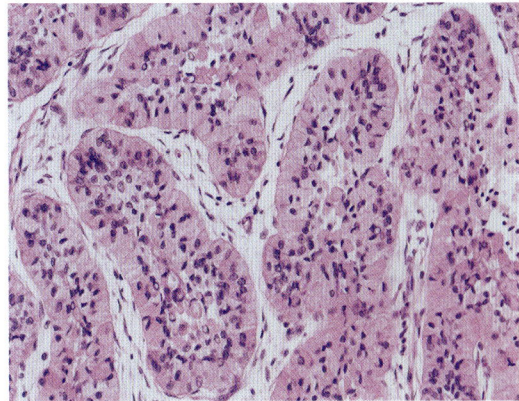

图7-10　成釉细胞瘤，颗粒细胞型（HE×400）

细胞。结缔组织多少不一，含胶原、血管，上皮巢旁见增厚、伴玻璃样变的基底膜。

肿瘤呈一定的侵袭性生长方式，常见肿瘤浸润至周围的骨松质，故肿瘤的范围比临床及影像学所见要大，但很少侵犯骨皮质。

【免疫表型】

肿瘤细胞不同程度表达CK8、CK13、CK14、CK18、CK19。除颗粒细胞型外，各种亚型还表达Vim。Ki-67阳性主要位于上皮岛的周边细胞。肿瘤间质 versican（一种硫酸软骨素）、tenascin（一种细胞外基质糖蛋白）、Ⅳ型胶原、laminins 不同程度阳性。

【超微结构】

超微结构观察显示，肿瘤上皮巢外周细胞与成釉器中的前成釉细胞形态相似，中央细胞与成釉器中的星网状细胞相似，细胞之间有桥粒连接，胞质中有线粒体、张力丝、内质网、密体。颗粒细胞型的细胞中见溶酶体。

上皮和间质交界处见增厚的致密板结构，由颗粒纤维样物质构成。上皮旁无细胞的玻璃样变区主要由成熟的胶原纤维构成。有报道间质中存在肌纤维母细胞。

【鉴别诊断】

1. 牙源性囊肿壁内的牙源性上皮增生：牙源性囊肿的上皮有时增生呈网状，上皮包围疏松的结缔组织，与成釉细胞瘤相似。囊肿上皮的基底上层细胞一般为鳞状细胞,而非星网状细胞。继发感染在囊肿常见,在成釉细胞瘤少见。临床表现及影像学也对诊断有所帮助。

2. 牙源性鳞状细胞瘤(squamous odontogenic tumor):棘皮瘤型成釉细胞瘤有时仅见局灶性柱状细胞分化,类似于牙源性鳞状细胞瘤,但棘皮瘤型成釉细胞瘤的上皮巢外周细胞表现为染色质浓染的核,并能找到确定的成釉细胞分化的区域。

3. 牙源性钙化囊性瘤、牙源性腺样瘤:牙源性钙化囊性瘤为实性或以囊性为主的病变,见极性倒置的柱状细胞,但与成釉细胞瘤不同的是含有较多的胞质嗜酸性的影细胞,并伴灶性钙化。牙源性腺样瘤也可见大量柱状细胞分化,但仔细观察可见构成导管样结构的细胞中,胞核近基底膜,无极性倒置。

【遗传学】

少数病例存在染色体的异常。肿瘤中多个基因的表达与在正常牙胚中的表达不同。Fos、肿瘤坏死基因受体、p21、c-myc基因高表达,而sonic hedgehog(SHH)、CDH12和13、TGFβ1低表达。

【预后及预测因素】

由于肿瘤呈一定的浸润性生长,故肿瘤有一定的复发率。单纯刮除有可能遗留小的肿瘤细胞巢。建议进行保证切缘阴性的手术或整块切除,有医生建议应行超过影像学边界1 cm的切除。小于10岁的儿童不建议进行根治手术。上颌骨病变易复发,建议行根治手术。但目前对于是否需要进行根治性手术尚存在争议。

文献报道,复发率20%~90%。保守治疗的复发率(34.7%)约为根治治疗复发率(17.3%)的2倍。可多次复发或手术多年以后复发,有报道保守治疗30年后复发。

二、成釉细胞瘤,骨外/外周型(ameloblastoma, extraosseous/peripheral type)

【定义】

骨外型/外周型成釉细胞瘤是与发生于骨内的实性型/多囊型成釉细胞瘤相对应的发生于骨外的肿瘤。肿瘤少见,位于牙龈、附着银龈黏膜,呈良性、缓慢、外生性生长。

ICD-O 9310/0

【同义词】

牙龈成釉细胞瘤(ameloblastoma of the gingiva)、软组织成釉细胞瘤(soft tissue ameloblastoma)、黏膜来源成釉细胞瘤(ameloblastoma of mucosal origin)。

【流行病学】

几乎所有的牙源性肿瘤均有骨外型,其中骨外型成釉细胞瘤为最常见的类型,约占一半以上。肿瘤少见,迄今为止共报道170余例。患者年龄9~92岁,多见于40~70岁,平均年龄52.1岁,显著高于骨内型的37.4岁,平均比骨内型者年长15岁。男性占65%,女性占35%,而骨内型中,男性占54.5%,女性占45.5%。北京大学口腔医学院病理科报道中国人群中,骨外型成釉细胞瘤仅占所有成釉细胞瘤的1.26%(6/478),患者中位年龄47岁,男性3例,女性3例。

【部位】

70.9%的肿瘤位于下颌骨,29.1%的肿瘤位于上颌骨。与骨内型成釉细胞瘤多见于下颌骨后部不同,骨外型最常见于下颌前磨牙区(32.6%)和下颌骨前部(20.7%)。下颌最常见于牙龈舌侧,上颌最常见于上颌结节腭侧。罕见多发性的报道。北京大学口腔医学院病理科报道的6例骨外型成釉细胞瘤中,上颌前牙区1例,下颌前牙区2例,下颌前磨牙区3例。

有学者报道了牙龈的基底细胞癌，但大多数学者认为，它实际上为骨外型成釉细胞瘤。

【临床特点】

肿瘤存在1个月至数年，无痛、外生性生长为主要症状。肿块多无蒂，表面光滑、颗粒状、结节状、乳头状、疣状，呈正常黏膜色，或粉红、暗红色，可伴创伤性溃疡。下方骨可伴压迫性吸收。

【大体检查】

肿瘤最大径一般0.3~2.0 cm，平均1.3 cm。肿瘤切面质实或呈海绵状，可伴微小囊性变。

【组织病理学】

肿瘤无包膜，有的肿瘤完全位于牙龈的结缔组织内，与表面上皮不相连；有的肿瘤与黏膜上皮融合或来自黏膜上皮（图7-11）。肿瘤上皮的形

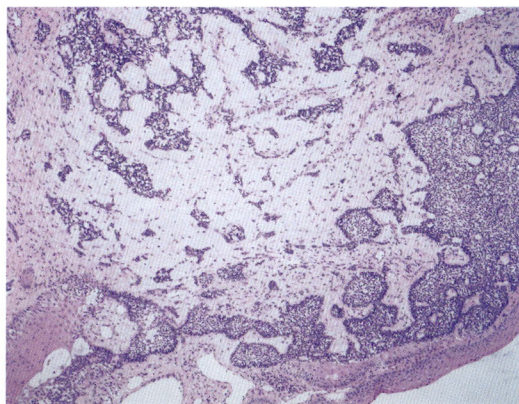

图7-11 成釉细胞瘤，外周型（HE×100）

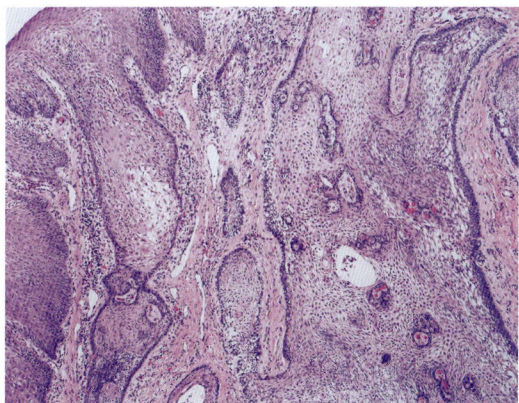

图7-12 成釉细胞瘤，外周型，组织学表现为棘皮瘤型（HE×100）

态与在骨内型成釉细胞瘤中的相同，多表现为不同组织学亚型的混合，中央为星网状细胞、外周为立方、柱状细胞的基本构型仍存在。与骨内型相比较，肿瘤较易发生鳞状化生，棘皮瘤型较常见（图7-12）。少数肿瘤呈基底细胞亚型。偶见透明细胞、影细胞、钙化、角化珠。间质为狭长的、少细胞的胶原性结缔组织。

【组织发生】

肿瘤来源于牙龈软组织内的牙源性上皮剩余，或表面黏膜上皮基底部的多潜能细胞。也有学者认为下方无骨组织的外周型成釉细胞瘤是涎腺来源肿瘤的变异，或是鳞状细胞癌的釉质样型（adamantoid pattern）。

【免疫表型】

广谱CK、CK19在肿瘤上皮巢中央、外周细胞呈不同程度阳性。p63在中央、外周细胞均呈阳性，阳性位于细胞核。

【超微结构】

对肿瘤上皮与表面上皮相连续的病例观察显示，表面上皮钉突在向深部延伸过程中，逐渐演变成双层细胞，这些上皮条索的末端转化为肿瘤细胞，肿瘤上皮的超微结构类似于骨内型成釉细胞瘤，而与皮肤的基底细胞癌不同。

【鉴别诊断】

1. 基底细胞癌：现在认为所谓的牙龈、牙槽黏膜基底细胞癌实际上为骨外型/外周性成釉细胞瘤。

2. 鳞状细胞癌和外周性成釉细胞瘤：此两肿瘤均有细胞及核的多形性，以及常见核分裂。

3. 牙源性牙龈上皮错构瘤（odontogenic gingival epithelial hamartoma）：目前认为部分牙源性牙龈上皮错构瘤为骨外型成釉细胞瘤的变异，部分为牙源性上皮的不活跃增生。

【遗传学】

部分肿瘤存在L-myc、Pten等位基因的缺失。

【预后及预测因素】

肿瘤无侵袭性生长,不侵犯骨。骨膜表面的完整、保守切除能得到良好的治疗效果。需长期随访。复发率低于骨内型。对26例骨外型成釉细胞瘤随访6个月~8年,21例无复发,5例复发者发生于手术后2个月~7年。

三、成釉细胞瘤,促结缔组织增生型（ ameloblastoma, desmoplastic type ）

【定义】

促结缔组织增生型成釉细胞瘤是成釉细胞瘤的一种变异型,肿瘤罕见,为良性、但有局部侵袭性的肿瘤,具有特征性的临床、X线、组织学表现。

【ICD-O编号】 9310/0

【同义词】

伴显著结缔组织增生的成釉细胞瘤(ameloblastoma with pronounced desmoplasia)。

【流行病学】

肿瘤最早于1981、1983年由日本人报道,但直至1984年由Eversole等报道后才得到广泛重视。肿瘤以广泛、致密的胶原间质包绕肿瘤上皮为特征。

肿瘤少见。迄今为止共报道100余例,占所有成釉细胞瘤的5.3% ~12.1%。男女性别无明显差异,年龄17~72岁,平均年龄35.9岁。

北京大学口腔医学院病理科报道,中国人群中,促结缔组织增生型成釉细胞瘤占所有成釉细胞瘤的1.46%(7/478),患者中位年龄41岁,男性4例,女性3例。上海交通大学医学院附属第九人民医院口腔病理科李江等报道的15例促结缔组织增生型成釉细胞瘤中,男性12例,女性3例,平均年龄44.47岁。

【部位】

与实体/多囊型成釉细胞瘤的好发部位不同,上、下颌骨发生比例约1∶1,较多见于颌骨前部,约占1/3,仅5.4%发生于下颌磨牙区。北京大学口腔医学院病理科7例促结缔组织增生型成釉细胞瘤中,上颌前牙区1例,上颌前磨牙区1例,下颌前牙区3例,下颌磨牙区2例。上海交通大学医学院附属第九人民医院口腔病理科李江等报道的15例肿瘤中,11例位于颌骨前部,占73.3%。

【临床特点与影像学】

最常见症状为局部长期、无痛、质硬的肿胀,罕见疼痛。影像学上,一半以上的患者表现为边界不清的放射线透射、阻射混合存在的图像,似骨纤维病变。其余患者表现为多房、单房影像。肿瘤最大径1.0~8.5 cm。CT、MRI在观察病变的边界时更为清楚。可伴有牙移位、牙根吸收、牙阻生。

【大体检查】

切面白色、实性、沙砾样感。

【组织病理学】

见密集的肿瘤细胞构成小的上皮岛和条索,肿瘤细胞小、梭形、多角形(图7-13),周边细胞立方、扁平。中央细胞排列紧密,有时排列成漩涡状,可伴鳞状化生、角化。一些上皮岛特别是大的上皮岛形状可以非常不规则,可有长的指状突起和细长的鞭绳样分支(图7-14)。少见高柱状、星网状细胞。间质为显著的胶原增生,含中等量细胞。在上皮巢周围可见无细胞的、不定形嗜酸性物质,还常可见黏液变性(图7-15)。肿瘤外周可见针状和梁状成熟板层骨、吸收的骨小梁和新生骨小梁,有时可见肿瘤侵犯至周围骨中。

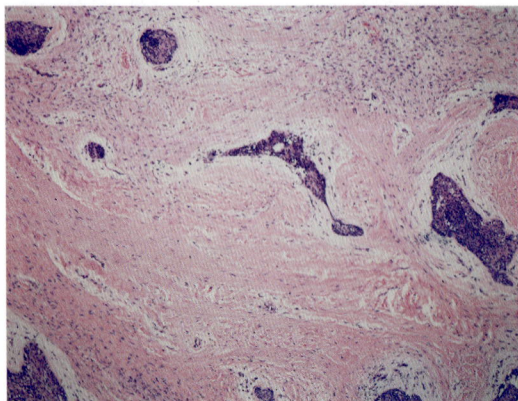

图7-13 成釉细胞瘤,促结缔组织增生型(HE × 100)

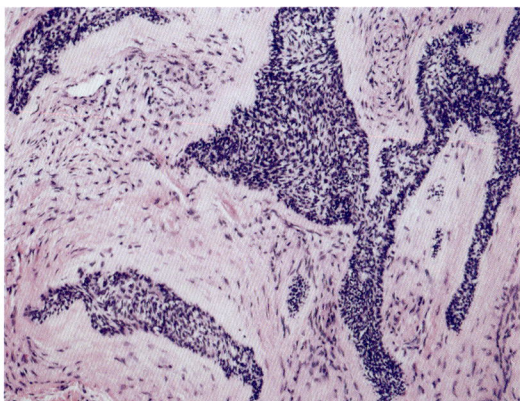

图7-14 成釉细胞瘤,促结缔组织增生型,上皮巢有长的
突起(HE×200)

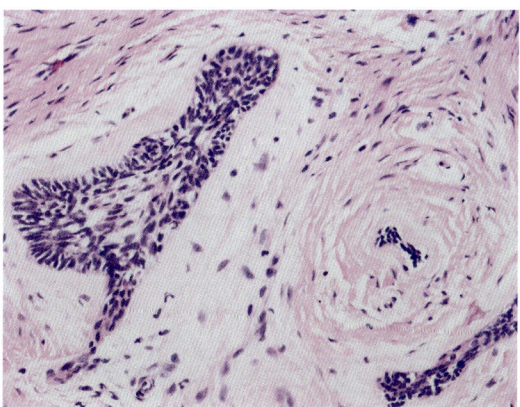

图7-15 成釉细胞瘤,促结缔组织增生型,上皮巢周围见
嗜酸性物质、黏液变性(HE×400)

有传统型成釉细胞瘤和促结缔组织增生型成釉细胞瘤图像同时存在的病例,有学者称其杂交瘤。

【免疫表型】

肿瘤上皮有角蛋白、desmin、S-100的弱表达。与传统型成釉细胞瘤相比较所不同的是,上皮巢中央、外周细胞都有较强的TGF-β表达。肿瘤间质有较强的fibronectin的表达。

【鉴别诊断】

牙源性鳞状细胞瘤:两者的鉴别有时较为困难,都有丰富的纤维间质。它们的临床特点有所不同,肿瘤大于2cm者多为牙源性鳞状细胞瘤,影像学为X线透射、阻射同时存在者为促结缔组织增生型成釉细胞瘤,牙根吸收常见于促结缔组织

增生型成釉细胞瘤。组织学上,促结缔组织增生型成釉细胞瘤常伴有经典性成釉细胞瘤的特征,而牙源性鳞状细胞瘤则无。牙源性鳞状细胞瘤的上皮巢常称圆形、椭圆形,而促结缔组织增生型成釉细胞瘤上皮巢更不规则,有细长、分支的突起。牙源性鳞状细胞瘤的上皮细胞较大,多边形,有较多胞质。促结缔组织增生型成釉细胞瘤的细胞较小、梭形或多角形,上皮巢旁常见伴黏液变性。

【预后及预测因素】

治疗原则同多囊/实性型,距肿瘤旁1cm切除,单纯刮除增加复发风险。因报道较少,故复发率难以估计。根据有限的报道,复发率为0%(0/10)至14.3%(1/7)。上海交通大学医学院附属第九人民医院口腔病理科李江等报道的15例肿瘤中,其中9例随访6个月~10年半,仅1例复发2次,复发率11.1%(1/9)。

四、成釉细胞瘤,单囊型（ameloblastoma, unicystic type）

【定义】

单囊型成釉细胞瘤为成釉细胞瘤的一个亚型,表现为单个囊腔,有上皮内、腔内、囊壁内成釉细胞瘤的形成。

【ICD-O编码】 9310/0

【同义词】

囊肿生成性成釉细胞瘤(cystogenic ameloblastoma),丛状单囊性成釉细胞瘤(plexiform unicystic ameloblastoma),囊内成釉细胞瘤(intracystic ameloblastoma),囊性成釉细胞瘤(cystic ameloblastoma),单房性成釉细胞瘤(unilocular ameloblastoma),囊内成釉细胞性乳头状瘤(intracystic ameloblastic papilloma)。

【流行病学】

单囊型成釉细胞瘤在所有成釉细胞瘤中的构成比为5%~22%。患者年龄6~79岁,各组报道平

均年龄22~25.3岁。有学者报道单囊型成釉细胞瘤的平均年龄为22岁,显著低于总体成釉细胞瘤的平均年龄45.5岁。大部分报道男性略多见,少部分报道女性略多见。北京大学口腔医学院病理科报道,中国人群中,单囊型成釉细胞瘤占所有成釉细胞瘤的31.17%(149/478),患者中位年龄26岁,男性78例,女性71例。

【部位】

多见于下颌骨,最常见于下颌骨后部。不同报道显示,发生于下颌骨者占91%~100%。北京大学口腔医学院病理科报道的149例中,上颌骨8例,下颌骨141例,发生于下颌骨者占94.63%。

【临床特点与影像学】

肿瘤常伴未萌牙,最常见第三磨牙,临床表现似含牙囊肿。有未萌牙的患者平均年龄16.5岁,男:女为1.5:1,无未萌牙患者的平均年龄35.2岁,男:女为1:1.8。较大的病变可导致颌骨膨胀、牙移位,偶见疼痛、下唇麻木,许多病变为在摄片时发现。

X线上多表现为界限清楚的单房透射影,但也可表现为大的多房透射影。部分伴邻牙、牙根吸收。

【大体检查】

多表现为含液体的囊肿样病变,可见囊肿附着于一牙的牙颈部,此牙常为下颌第三磨牙。囊肿内壁光滑或局部见突向囊腔的结节。如果见囊壁增厚、囊腔内结节,均需进行组织学检查。

【组织病理学】

存在3种组织学类型。第一型为上皮内型(intralining or intraepithelial type)或单纯囊性型(luminal type),部分区域的上皮表现为基底细胞立方或柱状,核染色质浓染,极性倒置(图7-16),上皮下玻璃样变,而基底上细胞排列疏松。第二型为腔内型(intraluminal type),也称丛状单囊型成釉细胞瘤(plexiform unicystic ameloblastoma),可有上皮内型中的成釉细胞瘤样上皮衬里(图7-17),但还可见呈增生的、多呈丛状型成釉细胞瘤的肿瘤上皮结节,肿瘤结节向腔内突出,常伴继

发感染,纤维囊壁内无肿瘤浸润(图7-18)。第三型为壁型(mural variant),表现为呈滤泡型或丛状型成釉细胞瘤的肿瘤上皮浸润至囊壁结缔组织内,浸润的范围、深度变化很大,需仔细、广泛取材。同一病变中可出现不同的组织学类型。

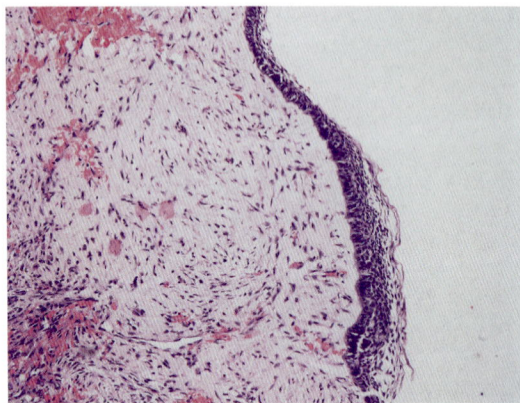

图7-16 成釉细胞瘤,单纯囊性型(HE×200)

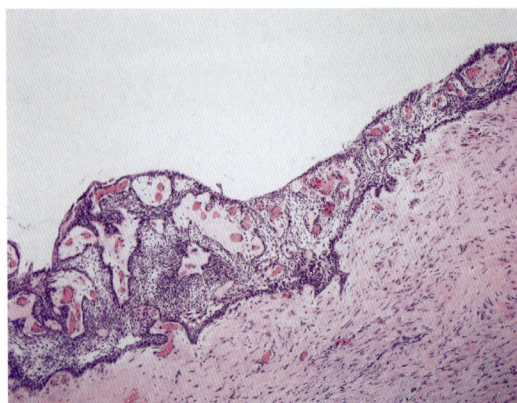

图7-17 成釉细胞瘤,腔内型(HE×100)

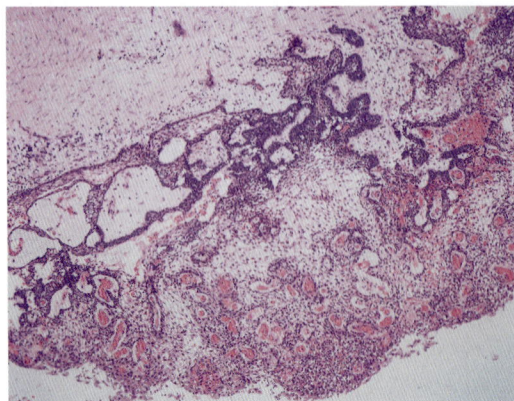

图7-18 成釉细胞瘤,腔内型(HE×100)

【免疫表型】

Calretinin（钙视网膜蛋白）被认为是肿瘤性成釉细胞上皮的较特异的标记物，81.5%的单囊型和93.5%的实性/多囊型成釉细胞瘤阳性，而它在牙源性角化囊性瘤、含牙囊肿中阴性。

PCNA、Ki-67的标记结果在不同的报道中有所不同。有研究表明，PCNA、Ki-67在壁型、侵袭型上皮中的表达高于突入腔内结节的上皮。但也有研究表明两者的标记与肿瘤的生物性行为无关。

P63标记显示，它在上皮内型、腔内型、壁型中均阳性，阳性位于上皮基底层细胞以及部分肿瘤的表层细胞。

【鉴别诊断】

1. 含牙囊肿：含牙囊肿与单囊型成釉细胞瘤有相似的临床、影像学表现，但无基底细胞胞核的染色质浓染、柱状分化、极性倒置。

2. 根尖囊肿：丛状型单囊性成釉细胞瘤局部可表现为似根尖囊肿的上皮增生，但后者常和死髓牙根尖关系密切，伴较多炎症细胞浸润，无成釉细胞瘤向腔内的息肉样增生。

3. 牙源性角化囊性瘤：牙源性角化囊性瘤上皮的基底细胞可呈栅栏状排列、核浓染，但基底上细胞无星网状特征、无空泡化，而是小的多角形、嗜酸性细胞，胞核大，表层过度不全角化。

【遗传学】

对8例实性/多囊型、2例外周型、2例单囊型成釉细胞瘤的抑癌基因杂合性缺失分析表明，L-myc、Pten为最常见的等位基因缺失部位，单囊型成釉细胞瘤中有较高的等位基因缺失频率。

【预后及预测因素】

肿瘤一般术前诊断为囊肿，故多采取手术摘除。术后标本要进行仔细的组织学检查。单纯囊性型和腔内型不需进一步治疗，但需10~15年随访。如为壁型，则需颌骨部分切除或方块切除。

复发风险与治疗方法、组织学类型相关。李铁军等报道了长期随访的29例单囊型成釉细胞瘤（3例上颌骨，26例下颌骨），6例复发，3例上颌骨肿瘤均复发。所有复发肿瘤术前均诊断为非特异性囊肿。8例术前怀疑为成釉细胞瘤者均进行了肿瘤完整切除或颌骨部分切除，均无复发。肿瘤复发率为壁型35.7%（5/14），单纯囊性型和腔内型仅6.7%（1/15）。

五、牙源性鳞状细胞瘤（squamous odontogenic tumour）

【定义】

牙源性鳞状细胞瘤由分化好的鳞状上皮岛及纤维间质组成，肿瘤具有局部侵袭性。

【流行病学】

肿瘤罕见，是良性牙源性肿瘤中最少见的肿瘤，迄今为止报道不到50例。不同报道显示占牙源性肿瘤的0.0%~2.1%。患者年龄11~74岁，平均年龄38岁，男女之比1.3：1。有多灶性、家族性的报道。

组织学来源尚不清楚。有学者认为可能来自Malassez上皮剩余、口腔黏膜上皮的基底层细胞、牙板残余。

【部位】

肿瘤多见于骨内，常邻近牙周膜。上、下颌骨无明显差异。

【临床特点与影像学】

临床上多无症状，部分可有颌骨膨胀、中度疼痛、邻牙松动、叩诊敏感等。

X线上，典型病变呈三角形（尖端向着龈缘）或椭圆形放射透光影，位于相邻牙牙根之间。病变最大径多小于1.5 cm。放射透光影周围有时可见界限清楚或不清楚的硬化线。

【大体检查】

切面粉红色，质实或橡皮样。

【组织病理学】

肿瘤无包膜,由多个分化良好的鳞状细胞上皮岛组成,较均匀地分散于丰富的纤维组织间质中,间质含有肥胖、椭圆、梭形的纤维母细胞。大部分上皮岛圆形、椭圆形,部分有凹陷。上皮岛大小、形态有差异,部分有伸长的突起,或上皮巢拉长、狭窄。

鳞状细胞瘤的多角形上皮细胞形态较一致,胞质嗜酸染色,见较多细胞间桥,无核分裂。上皮巢外周为扁平的基底细胞,无中央星网状细胞、外周柱状细胞分化。一些上皮巢中央可见微囊,常见单个细胞角化,还可见钙化小体。

【鉴别诊断】

成釉细胞瘤(促结缔组织增生型,实体/多囊型,外周型):与促结缔组织增生型成釉细胞瘤很难鉴别,两者均有丰富的纤维间质,甚至一些已报道的牙源性鳞状细胞瘤实际可能为促结缔组织增生型成釉细胞瘤。但两者的临床表现有些不同,促结缔组织增生型成釉细胞瘤常见牙根吸收;组织学上促结缔组织增生型成釉细胞瘤可能见到灶性的典型成釉细胞瘤的区域,或可见很多大的、形态非常不规则的上皮巢,上皮巢有长的突起,上皮巢之间有细长的条索连接,可见由单层细胞构成的、长的、分支状条索,上皮巢中央细胞致密,小或梭形,周边常见立方细胞而非扁平细胞,上皮旁组织见黏液变。

促结缔组织增生型成釉细胞瘤与实体/多囊型、外周型成釉细胞瘤的鉴别较为容易,后两者多少可见一些中央星网状细胞、周边极性倒置的柱状细胞。

【遗传学】

在家族性病例中检测到位于4q21上AMBN基因的突变。另外,检测到外显子11的剪切突变。

【预后及预测因素】

摘除、局部切除等保守治疗是合适的治疗方法。2例有复发,发生复发者需要广泛的切除。有1例转变成癌的报道。

六、牙源性钙化上皮瘤(calcifying epithelial odontogenic tumour)

【定义】

牙源性钙化上皮瘤是缓慢生长、无包膜、具有局部侵袭性的牙源性上皮性肿瘤,组织形态较为单一,以嗜酸性、多边形、多形性细胞构成的不规则上皮巢为特征,并可见嗜酸性、不定形的、可伴钙化的淀粉样物质。

【ICD-O编码】 9340/0

【同义词】

Pingborg瘤(Pindborg tumour)。

【流行病学】

肿瘤少见,目前约报道190例,占所有牙源性肿瘤的0.5%~2.5%。大部分发生于骨内,少数发生于骨外,发生于骨外者侵袭性较小。患者年龄8~92岁,多见于20~60岁,平均36.9岁,性别无明显差异。北京大学口腔医学院病理科报道中国人群中,牙源性钙化上皮瘤占所有牙源性肿瘤的0.46%(6/1 309),男性4例,女性2例,中位年龄37.5岁。

【部位】

骨内病变多见于下颌骨,特别是前磨牙区、磨牙区,下颌:上颌约为2:1。骨外病变更倾向发生于颌骨前部。罕见多发性的报道。北京大学口腔医学院病理科报道的6例中,上颌前牙区2例,上颌磨牙区1例,下颌前磨牙区2例,下颌磨牙区1例。

【临床特点与影像学】

肿瘤生长缓慢,多无症状,有时见颌骨的进行性肿胀。偶见疼痛、鼻塞、鼻出血、眼球突出。约60%的骨内病变伴未萌恒牙,常为下颌磨牙。

影像学变异较大,可呈弥漫、界限不清或清楚的单房放射透射影;或放射透射和阻射混合影,此种图像最常见,内见小的分隔,使呈多房影像。有时透射影中可见钙化。早期病变可呈放射透射,似含牙囊肿或成釉细胞瘤,随钙化阻射影增多,可呈骨化性纤维瘤图像。

【大体检查】

除部分区域外,肿瘤大部分无包膜,浸润周围骨。切面质实,可见钙化颗粒,可能有非常细小的囊性变。

【组织病理学】

Pingborg描述了骨内牙源性钙化上皮瘤经典的组织学图像。肿瘤上皮呈不规则的片状、巢状,常伴伸长的突起(图7-19),由有丰富嗜酸性胞质的多边性肿瘤细胞构成,细胞边界清楚,有发育良好的细胞间桥。胞核圆形,多呈强嗜碱性,伴多形性,核多形性并非提示恶性,核分裂罕见。可见双核细胞,有时见多个核仁(图7-20)。

在成片肿瘤细胞中,见多少不等的圆形、嗜伊红均质状团块,可伴钙化(图7-21)。这些物质大

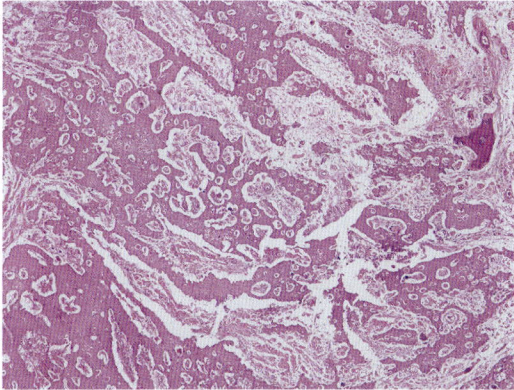

图7-19 牙源性钙化上皮瘤(HE×40)

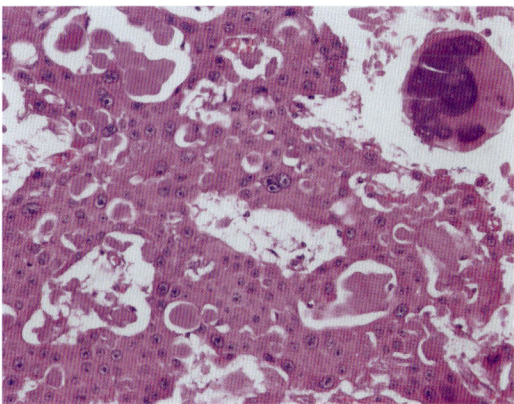

图7-20 牙源性钙化上皮瘤,见双核、多核细胞(HE×400)

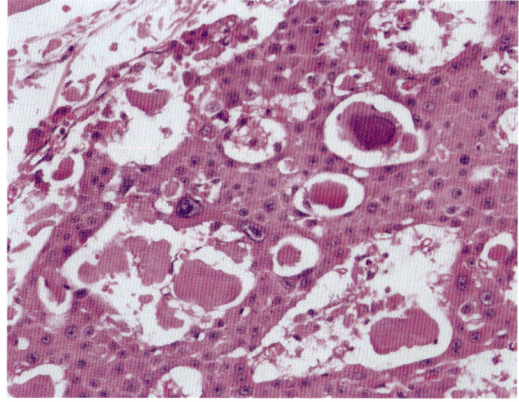

图7-21 牙源性钙化上皮瘤,见较多嗜伊红物,伴钙化(HE×400)

部分位于细胞外,当这些物质分散于上皮巢中时,可形成筛孔状结构。它们可能是细胞变性的产物。较多的嗜伊红、均质状物质也可存在于结缔组织内。这些物质刚果红、硫黄素T荧光染色阳性,提示为淀粉样物质。其中的钙化开始很小,以后扩大呈球状,见嗜碱性同心圆反折线,最终融合成大的钙化团块。在钙化前,嗜伊红均质物PAS弱阳性,随钙化增加呈强阳性。

肿瘤之间、之内的组织形态差异较大,有的以大的不规则上皮团片为主,有的为在成熟的胶原性结缔组织内散在多个小上皮巢、条索。钙化可从很少至很多,广泛的钙化多见于长期存在的肿瘤中。有时还可见牙骨质样影组织。

骨外型的组织形态与骨内型相似,但肿瘤上皮多表现为条索状、小巢状,钙化物很少或无(图7-22)。

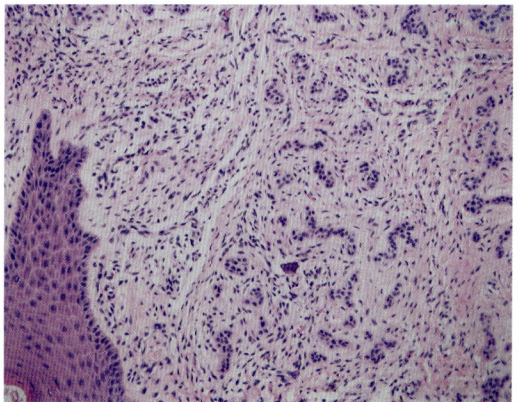

图7-22 牙源性钙化上皮瘤,骨外型(HE×200)

肿瘤中偶见较多透明细胞,伴有透明细胞的牙源性钙化上皮瘤侵袭性较强。有牙源性钙化上皮瘤伴典型成釉细胞瘤而呈杂交瘤的报道。

【组织发生】

肿瘤来源于埋伏牙的残留釉上皮、牙板残余等。

【免疫表型】

肿瘤细胞不同类型的CK、EMA阳性,个别病例Vim阳性。细胞外基质蛋白Tenasicn肿瘤间质及部分肿瘤细胞阳性。此外,肿瘤间质、上皮呈不同程度的基底膜物质、釉蛋白阳性。

肿瘤中Ki-67指数低,但当恶变时,提高5倍。在复发、转移病例中ki-67指数增加。

【超微结构】

肿瘤细胞的丰富胞质中含大量电子致密的张力丝束(细胞角蛋白),细胞边缘有桥粒与张力丝相连。有的细胞含丰富的线粒体、高尔基体、吞饮泡。粗面内质网发育不良。细胞核大、圆,灶性染色质致密,核仁明显。细胞表面可见许多微绒毛。基底细胞侧可见致密板、半桥粒。透明细胞中含丰富糖原,细胞器少。

均质的淀粉样物质为细的颗粒纤维样物质,其中的细丝直径10~12 nm。对其形成有不同的推测。有的认为是上皮细胞的变性产物,有的认为是细胞的分泌产物,有的认为是结缔组织中的淀粉样物质。

【鉴别诊断】

1. 鳞状细胞癌:当牙源性钙化上皮瘤中无钙化,而细胞异形性明显时,要注意与骨内原发性或转移性鳞状细胞癌鉴别,前者几乎无核分裂,Ki-67指数很低。

2. 含透明细胞的肿瘤:当牙源性钙化上皮瘤中有较多透明细胞存在时,要注意与牙源性透明细胞癌、黏液表皮样癌、转移性肾细胞癌等鉴别。

3. 牙源性纤维瘤:当牙源性钙化上皮瘤中的

上皮条索较短、上皮巢较小、纤维结缔组织丰富、少有嗜酸性均质状或伴钙化的物质时,与富于上皮型牙源性纤维瘤的鉴别较为困难。两者都可以有钙化和牙骨质样物质,但后者的结缔组织中细胞较丰富,而无淀粉样物质。虽然两者的鉴别有时非常困难,但并不影响预后评估和治疗。

【遗传学】

肿瘤中的淀粉样物质可能是一种特殊的蛋白,与FLJ20513基因编码的蛋白的N-末端有关。形成原因不明。

【预后及预测因素】

肿瘤可摘除或颌骨部分切除。有长期随访的报道不多。一组17例随访10年的报道显示,复发率14%,多由切除不完整所致。外周性牙源性钙化上皮瘤未见有复发。透明细胞较多的亚型是否更易复发尚有争议。4例牙源性钙化上皮瘤有发生恶变的报道。

七、牙源性腺样瘤(adenomatoid odontogenic tumour)

【定义】

为缓慢生长、有包膜的牙源性上皮性肿瘤,组织学结构由梭形细胞构成的漩涡状结节、丛状双层细胞条带、微囊或导管样腔隙构成。有人认为并非真性肿瘤。

【ICD-O编码】 9300/0

【同义词】

腺成釉细胞瘤(adenoameloblastoma)。

【流行病学】

肿瘤少见,占全部牙源性肿瘤的1.5%~7.5%。它是牙源性肿瘤中居第四或第五位的肿瘤,占前四位的为牙源性角化囊性瘤、牙瘤、成釉细胞瘤、黏液瘤。较多见于年轻人,虽然患者年龄可从3~82岁,但2/3~3/4的患者年龄小于20岁,多数报道显示平均年龄约18岁。另一特点为女性较多见,女：男约为1.9：1。北京大学口腔医学院病理科报道，中国人群中，牙源性腺样瘤的构成比在所有牙源性肿瘤中占第6位，为2.06%（27/1 309），列前5位的分别为牙源性角化囊性瘤、成釉细胞瘤、牙瘤、原发性骨内鳞状细胞癌、牙源性黏液瘤，27例患者中，男性13例，女性14例，中位年龄19岁。

【部位】

肿瘤绝大部分发生于骨内，骨外病变小于3%。上颌多见，上颌：下颌约2：1。约75%的病变位于颌骨前部，最常见于尖牙区，特别是上颌尖牙区。北京大学口腔医学院病理科报道的27例肿瘤中，上颌骨12例，下颌骨15例，其中前牙区19例，前磨牙区4例，磨牙区4例。

【临床特点与影像学】

肿瘤多数无症状，偶有疼痛。有时见颌骨膨胀。骨外病变表现为粉红色的牙龈肿胀。约75%的病变伴未萌牙。绝大多数肿瘤最大径1.5~3 cm，平均2.9 cm。

X线上，病变多表现为界限清楚的单房透射影，似含牙囊肿，常见病变围绕一牙牙冠，有时还包含少量牙根，病变旁的邻牙移位，50%~75%病变内见斑点状、团块状阻射影。外周型病变有时见牙槽骨浅碟状吸收。

【大体检查】

界限清楚，多有包膜，部分表现为实性包块，包含牙的病变可表现为囊性、部分囊性，内壁粗糙，或有颗粒状突起（图7-23）。

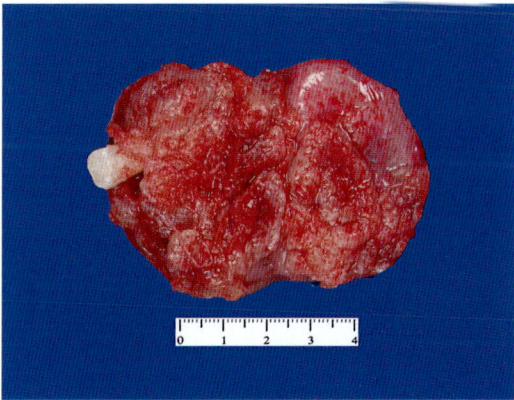

图7-23　牙源性腺样瘤，呈囊性，囊壁内侧有颗粒状突起

【组织病理学】

实性病变由增生的上皮构成，围以界限清楚的纤维包膜。上皮有不同的组织学类型。① 在部分区域，漩涡状排列的梭形、多角形细胞形成球样结节，并可成为肿瘤的主要成分。大小不等的结节相互紧密地排列在一起，结节之间有规则排列的上皮（图7-24）。一些上皮细胞形成玫瑰花样小巢，中央见PAS阳性的嗜酸性细胞外滴状（droplets）物质（图7-25）。② 上皮结节之间见大小不等的管状、囊性结构，虽然此结构并非见于所有肿瘤中。囊腔由单层有序排列的细胞围成，此腺腔为假腺腔，内为空腔、含嗜酸性PAS阳性物质或细胞碎屑。囊腔较小时，周围细胞为柱状，胞核卵圆形呈极性排列，远离腺腔（图7-26）。囊腔较大时，周围细胞低柱、立方形，在大囊腔周围，细胞的核无

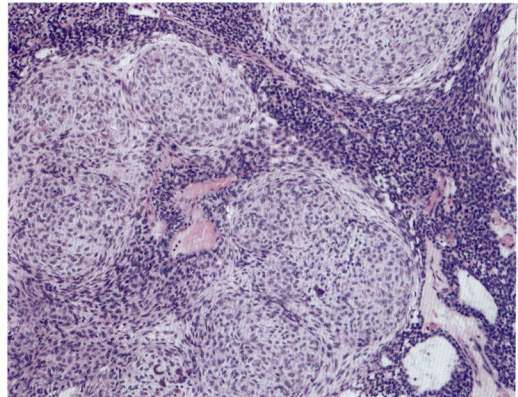

图7-24　牙源性腺样瘤，见漩涡状结节（HE×200）

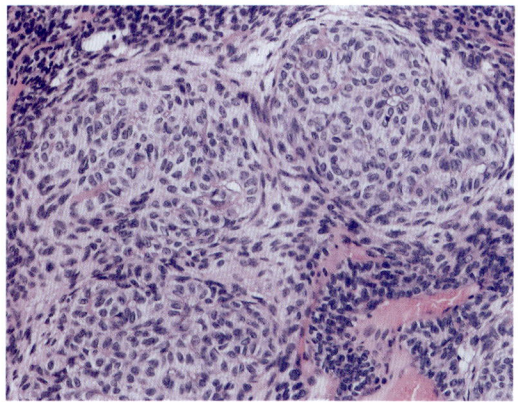

图7-25　牙源性腺样瘤，玫瑰花样小巢中央见嗜酸性小滴样物（HE×400）

极性排列。③另一种具有特征的结构为双层、单层立方细胞形成细长的上皮条带（图7-27），可构成大环状结构，这些环状结构相互连接，环中央无物质或为非常疏松的间质。此种结构多见于病变的外周。④肿瘤中可散在灶性多边形鳞状细胞。

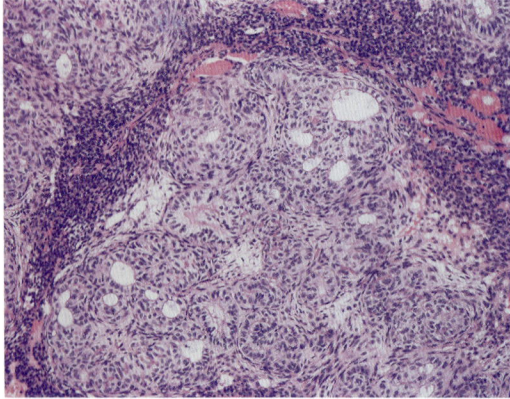

图7-26　牙源性腺样瘤，见管状、腺样结构（HE×200）

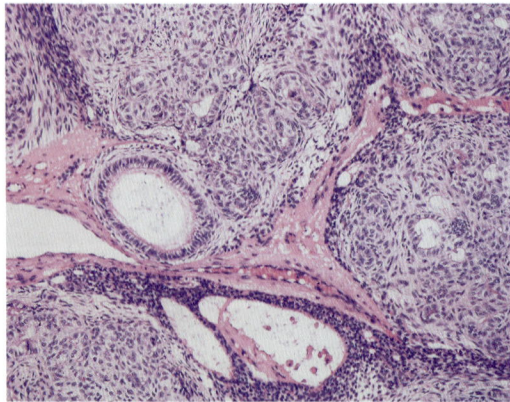

图7-27　牙源性腺样瘤，见细长上皮条带（HE×200）

肿瘤中间质组织少。可见程度不等的钙化，常呈同心圆层板状。钙化发生于变性上皮以及间质中的PAS阳性嗜酸性物质。许多肿瘤中可见嗜酸性玻璃样的牙本质样物质。还可见色素沉着。

肿瘤的常见特征为一小部分组织学表现为牙源性钙化囊肿，但预后相同。

囊性牙源性腺样瘤表面光滑，切面见厚的纤维囊壁，囊腔内可部分为实性组织，并可伴钙化。囊腔内的组织为肿瘤，组织学图像与实性牙源性腺样瘤一致。

【组织发生】

肿瘤来源于牙板残余、未萌牙缩余釉上皮旁牙源性上皮的增生。

【免疫表型】

肿瘤上皮多种不同类型的CK阳性，小梁状、环状上皮Vim阳性。间质中laminin、heparin sulfate proteoglycan、fibronectin、V型胶原阳性。

【超微结构】

肿瘤上皮可见缝隙连接、桥粒、张力丝。多边形、立方形、柱状肿瘤细胞内见丰富的核糖体、少量内质网、线粒体、溶酶体。

嗜酸性滴状物及囊腔内的嗜酸性物质有可能是淀粉样物质、发育中的釉质、变性的胶原。

【鉴别诊断】

成釉细胞瘤：罕见情况下，对牙源性腺样瘤的组织形态不熟悉者可能会将其误诊为成釉细胞瘤。成釉细胞瘤通常无包膜，并且其柱状细胞位于肿瘤细胞巢的外周，而牙源性腺样瘤的柱状细胞在肿瘤内部形成腺样结构。

【遗传学】

1例肿瘤中检测到4q21上的AMBN基因突变，并被认为是肿瘤特异性突变。

【预后及预测因素】

肿瘤摘除后预后很好。复发罕见。

八、牙源性角化囊性瘤（keratocystic odontogenic tumour）

【定义】

牙源性角化囊性瘤是一种具有潜在侵袭性的牙源性上皮性良性肿瘤，组织病理学上表现为薄而易碎的囊壁，衬里上皮为不全角化的复层鳞状上皮。目前关于牙源性角化囊性瘤是肿瘤还是囊肿尚存争议。

【ICD-O编码】　9270/0

【同义词】

牙源性角化囊性瘤（odontogenic keratocyst），牙源性角囊瘤（odontogenic keratocystoma），始基囊肿（primordial cyst）。

【病因学】

研究显示PTCH基因可能在牙源性角化囊性瘤的发病过程中起着作用，而肿瘤的生长可能与上皮本身内在的一些未知因子或囊壁纤维组织内酶的活性有关。

【流行病学】

过去几个大样本量的研究表明，牙源性角化囊性瘤占所有牙源性囊肿的3%~11%。牙源性角化囊性瘤的发病年龄广，可从婴儿到老年人，好发年龄为10~29岁，也有40~50岁为第二发病高峰的报道。男性患者略多。

【部位】

发生于下颌骨者多于上颌骨，约60%~80%的牙源性角化囊性瘤发生于下颌骨，并好发于下颌角和下颌骨升支部。发生于牙龈软组织内的外周型牙源性角化囊性瘤罕见。

【临床特点与影像学】

小的牙源性角化囊性瘤通常无明显临床症状，仅在常规的影像学检查时才发现。大的囊肿会出现疼痛、肿胀或流脓，而有些特别大的囊肿反而没有症状。牙源性角化囊性瘤倾向于在颌骨内沿着长轴生长，不会导致颌骨明显的膨胀。这种生长方式有助于在临床和影像学上鉴别诊断，因为同等大小的含牙囊肿和根尖囊肿通常导致颌骨明显膨胀。多发性的牙源性角化囊性瘤也存在，这时应该检查这些患者是否具有痣样基底细胞癌综合征（Gorlin综合征）的其他表现。

X线片上牙源性角化囊性瘤表现为界限清楚的单房性透射阴影，呈圆形或椭圆形，边缘光滑，周围常有骨硬化线包绕，但也有可能有的区域边界不清。大的囊肿特别是发生于下颌角和下颌升支部的囊肿可呈多囊性。牙源性角化囊性瘤邻近的已萌出牙的牙根吸收没有根尖囊肿和含牙囊肿常见。25%~40%的囊肿累及未萌出牙，这些病例在影像学上类似于含牙囊肿。

CT扫描有助于确定肿瘤是否已破坏骨皮质和侵犯周围软组织，而MRI可提供详细的软组织侵犯情况。

【大体检查】

牙源性角化囊性瘤呈囊壁样，壁薄而易碎，常呈皱褶状。囊腔内含有清亮的液体，类似于血清渗出液，或者充满奶酪样物质。

【组织病理学】

光镜下牙源性角化囊性瘤的衬里上皮为均匀的复层鳞状上皮（图7-28），通常6~8层细胞厚，呈波纹状或皱褶状，衬里上皮的基底层由一层呈栅栏状排列的、立方状或柱状上皮细胞组成，通常染色较深（图7-29）。上皮与结缔组织交界处通常平坦，上皮钉突不明显，有时可见部分衬里上皮与

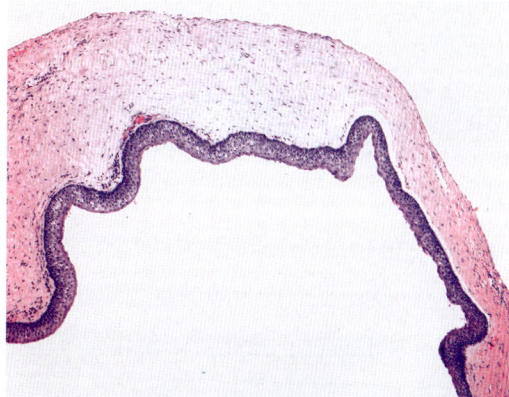

图7-28　牙源性角化囊性瘤（HE×100）

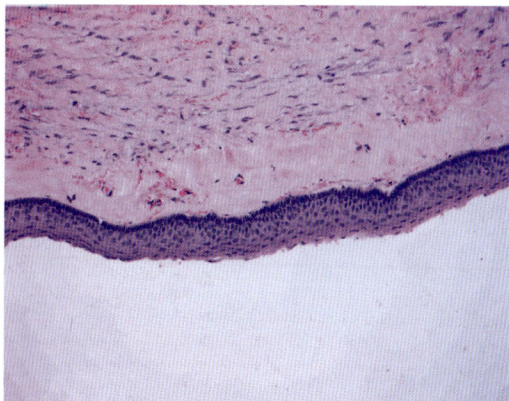

图7-29　牙源性角化囊性瘤，由6~8层细胞组成（HE×200）

纤维囊壁相分开。光镜下发现腔内容物由角质碎屑组成。囊壁纤维组织薄，通常没有炎症细胞浸润。有时纤维囊壁内可见小的子囊、牙源性上皮条索或上皮岛（图7-30）。偶尔在囊壁内可见软骨组织。

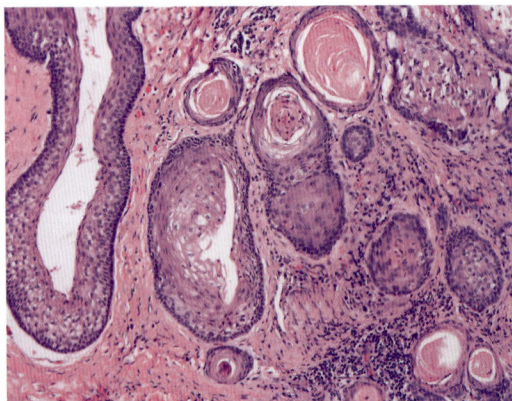

图7-30　牙源性角化囊性瘤，囊壁内见小的子囊、上皮岛（HE×200）

如出现感染，牙源性角化囊性瘤典型的组织学表现就会发生改变，衬里上皮发生增殖形成上皮钉突，基底层细胞典型的栅栏状排列消失。当这些改变累及大部分衬里上皮时，除非在其他区域观察到典型的组织学表现，否则不能诊断为牙源性角化囊性瘤。

牙源性角化囊性瘤在组织病理学上存在正角化变异型，其衬里上皮为薄的复层鳞状上皮，表面为厚薄不均的过度正角化层。角化层下方的上皮细胞内可见明显的透明角质颗粒，而基底层细胞并不像牙源性角化囊性瘤特征性呈栅栏状排列

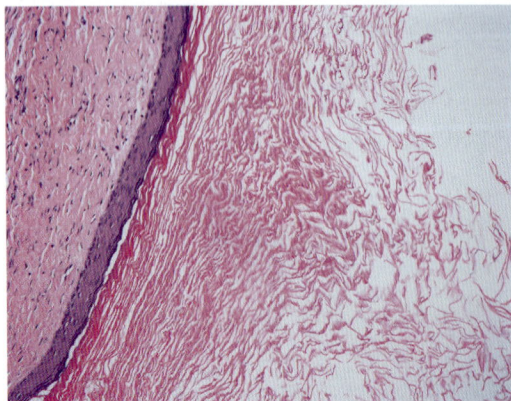

图7-31　牙源性角化囊性瘤正角化变异型（HE×200）

（图7-31）。

【组织发生】

牙源性角化囊性瘤来源于牙板上皮剩余或口腔黏膜上皮基底细胞的延伸。

【免疫表型】

肿瘤衬里上皮多种不同类型的CK阳性。研究发现大多数牙源性角化囊性瘤衬里上皮CK10阳性；衬里上皮表层细胞和棘层细胞CK18阳性，而基底细胞层阴性。

【超微结构】

电镜下可见张力细丝从衬里上皮的基底层至表层逐渐增加；而线粒体、内质网及高尔基体从基底层至表层无明显变化。

【鉴别诊断】

牙源性角化囊性瘤的影像学表现虽然有高度提示作用但无诊断意义，诊断主要依据其特征性的组织病理学表现。有时牙源性角化囊性瘤可能与含牙囊肿相混淆，但后者衬里上皮更薄，且无角化层。

【遗传学】

定位于9q22.3-q31的PTCH基因的失活可能在牙源性角化囊性瘤的发生中起着重要作用。PTCH可作为Sonic Hedgehog（SHH）的受体，通过抑制SMO蛋白（另一种跨膜蛋白）的活性来抑制整个SHH信号传导通路，PTCH基因异常可导致SHH传导通路的组成性激活，进而引起肿瘤的发生。

【预后及预测因素】

牙源性角化囊性瘤通常也采用摘除术或刮除术治疗。完整的切除囊肿通常比较困难，因为囊壁薄而易碎。与牙源性囊肿相比，牙源性角化囊性瘤容易复发，目前尚不能明确复发到底是由于手术时囊肿没有完整切除而留下的碎片还是由于手术区域牙板上皮剩余发展为一个新的囊肿。不同的文献报道中牙源性角化囊性瘤的复发率为5%~62%，造成如此大的差距可能与报道的病例数、随访时间的长短、是否包含或排除牙源性过度正角化囊肿有关。几个大样本的研究报道复发率

约为30%。复发通常发生于下颌骨,特别是下颌骨后部和升支部,多次复发者并不常见。尽管大多数在初次手术后5年内复发,但有一定数量的病例在10年或更长时间后复发。因此,长期的临床和影像学随访很有必要。

除了有复发倾向,牙源性角化囊性瘤总的预后良好。牙源性角化囊性瘤具有局部侵袭性,但侵犯至颅底者罕见。文献报道少数牙源性角化囊性瘤发生癌变,但牙源性角化囊性瘤的恶变率并不多于甚至少于牙源性囊肿。

另外,牙源性角化囊性瘤的患者应该检查是否具有痣样基底细胞癌综合征的其他表现,特别是发生于20岁前的患者或者多发性的牙源性角化囊性瘤。

牙源性角化囊性瘤正角化变异型很少复发,报道中复发率约为2%,同牙源性角化囊肿30%的高复发率形成鲜明的对比。正角化变异型跟痣样基底细胞癌综合征无关。

痣样基底细胞癌综合征(nevoid basal cell carcinoma syndrome, NBCCS):痣样基底细胞癌综合征(NBCCS)是一种常染色体显性遗传病,呈现出高度的外显率和不同的表现度。痣样基底细胞癌综合征是由于PTCH基因发生突变所致,该抑癌基因定位于人类染色体9q22.3-q31。约35%~50%的患者出现新的突变。主要的症状包括皮肤多发性的基底细胞癌、牙源性角化囊性瘤、颅内钙化、肋骨和脊椎畸形。

牙源性角化囊性瘤是综合征最常见的症状之一,见于65%~90%的患者。痣样基底细胞癌综合征的牙源性角化囊性瘤与散发的牙源性角化囊性瘤有些不同,通常为多发性,有些患者甚至有10个孤立的囊肿。综合征牙源性角化囊性瘤患者的年龄比散发性患者的年龄明显年轻。

痣样基底细胞癌综合征的牙源性角化囊性瘤在影像学上的表现与散发性患者无显著区别,但综合征患者通常累及未萌出牙的牙冠,类似于含牙囊肿。

第二部分 牙源性上皮性肿瘤,含牙源性外胚间充质成分,伴或不伴牙硬组织形成

肿瘤由牙源性上皮和外胚间充质构成,这些组织在胚胎发育期能形成釉质、牙本质等。由于肿瘤中有外胚层、中胚层两种组织,故有时称其"混合性"(mixed)。这一组病变其实反映了牙发育阶段中细胞增生、组织分化、形态分化的不同时期。了解牙发育过程中上皮-外胚间充质相互作用的时序和相互作用,将有助于认识这些肿瘤的性质。

肿瘤有3种组织学形态:① 由形态类似牙板和早期成釉器的牙源性上皮条索、上皮巢,以及富含细胞的牙源性外胚间充质构成,无牙本质、牙釉质,为成釉细胞纤维瘤;② 除上述成釉细胞纤维瘤中的成分外,有多少不等的发育不良或有小管的牙本质,为成釉细胞纤维牙本质瘤;③ 除上述外,肿瘤中还有多少不等的正常或发育不良的釉质,为成釉细胞纤维牙瘤。此三者为真性肿瘤。成釉细胞纤维瘤不会分化为后两者,成釉细胞纤维牙本质瘤也不会分化为成釉细胞纤维牙瘤。

此组病变中的另2种病变混合性牙瘤、组合性牙瘤为错构瘤,在它们的发生阶段,形态学上可类似上述3种肿瘤,故有时可导致诊断困难。

一、成釉细胞纤维瘤(ameloblastic fibroma)

【定义】

罕见的良性牙源性肿瘤,由类似于牙板、初始成釉器的牙源性上皮,以及类似于牙乳头的丰富的、富含细胞的外胚间充质构成,无牙硬组织

形成。

【ICD-O编码】 9330/0

【流行病学】

肿瘤少见,不同报道显示,占所有牙源性肿瘤的0.6%~4.5%,数字的偏差部分是由于组织学诊断标准的不同,如可能包括了早期牙瘤等。

患者年龄6个月~62岁,但罕见于50岁以上患者。就诊时平均年龄14.8岁。男女之比1.4:1。北京大学口腔医学院病理科报道,中国人群中,成釉细胞纤维瘤占所有牙源性肿瘤的0.99%(13/1 309),男性5例,女性8例,中位年龄25岁。

【部位】

肿瘤多见于下颌,下颌:上颌约2.7:1。最常见于下颌骨后部。有个别骨外性病变的报道。北京大学口腔医学院病理科报道的13例中,上颌骨前磨牙区1例,下颌前牙区3例,下颌前磨牙区4例,下颌磨牙区5例。

【临床特点与影像学】

约70%的患者表现为颌骨膨胀,可伴未萌牙。多数患者无疼痛。肿瘤生长缓慢,但有时可长得很大。肿瘤大小0.7~16 cm,平均4.05 cm。

X线上,表现为边界清楚的单房、多房放射透射影(图7-32)。较大的病变多见多房,约75%的病变与未萌牙相关。

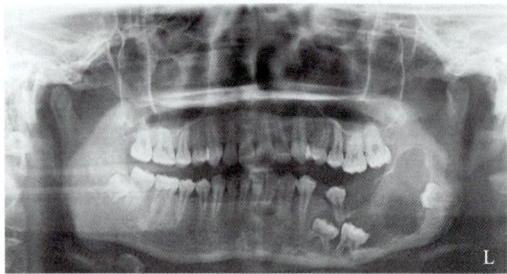

图7-32　成釉细胞纤维瘤,左下后牙区见多房透射影

【大体检查】

肿瘤灰色、白色,圆形、卵圆形,可呈分叶状,表面光滑,有薄的包膜。切面质地均匀,除极少数外,一般不见囊性变。

【组织病理学】

组织结构以类似牙乳头的、富于细胞的间充质组织中有条索状、巢状牙源性上皮生长为特征(图7-33)。肿瘤外周边界清楚,可有薄的包膜。

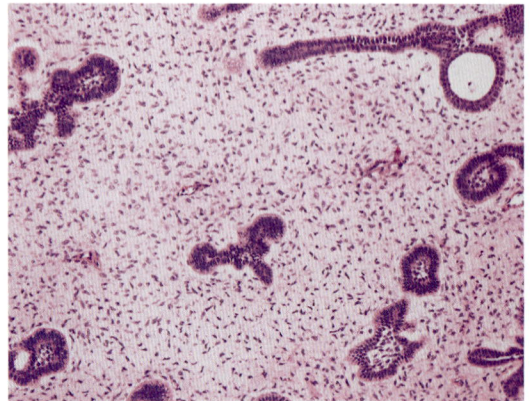

图7-33　成釉细胞纤维瘤(HE×200)

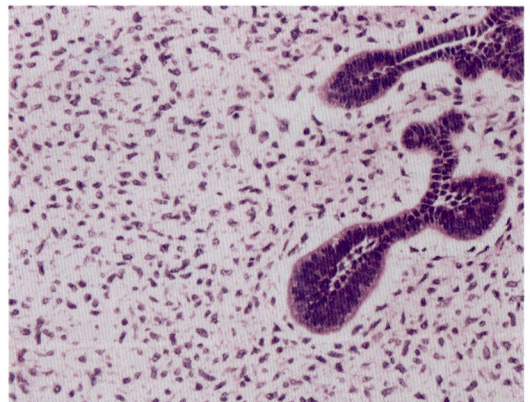

图7-34　成釉细胞纤维瘤,间质似结构似牙乳头(HE×400)

肿瘤中上皮的数量多少不一。上皮条索多由似牙板结构的双层立方细胞构成,部分区域上皮条索变宽,中央为星网状细胞。上皮条索还可出现分支,或出现大小不一的花蕾状结构,其中央为星网状细胞,周边为似前成釉细胞的柱状基底细胞,类似于早期成釉器。上皮中罕见囊性变、鳞化。间质部分富于细胞,与牙乳头相像,细胞呈星形、有纤细的细胞突起、胞核有角,或细胞较肥胖、梭形,基质黏液样(图7-34),含纤细胶原,某些区域可见较成熟的胶原,间质中血管少。在上皮旁特别是蕾状突起周围可见狭长、无细胞的嗜酸性玻璃样物质,

它们是上皮—间质相互诱导的产物。间质中有时可见颗粒细胞。上皮、间充质中均可见核分裂,当核分裂多、胞核有异形性时要注意与恶性鉴别。

【组织发生】

肿瘤可能来自颌骨内牙源性上皮残余,部分可能与未萌牙周围的残余结构有关。

【免疫表型】

上皮成分CK8、CK13、CK14、CK18、CK19不同程度阳性,amelogenin阳性。间质细胞Vim、Nestin、Tenascin阳性,Ⅵ型胶原阳性,Ⅰ型、Ⅲ型胶原弱阳性。随着肿瘤的复发、恶变,上皮、间质中Ki-67指数均增高。

【超微结构】

上皮岛中的细胞卵圆形、多边形,细胞之间通过桥粒连接,细胞之间间隙窄。胞核大,卵圆形,染色质分散,可见核仁。胞质内见核糖体、中等发育的内质网、小泡、线粒体、丰富的张力丝、小的高尔基体。上皮巢中央细胞的细胞间距拉大,细胞内含较多糖原,部分中央细胞有细胞突起,甚至可达基底膜。基底膜完整,基底细胞通过半桥粒和其连接。结缔组织中的细胞类似于纤维母细胞,但有大的、形态不规则的有切迹的核,细胞器很少。光镜下所见的上皮旁的嗜伊红均质物在超微结构下呈异质性,由细胞残屑、似基底膜样的颗粒状不定形物构成,后者含排列紊乱的胶原纤维。

【鉴别诊断】

1. 成釉细胞瘤:与成釉细胞瘤不同,在成釉细胞纤维瘤中,肿瘤上皮形成伴蕾状结构的双层细胞上皮条索,少见大巢、棘皮瘤样改变、囊性变,星网状细胞少。成釉细胞瘤的间质为伴血管的胶原结缔组织。成釉细胞纤维瘤中,结缔组织为肿瘤性的,形态似牙乳头。

2. 成釉细胞纤维牙本质瘤、成釉细胞纤维牙瘤:与成釉细胞纤维牙本质瘤、成釉细胞纤维牙瘤不同,成釉细胞纤维瘤不含牙本质、釉质等牙体硬组织。有学者认为,3种肿瘤可能是肿瘤的不同阶段,但考虑到成釉细胞纤维瘤有一定的复发、恶变潜能,故它可能和后两者不同。肿瘤中存在牙硬组织可能提示预后较好。

3. 牙瘤:混合性牙瘤的早期阶段与成釉细胞纤维瘤难以区分。早期牙瘤中上皮成分丰富,有较大的富于星网层的球状突起。临床资料有助于帮助鉴别,患者年龄大于22岁更倾向于成釉细胞纤维瘤,发生于儿童的小的球形肿瘤更可能是牙瘤的早期阶段。

4. 成釉细胞纤维肉瘤(ameloblastic fibrosarcoma):成釉细胞纤维瘤可发生恶变。肉瘤变发生于间充质部分,细胞增多,核分裂增多,细胞及核出现多形性,上皮成分减少。而良性肿瘤中核分裂少见。当临床上出现肿瘤生长突然加快,X线上出现肿块边界不清,患者年龄大于22岁,切除标本中见肿瘤浸润骨髓腔,都是提示恶性的指征。

5. 富于上皮的牙源性纤维瘤:与富于上皮的牙源性纤维瘤的鉴别困难,特别是与少见的成釉细胞瘤样中心性牙源性纤维瘤(ameloblastomatoid central odontogenic fibroma)的鉴别,后者的结缔组织中细胞增多。牙源性纤维瘤中的上皮条索形态更不规则,中央不含星网状细胞,结缔组织中的细胞更类似于成纤维细胞,胶原纤维成分更多。

【遗传学】

肿瘤上皮表达EGF-R mRNA。肿瘤的高柱状上皮异常表达osteocalcin mRNA,Ⅲ型胶原mRNA只在间充质细胞中表达。

【预后及预测因素】

治疗可采取保守手术(摘除、剜除、单纯切除)或根治手术(颌骨方块切除、截断切除、半侧颌骨切除),肿瘤可复发。对118例肿瘤的回顾性综述报道显示,复发率达33.2%,单因素分析表明,手术方式是与肿瘤复发相关的唯一因素。

约11.4%的肿瘤可发生恶变。统计分析表明,患者年龄大于22岁者较小于22岁者易发生恶变。

二、成釉细胞纤维牙本质瘤（ameloblastic fibrodentinoma）

【定义】

良性牙源性肿瘤，由类似于牙板、成釉器的上皮条索、上皮巢和类似于牙乳头的外胚间充质构成，伴牙本质样组织、或罕见的含小管的牙本质组织的形成。

【ICD-O编码】 9271/0

【同义词】

牙本质瘤（dentinoma）。

【流行病学】

肿瘤罕见，迄今为止报道约30余例。男女之比约1：0.3，年龄4~63岁，约90%的患者低于30岁。

【部位】

多见于下颌骨，下颌与上颌之比约为3.4：1，约74%发生于下颌骨后部。

【临床特点与影像学】

生长缓慢，无痛，可出现颌骨膨胀，部分可伴未萌牙。

X线上表现为界限清楚的多房透射影，有扇形边缘。依形成的牙本质量的多少不同可见不同程度的阻射影。肿瘤最大径1.5~6.5 cm。

【组织病理学】

组织学特征为富于细胞的牙乳头样外胚间充质中有牙源性上皮条索的生长，后者有球蕾状的突起，与成釉细胞纤维瘤相似。牙源性上皮旁有多少不等的牙本质样物质（发育不良的牙本质），其中常见内陷上皮细胞。部分肿瘤见较呈纤维性的结缔组织。有的肿瘤可见管样牙本质，可伴矿化。核分裂未见。

【免疫表型】

外胚间充质组织中的树突状细胞、梭形细胞S-100阳性，牙本质样组织GFAP阳性，星网状细胞NSE阳性，上皮周边柱状细胞NSE弱阳性。

【超微结构】

上皮巢中央细胞似成釉器的中间层细胞，间充质由位于纤细的网状基质中的纤维母细胞构成，基质中含少量胶原纤维。间充质中的玻璃样区域由致密的胶原纤维和聚集的颗粒样物质构成。上皮—结缔组织交界面见类似于正常成牙过程的现象。

【鉴别诊断】

1. 成釉细胞纤维瘤、成釉细胞纤维牙瘤：成釉细胞纤维瘤中上皮旁可见玻璃样物质，成釉细胞纤维牙本质瘤可见发育不良的牙本质、管样牙本质，而成釉细胞纤维牙瘤除上述特征外，还可见釉质。区别三者对预后评估有参考意义。成釉细胞纤维瘤较易复发，而成釉细胞纤维牙本质瘤、成釉细胞纤维牙瘤很少复发。

2. 牙源性纤维瘤：富于细胞的牙源性纤维瘤当有硬组织形成时，易误认为成釉细胞纤维牙本质瘤。但两者的年龄段不同，并且牙源性纤维瘤中有较多胶原，形成的硬组织不在上皮旁，上皮不形成分支状双层及蕾状结构。

【预后及预测因素】

报道有限。治疗为手术切除，未见复发的报道。

三、成釉细胞纤维牙瘤（ameloblastic fibro-odontoma）

【定义】

罕见、良性、非侵袭性生长的肿瘤，是一类具有成釉细胞纤维瘤的组织学特征，同时出现牙本质和釉质成分的肿瘤。

【ICD-O编码】 9290/0

【流行病学】

在牙源性肿瘤中的构成比为0.0%~3.1%，迄今为止报道不到100例。几乎均见于儿童、青年。患者1~12岁，平均9岁。男女之比约1.3：1。

北京大学口腔医学院病理科报道中国人群中，成釉细胞纤维牙瘤占所有牙源性肿瘤的0.92%（12/1 309），12例患者中，男性6例，女性6例，中位年龄11岁。

成釉细胞纤维牙瘤有时与早期牙瘤的鉴别非常困难，故在一些研究报道中常混淆两者。两者的不同之处为成釉细胞纤维牙瘤为持续生长的肿块，而牙瘤为错构瘤，有时虽然可以长得很大，但逐渐成熟为牙硬组织，最终停止生长。

【病因学】

病因不明，部分病例可能和基因改变有关。有学者报道，它可能是一些罕见综合征的表现。

【部位】

较多见于下颌骨后部，下颌：上颌约1.8：1。北京大学口腔医学院病理科报道的12例中，上颌：前牙区2例，前磨牙区2例，磨牙区1例；下颌：前磨牙区2例，磨牙区5例。

【临床特点与影像学】

多为无痛、缓慢生长的肿块，可有颌骨膨胀、牙阻生。肿瘤为膨胀性生长，无骨侵犯。

X线影像表现为边界清楚的单房、多房透射影，可有不同程度的放射阻射区。可见移位、阻生牙，罕见根尖吸收。

【大体检查】

表面光滑，切面灰白，硬组织形成区呈硬的颗粒状、结节状。

【组织病理学】

肿瘤由软组织、硬组织构成，可见牙形成过程中的所有组织：牙源性上皮、胚胎牙髓样外胚间充质、牙本质、釉质、有时还有牙骨质。其中的软组织成分与成釉细胞纤维瘤中类似。有时与早期牙瘤的鉴别困难。

【免疫表型】

肿瘤上皮细胞CK16、CK19强阳性，CK8、CK14、CK18弱阳性。外胚间充质细胞Vim阳性。S-100阴性。肿瘤上皮Ki-67为3.3%~4.6%。

【超微结构】

双层上皮条索中的细胞胞核大，有切迹，细胞表面见微绒毛，细胞间有丰富桥粒，近基底膜侧有半桥粒。胞质含少量线粒体、发育不良的粗面内质网、高尔基体，见粗大的张力丝。外胚间充质区见随机分布的胶原纤维，细胞星形、梭形、有不规则的核，粗面内质网、线粒体发育程度不一，间充质细胞似乎比上皮细胞更活跃。形成的基质中，可见釉质样物、小管、细颗粒状物。

【鉴别诊断】

成釉细胞纤维瘤、成釉细胞纤维牙本质瘤、牙瘤分别见有关章节。

【遗传学】

外周上皮的柱状细胞中有osteocalcin的mRNA，外胚间充质细胞中有III型胶原mRNA。

【预后及预测因素】

推荐治疗方法为手术摘除、切除。复发少见。有少量恶变的报道。

四、牙瘤（odontoma）

牙瘤为非肿瘤性的发育异常，或称错构瘤，由畸形的牙、牙样团块构成。在牙源性上皮、牙源性外胚间充质构成的肿瘤中，牙瘤是分化最好的瘤样病变。它有两种变异型：混合性牙瘤和组合性牙瘤。

（一）混合性牙瘤Odontoma, complex type

【定义】

混合性牙瘤是由釉质、牙本质、有时有牙骨质混合而形成的错构瘤，但不形成牙的形态。

【ICD-O编码】 9282/0

【流行病学】

是最常见的牙源性病变之一。不同的报道显

示,在牙源性肿瘤中的构成比为3.3%~30.3%。患者年龄2~74岁,但多见于儿童、青少年、年轻成人,不同报道显示,平均年龄19.9~23.0岁。无明显性别差异。北京大学口腔医学院病理科报道的中国人群中,混合性牙瘤占所有牙源性肿瘤的3.59%(47/1 309),患者中男性29例,女性18例,中位年龄20岁。

【病因学】

病因不明,但有证据显示和遗传因素有关。有报道牙瘤可以是综合征或遗传性疾病的表现。

【部位】

有的报道显示好发于上颌骨,有的报道显示好发于下颌骨。发生于上颌骨者,多见于前部,发生于下颌骨者,多见于后部。北京大学口腔医学院病理科报道的47例中,上颌骨18例,其中上颌前牙区14例,下颌骨29例,其中下颌磨牙区24例。

骨外牙瘤罕见,如果发生,多见于组合性牙瘤。

【临床特点与影像学】

肿瘤生长缓慢,多无症状。有疼痛者多为有继发感染。常见牙萌出异常、阻生。当肿瘤较大时,有颌骨膨胀。肿瘤大小不一,小者只能在显微镜下分辨,大者最大径为7~8 cm。

X线表现随病变发育期、矿化程度不同而不同,可为界限清楚的放射透射影,或外周为放射透射而中央为阻射团块,或为放射阻射团块而外周为纤细的放射透射区。常见未萌牙。

【大体检查】

肿瘤有光滑的纤维包膜,去除包膜后,肿瘤呈"海绵状构型(sponge-like architecture)"。

【组织病理学】

显微镜下,"海绵状构型"的骨架由弯曲的牙本质层构成,牙本质中央为牙髓样外胚间充质,牙本质表面有釉质覆盖,牙本质层之间有不规则的、弯曲的裂隙,其内有形成釉质的上皮,还可见结缔组织。在脱钙切片中,牙本质表面的釉质可

能由于脱钙而形成空隙状结构。牙骨质不常见。较不成熟的牙瘤外周存在软组织,形态似成釉细胞纤维瘤,有时伴牙本质、釉质形成,但不构成牙样结构。

有些牙瘤较不成熟,组织结构较不规则,常见牙本质样、发育不良的釉质组织。部分肿瘤中可见影细胞。

【组织发生】

肿瘤可能来自牙板上皮和牙囊组织。

(二)组合性牙瘤(odontoma, compound type)

【定义】

组合性牙瘤是一种错构瘤,由数量不等的牙样结构(牙样小体,odontoids)构成。

【ICD-O编码】 9280/0

【流行病学】

为最常见的牙源性肿瘤之一,有报道认为是所有牙源性肿瘤、瘤样病变中最常见的。不同的报道显示,在牙源性肿瘤中的构成比占1.2%~36.7%。

患者年龄6个月~73岁,多见于儿童、青少年,不同报道显示,平均年龄17.0~20.5岁。无明显性别差异。北京大学口腔医学院病理科报道的中国人群中,组合性牙瘤占所有牙源性肿瘤的2.52%(33/1 309),男性13例,女性20例,中位年龄14岁。

【病因学】

病因不明。可能有基因改变或遗传性病变。

【部位】

肿瘤常见于上颌骨,无论发生于上、下颌骨,均多见于颌骨前部。外周型非常罕见,但有学者报道,偶见多发性,可能为某些综合征的表现。北京大学口腔医学院病理科报道的33例中,上颌骨22例,其中上颌前牙区、前磨牙区分别为16例、4例,

下颌骨11例，其中下颌前牙区、前磨牙区分别为7例、2例。

【临床特点与影像学】

肿瘤生长缓慢，多无症状。多数组合性牙瘤在诊断时已较成熟。常伴阻生牙，肿胀、疼痛较混合性牙瘤少见。

X线上，表现为由小牙样结构组成的致密团块，围以窄的放射透光线，其外周为高硬化线。X线上不一定能辨别牙样小体。常见阻生牙。

【大体检查】

大体上，肿瘤表现为微小牙、畸形牙（即牙样小体），它们可融合为较大团块。肿瘤有纤维包膜。大部分病例肉眼即可诊断。牙样小体大小、差异很大，多者可达100余个，形态可类似正常牙、水滴状、不规则形，多数只有1个牙根（图7-35）。部分肿瘤肉眼上并不是由很多牙样小体构成，而是呈不规则团块外观。

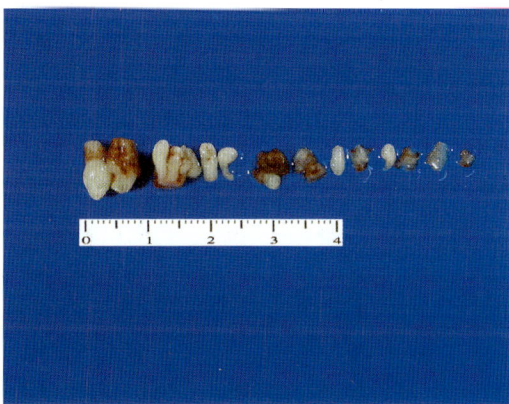

图7-35 组合性牙瘤

【组织病理学】

组织切片上表现为疏松结缔组织中有多个形态较小的、单根的牙样结构，由于脱钙，牙表面的成熟釉质帽常消失不见。但仍可见数量不等的釉基质。牙样小体的牙冠、牙根中见牙髓。发育中的牙瘤可见牙胚样结构。

【组织发生】

组织来源与混合性牙瘤相似。

【免疫表型】

混合性牙瘤、组合性牙瘤的免疫表型：两种类型牙瘤的免疫组化结果相似。部分肿瘤上皮条索、星网状细胞CK7、CK14阳性，Vim阴性。Tenascin（一种细胞外基质蛋白）在致密结缔组织纤维强阳性，牙髓样组织、成釉细胞、未矿化牙本质样组织阳性，而钙化物阴性。BMP在牙源性上皮、成釉细胞强阳性，在前期牙本质、成牙本质样细胞弱阳性。Amelogenin在釉基质阳性，而在钙化的釉质、牙本质、牙骨质阴性。

【超微结构】

上皮细胞和钙化物之间有基底膜分隔，基底膜由基板、半桥粒构成。可见不同成熟期、有不同结构特点的棱柱状釉质，有些区域的釉质无棱柱结构，而是由有丰富有机物的无结构物质构成。

【鉴别诊断】

成釉细胞纤维瘤、成釉细胞纤维牙瘤：早期牙瘤在形态上类似成釉细胞纤维瘤，至后期，牙硬组织形成，此时与成釉细胞纤维牙瘤鉴别困难。

有学者认为，牙瘤的患者年纪较轻、或为儿童，肿块界限清楚、球形、单房，肿块多位于未萌牙表面，或相应牙缺失。而成釉细胞纤维瘤患者为年龄稍大的儿童、青年人，特别是患者年龄超过22岁、病变多房、进行性生长、牙移位者。

成熟牙瘤较易诊断。组合性牙瘤有时从大体标本上即可诊断。不成熟牙瘤与成釉细胞纤维瘤的鉴别最为困难。成釉细胞纤维牙瘤更倾向于形态不规则，有小灶性形态不规则的牙硬组织形成，有进行性生长的趋势。不成熟的牙瘤形态卵圆、球形，病变中心有单个硬组织团块，内有呈放射状排列的X线阻射线，病灶位于阻生牙的咬合表面。

【预后及预测因素】

治疗采取保守的摘除术即可，肿瘤很易从骨

腔内剥离。肿瘤下方的阻生牙多可保留。预后很好，罕见复发，仅见于手术切除不彻底的不成熟牙瘤。

五、牙成釉细胞瘤
（odontoameloblastoma）

【定义】

肿瘤罕见，部分区域类似于成釉细胞瘤，部分区域类似于成釉细胞纤维牙瘤或不成熟牙瘤。

【ICD-O编码】 9311/0

【同义词】

成釉细胞牙瘤（ameloblastic odontoma）。

【流行病学】

肿瘤罕见，故流行病学资料不足。目前有完整资料的病例报道约13例。男性9例，女性4例。患者年龄2~53岁，平均19.3岁。

【部位】

上、下颌骨的前、后牙区均可发生。

【临床特点与影像学】

患者多无自觉症状，少数患者有疼痛。颌骨膨胀为大部分患者的唯一表现。

X线表现为界限清楚的单房透射影，周围有骨反应线。依形成牙硬组织的程度不同，内含数量不等的钙化团块。无成釉细胞瘤中的"蜂窝状"表现。可见牙移位、邻牙牙根吸收。

【大体检查】

肿瘤最大径1.5~8 cm，多为4~6 cm。大体标本上，肿瘤可呈厚壁、伴有局部上皮增生的囊性病变，或有一些病例有大量硬组织形成。

【组织病理学】

肿瘤由成釉细胞瘤、成釉细胞纤维牙瘤或不成熟牙瘤混合构成。类似成釉细胞瘤的区域，在纤维结缔组织间质中见滤泡型、丛状型牙源性上皮。部分丛状型区域的上皮条索长而窄，只由两层基底样细胞构成，无星网层，并可形成圈环状结构。

片状上皮中还可见由核圆、胞质少的小细胞构成的漩涡状上皮结节，与牙源性腺样瘤中所见相似。有的病例可见灶性影细胞，特别是在有牙硬组织形成的区域。

牙硬组织在肿瘤中多少不一，可表现为不成熟的混合性、组合性牙瘤，组合性牙瘤更常见，有牙样小体形成。形成牙硬组织的软组织部分其形态与不成熟牙瘤中的相似，有时软组织部分较多，似成釉细胞纤维牙瘤。

【组织发生】

肿瘤可能来自牙板残余、牙源性上皮、外胚间充质的增生。

【免疫表型】

硬组织形成区的牙板上皮CK阳性，星网状上皮弱阳性。牙乳头样外胚间充质tenascin、Vim阳性。牙板上皮PCNA中等程度阳性。

【鉴别诊断】

成釉细胞纤维牙瘤：与成釉细胞纤维牙瘤的鉴别非常困难。牙成釉细胞瘤中同时存在成釉细胞瘤和不成熟牙瘤/成釉细胞纤维牙瘤，此外，圈环样结构、漩涡状上皮结节也是其特征，而成釉细胞纤维牙瘤中无这些特征，也无成釉细胞瘤的形态。

【预后及预测因素】

治疗可采取肿瘤单纯切除、颌骨截段切除等。5年以上的长期随访仅1例，肿瘤2次复发，均呈成釉细胞瘤形态。由于肿瘤有成釉细胞瘤的特征，手术应彻底。

六、牙源性影细胞病变

牙源性影细胞病变包括一组不同的病变，表现为囊性、实性良性肿瘤、实性恶性肿瘤，可为骨内型、骨外型，本组病变在组织学、细胞学上与成釉细胞瘤有一定相似性，但存在特征性的影细胞、钙化、牙本质样组织的形成。

此类病变最早由Gorlin等1962年报道,他们报道了11例病例及文献复习了4例,均为囊性,暂命名为"牙源性钙化囊肿(calcifying odontogenic cyst)"。以后发现,病变不都呈囊性,并有恶性型。2005年WHO头颈肿瘤分类中,此组病变命名了3类独立的病变,囊性型、良性实性型、恶性实性型分别命名为牙源性钙化囊性瘤、牙本质生成性影细胞瘤、牙源性影细胞癌。

(一)牙源性钙化囊性瘤(calcifying cystic odontogenic tumor)

【定义】

一种囊性的牙源性肿瘤,特征为有类似于成釉细胞瘤的上皮和影细胞,后者可发生钙化,常见发育不良的牙本质。

【ICD-O编码】　9301/0

【同义词】

牙源性钙化囊肿(calcifying odontogenic cyst),Gorlin囊肿(Gorlin cyst)。

【流行病学】

不同报道中,占牙源性肿瘤的1.0%~7.2%,患者年龄5~92岁,最常见10~20岁,无性别差异。北京大学口腔医学院病理科报道,中国人群中牙源性钙化囊性瘤占所有牙源性肿瘤的1.99%(26/1 309),男性14例,女性12例,中位年龄27岁。

有一些报道认为牙源性钙化囊性瘤与许多种肿瘤伴发,如实体/多囊型成釉细胞瘤、单囊型成釉细胞瘤、牙源性腺样瘤、成釉细胞纤维瘤、成釉细胞纤维牙瘤、牙成釉细胞瘤、牙源性纤维黏液瘤、牙瘤等。

【部位】

上、下颌骨发病率相等,最常见颌骨前部的切牙—尖牙区。北京大学口腔医学院病理科报道的中国人群26例中,上颌骨17例,其中前牙区10例,前磨牙区5例,下颌骨9例,其中前牙区3例,前磨牙区3例。

【临床特点与影像学】

颌骨中心性病变表现为颌骨的无痛性膨胀,可伴牙萌出受阻,继发感染时可有疼痛症状。外周性病变表现为牙龈、牙槽上质地实或较软的、界限清楚的隆起。

X线上,中心性病变多表现为界限清楚的单房放射透光影,少数多房或边界不清,内见量多少不等的放射阻射物。有时见根尖吸收,约1/3见未萌牙。病变大小0.5~12 cm,平均3.3 cm。外周型病变可见骨表面的吸收。

【组织病理学】

病变多呈单囊,少数呈多囊,囊壁内壁部分区域粗糙,可伴黄白色、颗粒状钙化(图7-36)。

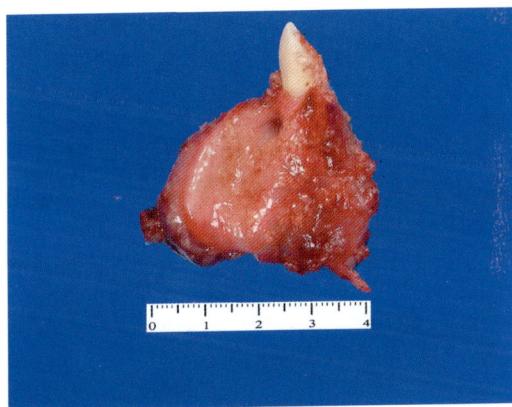

图7-36　牙源性钙化囊性瘤

囊壁衬里上皮的厚度、形态不一,但至少有部分区域的上皮似成釉细胞瘤,见柱状基底胞层,胞核远离基底膜。一般情况下,上皮与结缔组织交界处平坦,无上皮钉突。基底上为类似星网层的细胞(图7-37),上皮内偶见黑色素。影细胞呈单个或成簇位于上皮内,为边界清楚的淡嗜伊红的大细胞,体积明显比其来源的上皮细胞要大。大部分影细胞中央无细胞核,为边界清楚的空腔,少数细胞仍可见胞核遗迹(图7-38)。影细胞可由三色染色、rhodamine B染色在荧光下观察显示出来。由于影细胞较大,故影细胞多的区域上皮要比其他区域厚。影细胞多位于上皮的表层,当上皮基底层的细胞转化为影细胞时,上皮和其下的结缔组织无显著分界,可见异物巨细胞反应。影细胞可发生钙化,开始为细小或粗大的嗜碱性颗粒,以后钙化的影细胞相互堆积形成钙化团。上皮基底部可呈出芽状生长,在结缔组织中形成上皮条索、巢、甚至子囊。上皮衬里旁常见无小管的牙本质样组织,其中可见内陷细胞,甚至影细胞。结缔组织为成熟纤维样。

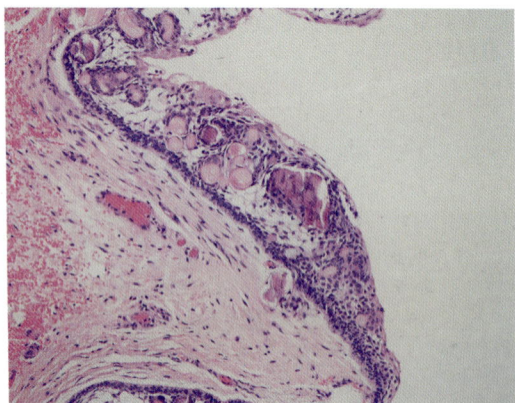

图7-37 牙源性钙化囊性瘤(HE×200)

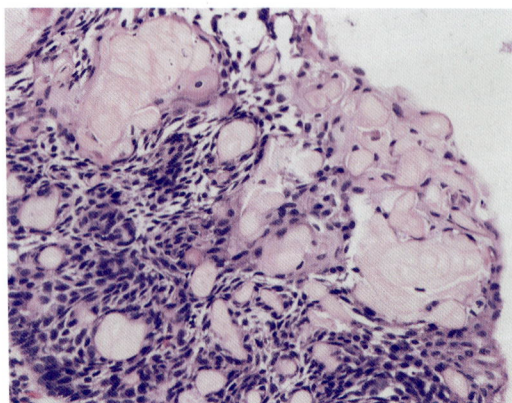

图7-38 牙源性钙化囊性瘤,见较多影细胞(HE×400)

【组织发生】

颌骨中心性病变可能来自未萌牙的缩余釉上皮或牙板残余。外周型病变可能来自牙板残余,而不是表面上皮的基底细胞。

【免疫表型】

肿瘤上皮广谱CK、CK4、CK19阳性。影细胞中广谱CK有学者检测为阳性,有学者检测为阴性。Amelogenin、enamelin在上皮中的表达不同学者的研究结果不同。Ki-67阳性率1.45%~2%,衬里上皮表达,而影细胞不表达。

【超微结构】

基底细胞长形,其下有显著的基底膜,可见桥粒,胞质内可见中等量的张力丝、粗面内质网、核糖体、线粒体、小高尔基体。胞核长、卵圆,有小核仁,异染色质位于胞核周边。星网状区域的细胞间有较大细胞间隙,内有细颗粒状、小泡状物质,或无物质。星网状细胞有长的突起和桥粒,细胞内张力丝不丰富,可见核糖体、粗面内质网、高尔基体,部分细胞含脂滴。

影细胞较大,胞质内充满平行排列的张力丝束,其中分布中等量的小泡,小泡内含颗粒状物质,或为空泡。细胞内见粗面内质网、线粒体残余,胞核、胞膜周围有膜状、颗粒状结构堆积。核膜内侧见异染色质。胞膜上桥粒少见,有时可见不完整的桥粒。影细胞之间可见伴针样钙化的细胞器残余,钙化还可表现为围绕不定形物质的环形结构,还可见完全钙化区。

发育不良的牙本质表现为网格状排列的微丝,其中可见被埋入的影细胞。

【鉴别诊断】

除牙源性影细胞肿瘤外,影细胞还可见于萌出囊肿、成釉细胞瘤、成釉细胞纤维瘤、成釉细胞纤维牙瘤、牙瘤。故诊断牙源性钙化囊性瘤除了要见到影细胞外,还应见到星网状层和拉长的基底细胞。

【遗传学】

常见体细胞的 β-catenin 突变。

【预后及预测因素】

治疗多采取肿瘤摘除术。复发罕见,随访期需长达10年。

（二）牙本质生成性影细胞瘤（dentinogenic ghost cell tumour）

【定义】

是一种缓慢生长、良性但无包膜、具有局部侵袭性的肿瘤，其特征为在成熟的结缔组织间质中见成釉细胞瘤样上皮岛，在上皮岛以及有时在结缔组织中可见成簇的影细胞，上皮旁可见量多少不等的牙本质样物质（发育不良牙本质）。

【ICD-O编码】 9302/0

【同义词】

牙源性影细胞瘤（odontogenic ghost cell tumour），牙源性钙化影细胞瘤（calcifying ghost cell odontogenic tumour），上皮性牙源性影细胞瘤（epithelial odontogenic ghost cell tumour），牙本质成釉细胞瘤（dentinoameloblastoma），牙本质生成性影细胞成釉细胞瘤（dentinogenic ghost cell ameloblastoma）。

【流行病学】

病变可见于骨内，也可见于骨外。有报道认为骨内病变多见，也有报道认为骨外病变多见。患者年龄10~92岁，平均57.6岁。男性略多于女性。北京大学口腔医学院病理科报道，中国人群中，牙本质生成性影细胞瘤占所有牙源性肿瘤的0.38％（5/1 309），5例均为男性，中位年龄39岁。

【部位】

肿瘤上、下颌骨均可发生，外周型病变较常见于下颌骨。北京大学口腔医学院病理科报道的5例中，上颌骨2例，下颌骨3例。

【临床特点与影像学】

骨内病变表现为缓慢进展的颌骨膨胀，发生于上颌骨的病变可出现上颌窦阻塞症状，罕见疼痛。当病变侵蚀骨皮质造成破坏、肿瘤侵犯至周围软组织时骨表面较软。外周性病变表现为无蒂或有蒂的结节，或牙龈、牙槽黏膜的不规则增生，邻近牙可移位。

X线上，骨内病变可有不同表现，可呈界限清楚的单房放射透射影，也可呈界限不清、多房透射影，透射影中可散在量不等的放射阻射团块，病变一般1~10 cm，可见邻近牙吸收、阻生。骨外型病变其下方骨正常，或有压迫性吸收，吸收程度可从很少至显著的碗形缺陷。

【大体检查】

灰白肿块，质实，可伴散在灶性钙化，有时可见多个小囊腔。

【组织病理学】

在某些方面，肿瘤类似于骨内实性成釉细胞瘤，所不同的是还存在灶性影细胞、牙本质样组织。肿瘤无包膜，纤维结缔组织间质中存在成巢、成片的牙源性上皮，周边上皮立方、柱状，胞核卵圆、极性倒置，中央的大部分上皮似成釉细胞瘤中的星网状上皮，有的肿瘤可见灶性表皮样分化，罕见角化。可见小的囊性变。肿瘤的显著特征为影细胞的存在（形态见牙源性钙化囊性瘤），影细胞来自星网状细胞、上皮周边的立方细胞。发生于后者时，基底膜消失，影细胞突入结缔组织，可引起异物反应。影细胞可伴不同程度的钙化。另一个显著特征为上皮岛旁有牙本质样组织的存在，为形态不规则的嗜酸性团块，多无小管，三色染色阳性，内含少量细胞或影细胞。

外周性肿瘤中，增生的肿瘤上皮可以和表面黏膜鳞状上皮相连续或不连续。

有个别病例报道，肿瘤以透明细胞为主。有学者认为牙源性肿瘤中有较多的透明细胞提示肿瘤有恶性倾向，类似情形也可见于成釉细胞瘤。

【组织发生】

颌骨中心性病变来自缩余釉上皮或牙源性上

皮残余的增生。骨外型病变可能来自牙龈中的牙板残余。

【免疫表型】

广谱CK肿瘤上皮阳性,影细胞阳性或阴性。肿瘤上皮CK8、CK14、CK19阳性,EMA、CEA部分细胞阳性。

【超微结构】

有学者对骨外型肿瘤的超微结构观察发现,上皮巢周围的基底样细胞立方、低柱状,与周围细胞、基底膜之间有桥粒、半桥粒连接。细胞内有小束状张力丝,胞质内有中等量的细胞器。星网层细胞呈多角形,有更多桥粒、绒毛状突起,细胞内散在张力纤维束,胞质内有透明角质颗粒、高尔基体、核糖体、线粒体、内质网,细胞之间间隙大。影细胞多无细胞核,较星网状细胞体积大,一些细胞在原来的细胞核区见固缩核和染色质遗迹,胞质内含大小一致的纤维束,有时可见小的针状晶体,大部分细胞的桥粒、绒毛状细胞突起消失,有些细胞的细胞膜增厚或有不规则破坏。

【鉴别诊断】

1. 牙源性钙化囊性瘤:主要是与多囊性牙源性钙化囊性瘤的鉴别,多囊性牙源性钙化囊性瘤中有时结缔组织内有牙源性上皮的增生。两者的鉴别需要充分的临床、影像学资料。显微镜下,牙本质生成性影细胞瘤有相当量的非囊性牙源性上皮岛。

2. 牙源性影细胞癌:牙源性影细胞癌的临床过程有侵袭性,镜下肿瘤细胞丰富,胞质少,核深染,核分裂多见,可伴坏死。肿瘤可来自牙源性钙化囊性瘤或牙本质生成性影细胞瘤,故要多取材,以便找到良性成分。

【遗传学】

有学者检测到 β-catenin 基因的突变。

【预后及预测因素】

骨内型肿瘤应采取扩大切除,骨外型采取局部切除。骨内型肿瘤如采取单纯切除有复发的报道,扩大切除者尚无复发的报道。肿瘤可发生恶变,但非常罕见。

第三部分　间充质和(或)牙源性外胚间充质性肿瘤,含或不含牙源性上皮

一、牙源性纤维瘤（odontogenic fibroma）

【定义】

一种罕见的、良性、非浸润性生长的牙源性肿瘤,为增生的纤维组织中包含量多少不等的、不活跃的牙源性上皮。

牙源性纤维瘤为牙源性肿瘤中定义最为模糊、认识最不统一的肿瘤。2005年版WHO分类中将其分为乏上皮型(epithelium-poor type)和富于上皮型(epithelium-rich type)。病变可表现为颌骨中心性和外周性。

【ICD-O编码】　9321/0

【同义词】

牙源性纤维瘤单纯型(无上皮)(odontogenic fibroma, simple type, epithelium-poor type),牙源性纤维瘤混合型或WHO型(有上皮)(odontogenic fibroma, complex type, WHO-type, epithelium-rich type)。外周性牙源性纤维瘤也称牙源性牙龈上皮错构瘤(odontogenic gingival epithelial hamartomas),牙板错构瘤(harmartoma of the dental lamina),外周性成釉细胞瘤(peripheral ameloblastoma)。

【流行病学】

由于对肿瘤的定义不同,发病率在不同报道中有很大差异,约占1.4%~4.9%。迄今为止,颌骨中心性牙源性纤维瘤约报道60例,患者年龄4~80岁,多见11~39岁,平均34.4岁,女性较多见,男:

女约1：2.2。外周性牙源性纤维瘤较颌骨中心性病变常见，占牙源性肿瘤的3.1%~8.9%。患者年龄2~80岁，发病高峰30~40岁，有报道平均32岁，男女性别无显著差异。

北京大学口腔医学院病理科报道中国人群中牙源性纤维瘤占所有牙源性肿瘤的1.6%（21/1 309），男性8例，女性13例，中位年龄28岁。

【部位】

颌骨中心性病变上、下颌骨发病率无显著差异，上颌骨主要见于颌骨前部，下颌骨主要见于前磨牙、磨牙区。外周性病变见于颊侧、舌侧牙龈，上颌者倾向多见于颌骨前部，下颌者多见于尖牙、前磨牙区。

北京大学口腔医学院病理科报道的21例牙源性纤维瘤中，上颌骨6例，下颌骨15例。

【临床特点与影像学】

中心性病变表现为颌骨缓慢生长的肿块，大部分肿瘤无症状，少数可伴有感觉敏感、未萌牙。外周性病变多表现为有蒂或无蒂、质实的牙龈肿块，大小0.3~2 cm，有时可见牙移位、咬合创伤导致的感染和溃疡、刷牙出血等。

中心性病变影像学表现差异很大，从小的单囊病变至大的多囊病变。大部分病变单囊，界限清楚，有的有硬化边缘；部分病变多囊，可伴边界不清。病变一般1~5 cm，绝大部分为放射透射，少数为透射、阻射混合。有的病变和未萌牙有关，或有牙移位、根尖吸收。外周性病变中可见钙化物。

【大体检查】

中心性病变见肿瘤切面灰白、均质、发亮、局灶出血，分切时有橡皮感、沙砾感。

【组织病理学】

颌骨中心性肿瘤表现为界限清楚、有纤维包膜的肿块。肿瘤呈纤维结缔组织样，有中等量的细胞，成团增生的纤维样细胞周围有成束的、略

呈漩涡状或交织成网状排列的胶原。乏细胞型的组织结构类似牙囊，成纤维细胞量中等，可见散在、形态不一的不活跃牙源性上皮。富于细胞型的特征为成纤维细胞丰富的结缔组织和少细胞而富于血管的区域交织排列，其中见形态不活跃的牙源性上皮岛和条索，上皮细胞呈立方形，胞核圆、椭圆。上皮旁无玻璃样物质。可见灶性钙化，形态类似于发育不良牙骨质、骨样或牙本质样组织。当上皮成分非常丰富时，易误诊为上皮性肿瘤。

外周性病变多无包膜，肿瘤中见多少不等的牙源性上皮，大部分上皮岛较小，有些上皮岛旁见类似于牙本质样的硬组织，间叶组织多表现为呈漩涡状、束状排列的富于细胞的纤维组织，少数病例细胞较少，含大量胶原，有时见黏液样区。部分病例可见表面上皮钉突的伸长。

【组织发生】

颌骨中心性病变可能来源于牙源性外胚间充质、牙周膜、牙囊。

【免疫表型】

外周性病变中，牙源性上皮高分子量和低分子量CK阳性。

【超微结构】

颌骨中心性病变中见成纤维细胞样细胞周围为许多波浪形的胶原束，细胞长形，胞核大，位于中央，有形态不规则的核膜，异染色质呈块状位于核膜边缘，常染色质均匀分布。一些细胞见核内包涵体。胞质内有丰富的高尔基体、微丝，以及少量粗面内质网、核糖体、空泡、溶酶体。

外周性病变中上皮细胞见桥粒、张力丝，胞质内含较多核糖体、发育不良的内质网。核圆形、卵圆形，常见切迹、核仁。成纤维细胞梭形、多角形，胞质内含发育较好的粗面内质网，间质内可见胶原纤维束，上皮旁的玻璃样物质由致密的胶原纤

维构成。

【鉴别诊断】

1. 牙滤泡增生：增生的牙滤泡在形态上有时和牙源性纤维瘤难以区分，但两者的病变大小、部位、X线特征是鉴别的依据。

2. 黏液瘤/黏液纤维瘤：黏液瘤和黏液纤维瘤中均有较显著的黏液成分，这一点与牙源性纤维瘤不同。由于黏液瘤和黏液纤维瘤呈侵袭性生长，故影像学资料对于诊断很重要。

【预后及预测因素】

治疗为肿瘤摘除或彻底切除。中心性病变预后很好，很少复发。外周性病变有复发的报道。

二、牙源性黏液瘤/黏液纤维瘤（odontogenic myxoma and myxofibroma）

【定义】

为一种良性、但有局部侵袭性的骨内肿瘤，其特征为在丰富的黏液样细胞外基质背景中，包埋有梭形、星形、圆形细胞。当肿瘤中有显著的胶原成分时，称黏液纤维瘤。

【ICD-O编码】 9320/0

【同义词】

牙源性纤维黏液瘤（odontogenic fibromyxoma）。

【流行病学】

虽然牙源性黏液瘤为少见的肿瘤，但大部分调查显示，它是牙源性肿瘤中占第4位的肿瘤，仅次于牙源性角化囊性瘤、牙瘤、成釉细胞瘤，占牙源性肿瘤的2.2%~17.7%。患者年龄1~73岁，不同报道显示，平均年龄24.3~28.9岁。女性略微多见，男女之比1：1.1~1：2.1。北京大学口腔医学院病理科报道中国人群中，牙源性黏液瘤占所有牙源性肿瘤的2.6%（34/1 309），男性15例，女性19例，中位年龄26岁。

【部位】

下颌骨略微多见，上颌骨与下颌骨之比约为1：1.3~1：2，病变最常见于上、下颌骨的后部，罕见于前牙区。北京大学口腔医学院病理科报道的34例中，上颌骨18例，其中前磨牙区6例，磨牙区8例，下颌骨16例，其中前磨牙区3例，磨牙区12例。

【临床特点与影像学】

肿瘤一般生长缓慢，但也可见快速生长者。肿块小者无症状，大者见颌骨膨胀，部分患者可有疼痛、牙丢失、移位，发生于上颌者由于肿块侵蚀上颌窦可导致鼻塞、突眼。个别下颌骨病变出现面瘫。

影像学表现为从小的单房病变至大的多房病变，后者可导致牙移位、根尖吸收。病变周界清楚并伴硬化边缘，或边界不清。多房病变中由于有骨小梁分隔，形成了不同影像学特征。"肥皂泡样（soap bubble）"为较大的腔隙周围有圆形、弧形的骨隔围绕；"蜂窝状（honeycomb）"为小的、有角的腔隙形成，"磨砂玻璃样（ground glass）"描述的是许多细小、钙化不良的骨小梁无序地叠加在一起。

X线平片对于判断牙移位、牙根吸收较好，而CT、MRI在判断病变范围、骨皮质和软组织侵犯上具有优势。

【大体检查】

肿瘤边缘呈分叶状，大部分病例边界不清，少部分病例边界清楚。切面呈特有的透明黏液样外观，以黏液为主的肿瘤质地较软，胶原较多的肿瘤质地偏实。

【组织病理学】

肿瘤无包膜，由随机方向排列的星形、梭形、圆形细胞构成，细胞有狭长、交织成网状的嗜酸性淡染胞浆突起，细胞较稀疏，均匀分布在丰富的黏液样基质中（图7-39）。肿瘤中的胶原成分不等，当有明显的胶原成分时称纤维黏液瘤

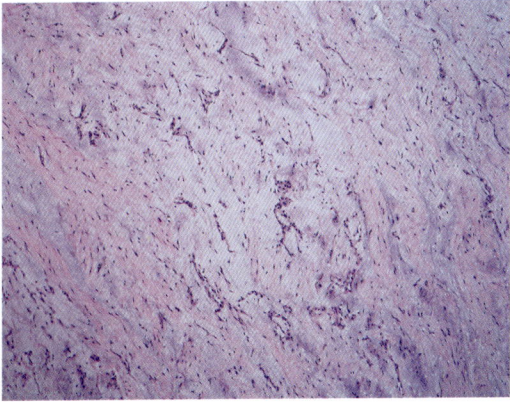

图7-39 牙源性黏液瘤（HE×100）

（fibromyxoma），当以胶原成分为主时称黏液纤维瘤（myxofibroma）。有时可见双核细胞、核异形性、核分裂。罕见牙源性上皮巢和条索（图7-40），且并非诊断此肿瘤的必要条件。上皮巢周围可见玻璃样变区。肿瘤中血管较少。

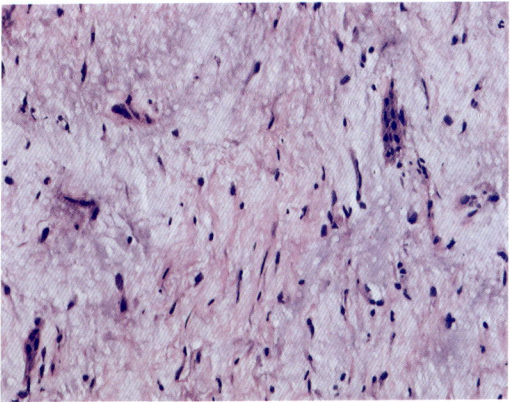

图7-40 牙源性黏液瘤，见小块牙源性上皮（HE×400）

间质含酸性黏多糖，主要为透明质酸，呈阿辛兰强阳性、甲苯胺蓝异染性、PAS弱阳性。

【组织发生】

肿瘤来源于发育中牙的外胚间充质，或牙周膜中的未分化间质细胞。

【免疫表型】

有牙源性上皮的病例中上皮成分广谱CK、CK19阳性。黏液成分中的圆形、角形细胞Vim、nestin阳性，部分细胞MSA阳性，提示存在肌纤维母细胞成分。

【超微结构】

主要的细胞成分为长梭形、三角形细胞，边缘不规则，有切迹、突起，胞核明显，1~2个核仁，核膜形态不规则，边缘有致密异染色体。胞质富于细胞器，有发育良好的粗面内质网，还可见高尔基器、线粒体、糖原、脂滴等。胞质内可见排列紧密的微丝。细胞间基质为细颗粒状，散在少量胶原。

【鉴别诊断】

牙滤泡增生：增生的牙滤泡为黏液样，显微镜下易误诊为黏液瘤。临床、影像学资料有助于鉴别，如果病变局限于未萌牙的牙冠周围，厚约数毫米，几乎能肯定为增生的牙滤泡。与黏液瘤相比较，牙滤泡有较多的胶原、含缩余釉上皮、牙源性上皮。

【遗传学】

对23例牙源性黏液瘤的GS-α基因检测显示，未见此基因的突变。少数肿瘤有PRKAR1A基因的突变。

【预后及预测因素】

较小的肿瘤单纯切除即可。但一般来说，保守的治疗可导致高复发率，复发率10%~33%。肿瘤虽然生长缓慢，但无包膜，呈浸润性生长。较大的病变需进行根治性或颌骨截断切除，采取这些方法治疗后复发率较低。大部分复发见于术后2年之内，但也有多年后复发的报道。故需进行长期随访。罕见恶变的报道，迄今为止有4例。

三、成牙骨质细胞瘤（cementoblastoma）

【定义】

肿瘤特征为有在一牙根表面有成片的、内含大量反折线的牙骨质样组织形成，在病变外周区、增生活跃区无矿化，同时伴有牙根吸收。

【ICD-O编码】 9273/0

【同义词】

良性成牙骨质细胞瘤（benign cementoblastoma），真性牙骨质瘤（true cementoma）。

【流行病学】

占所有牙源性肿瘤的0.1%~4.2%。迄今为止全世界报道约120余例，男女之比1.4:1，但性别是否存在差异尚有疑问。患者年龄6~71岁，多见于青少年、年轻成人，平均年龄21.3岁。北京大学口腔医学院病理科报道，中国人群中成牙骨质细胞瘤占所有牙源性肿瘤的1.68%（22/1 309），男性9例，女性13例，中位年龄25岁。

【部位】

病变多见于下颌骨，79.5%发生于下颌骨，20.5%发生于上颌骨。发生于下颌骨者，最常见于磨牙区，特别是第一磨牙区。发生于切牙区、双侧者均有个别报道，也有少量发生于乳牙的报道。北京大学口腔医学院病理科报道的22例中，上颌骨3例，均位于磨牙区，下颌骨19例，其中磨牙区15例。

【临床特点与影像学】

部分患者有病变区肿胀、疼痛，肿胀可表现在颌骨的颊侧、舌侧，部分患者的疼痛较剧烈或进行性加重。患牙可对叩诊敏感，通常仍为活髓牙。

X线表现对诊断非常有帮助，典型表现为界限清楚的、与牙根融合的放射阻射团块，周围有狭窄的放射透射区。有不同程度的牙根吸收，但可能被肿瘤密度遮盖，牙周膜间隙消失。在肿瘤早期阶段，X线表现为透射或混合密度。病变大小0.5~5.5 cm，平均2 cm。罕见肿瘤与邻牙融合、邻牙移位、邻牙牙根外吸收。

【大体检查】

肿瘤表现为与一个牙或多个牙牙根融合的圆形、结节状的硬团块，有灰色软组织包围。

【组织病理学】

肿瘤由含许多嗜碱性反折线的不规则牙骨质样小梁结构构成，肿瘤硬组织与牙根的吸收面相连。受累牙的牙根因吸收而变短，在许多区域牙骨质样小梁周围环绕着大的、肥胖的成牙骨质细胞，细胞甚至出现多形性。在病变外周和其他生长活跃的区域，可见成片的未矿化组织。病变不浸润周围骨，外周常见纤维组织包膜。软组织成分由富于血管的、疏松纤维组织构成。

【组织发生】

肿瘤可能来自牙周膜的外胚间充质细胞，首先发生根尖周围的骨吸收，以后出现牙根表面吸收，最终，新形成的肿瘤组织替代了上述吸收间隙。

【免疫表型】

成牙骨质细胞和结缔组织基质均呈牛形态蛋白（bovine morphogenetic protein）阳性，而钙化的牙骨质样组织阴性。

【鉴别诊断】

1. 骨母细胞瘤：骨母细胞瘤与成牙骨质细胞瘤的组织学形态相似，临床及影像学资料有利于鉴别两者。成牙骨质细胞瘤与牙根表面相连而与骨不相连，这是与骨母细胞瘤不同之处。

2. 骨肉瘤：成牙骨质细胞瘤有时细胞出现异形性，形态学上可类似骨肉瘤，但骨肉瘤无与牙根表面相连的特点。

【预后及预测因素】

如果肿瘤摘除不彻底，容易复发，复发率可达21.7%~37.1%，故手术治疗应彻底，需切除肿瘤及周围骨组织。无恶变的报道。

第二节 恶性牙源性肿瘤

恶性牙源性肿瘤是较少见的肿瘤,约占所有牙源性肿瘤的5%~6%。

第一部分 牙源性癌

一、转移性成釉细胞瘤（metastasizing ameloblastoma）

【定义】

转移性成釉细胞瘤是具有良性的组织学表现,但发生了转移的成釉细胞瘤。

由于转移性成釉细胞瘤与未发生转移的成釉细胞瘤在组织学上一致,故此肿瘤的诊断是在发生了转移以后做出,其诊断是依据临床行为而非组织学表现。过去转移性成釉细胞瘤也被称为成釉细胞癌,直至2005版WHO头颈肿瘤分类中才明确将两者分开。

【ICD-O编码】 9310/3

【流行病学】

肿瘤罕见,迄今为止报道约70例。有学者估计约2%的成釉细胞瘤可发生转移,但此比例可能过高。Hong等对305例复发性成釉细胞瘤进行了长期随访,结果发现1例（0.3%）肿瘤发生了转移。患者年龄5~74岁,平均34.4岁。男女之比约1∶0.86。

【部位】

肿瘤部位与不发生转移的成釉细胞瘤相似。约80%的肿瘤发生于下颌骨,主要是下颌骨后部。

【临床特点与影像学】

转移性、非转移性成釉细胞瘤原发肿瘤的临床特点无明显不同,但肿瘤多次复发可增加转移的可能。从肿瘤原发灶出现到转移出现的时间一般较长,文献报道平均为10.3年到13.5年。最常见的转移部位为肺,在所有病例中,转移到肺的占75%,转移到骨的占25%（包括颅骨、椎骨、femur）,其他包括颈淋巴结（18%）、肝（11%）、脑（10%）等。发生肺转移者多为双侧、多结节转移。

与肿瘤转移有关的因素可能包括肿瘤大小、原发灶存在时间、多次复发、治疗不充分等。

原发灶的影像学特点与不发生转移者相似。

【组织病理学】

组织学表现与不发生转移者一致,无细胞异形性。有学者研究发现,肿瘤中的滤泡型、颗粒型、棘皮瘤型等组织学亚型相对较易复发,但需要注意的是,许多肿瘤的复发与原发肿瘤的外科治疗不充分有关。许多转移性的肿瘤与肿瘤多次复发相关。所有转移性肿瘤均来自实性/囊性成釉细胞瘤。

【组织发生】

肿瘤发生的病因不明。有学者认为可能与成釉细胞瘤固有的低度恶性特征有关。

【免疫表型】

原发灶、转移灶肿瘤上皮中amelogenin、CK19表达一致,周边柱状、立方上皮和部分中央多角形细胞amelogenin阳性,CK19在肿瘤上皮中弥漫阳性。

【预后及预测因素】

原发肿瘤的充分外科切除是减少肿瘤复发的重要手段,肿瘤切除应保证有一定安全切缘。由于转移灶肿瘤的出现是在原发肿瘤切除后多年出现,肿瘤需进行长期随访。

肿瘤转移至肺者,应将累及的肺组织切除。对不能切除者可进行放疗、化疗,但放、化疗的效果有限。当肿瘤出现转移后,中位生存时间仅3个月至5年。

二、成釉细胞癌（ameloblastic carcinoma）

成釉细胞癌是牙源性恶性肿瘤中较常见者,北京大学口腔医学院病理科报道,它在所有牙源性恶性肿瘤中占第2位,为21.79%（17/78）,仅次于原发性骨内鳞状细胞癌。其中男性15例,女性2例,中位年龄53岁。上颌骨5例,其中磨牙区4例,下颌骨12例,其中前磨牙区2例,磨牙区7例。

（一）原发型（primary type）

【定义】

罕见的牙源性恶性肿瘤,具有成釉细胞瘤的组织学特征和细胞异形性。肿瘤可有转移或无转移。

【ICD-O编码】 9270/3

【流行病学】

发病率不明,迄今为止报道不足80例。据不同统计报道,占牙源性肿瘤的0.3%~2.2%。不同报道显示,患者年龄4~84岁,平均34.4~52岁,男女之比1∶0.5~1∶0.8。

【部位】

下颌骨：上颌骨约1∶1,下颌骨主要见于下颌骨后部及升支,上颌骨主要见于上颌骨后部。

【临床特点与影像学】

最常见的症状为颌骨肿胀,其次为疼痛、不适、牙痛、牙松动、骨皮质穿孔、下唇麻木。约20%的患者肿瘤快速生长。

影像学上,约2/3肿瘤呈多房性生长,1/3肿瘤呈单房性生长。由于肿瘤常侵蚀骨皮质,约一半的肿瘤边界不清。

【组织病理学】

诊断的组织学标准为有成釉细胞瘤的组织学图像合并细胞的恶性特征。组织学类型可呈滤泡型、丛状型,部分细胞巢周边见栅栏状排列的高柱状细胞,核极性倒置。上皮巢中央的星网状细胞可有或无,中央可见基底样细胞。恶性特征包括细胞丰富、染色体浓染、成釉细胞瘤分化丢失而细胞呈梭形、每高倍视野核分裂2个以上、血管和神经侵犯,有时见灶性坏死。

间质为有中等细胞程度的胶原,部分肿瘤可见玻璃样基质、牙本质样/骨样物质和钙化。

【免疫表型】

梭形、上皮样肿瘤细胞广谱CK、CK8、CK18、CK19、EMA阳性,梭形肿瘤细胞Vim阳性,CK少量阳性。

【超微结构】

对梭形细胞成釉细胞癌的观察显示,肿瘤细胞有桥粒,核周有张力纤维束聚集。

【鉴别诊断】

1. 成釉细胞癌,继发型：当成釉细胞癌中出现良性成釉细胞瘤成分时,应诊断为成釉细胞癌在成釉细胞瘤中,即继发型成釉细胞癌。

2. 梭形细胞肿瘤：当成釉细胞癌中出现大量梭形细胞时,可能误诊为梭形细胞癌。此时用CK和Vim的免疫组化标记有利于鉴别梭形细胞的上皮特性。

【遗传学】

成釉细胞癌较原发、复发性成釉细胞瘤更常见染色体的异倍体。有5q、6q的获得和5q13的扩增。

【预后及预测因素】

治疗包括肿瘤切除、截骨、放疗、化疗。推荐进行彻底的肿瘤切除和截骨,经此治疗,很少复发。单纯肿瘤切除或放疗后均复发。化疗效果值得怀疑。约28%的肿瘤发生转移。

（二）继发型（去分化型），骨内型 [secondary (dedifferentiated), intraosseous]

【定义】

成釉细胞癌可发生于先前存在的良性成釉细胞瘤，肿瘤中仍可见典型的良性成釉细胞瘤的特征，此时称继发型或去分化型成釉细胞癌。

【ICD-O编码】9270/3

【同义词】

癌在骨内型成釉细胞瘤中（carcinoma ex intraosseous ameloblastoma）。

【流行病学】

迄今为止约有7例报道，患者年龄22~74岁，男性4例，女性3例。

【部位】

7例报道的肿瘤均位于下颌骨。

【临床特点与影像学】

临床症状与成釉细胞瘤相似，一般肿瘤较大。肿瘤在出现恶性特征之前，常有良性肿瘤复发、放疗的病史。

影像学上可见肿瘤边界不清，骨皮质破坏，肿瘤累及软组织，这些特征与良性成釉细胞瘤不同。

【大体检查】

肿瘤质实、均质、象牙色，与周围骨分界不清。

【组织病理学】

根据定义，肿瘤中至少可见部分良性成釉细胞瘤的成分。另有部分肿瘤上皮细胞出现典型的细胞异形性。

【免疫表型】

肿瘤上皮广谱CK阳性，Vim、MSA、desmin、S-100、NF阴性。

【超微结构】

肿瘤细胞内见较多糖原、线粒体，罕见紧密连接。

【鉴别诊断】

成釉细胞癌，原发型：按照继发型成釉细胞癌的标准，肿瘤中一定要有良性成釉细胞瘤的成分，或是有原发肿瘤为良性的病史。如果原发肿瘤中只有恶性肿瘤成分，应诊断为原发型成釉细胞癌。

【预后及预测因素】

推荐进行扩大外科切除合并受累颌骨的截断切除，应进行长期随访。

（三）继发型（去分化型），外周型 [secondary (dedifferentiated), peripheral]

【定义】

定义为之前存在的外周性良性成釉细胞瘤转化为恶性细胞表型，之前被称为的口内牙龈的基底细胞癌可能也应归入此类。有学者认为真正的基底细胞癌来自皮肤附件，不会发生于颌骨、口腔黏膜。

【ICD-O编码】9270/3

【同义词】

癌在外周型成釉细胞瘤中（carcinoma ex peripheral ameloblastoma）。

【流行病学】

迄今为止共报道约9例。患者年龄40~83岁，平均65.1岁。男性6例，女性3例。

【部位】

病变位于牙龈软组织。4例位于上颌，5例位于下颌，前牙、后牙区均可发生。

【临床特点与影像学】

牙龈表面呈不同表现，如形态不规则、凹陷、有蒂或无蒂、下方骨吸收。

影像学可见病变下方可有或无骨吸收。

【组织病理学】

大部分肿瘤的原发肿瘤中可见外周性成釉细

胞瘤的特征以及细胞异形性。2例肿瘤为原发肿瘤为良性，而复发肿瘤中出现恶性特征。肿瘤由具有成釉细胞瘤特征的上皮岛、条索构成，外周为柱状细胞，中央为星网状细胞，后者可伴不同程度的鳞状化生。此外，要满足此肿瘤的诊断还应看到细胞的恶性特征，如细胞和核的多形性、异常核分裂、牙槽骨或神经的侵犯，有时可见肿瘤去分化，梭形细胞形成。

【组织发生】

肿瘤可能来自牙龈黏膜下的牙板残余，也可能来自口腔黏膜上皮的基底层细胞，但对于后者尚有争论。

【免疫表型】

星网状细胞CK18阳性、外周柱状细胞、星网状细胞、鳞化细胞、梭形细胞CK19阳性。牙龈上皮上述两者均不阳性。

【超微结构】

肿瘤细胞含少量线粒体、张力丝、核糖体，偶见内质网，胞核含1～2个核仁，胞膜见少量微绒毛、桥粒。

【鉴别诊断】

牙源性上皮增生、外周性牙源性纤维瘤：此两种病变无明显的细胞学上的异形性。

【预后及预测因素】

治疗为广泛的病灶切除以及累及骨的截断切除。无长期随访的报道。

三、原发性骨内鳞状细胞癌（primary intraosseous squamous cell carcinoma）

【定义】

原发性骨内鳞状细胞癌是与口腔黏膜无关的颌骨中心性癌，推测来源于牙源性上皮剩余。在确诊为此肿瘤之前，应排除转移性肿瘤、来源于涎腺的肿瘤以及上颌窦来源的肿瘤。

根据病因学不同，肿瘤可分为3类：①侵犯骨髓腔并导致骨吸收的实性肿瘤；②来源于牙源性囊性病变（包括牙源性囊肿和牙源性角化囊性瘤）的鳞状细胞癌；③来源于其他良性牙源性上皮肿瘤的鳞状细胞癌。

【ICD-O编码】 9270/3

原发性骨内鳞状细胞癌是牙源性恶性肿瘤中较常见者，北京大学口腔医学院病理科报道中国人群中，原发性骨内鳞状细胞癌在所有牙源性恶性肿瘤中占首位，为62.82%（49/78），占所有牙源性肿瘤的3.74%（49/1 309）。男性33例，女性16例，中位年龄52岁。上颌骨5例，均位于前牙区，下颌骨44例，其中前磨牙区6例，磨牙区35例。

（一）实体型（原发性）[solid type（arising De Novo）]

肿瘤来源于非囊性的成分，如牙源性上皮剩余、缩余釉上皮，或来源于良性牙源性肿瘤。

【同义词】

原发性牙槽骨内表皮样癌（primary intraoalveolar squamous cell carcinoma）。

【流行病学】

迄今为止报道不到100例。患者年龄4~81岁，平均50~53岁。男性略多见，男女之比2：1。

【部位】

下颌骨常见，约占90%，绝大部分位于下颌骨后部。位于上颌骨者均位于上颌骨前部。

【临床特点与影像学】

常见病变区黏膜肿胀、疼痛、麻木、感觉异常。

影像学见溶骨性破坏，少数见溶骨、成骨的混合图像。大多数病变边界不清，少数边界清楚，病变单房或多房。累及牙槽骨、颌骨体部、升支。少见牙根吸收。

【组织病理学】

组织学形态与经典的鳞状细胞癌相似。纤维结缔组织间质中存在肿瘤性鳞状上皮岛，角化程度不一,大部分为中分化。结缔组织中有不等量的淋巴细胞浸润。

【组织发生】

肿瘤可能来自颌骨内的上皮根鞘、缩余釉上皮。

【免疫表型】

肿瘤细胞 p63、β-catenin 高表达。

【超微结构】

肿瘤细胞有宽的细胞间隙、显著的桥粒连接,胞核大、不规则,核仁明显。

【鉴别诊断】

1. 转移性鳞状细胞癌:临床及影像学资料有助于区分两者。

2. 颌骨中心性黏液表皮样癌:肿瘤中有较多表皮样细胞,但多少存在一些黏液细胞。

【遗传学】

对肿瘤细胞的 6 800 个基因分析表明,8 个基因上调 3 倍以上,20 个基因下调 3 倍以上,这其中 10 个为核糖体基因,4 个为 CK 基因。

【预后及预测因素】

应进行广泛、彻底的切除,结合辅助放疗、化疗。因随访资料少,预后难以统计。但有学者报道预后差,5 年生存率 30% ~40%。31.4% 的肿瘤在诊断时已发生了转移。

(二)来自牙源性角化囊性瘤的原发性骨内鳞状细胞癌(primary intraosseous squamous cell carcinoma derived from kera-tocystic odontogenic tumor)

【定义】

发生于颌骨内的鳞状细胞癌,同时存在牙源性角化囊性瘤,并与口腔黏膜没有联系。看到牙源性角化囊性瘤的囊壁上皮异常增生、恶性转化是诊断的依据。

【ICD-O 编码】　9270/3

【流行病学】

迄今为止报道约 26 例。英文文献报道的 20 例中,患者年龄 18~81 岁,平均 51.3 岁。男性 13 例,女性 7 例,男女之比 1.9∶1。

【病因学】

病因不明。

【部位】

下颌骨常见,尤其是下颌骨后部。

【临床特点与影像学】

大多数患者在临床上无恶性症状,恶性诊断一般建立在组织学检查基础上。当出现症状时,一般为非特异性,如肿胀、疼痛。

影像学上,大部分病例表现为圆形、卵圆形单房或多房放射透光影,多数边界清楚,少数边界不清。早期病变类似囊肿,随病变进展,部分边界模糊,呈锯齿状,与囊肿不同,还可见骨皮质变薄、邻近病变的牙根吸收。

【组织病理学】

特点为鳞状细胞癌与牙源性角化囊性瘤同时存在,后者常为不全角化,也可为正角化。诊断的建立需要看到囊壁上皮向侵袭性癌的转化,这种转化是异常增生的上皮较突然或逐渐移行的变化。鳞状细胞癌从囊壁上皮衬里突向结缔组织,大部分肿瘤为高分化。

【超微结构】

囊壁上皮的超微结构与一般上皮一致。肿瘤细胞之间连接松散,胞核形态不规则,有多个核仁,胞质富于线粒体,见内质网、溶酶体,偶见高尔基器、空泡、糖原,一些细胞见不规则分布的张力丝束。

【鉴别诊断】

1. 颌骨中心性黏液表皮样癌:组织学上可看到黏液细胞。

2. 牙源性鳞状细胞癌:细胞无明显异形,核分裂少见。

【遗传学】

对1例病变的DNA研究表明,囊壁上皮、鳞癌上皮均为DNA异倍体。

【预后及预测因素】

由于报道较少,目前对其预后还难以估计。

（三）来自牙源性囊肿的原发性骨内鳞状细胞癌（primary intraosseous squamous cell carcinoma derived from odontogenic cysts）

【定义】

发生于颌骨内的鳞状细胞癌,同时有牙源性角化囊性瘤以外的牙源性囊肿存在,并与口腔黏膜没有联系。

【ICD-O编码】 9270/3

【流行病学】

目前报道病例不到50例,包括来自根尖囊肿、残余囊肿、含牙囊肿的病例。患者年龄22~90岁,平均56.7岁,男女之比2.3：1。

【部位】

大多数病变位于下颌骨。

【临床特点与影像学】

临床症状可表现为疼痛、感觉异常、麻木。X线表现为任何类型的牙源性囊肿。

【组织病理学】

组织学特点为鳞状细胞癌及其伴随的囊肿,囊肿表现为根尖囊肿、残余囊肿、含牙囊肿等,囊肿上皮可见不同程度的异常增生,并转化为鳞状细胞癌。

【免疫表型】

对1例来自囊肿的鳞状细胞癌的检测发现,与囊壁上皮相比,肿瘤细胞核的p53高表达。

【预后及预测因素】

可进行颌骨的截断切除、半侧切除。复发率可能高达50%,2年生存率约为53%。

四、牙源性透明细胞癌（clear cell odontogenic carcinoma）

【定义】

由成片、巢状的空泡细胞、透明细胞构成的肿瘤。

【ICD-O编码】 9341/3

【同义词】

牙源性透明细胞瘤（clear cell odontogenic tumor）,透明细胞成釉细胞瘤（clear cell ameloblastoma）。

1985年,Hansen等描述了一种新类型的肿瘤,称牙源性透明细胞瘤（clear cell odontogenic tumor）。肿瘤有局部侵袭性,有潜在转移可能,即使无恶性细胞特征,也被认为是恶性。另一种变异型为透明细胞成釉细胞瘤。

【流行病学】

约占所有牙源性肿瘤的0.2%,迄今为止共报道约55例。年龄14~71岁,多见40~60岁。

牙源性透明细胞癌患者的男女之比为1：2.4,透明细胞成釉细胞瘤的男女之比为1.7：1。北京大学口腔医学院病理科报道,它占所有牙源性肿瘤的0.61%（8/1 309）,男性2例,女性6例,中位年龄42岁。

【部位】

肿瘤几乎均位于骨内,下颌骨多见,前、后牙区均可发生。北京大学口腔医学院病理科报道的8例中,上颌骨3例,下颌骨5例。

【临床特点与影像学】

肿瘤大小不一,5~10 cm,大部分肿瘤生长较快,表现为颌骨膨胀,少数患者有轻微疼痛、牙松动、移位。

影像学上表现为放射透射影,单房或多房,边界清楚或不清楚,少数病例见根吸收。部分病例见骨皮质破坏。CT对于确定病变范围很有帮助。

【大体检查】

白色、粉灰色的实性肿块，有或无坏死。

【组织病理学】

肿瘤包括两种组织学图像。一种图像为肿瘤由形态较一致的透明细胞组成的片状、条索状、巢状上皮岛构成，透明细胞圆、卵圆形，有丰富的透明性胞质、淡染的泡状核。部分细胞为较小的多角形细胞，胞质嗜酸，有浓染的胞核。两种类型的细胞可同时存在于同一上皮岛中，并可见细胞相互移形。少见细胞多形性和核分裂，但个别病例可见较多核分裂。肿瘤上皮岛由窄的成熟纤维或玻璃样间质分隔。肿瘤无包膜，侵犯周围骨，常见骨皮质破坏，肿瘤侵及周围软组织。

另一种组织学图像被称为透明细胞成釉细胞瘤，部分区域有成釉细胞瘤的特征，类似于滤泡型，但上皮岛中央细胞常呈立方形、胞质嗜酸，而非星网状细胞，同时上皮岛中可见显著的透明细胞成分。有时可见鳞状细胞、少量核分裂。间质为致密的纤维、玻璃样组织。可见少量影细胞，罕见牙本质样组织。

两种组织学图像都为低度恶性肿瘤。

【组织发生】

肿瘤可能来自牙板残余和缩余釉上皮旁的上皮增生。

【免疫表型】

肿瘤上皮EMA阳性，SMA、Vim阴性。广谱CK于透明细胞散在阳性，嗜酸性细胞少量阳性。

【超微结构】

上皮细胞巢被连续的基底膜样物质、含成纤维细胞的胶原间质包绕，未见腺腔分化。包膜卷曲，微绒毛样的突起在细胞之间呈交指状排列，桥粒小。透明细胞见丰富的透明胞质，细胞器少。嗜酸性细胞中的细胞器稍多，可见数量不等的线粒体、糖原、溶酶体、粗面内质网、微丝束。核膜内陷，有1~2个核仁，部分核浓缩。

【鉴别诊断】

要注意和含透明细胞的其他肿瘤进行鉴别。

1. 牙源性钙化上皮瘤：牙源性钙化上皮瘤中有时会出现透明细胞，但其透明细胞较少，仅呈灶性出现。

2. 涎腺肿瘤：发生于颌骨的涎腺肿瘤罕见，但当出现并含有透明细胞时应注意鉴别。有时黏液表皮样癌可以透明细胞为主，但肿瘤中还存在黏液细胞，有时还可见表皮样细胞。少量腺泡细胞癌也可见透明细胞，但肿瘤中还多有浆液性腺泡细胞。

【遗传学】

CGH分析表明有19、20号染色体的获得和6、9号染色体的丢失。肿瘤上皮细胞存在p63的高表达。

【预后及预测因素】

治疗采取肿瘤边缘1 cm外切除，有骨皮质破坏者可进行辅助放疗。肿瘤单纯切除可导致多次复发、转移、患者死亡。似乎透明细胞型成釉细胞瘤的预后要差于牙源性透明细胞癌。

五、牙源性影细胞癌（ghost cell dontogenic carcinoma ）

【定义】

牙源性影细胞癌为牙源性钙化囊性瘤、牙本质生成性影细胞瘤的恶性型，特征为见形态不一的富于细胞的上皮团，肿瘤细胞小、圆形，染色质浓染，核分裂多见，可见影细胞和钙化。

【ICD-O编码】　9302/3

【同义词】

牙源性钙化性影细胞癌（calcifying ghost cell odontogenic carcinoma），恶性牙源性上皮性影细胞瘤（malignant epithelial odontogenic ghost cell tumour），来源于牙源性钙化囊肿的癌（carcinoma arising in a calcifying odontogenic cyst）。

【流行病学】

流行病学资料少。北京大学口腔医学院病理

科报道的中国人群中,牙源性影细胞癌占所有牙源性肿瘤的0.23%(3/1 309),男性1例,女性2例,中位年龄43岁。

【部位】

肿瘤均见于骨内,部分可见肿瘤侵犯周围软组织。多见于上颌骨,上颌骨∶下颌骨约2.6∶1。北京大学口腔医学院病理科报道的3例肿瘤中,上颌骨2例,下颌骨1例。

【临床特点与影像学】

肿瘤大小不一,小者仅累及2个牙位,大者累及半侧颌骨,甚至超过中线。多数肿瘤最大径大于5 cm。肿瘤可呈无痛性生长,少数伴疼痛、感觉异常。位于上颌骨的肿瘤可出现累及鼻腔、上颌窦、眼眶的症状。

影像学上,典型的表现为界限不清的溶骨性放射透光影,内见灶性放射阻射(图7-41)。少数见完全放射阻射。部分病例见牙根移位、吸收。

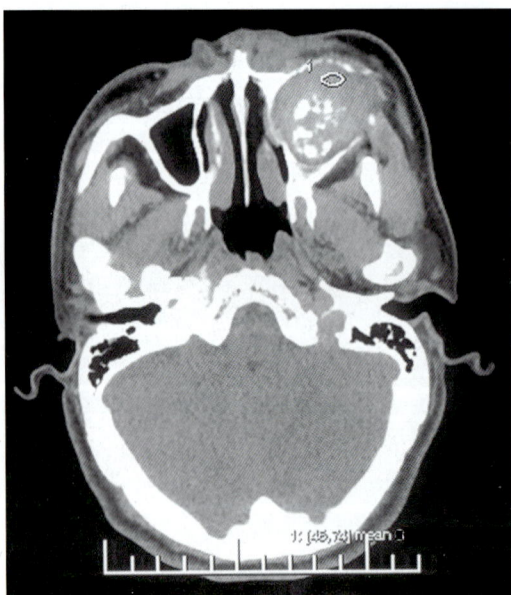

图7-41 牙源性影细胞癌

【大体检查】

切面为沙砾样实性(图7-42),但当肿瘤来源于牙源性钙化囊性瘤时,则部分为囊性。

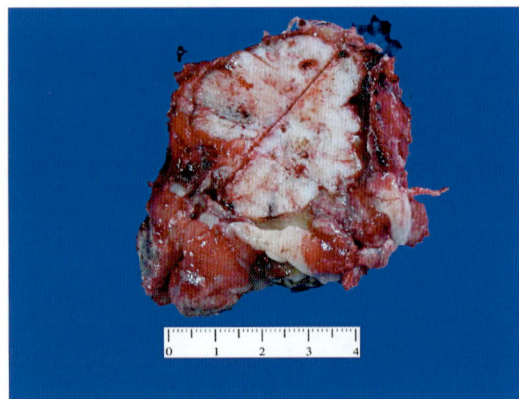

图7-42 牙源性影细胞癌

【组织病理学】

肿瘤由圆形、不规则形、大小不一的上皮巢构成,上皮巢内为排列紧密的小上皮细胞(图7-43),胞质微嗜酸,有圆形、深染、中度多形性的胞核,见较多核分裂(图7-44)。同时可见大小不等的影细胞巢,表现为大多边形细胞,有均质的淡嗜酸性

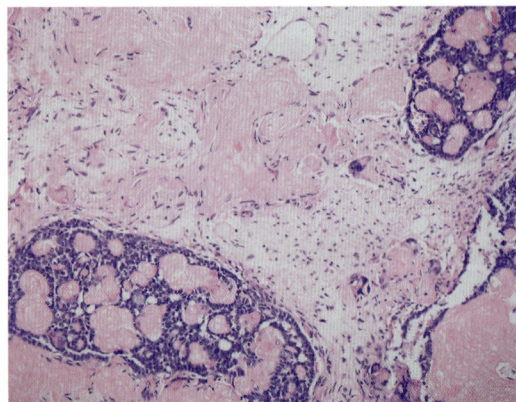

图7-43 牙源性影细胞癌(HE×200)

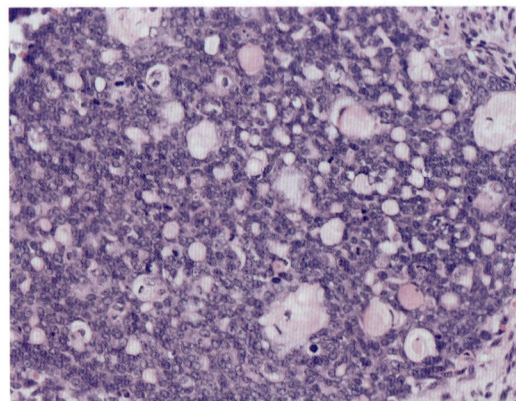

图7-44 牙源性影细胞癌,见较多核分裂(HE×400)

胞质,胞核崩解留下圆形空隙。影细胞团与间质接触处,可见异物巨细胞反应。影细胞团中有多少不等的钙化,还可见透明细胞、空泡细胞。上皮巢中央常见坏死。有时可见发育不良牙本质。肿瘤中可见良性牙源性钙化囊性瘤、牙源性影细胞瘤成分,良性和恶性成分的关系表现为两种类型,一种为两者分开存在,一种为两者混杂存在。肿瘤侵犯周围骨和软组织。

【组织发生】

肿瘤可能来源于牙源性钙化囊性瘤、牙源性影细胞瘤的恶变。

【免疫表型】

肿瘤细胞高分子量CK强阳性,低分子量CK弱阳性。Vim、CEA、S-100、p53的标记结果不一。恶性肿瘤的Ki-67、MIB-1指数高于良性肿瘤。

【超微结构】

肿瘤细胞核质比增大,多角形细胞核中有显著核仁,胞质内见发育良好的粗面内质网、核糖体、线粒体,细胞表面有大量微绒毛,并和少量桥粒连接。许多细胞之间黏附丧失。

【鉴别诊断】

牙源性钙化囊性瘤:由于部分牙源性影细胞癌来自牙源性钙化囊性瘤,故要注意与后者鉴别。前者除了有牙源性钙化囊性瘤的特征外,还有核浓染的小细胞、多见核分裂、伴坏死。

【遗传学】

对与凋亡相关的肿瘤基因的研究表明,所有肿瘤细胞Bcl-2阳性,异形细胞、影细胞旁的有核细胞Bcl-XL阳性,部分影细胞Bcl-XL弱阳性。Bax在影细胞及其邻近的有核细胞中表达。TUNEL检测也被用于凋亡的检测。研究结果提示,影细胞可能是细胞向角质细胞异常分化的结果,或分化较差的牙源性细胞凋亡的结果。

【预后及预测因素】

即使进行较广泛的切除,肿瘤常见复发,甚至多次复发,部分可发生转移,甚至死亡。牙源性影细胞癌为侵袭性肿瘤,需要进行广泛、根治性切除,部分需要术后放疗。

第二部分　牙源性肉瘤

此组恶性牙源性外胚间充质肿瘤包括成釉细胞纤维肉瘤、成釉细胞纤维牙本质肉瘤、成釉细胞纤维牙肉瘤,有时将三者统称为成釉细胞肉瘤(ameloblastic sarcoma),部分是由于三者的预后相似,有学者认为区分三者无临床治疗意义。此组病变还包括非常罕见的牙源性纤维肉瘤(odontogenic fibrosarcoma)和牙源性(纤维)黏液肉瘤[odontogenic (fibro) myxosarcoma],后两者未被包括在2005版WHO头颈肿瘤分类中。

牙源性肉瘤中的牙源性上皮成分均呈良性,而牙源性外胚间充质成分为恶性,成釉细胞纤维肉瘤仅含软组织,成釉细胞纤维牙本质肉瘤还另有牙本质或牙本质样组织,成釉细胞纤维牙肉瘤还含有釉质或釉质样组织。

一、成釉细胞纤维肉瘤（amoloblastic fibrosarcoma）

【定义】

成釉细胞纤维肉瘤是一种含有良性上皮性成分和恶性外胚间充质成分的牙源性肿瘤,是与成釉细胞纤维瘤相对应的恶性肿瘤,可原发恶性,也可由先前存在的牙源性纤维瘤恶变而来。

【ICD-O编码】　9330/3

【同义词】

成釉细胞肉瘤(ameloblastic sarcoma)。

【流行病学】

肿瘤罕见。迄今为止共报道有10例。男女

之比1.6∶1。64.2%的患者为原发（de novo）恶性，35.8%为由成釉细胞纤维瘤转化而来。患者年龄3~89岁，平均27.3岁。原发恶性患者平均年龄22.9岁，由良性转化而来的患者平均年龄33岁。北京大学口腔医学院病理科报道的1 309例牙源性肿瘤中，成釉细胞纤维肉瘤仅1例，为男性，32岁。

【部位】

发生于下颌骨约占79%，上颌骨约占21%，两者之比约5∶1。上、下颌骨均好发于颌骨后部。仅1例外周型的报道。北京大学口腔医学院病理科报道的1例肿瘤位于下颌骨前磨牙区。

【临床特点与影像学】

临床上，最常见肿胀、疼痛。部分病例见牙活动、感觉异常。肿瘤可生长较快。

影像学典型表现为界限不清的单房、多房放射透射区，也可部分边界清楚，常见病变破坏骨皮质、侵犯周围软组织。部分病例见阻生牙、牙移位。牙根吸收罕见。

【大体检查】

肿瘤切面实性、白色、质脆，或质韧呈橡皮样伴钙化，或质软、色白、伴出血。

【组织病理学】

组织学基本表现类似于成釉细胞纤维瘤。上皮无恶性特征，表现为牙源性上皮团块、有分支的狭长上皮条索，上皮条索末端有牙蕾样结构，周边立方、柱状细胞呈极性倒置。部分上皮巢较大，中央有星网状细胞。上皮生长于有丰富细胞的外胚间充质组织中，后者体积约占肿瘤总体积的3/4，细胞有恶性特征，多边形、圆形、丛状，排列紧密。胞质少，核浓染，细胞及核有中等至高度多形性，核分裂常见。细胞丰富程度不等，部分区域见丰富的肉瘤样细胞围绕上皮，部分区域细胞明显减少。来源于成釉细胞纤维瘤的肿瘤，可见灶性间质细胞无异形性。随着成釉细胞纤维瘤的复发及向肉瘤的转化，上皮成分可逐渐减少，间质成分逐渐增多。肿瘤间质中胶原量少。

【组织发生】

肿瘤可原发恶性，或由成釉细胞纤维瘤恶变而来。

【免疫表型】

间质组织有较高的碱性磷酸酶和ATP酶活性。成釉细胞上皮广谱CK、CK5、CK6阳性，CK7、CK19、低分子CK阴性。恶性间叶成分Vim阳性。上皮、间叶成分S-100阴性。

【超微结构】

上皮巢周边为柱状、立方细胞，中央为星网状细胞，混杂有少量含张力丝的表皮样细胞，细胞分化较差。

外胚间充质中的恶性肿瘤细胞表现为梭形，核大而不规则，含1~2个核仁，可见核分裂。胞质中可见Golgi体、内质网、糖原、多聚核糖体、畸形线粒体。间质中胶原较少。

【鉴别诊断】

1. 富于细胞的成釉细胞纤维瘤：当富于细胞的成釉细胞纤维瘤出现核分裂时，要注意与成釉细胞纤维肉瘤的鉴别。前者无异常核分裂。患者年龄也可以帮助鉴别，成釉细胞纤维瘤罕见于30岁以上患者。

2. 纤维肉瘤：当成釉细胞纤维肉瘤来源于成釉细胞纤维瘤的复发，特别是多次复发时，上皮成分可逐渐减少，甚至消失，呈现纤维肉瘤外观，此时要结合病史进行诊断。

【遗传学】

少量肿瘤为染色体异倍体。另有少量肿瘤检测到c-KIT基因的9、11、13、17外显子突变。

【预后及预测因素】

肿瘤为局部较高侵袭性、而转移潜能低的肿瘤。推荐进行颌骨截断切除，有术后辅助放、化疗的报道。预后好于其他肉瘤，但复发常见。有报道20/49的肿瘤发生1~4次复发。1例报道有多发性肺转移，之后出现肝转移。需10年以上的随访。

二、成釉细胞纤维牙本质肉瘤和成釉细胞纤维牙肉瘤（ameloblastic fibrodentino-sarcoma, ameloblastic fibro-odontosarcoma）

【定义】

同时具有成釉细胞纤维肉瘤的组织学特点及发育不良的牙本质（纤维-牙本质肉瘤）和（或）釉质/釉质样及牙本质/牙本质样物质（成釉细胞纤维-肉瘤）的肿瘤。

【ICD-O编码】 9290/3

【同义词】

成釉细胞牙本质肉瘤（ameloblastic dentino-sarcoma）、成釉细胞牙肉瘤（ameloblastic odonto-sarcoma）、成釉细胞肉瘤（ameloblastic sarcoma）、牙源性肉瘤（odontogenic sarcoma）。

【流行病学】

肿瘤非常罕见，由于对命名、诊断标准的不一致，真正的发病率难以正确统计。目前文献报道14例，年龄12~83岁，30~40岁多见。男性较多见。

【部位】

大部分病例位于下颌骨。

【临床特点与影像学】

最常见症状为肿胀、疼痛，有时见牙松动。

在大部分病变中，由于形成的牙硬组织很少，故在影像学上不见放射阻射影。由成釉细胞纤维牙瘤转化来的肉瘤，由于先前的良性肿瘤中有较多牙本质、釉质成分，故影像学上可见放射阻射。

【大体检查】

切面质实、鱼肉状、分叶状、胶冻状。

【组织病理学】

肿瘤的大部分区域与成釉细胞纤维肉瘤一样。在成釉细胞纤维牙本质肉瘤，可见散在牙本质样物质。部分病例可见良性外胚间充质成分，提示肿瘤来源于成釉细胞纤维瘤或成釉细胞纤维牙本质瘤。在成釉细胞纤维牙肉瘤中，牙本质、釉质组织较少，而牙本质样、釉质样组织稍多。

【免疫表型】

有学者研究了1例成釉细胞纤维牙肉瘤的基底膜中IV胶原$\alpha 1-\alpha 6$链的表达，在成釉细胞上皮基底膜中，有中等程度的$\alpha 1$、$\alpha 2$、$\alpha 4$的表达，在良性上皮巢与周围恶性肉瘤样间质间，有$\alpha 5$的强表达。

【超微结构】

与成釉细胞纤维肉瘤类似，但上皮周边细胞有较多细胞器。

【鉴别诊断】

1. 成釉细胞纤维肉瘤：当成釉细胞纤维牙本质肉瘤、成釉细胞纤维牙肉瘤中牙硬组织较少时，应注意与成釉细胞纤维肉瘤鉴别，需多取材。虽然有学者认为鉴别三者无治疗意义。

2. 成釉细胞纤维瘤、成釉细胞纤维牙本质瘤：此两肿瘤中核分裂较少，无明显细胞异形性。

【预后及预测因素】

为高度局部侵袭性肿瘤，转移率低。应广泛切除肿瘤，合并颌骨截断切除。对不能彻底切除者，可辅助放疗。预后较难估计，需进行长期随访。

（李 江　张春叶）

参考文献

1　Barns L, Everson JW, Reichart P, et al. Pathology and genetics of head and neck tumors.

2　Reichart PA, Philipsen HP, Sonner S. Ameloblastoma: biological profile of 3677 cases. Eur J Cancer B Oral Oncol 1995; 31b: 86–99.

3　Gardner DG. Peripheral ameloblastoma: a study of 21 cases, including 5 reported as basal cell carcinoma of the gingiva. Cancer 1977; 39: 1625–1633.

4　Gardner DG. Some current concepts on the pathology of ameloblastomas. Oral Surg Oral Med Oral Pathol Oral Radiol Endod 1996; 82: 660-669.

5　Ledesma-Montes C, Mosqueda-Taylor A, Carlos-Bregni R, et al.Ameloblastomas: a regional Latin-American multicentric study.Oral Dis. 2007 May; 13: 303-307.

6　Luo HY, Li TJ. Odontogenic tumors: A study of 1309 cases in a Chinese population. Oral Oncology, 2009,45,706-711.

7　Jing W, Xuan M, Lin Y, et al.Odontogenic tumors: a retrospective study of 1642 cases in a Chinese population. Int J Oral Maxillofac Surg 2007; 36: 20-25.

8　Buchner A, Merrell PW, Carpenter WM.Relative frequency of central odontogenic tumors: a study of 1,088 cases from Northern California and comparison to studies from other parts of the world. J Oral Maxillofac Surg. 2006; 64: 1343-1352.

9　李江,张伟国.15例促结缔组织增生型成釉细胞瘤的临床病理分析.华西口腔医学杂志,1998,5: 138-140.

10　Kishino M, Murakami S, Fukuda Y, et al.Pathology of the desmoplastic ameloblastoma. J Oral Pathol Med 2001; 30: 35-40.

11　Philipsen HP, Reichart PA, Nikai H, Takata T, Kudo Y. Peripheral ameloblastoma: biological profile based on 160 cases from the literature. Oral Oncol, 2001; 37: 17-27.

12　Lu Y, Xuan M, Takata T, et al.Odontogenic tumors. A demographic study of 759 cases in a Chinese population. Oral Surg Oral Med Oral Pathol Oral Radiol Endod 1998; 86: 707-714.

13　Daley TD, Wysocki GP, Pringle GA. Relative incidence of odontogenic tumors and oral and jaw cysts in a Canadian population. Oral Surg Oral Med Oral Pathol. 1994; 77: 276-280.

第八章 骨源性肿瘤及瘤样病变

第一节 骨源性良性肿瘤及瘤样病变

一、骨化纤维瘤（ossifying fibroma）

【定义】

骨化纤维瘤为一种边界清楚、由富于细胞的纤维组织和表现多样的矿化组织构成的真性肿瘤。

【ICD-O编码】 9262/0

【同义词】

牙骨质化纤维瘤（cementifying fibroma），牙骨质—骨化纤维瘤（cemento-ossifying fibroma），青少年（活跃性/进展性）骨化纤维瘤[juvenile（active/aggressive） ossifying fibroma]

由于肿瘤中常见牙骨质样物质，曾认为肿瘤可能为牙源性。但由于牙骨质样物质也可见于眼窝、额骨、筛骨、蝶骨、颞骨，故现在普遍认为牙骨质样组织实际上是骨组织的变异，骨样组织、牙骨质样组织来自共同的祖先细胞。因此，骨化纤维瘤、牙骨质—骨化纤维瘤、牙骨质化纤维瘤为性质一样的肿瘤，均为骨源性。

【流行病学】

患者年龄范围广，最常见30~40岁，好发于女性。

【部位】

75％的病变位于下颌骨，主要是下颌骨前磨牙区、磨牙区。其余可见于上颌骨、副鼻窦、颞骨。

【临床特点与影像学】

小的病变无症状，仅在X线检查时发现，较大肿瘤导致骨的无痛性膨胀、面部不对称，罕见疼痛、感觉异常。

X线上，多表现为边界清楚、单房，部分病例有硬化边缘，依病变中钙化物多少不同，可出现不同程度的放射阻射影（图8-1），可见牙根吸收。

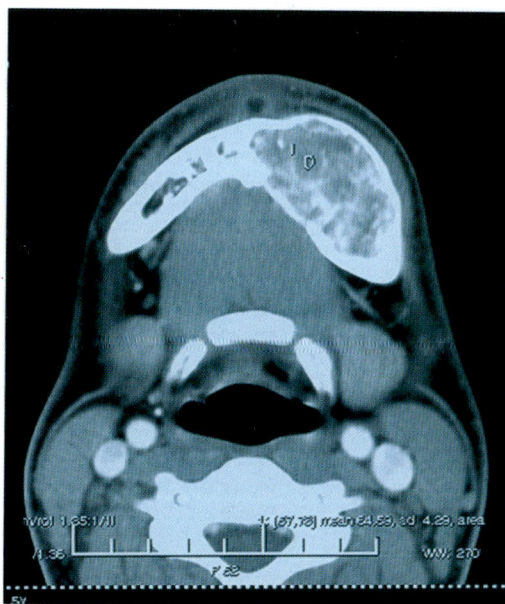

图8-1 骨化性纤维瘤

【大体检查】

由于病变界限清楚，故肿瘤易与周围骨剥离。

少数肿瘤有包膜,大部分肿瘤无包膜,但界限清楚(图8-2)。

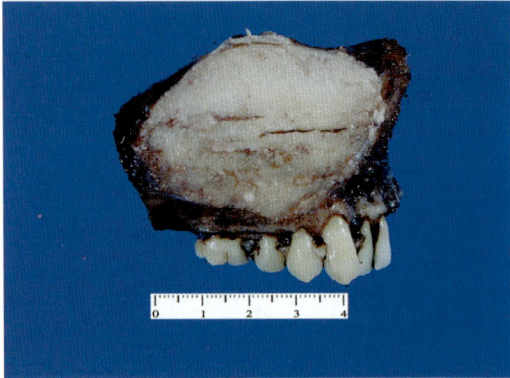

图8-2　骨化性纤维瘤

【组织病理学】

肿瘤与周围组织分界清楚,由纤维组织和矿化组织构成(图8-3)。纤维组织的细胞丰富程度

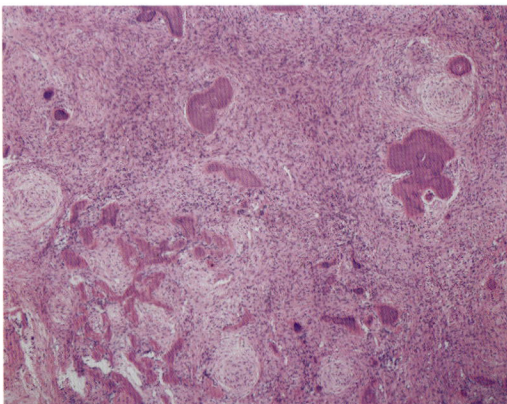

图8-3　骨化性纤维瘤(HE×100)

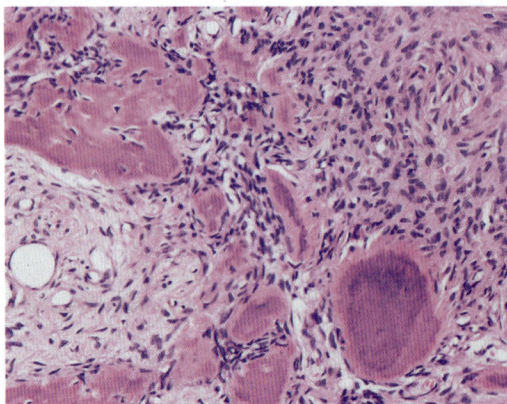

图8-4　骨化性纤维瘤,见形态不一的牙骨质样矿化物(HE×400)

不等,有的区域细胞密集,有的区域细胞很少。矿化成分可以是编织骨、板层骨样结构,或是嗜碱性、球形的牙骨质样物质,后者不含细胞或仅含少量细胞(图8-4)。常见骨样、牙骨质样结构混杂存在,故也称牙骨质—骨化纤维瘤。骨样结构周围常可见成排的成骨细胞。

【组织发生】

过去认为肿瘤可能是牙源性或来自牙周韧带,但目前认为此肿瘤为骨源性。

【鉴别诊断】

骨化性纤维瘤与骨的纤维结构不良在组织形态学上有重叠,最重要的区别是骨化纤维瘤的边界清楚或有包膜,而纤维结构不良的病变组织与周围组织融合。此外,骨化纤维瘤中细胞成分多少不一的特点更明显,矿化形式更为多样,既有骨样组织,又有牙骨质样组织。纤维结构不良上颌多于下颌,并常见多骨性病变,这些是与骨化纤维瘤不同之处。总之,临床、X线表现对鉴别两者更有意义。

【遗传学】

少数肿瘤有HRPT2基因的突变。

【预后及预测因素】

由于肿瘤与周围组织分界清楚,较容易摘除。当肿瘤较大,应做颌骨截断性切除。预后很好,罕见复发。

二、青少年骨化性纤维瘤(juvenile ossifying fibroma)

【定义】

青少年骨化性纤维瘤为骨化性纤维瘤的变异型。

青少年骨化性纤维瘤与经典的骨化性纤维瘤在患者年龄、发病部位、临床行为上有所不同。肿瘤存在2种不同的亚型,即青少年小梁状骨化纤维瘤(juvenile trabecular ossifying fibroma)和青少年沙瘤样骨化纤维瘤（ juvenile psammomatoid ossifying fibroma ）。在颅面骨中，沙瘤样型要明显多于小梁状型，两者比例约4：1。

【ICD-O编码】　9262/0

【同义词】

青少年活动性骨化纤维瘤（ juvenile active ossifying fibroma ），青少年侵袭性骨化纤维瘤（ juvenile aggressive ossifying fibroma ）。

【流行病学】

沙瘤样型患者平均年龄20~22岁，而小梁状型患者平均年龄约11岁。两型均为男性略多见。上、下颌骨均可发生，但上颌更常见，约70%的沙瘤样型见于眼窝、额骨、副鼻窦的骨壁。

【临床特点与影像学】

大部分肿瘤生长较慢，部分病例生长较快，边界清楚，与周围正常骨不连续。大部分病变在X线检查时发现，少数由于颌骨膨胀导致面部畸形。临床症状多为肿瘤累及相关结构所致。来自副鼻窦的肿瘤累及眼窝、鼻腔、颅内可导致突眼、鼻塞等，罕见暂时性或永久性失明和脑膜炎。沙瘤型有时见合并动脉瘤样骨囊肿。

影像学上，表现为边界清楚的放射透光影，其中有的见放射阻射影，部分病例呈毛玻璃样。发生于上颌窦者见密度增高，与上颌窦炎难以区分。

【大体检查】

肿瘤无包膜但界限清楚。

【组织病理学】

肿瘤由纤维组织和矿化组织构成。纤维组织的细胞丰富程度不均，一些区域组织疏松、细胞很少，另一些区域细胞非常丰富、紧密堆积导致细胞之间界限不清，部分区域见黏液变、囊性变、出血、小灶性多核巨细胞，可见少量核分裂。

两型病变中的矿化组织形态差异较大。小梁状型见形态不规则的带状骨样组织，内含肥胖、形态不规则的骨细胞，骨样组织条带周围常见成排肥胖的成骨细胞或多核破骨细胞。

沙瘤型中矿化组织表现为同心圆层板结构的圆形骨样结构，形态不规则，有嗜碱性中心和嗜酸性边缘。许多圆形骨样结构周围见刷状边缘（ brush border ）伸入到周围组织中。

【遗传学】

检测发现，3例沙瘤样型肿瘤中存在Xq26、2q33染色体的断裂，导致X;2易位。

【预后及预测因素】

对于肿瘤的治疗、预后尚不明确。似乎侵袭性强的肿瘤更倾向发生于婴儿和年轻者。较小的肿瘤局部彻底切除即可，较大的肿瘤需做广泛切除。相对于经典性骨化纤维瘤的低复发率，青少年骨化纤维瘤的复发率可达30%~58%。

三、纤维结构不良（ fibrous dysplasia ）

【定义】

纤维结构不良是一种散发的、基因变异引起的骨疾患，可以为单骨性（ monostotic ）或多骨性（ polyostotic ），也可以是McCune-Albright 综合征的表征之一。其特征为正常骨组织被过度增生的细胞性纤维组织和不规则骨小梁所替代。病变是单骨、多骨、综合征的表现，可能与GNAS1基因突变发生的早晚相关。

（一）颌骨的单骨性纤维结构不良（ monostotic fibrous dyspasia of the jaws ）

病变局限于单个骨，约占所有骨纤维病变的75%~85%。

【流行病学】

最常见于10~20岁，男女无性别差异。

【部位】

颌骨为最常见部位之一，上颌多于下颌。发生于下颌骨的病变一般是真正单骨性，而发生于上颌骨的病变常累及邻近骨，如颧骨、蝶骨、枕骨等，这种病变仍认为是单骨性，称之为颅面纤维结构不良（craniofacial fibrous dysplasia）。

【临床特点与影像学】

最常见症状为颌骨无痛性肿胀，生长缓慢，少数肿瘤生长较快。下颌骨病变导致颌骨颊侧、舌侧、下缘膨胀，受累牙的牙周膜变窄。上颌骨病变常致上颌窦底上移，并常见上颌窦阻塞症状。

影像学的主要表现为细磨砂玻璃样不透光，是由于大量无序排列的、钙化不良的骨小梁相互叠加所致。病变边界不清，与周围正常骨相融合。早期病变以射线透射或有斑点状不透光为主。上颌骨的病变常见颅底、枕部、蝶骨、眼眶顶、额骨的密度增高。

（二）多骨性纤维结构不良（polyostotic fibrous dysplasia）/McCune-Albright 综合征（McCune-Albright syndrome）

【定义】

累及两个或多个骨的纤维结构不良，相对较少见。

当伴有咖啡牛奶色斑、多发性内分泌病变如性早熟、脑垂体腺瘤、甲状腺功能亢进等，称之McCune–Albright综合征。

【临床特点与影像学】

尽管常见颅骨、颌骨畸形导致的面部不对称，但临床上也常见长骨病变，常见病理性骨折导致的疼痛、畸形，股骨病变可导致两下肢长短不一。也可见肾磷丢失导致的低磷酸盐血症。咖啡牛奶色斑的边缘不规则。性早熟尤其多见于女性，表现为月经来潮、乳房发育早。

影像学的主要表现为多骨出现磨砂玻璃样不透光影像（图8-5、图8-6）。

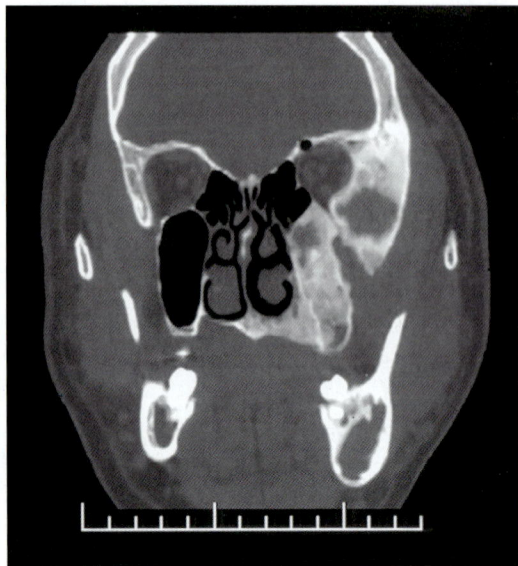

图8-5　骨的纤维结构不良，颞骨、上颌骨出现病变

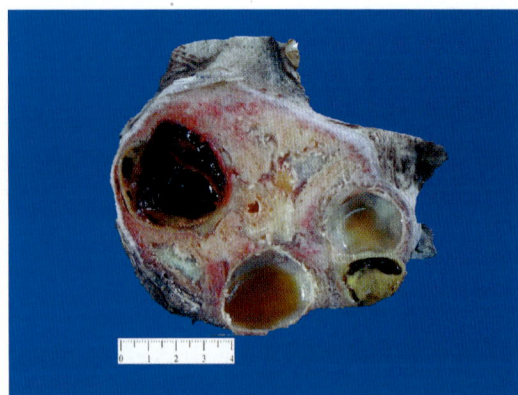

图8-6　骨的纤维结构不良

【组织病理学】

典型表现为在含有细胞的疏松排列的纤维间质中散在不成熟骨的不规则骨小梁。骨小梁互不相连，呈曲线形，骨小梁多由化生而来，故周围少有肥胖的成骨细胞（图8-7）。罕见钙化团块。与骨化性纤维瘤不同，纤维结构不良表现为较单一的图像。病变骨与周围正常骨融合，无包膜与分界（图8-8）。长骨的纤维结构不良无成熟过程，而颌骨、颅骨病变有逐渐骨化的倾向，表现为板层骨的出现。

【遗传学】

可见GNAS1基因的活动性突变。

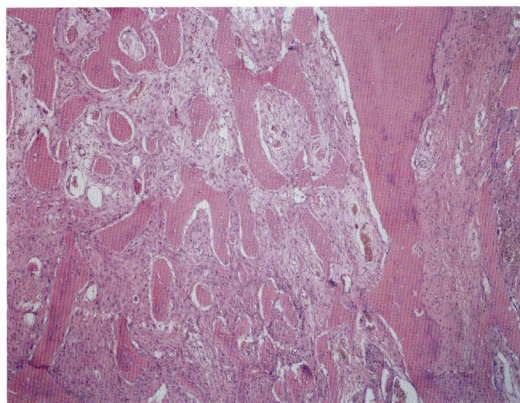

图8-7　骨的纤维结构不良（HE×100）

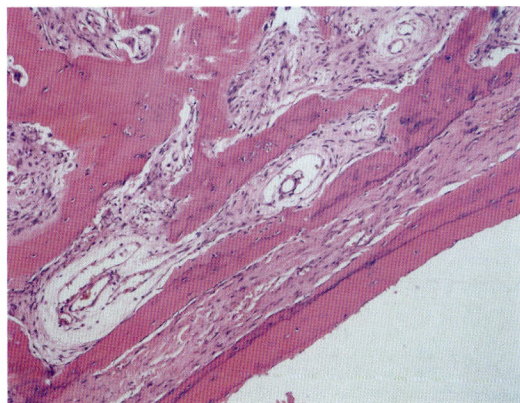

图8-8　骨的纤维结构不良,病变骨与周围正常骨融合
（HE×200）

【预后及预测因素】

下颌骨较小的病变可完整切除,但较大的病变,尤其是发生于上颌骨的病变,不可能完全切除。许多病变至骨骼成熟时已停止进展,病变较为稳定,但少数病变至成人期仍缓慢生长。25%～50%的患者术后出现病变的再生长,故许多学者认为手术干预应尽量延后。

罕见病变恶变、发生骨肉瘤的病例,多见于纤维结构不良放疗后。

四、中心性巨细胞病变（central giant cell lesions）

【定义】

是一种局限性、良性、但有时有侵袭性的骨破坏性病变,骨组织被增生的纤维组织取代,其中伴有出血、含铁血黄素沉积、破骨细胞样巨细胞和反应性成骨。

【同义词】

中心性巨细胞肉芽肿（central giant cell granuloma）,巨细胞修复性肉芽肿（giant cell reparative granuloma）。

巨细胞肉芽肿被普遍认为是非肿瘤性病变,虽然早先被称为巨细胞修复性肉芽肿,但很少有证据表明此病变为一种修复性反应。其中部分病变表现出类似于肿瘤的侵袭性行为。目前大部分病理学家已把名称中的"修复性"去掉,称之为巨细胞肉芽肿（giant cell granuloma）或巨细胞病变（giant cell lesion）。颌骨中是否存在真正的巨细胞瘤尚存在争论。

【流行病学】

患者年龄2~80岁,60%见于30岁前。各报道有所不同,但多数报道显示,女性较多见。

【部位】

下颌骨较多见,约占70%。磨牙、双尖牙区比颌骨前部、升支部多见,下颌骨病变常跨过中线。病变可呈多灶性、散发性。

【临床特点与影像学】

大部分病例无症状,多在常规X线检查或由于颌骨无痛性膨胀而发现。少数患者可有疼痛、感觉异常、骨皮质穿孔、黏膜溃疡等。

依据临床及影像学特征,病变可被分为两类。

1. 非侵袭性病变:为大部分病变,无症状或少有症状,特征为生长缓慢,无骨皮质穿孔,无病变导致的牙根吸收。

2. 侵袭性病变:特征为有疼痛、快速生长、骨皮质穿孔、牙根吸收。与非侵袭性病变相比较,治疗后有明显的复发倾向。

X线表现为放射透射影,单房或多房,多数边界清楚,没有硬化线。病变从小至5 mm到大至

10 cm。单房病变可类似于根尖肉芽肿或根尖囊肿，多房病变要注意与成釉细胞瘤等鉴别。

【组织病理学】

病变可表现出不同的特征。由梭形的成纤维细胞、肌纤维母细胞构成，病变可表现为血管丰富、呈疏松的纤维黏液样、细胞丰富等不同特征，可伴灶性出血、红细胞外渗、含铁血黄素沉积，伴巨噬细胞、淋巴细胞、中性粒细胞、浆细胞浸润。

所共有的特征是见多少不等的多核巨细胞沉积，多核巨细胞呈破骨细胞样，可灶性聚集，或在病变中弥漫存在，细胞大小、形态变化较大，部分病例中多核巨细胞较小、不规则形，仅含几个细胞核；另有部分病例中多核巨细胞较大、圆形，可含20个以上的胞核。

有学者提出间质中的梭形成纤维细胞是单核—巨噬细胞的前体细胞，通过激活RANK/RANKL通路分化为破骨细胞样巨细胞。

较晚期的病变可见间质纤维化，少见骨化、新骨形成。

组织学表现和临床行为之间似乎无明显的相关性，但较大、巨细胞均匀分布、间质富于细胞的病变在临床表现上更倾向于有侵袭性、手术切除后更易复发。

【鉴别诊断】

在组织学上，与甲状旁腺亢进患者所发生的棕色瘤、巨颌症难以鉴别。

由于颌骨中是否存在真正的巨细胞瘤尚存在争论，故巨细胞肉芽肿与巨细胞瘤的鉴别也难以定论。目前大部分学者倾向于颌骨中不存在巨细胞瘤。

【遗传学】

个别病例发现有t(X;4)(q22;q31.3)。

【预后及预测因素】

治疗为彻底切除。大部分报道表明，复发率15%~20%。侵袭性病变、年轻患者较易复发。有报道表明，对于较大的病变，辅助应用皮质类固醇、降钙素(calcitonin)、干扰素α-2a有效。虽然病变可有复发，但患者远期预后好，无发生转移的报道。

五、巨颌症(cherubism)

【定义】

是罕见的病变。为一种常染色体显性遗传病，其特征为颌骨的对称性膨大，常造成典型的面部特征。在组织学上与中心性巨细胞病变无法区分。

【流行病学】

为家族性遗传性疾病，家族中男性100%发病，女性约70%发病。也有散发病例，和基因突变有关。患者多在2~5岁间确诊，缓慢进展的病变可能至10~12岁才确诊。青春期前病变一直进展，以后病变稳定，并可缓慢退缩。

【部位】

颌骨的4个象限均可受累。下颌骨受累较广泛，一般从下颌角部开始，向下颌体和升支扩展。上颌骨病变始发于上颌结节，随后向眼眶前、下部扩展。

【临床特点与影像学】

特征为无痛性、对称性的颌骨膨胀。双侧下颌骨后部的膨大造成患儿呈天使样圆胖面形。此外，由于上颌骨增大、眶底抬高、下眼睑被拉紧造成虹膜下巩膜外露，形成具有特征性的"眼仰望天空"的外形。此种面形被描述为似文艺复兴时期油画中的小天使。有的患者有颈淋巴结的肿大。

典型的下颌骨病变表现为无痛、双侧下颌骨后部的膨胀，易累及下颌骨角部、升支，骨膨胀多表现为双侧对称性。上颌骨病变较轻时仅累及上颌结节区。较严重的病例可表现为整个上颌骨或整个下颌骨的累及。较广泛的病变可导致牙槽骨的显著增宽、变形，并可造成牙移位、牙阻生、失牙、言语和视力障碍。罕见有单侧巨颌症的报道，但除非有很强的家族史背景，这些病例是否为巨颌症值得怀疑。

影像学上，病变骨呈对称性膨胀，呈界限清楚的"肥皂泡样"多房透射影。少见病变为单房透射影。骨皮质变薄，局部可被穿破。随着患者年龄增大，病变中的纤维组织可被骨组织替代，造成病变区密度增高。

典型巨颌症仅累及颌骨，但也有罕见累及肋骨、肱骨的报道。

患者无生化检查指标的异常。

【组织病理学】

组织学表现几乎与巨细胞肉芽肿一致，由富于血管的纤维组织、多少不等的破骨细胞样巨细胞构成，常见灶性出血、红细胞外渗，间质组织较疏松。部分病例中见小血管周围有袖口样的嗜酸性胶原样物质沉积，这种表现对于巨颌症是具有特征性的，但在许多病例中并不存在。由于巨颌症的组织学表现无特异性，需结合临床病史、X线表现进行诊断。

【遗传学】

基因的变化定位于染色体4p16，是其中的SH3BP2基因发生了突变，它编码c-Abl-结合蛋白，SH3BP2基因突变后，可导致破骨细胞的病理性活动、颌骨形态的破坏。

【预后及预测因素】

大部分病变在青春期后出现不同程度消退，30岁后大部分患者的面形趋于正常，而少数患者的面形异常持续存在。

对巨颌症患者是进行治疗还是观察尚存在不同意见。部分病例在早期进行外科干预后得到很好的疗效，但也有病例在进行早期外科手术后病变生长反而加速，导致畸形更甚。对患者仅进行观察而不采取治疗可能导致严重的面形畸形，可能导致功能障碍、心理问题，最终使外科手术的范围更大。有研究者建议用降钙素治疗，但其疗效还需进一步观察。

六、动脉瘤样骨囊肿（aneurysmal bone cyst）

【定义】

动脉瘤样骨囊肿是一种膨胀性的骨破坏疾病，常呈多房性，内含被纤维组织分隔的、充满血液的腔隙，纤维分隔内含有破骨样巨细胞和反应性成骨。

【流行病学】

病变较少见，多见于30岁以下，常见位于长骨骨干、椎体。颌骨的动脉瘤样骨囊肿少见，约占所有病变的2%。颌骨病变中，患者可见于任何年龄，但大部分患者为儿童、青年，平均约20岁。无性别差异。

【病因学】

动脉瘤样骨囊肿的病因不明，有学者提出，可能来源于创伤、血管畸形，或是肿瘤使正常骨的血流动力学破坏，导致血管扩张、红细胞外溢。病变还可能与巨细胞肉芽肿关系密切。动脉瘤样骨囊肿可以是原发病变，也可继发于之前存在的骨内病变，如巨细胞肉芽肿或纤维异常增生。大多数病变被认为是反应性的，但细胞遗传学证实，至少部分病变是肿瘤性的。

【部位】

下颌骨常见，大部分见于颌骨后部。

【临床特点与影像学】

最常见表现为骨的膨胀，通常进展较为快速。常伴有疼痛，罕见感觉异常、骨压缩感。偶见咬合异常、牙活动、移位、吸收。上颌病变可突进邻近鼻窦，偶见鼻塞、鼻出血、眼球突出、复视。

影像学上表现为单房、多房放射透光影，伴有显著的骨扩张、皮质变薄。边界清楚或不清楚。有时病变骨的轮廓被描述成气球样。偶见小灶性骨密度增高区，为小梁状反应性骨。MRI中可见特征性的液平。

【大体检查】

病变边界清楚,多房,伴出血,外观可似"充血海绵(blood-soaked sponge)"。灶性骨皮质可被穿破,但不见病变侵入周围组织。

【组织病理学】

特征为大小不等的腔隙,其中充满不凝血,腔隙周围围以富于成纤维细胞的组织,而不是血管内皮细胞。这种纤维性囊壁中含多核巨细胞、骨样小梁、编织骨。有时囊壁内见特征性的飘带样钙化,此特征在其他骨病变少见。这些矿化物的排列方向均与纤维囊壁平行。核分裂可见,但无异常核分裂。

约20%的病变合并其他疾病,最常见骨纤维病变和巨细胞肉芽肿。

【遗传学】

一些病例中存在不同种类的染色体异常。最常见累及17p11–13和16q22。

【预后及预测因素】

治疗可进行刮治、肿块切除,极少数病例需要进行广泛切除。复发率报道不一,低者为8%,高者可达60%。复发绝大部分是由于首次治疗不彻底,少数是由于对合并病变如纤维结构不良、骨母细胞瘤的切除不充分。但即使有复发,远期预后也很好。

七、单纯性骨囊肿(simple bone cyst)

【定义】

单纯性骨囊肿是一种骨内的假性囊腔,无上皮衬里,腔内可以是空的,也可以充满浆液或血性液体。

【同义词】

孤立性骨囊肿(solitary bone cyst),创伤性骨囊肿(traumatic bone cyst),出血性骨囊肿(hemorrhagic bone cyst),特发性骨腔(idiopathic bone cavity)。

【流行病学】

多见于10~20岁,罕见于小于5岁和大于35岁。发生于颌骨的单纯性骨囊肿无明显性别差异,或男性略多见,约占60%。

【病因学】

对于单纯性骨囊肿的病因有不同的学说,但都不能完全解释病变的临床、病理特征。许多学者主张创伤—出血学说,与创伤性骨囊肿的名称一致。此理论认为,不至于导致骨折的、不十分剧烈的创伤可导致骨内血肿的形成,如血肿未被机化、修复,可液化而导致囊腔形成。一些患者可回忆起有创伤史,但创伤因素未得到具体的、有对照的分析研究。虽然颌骨单纯性骨囊肿的创伤—出血学说在牙科文献得到较广泛的接受,但此学说难以解释发生在长骨的病变。

其他一些学说包括静脉引流不畅导致间质液不能流出骨组织、骨生长的局部障碍、缺血性骨髓坏死、骨代谢局部改变导致的骨质疏松等。

【部位】

大部分单纯性骨囊肿发生于长骨。发生于颌骨者几乎都见于下颌,上颌骨很少见。偶见发生于下颌骨双侧者。下颌骨多见于前磨牙区、磨牙区。

【临床特点与影像学】

多数无症状,多由于做X线检查时发现。20%的患者有病变区骨的无痛性膨胀,少数患者有疼痛、感觉异常。

X线上,病变多表现为界限清楚的放射透光影,病变直径1~10 cm。当病变累及数个牙时,病变上界在牙根之间延伸形成扇形边界,是为单纯性骨囊肿较有特征的表现。受累牙一般无根吸收,显示为活髓。有时病变可为多囊,见骨扩张、骨皮质变薄。

单纯性骨囊肿可合并其他病变如纤维骨病变、牙骨质—骨异常增生等。

手术探查时约1/3的病变为一空腔,周围为平光滑、发亮的骨壁,约2/3的病变腔内含少量血性浆液,有时见下颌血管神经束在腔内游离存在。

【组织病理学】

囊腔衬里无上皮,由结缔组织构成,可为一薄层富于血管的组织,或为增厚的纤维黏液样组织,有时可伴有骨小梁或反应性新骨形成,嗜碱性的花边样(lacelike)钙化。除此之外,还可见纤维素、红细胞沉积,偶见巨细胞、含铁血黄素。邻近囊腔的骨表面可见灶性骨吸收,见Howship骨陷窝结构。

【遗传学】

仅有2例发生在长骨的单纯性骨囊肿进行过基因分析,存在染色体的重排和易位。

【预后及预测因素】

治疗为手术探查、刮治。大多数病例在治疗后骨腔愈合很快,即使较大的骨腔也可在6个月内骨密度回复正常。复发或病变持续存在均很少见。病变的远期效果很好。

八、软骨瘤（chondroma）

【定义】

为成熟透明软骨形成的良性肿瘤。

软骨瘤为较常见的骨肿瘤,多见于手、脚等短的管状骨。诊断颌骨、面骨、颅底的软骨瘤时要小心,因为之后这其中的很多肿瘤发生复发、显示恶性特征。但颅面骨还是可以发生软骨瘤的,可能来自残留的软骨剩余,这些残留软骨位于上颌骨前部、骨联合、喙突、髁状突。

【ICD-O编码】　9220/0

【流行病学】

多见于20~40岁,无明显性别差异。

【部位】

大部分病变见于髁突、上颌骨前部。

【临床特点与影像学】

发生于颌骨的病变多数无疼痛、生长缓慢,有时见牙移位、牙根吸收。

X线上,典型表现为放射透射影,伴中央放射阻射影区。

多数病变为单发,如病变为多发性并累及一侧时称Ollier病,当Ollier病合并软组织血管瘤时称Maffucci综合征。

【组织病理学】

表现为界限清楚的成熟透明软骨,有形态良好的骨陷窝,内含小的软骨细胞,胞质淡染,核小、圆形。细胞一般无异形,罕见双核细胞,如出现细胞、基质的异形性,要警惕为高分化软骨肉瘤。

【遗传学】

存在6号、12号染色体简单的结构异常。

【预后及预测因素】

肿瘤应彻底切除,发生于髁状突的肿瘤进行髁突切除术。发生于颌骨的软骨瘤均要警惕有潜在恶性的可能。

九、软骨黏液样纤维瘤（chondromyxoid fibroma）

【定义】

软骨黏液样纤维瘤为少见的良性肿瘤,以梭形、星芒状细胞构成的小叶状结构为特征,细胞间含有丰富的黏液样或软骨样物质。

【ICD-O编码】　9241/0

【流行病学】

为少见的骨肿瘤,在所有骨肿瘤中不到1%。多数见于长骨的干骺端。肿瘤罕见于颌骨。

发生于颌骨的软骨黏液样纤维瘤患者年龄10~67岁,大部分见于10~30岁。无性别差异。

【部位】

约3/4的病例见于下颌骨。

【临床特点与影像学】

约1/4的病例疼痛为首发症状,一般程度较轻,可持续数年。约3/4的病例有肿胀。也有患者无症状,在行X线检查时发现。

影像学上,表现为界限清楚的放射透光影,常见扇形的硬化边缘,少数病例中央可见射线阻射区。病变1~6.5 cm,平均3 cm。

【大体检查】

肿瘤呈分叶状,与周围组织分界清楚,蓝灰色、白色,无坏死、囊性变、液化等。

【组织病理学】

肿瘤典型特征为分叶状排列方式,由梭形、星形细胞构成,有丰富的细胞间黏液、软骨样物质,小叶中央细胞稀疏,周边细胞较密集,小叶周边常见破骨样巨细胞。

有时可见大的异形细胞,少量肿瘤可见透明软骨、钙化、残留骨。少数肿瘤可伴有动脉瘤样骨囊肿。

【免疫表型】

S-100阳性,SMA、MSA、CD34小叶周边阳性。

【超微结构】

有的细胞显示软骨细胞的特点,有的细胞显示肌纤维母细胞的特点,有的兼有两者特点。星状细胞内有不规则突起,胞质内有微丝、糖原。

【遗传学】

存在6号染色体非随机的克隆异常,此染色体上定位着数个与软骨发育相关的重要候选基因,肿瘤中常见q13和q15的重排。

【预后及预测因素】

颌骨的肿瘤切除后复发较少。放疗尚存在争议。

十、滑膜软骨瘤病（synovial chondromatosis）

【定义】

滑膜软骨瘤病是良性结节状软骨增生性改变,发生在关节、滑囊、肌腱的滑膜。

【ICD-O编码】 9221/0

【同义词】

滑膜软骨化生（chondrometaplasia）。

【流行病学】

为罕见的良性、非肿瘤性病变。发生于颞颌关节的滑膜软骨瘤病患者年龄跨度很大,但最常见于中年,女性较多见。

【病因学】

病因尚不十分明确。许多病变与其他一些关节疾患有关,如炎症性关节病、非炎症性关节病、关节疲劳、其他创伤等,提示滑膜软骨瘤病为继发于其他病变的反应性变化。但也有少数病变未发现特殊病因,称原发性滑膜软骨瘤病（primary synovial chondromatosis）。

【部位】

病变最常见累及大关节,如膝、肘、髋、肩等。发生于颞颌关节的病变报道不超过100例,近年来发生于颞颌关节的病变报道有逐渐增多的趋势,病变多局限于一个关节。

【临床特点与影像学】

常见围绕关节的肿胀、疼痛、捻发音、关节活动受限,罕见情况下,患者无症状。病变一般局限于关节腔内,但也可见关节腔外侵犯、甚至侵犯至颅内的报道。

影像学上,最常见的特征为关节内有"游离体（关节鼠,loose bodies）"的存在,为圆形、不规则形、大小不一、X线阻射的小体,可伴有关节腔增宽、形态不规则、髁状突形态不规则。

【大体检查】

关节腔内或黏附于关节滑膜上可见数个至数百个软骨结节,如未脱离滑膜,则在滑膜内形成多个扁平、息肉状结节。游离体和结节大小1 mm至数厘米不等。

【组织病理学】

游离体和结节为细胞数多少不等的透明软骨,表面被覆纤细的纤维组织层,有时被覆滑膜细胞。软骨细胞有时可出现不典型性,胞核大、浓染,并可见双核细胞,出现这些特征时,勿误诊为软骨肉瘤。

软骨结节可发生骨化,骨化的骨小梁间有时见脂肪性骨髓。

【遗传学】

部分病变出现克隆性染色体异常。

【预后及预测因素】

滑膜软骨瘤病为自限性疾病。手术时应切除所有游离体及受累滑膜,如切除不彻底,可复发。但总的说来,预后较好,手术后复发率低。滑膜软骨瘤病发展为软骨肉瘤不常见。

十一、骨的促结缔组织增生性纤维瘤(desmoplastic fibroma of bone)

【定义】

骨的促结缔组织增生性纤维瘤是一种罕见的良性肿瘤,由轻度异形的梭形细胞及其产生的大量胶原构成。肿瘤来源于成纤维细胞,被认为是与发生于软组织中的纤维瘤病(fibromatosis)相对应的发生于骨的肿瘤。

【ICD-O编码】 8823/0

【同义词】

骨的韧带状瘤(desmoid tumor)。

【流行病学】

肿瘤少见,约占原发骨肿瘤的0.1%。患者年龄10~59岁,大部分患者小于30岁,平均年龄16岁。无明显性别差异。

【部位】

颌骨为肿瘤最常见部位,其次为股骨、盆骨、桡骨、胫骨等。颌骨中84%见于下颌骨,最常见磨牙区、下颌角及升支区。

【临床特点与影像学】

最常见表现为病变区无痛性肿胀,部分伴有张口受限、错拾,少见牙移位、突眼、感觉迟钝等。

影像学上,表现为边界清楚或不清的透射影,多为多房,少数单房。骨膨胀,皮质变薄,如病变侵蚀、穿破骨皮质,可在软组织内形成肿块。

【大体检查】

肿瘤质韧,灰白色,编织状,可侵及周围软组织。

【组织病理学】

病变由梭形的纤维母细胞、肌纤维母细胞构成,背景是丰富的胶原纤维,有程度不等的玻璃样变。不同区域的细胞丰富度、胶原量不等,细胞没有或仅有轻度的细胞不典型性、多形性,少见核分裂。病变边缘可见少量残存非肿瘤性骨包绕在肿瘤中。部分病变见肿瘤侵犯至周围软组织。

【遗传学】

与软组织韧带样瘤相似,FISH研究显示有8号染色体三体畸形、20号染色体选择性畸变。

【预后及预测因素】

病变具有局部侵袭性,故应进行较彻底的治疗。仅做局部刮除的复发率可高达70%,广泛切除的复发率为20%。禁忌放疗,以防肉瘤变。病变一般不转移。

第二节 骨源性恶性肿瘤

一、软骨肉瘤(chondrosarcoma)

【定义】

软骨肉瘤为纯玻璃样软骨分化的恶性肿瘤,可伴黏液样变、钙化、骨化。软骨肉瘤的名称用来描述一组具有不同组织学表现、临床特征的病变。包括原发性软骨肉瘤、继发性软骨肉瘤、骨膜软骨肉瘤。

【ICD-O软骨肉瘤编码】 9220/3

【ICD-O骨膜软骨肉瘤编码】9221/3

【流行病学】

软骨肉瘤约占所有骨肿瘤的10%,但罕见于颌骨。发生于头颈部的软骨肉瘤约占1%~3%,约占所有头颈部恶性肿瘤的0.1%。

发生于头颈部的软骨肉瘤大宗病例报道较少。Mayo Clinic 报道了56例颌面骨的软骨肉瘤,高峰年龄为60~70岁,诊断时的平均年龄为41.6岁,无性别差异。但也有数据表明,高发年龄为20~30岁,结果的不同可能是由于将部分成软骨型骨肉瘤与软骨肉瘤混淆。

【部位】

在头颈部,肿瘤最常见于上颌骨,其次为下颌骨体部、升支、鼻中隔、副鼻窦。发生于上颌骨和上颌窦者与下颌骨者之比为4∶1。

【临床特点与影像学】

最常见症状为无痛肿块、肿胀,可伴有牙列分离、牙松动,疼痛少见。上颌肿瘤可导致鼻塞、鼻衄、畏光、失明等。

影像学上,多表现为溶骨性表现,边界不清,放射透光影中见散在大小不一的放射阻射影,为软骨基质的钙化、骨化。肿瘤侵犯骨皮质可形成日光放射影。

【大体检查】

由于透明软骨的存在,切面常呈透明、蓝灰或白色,有分叶结构,可见黏液、囊性变区。常见黄白、白垩色钙化、矿化区。可见骨皮质侵蚀、破坏。

【组织病理学】

肿瘤由成熟度、细胞丰富程度不同的软骨构成(图8-9)。大部分肿瘤中,软骨基质中可见典型的软骨陷窝,在分化差的肿瘤中无此特征。肿瘤多呈分叶状生长,小叶由纤细的纤维结缔组织分隔。小叶中央组织成熟,周边为不成熟软骨、圆形或梭形细胞构成的间叶组织,细胞有程度不等的异形性(图8-10)。可见钙化、骨化。

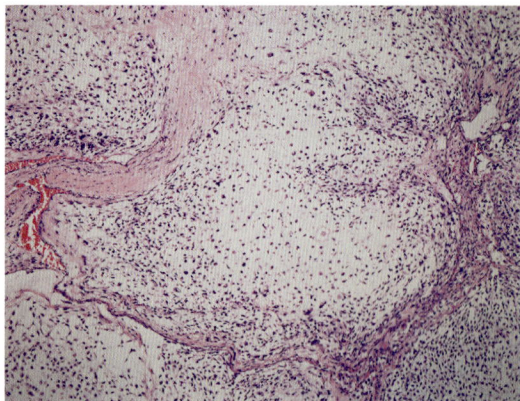

图8-9 软骨肉瘤(HE×100)

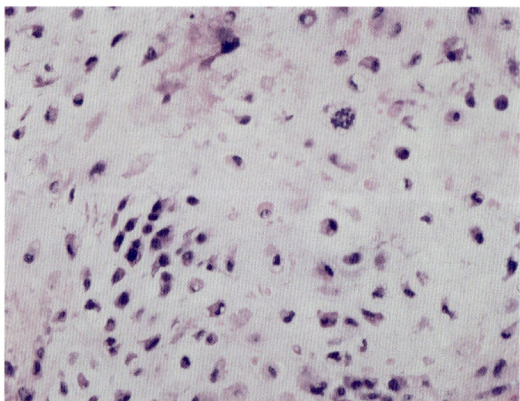

图8-10 软骨肉瘤,见异形细胞和核分裂(HE×400)

组织学分级有助于判断肿瘤的生物性行为和预后。

I级:与软骨瘤相似,由软骨基质、软骨母细胞构成,仅有轻微异形性,核分裂罕见。软骨细胞小,核致密,仅少数核轻度增大,基质主要是透明软骨基质。有时与良性肿瘤的鉴别较困难,当出现肥硕或双核的软骨母细胞时提示是恶性。钙化、骨化明显。

II级:含中等大小核的细胞增多,双核或多核细胞增加,细胞丰富程度增加,尤其在小叶周边区。软骨基质趋向于黏液性,透明软骨减少。核分裂仍较少。

III级:高度富于细胞性,细胞多形性明显,有显著的梭形细胞,小叶周边见肉瘤样梭形细胞,核分裂多见,软骨基质倾向于黏液样,少见含软骨陷窝的软骨基质。可见大片坏死。

颌骨软骨肉瘤多见I级和II级,III级很少见。Mayo Clinic统计的56例中,75%为I级,其余为II级,无III级。

【预后及预测因素】

软骨肉瘤的预后与肿瘤的大小、部位、组织学分级相关。最有效的治疗为广泛、彻底的切除,与骨肉瘤相比较,放疗、化疗效果较差。

颌面部软骨肉瘤大多生长缓慢,与骨肉瘤相比,转移潜能低。局部复发可导致肿瘤侵犯头颈部重要生命器官而死亡。上颌骨的肿瘤由于肿瘤较隐蔽,发现时肿瘤已较大,并邻近中枢神经系统而造成彻底切除的困难。

颅面骨的软骨肉瘤的预后似乎要好于骨肉瘤。Mayo Clinic报道,5年、10年、15年的生存率分别为67.6%、53.7%、43.9%。

二、间叶软骨肉瘤 （mesenchymal chondrosarcoma）

【定义】

间叶软骨肉瘤是罕见的以双相分化为特征的恶性肿瘤,由高度未分化的小圆细胞和分化良好的透明软骨岛组成。

【ICD-O编码】 9240/3

【流行病学】

在所有软骨肉瘤中约占3%~19%。高峰年龄10~30岁,无性别差异。

【部位】

颅面骨、颌骨是间叶软骨肉瘤较易累及的部位,约占所有间叶软骨肉瘤的25%~30%。其他较常见的部位包括肋骨、肩、骨盆带、椎骨等。约1/4~1/3肿瘤发生于骨外软组织。

【临床特点与影像学】

最常见症状为肿胀、疼痛,病史较短。

影像学上,表现为透射影,边缘界不清。病变中可见斑点状钙化。

【大体检查】

切面灰白、粉红,质实或鱼肉状,少见大片透明软骨,可见钙化、出血、坏死。

【组织病理学】

表现为不同图像的组织学混合,即高度富于细胞的未分化梭形、圆形细胞与相对良性软骨成分的混合,两种成分分界清楚（图8-11）。软骨样组织分化较为良好,数量多少不等,其细胞丰富程度、异形性表现为从良性软骨瘤至低度恶性软骨肉瘤,软骨细胞核较小,软骨陷窝不明显。肿瘤的另外部分以恶性小细胞成分为主,形态为圆形、椭圆形、梭形,核染色深,胞浆少,类似于Ewing肉瘤、恶性淋巴瘤,当出现较多分支血管时,可类似于血管外皮瘤（图8-12）。

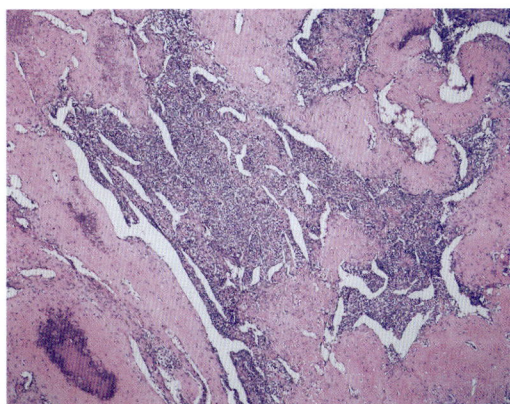

图8-11 间叶软骨肉瘤（HE×100）

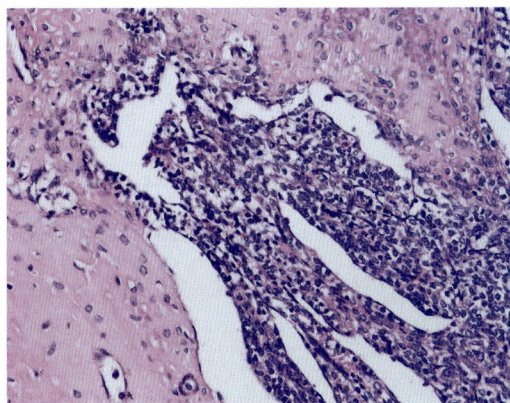

图8-12 间叶软骨肉瘤
细胞明显异形,见血管外皮瘤样裂隙（HE×400）

【免疫表型】

无特异性,小细胞成分vim、Leu7、CD99阳性,与Ewing肉瘤不能鉴别。软骨区细胞S-100阳性。

【遗传学】

仅有几例肿瘤检测到有染色体变异,变异形式较多,表现为假二倍体、多种数量变异、结构重排等。

【预后及预测因素】

治疗为广泛、彻底的手术切除。放疗、化疗并未能证实能延长生存率。间叶软骨肉瘤为高度恶性肿瘤,常见局部复发、远处转移,最常见转移至肺,10年生存率28%。

三、普通型骨肉瘤(conventional osteosarcoma)

【定义】

普通型骨肉瘤是一种原发于髓内的高级别恶性肿瘤,它的肿瘤性细胞产生骨样基质。其组织学类型包括成骨型骨肉瘤、成软骨型骨肉瘤、成纤维型骨肉瘤。

【ICD-O编码】 9180/3

【同义词】

普通骨肉瘤,经典骨肉瘤,骨肉瘤NOS,中心型骨肉瘤,髓内骨肉瘤。

【流行病学】

除了造血系统肿瘤,骨肉瘤是最常见的发生于骨的恶性肿瘤。颌骨骨肉瘤较少见,占所有骨肉瘤的6%~8%,患者年龄从儿童至成人,最常见20~40岁,平均约33岁,比发生于长骨者年长10~15岁,男性略多见。上海交通大学医学院附属第九人民医院口腔病理科李江等报道了61例颌面部骨肉瘤,男性34例,女性27例,患者年龄5~73岁,平均39.8岁。

【部位】

上、下颌骨发生率基本相等,下颌骨较常见下颌体后部、水平支,上颌者较常见牙槽嵴、上颌窦底、腭部。上海交通大学医学院附属第九人民医院口腔病理科李江等报道了61例颌面部骨肉瘤中,上颌骨占32.8%,下颌骨占57.4%。

【临床特点与影像学】

最常见症状为肿胀、疼痛,还可见牙松动、感觉异常、鼻塞。

影像学表现变异较大,可表现为致密的硬化、硬化与透射混合(图8-13)、全部透射。在部分病例,即使范围较大的病变也仅表现很轻微的影像学变化。一些病变多数边界不清,有时见受累牙的牙根吸收。典型的日光放射状影像见于约25%的颌骨骨肉瘤,罕见骨膜抬起导致的Codman三角表现。

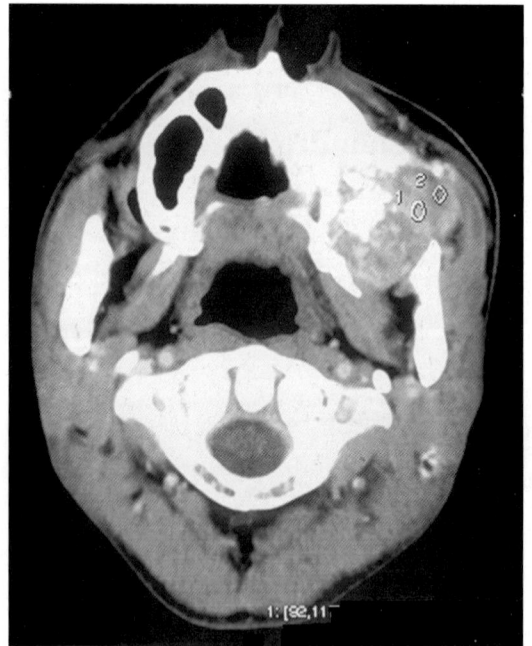

图8-13 骨肉瘤

早期病变的影像学的重要变化为围绕一牙或数牙的牙周间隙对称性增宽,此特征也可见于其他恶性肿瘤,当出现此特征,并伴有疼痛、不适时,应警惕为颌骨的早期骨肉瘤。CT对于显示病变在髓腔内的范围、肿瘤钙化、骨皮质和软组织状况非常有帮助。

【大体检查】

肿瘤质地因钙化程度不等而不同,成骨型质地可较硬,或呈灰褐色、不规则颗粒状(图8-14),成软骨型倾向白色、黄褐色,质地可较软。成纤维型质地最软,伴出血、坏死、囊性变。同一肿瘤可有不同区域的混合。

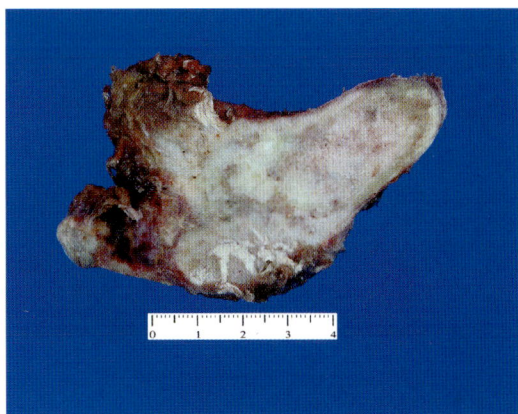

图8-14 骨肉瘤

【组织病理学】

肿瘤表现不同的组织学变异。基本镜下特征为恶性间叶细胞直接形成骨样组织。诊断骨肉瘤需要对骨样基质有准确的辨认,骨样基质是致密、粉染、无规则形的细胞间物质,有时有折光性。有时要鉴别骨样基质和非骨性胶原比较困难,骨样基质呈弯曲线状、有小节块、分支、不完整的小窝,最薄的呈丝带样,非骨性胶原倾向于线装、丝状,肿瘤骨基质还可表现为编织骨。

肿瘤细胞还可形成软骨样物质、纤维结缔组织。肿瘤细胞形态不等,从圆形、梭形至高度异形,后者可出现奇异核。肿瘤基质的量可差别很大,有时骨样组织很少,甚至难以辨别。大部分颌骨骨肉瘤的分化较长骨的好。

根据肿瘤细胞形成骨样组织、软骨样组织、纤维样组织的相对量的多少,肿瘤可分为成骨型(图8-15,图8-16)、成软骨型(图8-17,图8-18)、成纤维型。肿瘤的组织学亚型与预后无

显著相关,即使有差异,也是十分微小的。成软骨型骨肉瘤在颌骨骨肉瘤中最常见。部分肿瘤由大量的恶性软骨小叶构成,之间很少量的肿瘤细胞直接成骨,此时应诊断为骨肉瘤,而非软骨肉瘤。

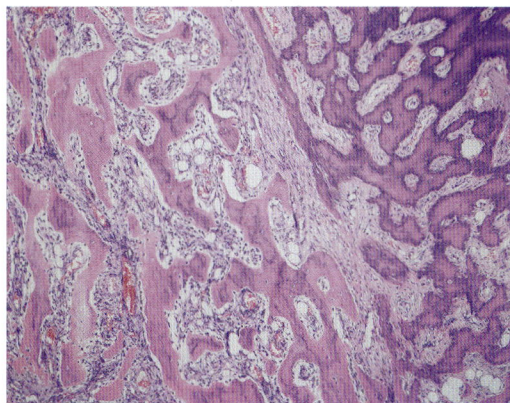

图8-15 骨肉瘤,成骨型,见编织骨(HE×100)

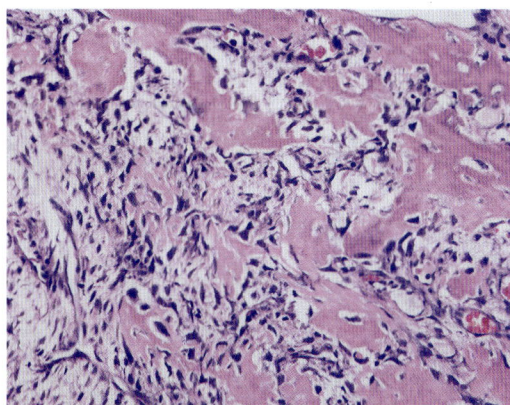

图8-16 骨肉瘤,成骨型,肿瘤细胞异形明显(HE×400)

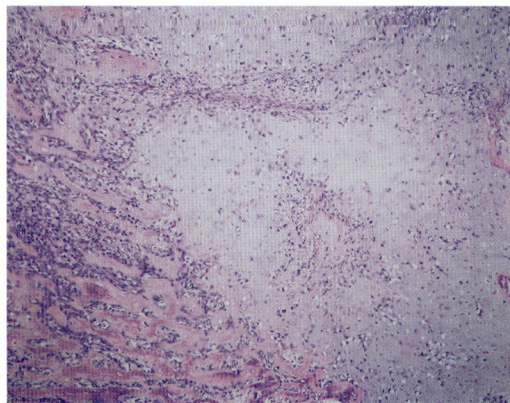

图8-17 骨肉瘤,成软骨型(HE×100)

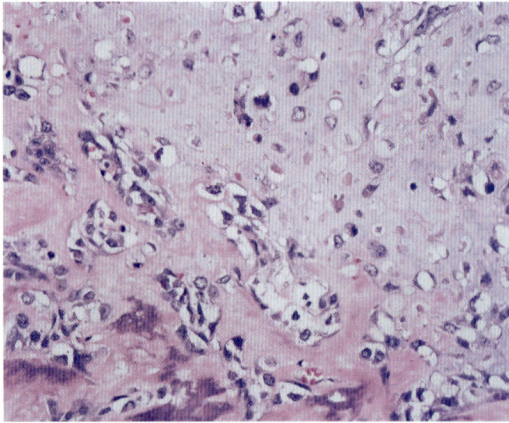

图8-18　骨肉瘤，成软骨型，见软骨陷窝，细胞异形（HE×400）

【预后及预测因素】

许多学者认为，颌骨骨肉瘤的侵袭性要比发生于长骨者为低，大部分颌骨骨肉瘤恶性程度较低，较少发生转移。但目前研究发现，颌骨骨肉瘤仍是侵袭性较强的肿瘤，最重要的与预后相关的因素是初次手术肿瘤是否能完全切除，这点较发生于长骨的肿瘤要难得多，尤其是发生在上颌骨的肿瘤，较下颌骨者更加困难。治疗原则为广泛彻底切除肿瘤，并可辅以化疗。手术不彻底，肿瘤易复发，但较少发生转移。如转移，最常见于肺、脑，较少见于淋巴结。患者生存率30%~70%。上海交通大学医学院附属第九人民医院口腔病理科李江等报道的61例颌面部骨肉瘤，获得随访23例，局部复发率39.1%，肺转移率8.7%。

四、皮质旁骨肉瘤（骨表面骨肉瘤）[juxtacortical（peripheral）osteosarcoma]

皮质旁的骨肉瘤是指发生在骨表面皮质旁的骨肉瘤，肿瘤从骨表面向外生长，不累及骨髓腔。在WHO 2002版分类中，包括骨旁骨肉瘤、骨膜骨肉瘤、高级别骨表面骨肉瘤3种类型。

（一）骨旁骨肉瘤（parosteal osteosarcoma）

【定义】

骨旁骨肉瘤为来自骨表面的低度恶性骨肉瘤。

【ICD-O编码】　9192/3

【同义词】

皮质旁骨肉瘤，皮质旁低度恶性骨肉瘤。

【流行病学】

肿瘤罕见，但它是皮质旁骨肉瘤中最常见的类型。多见年轻人，1/3发生于20~30岁。女性略多见。

【部位】

最常见股骨远端，颌骨少见。

【临床特点与影像学】

最常见无痛性肿胀，少数有疼痛。

影像学上表现为与骨皮质相连的高密度团块，基底宽，肿瘤外表面常矿化较低。当肿瘤较大时，病变基底部除了与骨相连的部分外，其他部位与附着骨的骨皮质之间有一狭窄透明带，称"线症（string sign）"。无骨膜抬高、骨膜反应。

【大体检查】

骨化性外生性肿块附着于受累骨表面，基底部宽大。大部分区域质硬，但也可存在质软的软骨岛、纤维组织。

【组织病理学】

典型病变表现为由大量狭长且趋于平行排列的高分化骨小梁构成，骨小梁周围大多缺乏骨母细胞被覆，骨小梁之间充满低细胞性的纤维间质，梭形成纤维样细胞有轻度不典型性，核分裂少见，随着病程延长，骨小梁可融合形成大块的致密骨。病变周边常见软骨岛，类似于软骨肉瘤I级的表现。

骨旁骨肉瘤为低度恶性的骨肉瘤。

【遗传学】

肿瘤中存在12q13-15的扩增。

【预后及预测因素】

预后较好，如果切除彻底，很少发生复发、转移。如切除不彻底，肿瘤有可能出现去分化，预后较差。

（二）骨膜骨肉瘤（periosteal osteosarcoma）

【定义】

骨膜骨肉瘤是一种发生于骨表面的中等恶性的成软骨型骨肉瘤。肿瘤为在骨皮质表面有宽大基底的肿块，将骨膜抬高，有较多新骨形成。肿瘤边缘常穿透骨膜，侵犯周围软组织。

【ICD-O编码】　9193/3

【同义词】

骨旁软骨肉瘤，骨旁成软骨型骨肉瘤。

【流行病学】

在所有骨肉瘤中构成比小于2%，约占所有骨旁骨肉瘤的1/3，比高级别骨表面骨肉瘤多见。高峰年龄10~30岁。男性略多见。

【部位】

多见于长骨骨干、骨干至干骺端区域，颌骨少见。

【临床特点与影像学】

最常见为早期为无痛性肿胀，后逐渐出现疼痛，病程多小于1年。

影像学见肿瘤位于骨表面，密度总体低于骨旁骨肉瘤，肿瘤近骨皮质的基底部钙化明显，向表面密度逐渐降低，有与骨皮质相垂直的钙化，形成日光放射影，见Codman三角。可见骨膜增厚的影像。病变可穿透骨膜。

【大体检查】

肿瘤位于骨表面，切面可见垂直于骨皮质的钙化骨针。软骨成分较明显。肿瘤基底部近骨皮质处质地较硬，近表面质地偏软。

【组织病理学】

为中等分化成软骨型骨肉瘤，以软骨性肿瘤成分为主，软骨成分表现为程度不等的细胞不典型性。仔细观察可见肿瘤性骨组织，附着于骨皮质的肿瘤性骨一般较成熟。肿瘤不累及骨髓腔。

【遗传学】

4例报道病例中，1例有+17，3例出现复杂的染色体核型改变。

【预后及预测因素】

恶性程度比骨旁骨肉瘤高，但比普通型骨肉瘤、高级别骨表面骨肉瘤低。治疗为彻底的切除。肿瘤可复发，切除不彻底复发率可达70%。转移率约15%，约25%的骨膜骨肉瘤患者死于肿瘤的转移。

（三）高级别骨表面骨肉瘤（high grade surface osteosarcoma）

【定义】

发生于骨表面的高度恶性成骨性恶性肿瘤。

【ICD-O编码】　9194/3

【同义词】

皮质旁骨肉瘤，表面骨肉瘤。

【流行病学】

肿瘤罕见，在所有骨肉瘤中的构成比小于1%。高峰年龄10~20岁。男性略多见。

【部位】

发生于长骨者多见于股骨、肱骨、胫骨。颌骨罕见。

【临床特点与影像学】

临床多表现为伴或不伴疼痛的肿块。

X线上表现为骨表面部分矿化的肿块，肿瘤可浸润至周围软组织。骨皮质常部分破坏，可见骨膜反应性新骨形成。依肿瘤性软骨、骨的多少不同，肿瘤矿化程度不同。

【大体检查】

肿瘤位于骨表面,常侵蚀下方骨。肿瘤质地不等,但多少都有质地较软的部分,这与骨旁骨肉瘤不同。

【组织病理学】

组织学图像与普通型骨肉瘤相似,可分别以成骨型、成软骨型、成纤维型为主。所有类型都有细胞的高度不典型性、花边样骨组织,细胞异形明显,核分裂多见,这些特点有助于与骨旁骨肉瘤、骨膜骨肉瘤鉴别。

【预后及预测因素】

治疗原则为手术切除并辅以化疗,预后与肿瘤的化疗敏感性相关。

五、Ewing 肉瘤 / 原始神经外胚瘤(Ewing sarcoma / primitive neuroectodermal tumor,PNET)

【定义】

Ewing肉瘤和PNET为表现为不同程度神经外胚分化的圆细胞肉瘤。Ewing肉瘤是指在光镜、免疫组化、电镜下缺乏神经外胚分化证据的肿瘤,而PNET的名称则用于具有一项或多项神经外胚叶分化的肿瘤。

【ICD-O Ewing肉瘤编码】9260/3

【ICD-O PNET编码】9364/3

【同义词】

Ewing肿瘤,外周性神经上皮瘤(peripheral neuroepithelioma),外周性神经母细胞瘤(peripheral neuroblastoma),Askin瘤。

【流行病学】

Ewing肉瘤占所有原发骨恶性肿瘤的6%~8%,是继骨肉瘤、软骨肉瘤之后的第3位常见的骨肿瘤。肿瘤还可见于骨外。

发病高峰为10~20岁,80%的患者小于20岁,男性略多见。

【部位】

最常见于长骨、骨盆、肋骨,颌骨少见,发生于颌骨、颅面骨的Ewing肉瘤约占1%~2%。下颌骨较上颌骨多见。

【临床特点与影像学】

最常见症状为疼痛、肿胀,疼痛从钝痛、中度至重度疼痛。全身症状包括发热、全身不适、贫血、血沉加快、白细胞计数增高等。肿瘤可穿破骨皮质,导致受累骨旁的软组织肿块。发生于颌骨的病变常见感觉异常、牙松动和缺失。

影像学上,表现为边界不清的不规则溶骨性破坏,可有骨皮质的膨胀、破坏。长骨病变常见骨膜的洋葱皮样表现,但在颌骨少见。

【大体检查】

骨及周围软组织肿块切面呈灰白色,常伴出血、坏死。

【组织病理学】

肿瘤极富细胞,为小细胞性肿瘤,大多由均匀一致的小圆细胞构成,核圆形,核膜清楚,染色质细,胞质少,透明或嗜酸性,细胞边界不清楚。肿瘤细胞常成片排列,无特殊组织学结构。在部分病例,大小不等的肿瘤细胞巢由纤维血管束分隔,形成分叶状结构。常见大片坏死、出血。当出现大片地图状坏死时,常见残存的肿瘤细胞在血管周围呈袖套状分布。肿瘤如果有神经外胚叶分化,可见Homer-Wright菊形团。有时肿瘤可出现变异,主要由大细胞构成,称大细胞性(非典型)Ewing肉瘤。

约75%的病例中肿瘤细胞胞浆中含糖原颗粒,此特征对于诊断有帮助。

【免疫表型】

肿瘤细胞CD99阳性。

【遗传学】

Ewing肿瘤家族约85%的病例存在特征性的t(11;22)(q24;q12)染色体易位,形成EWS/FLI1融合基因。

【预后及预测因素】

近年来,Ewing瘤患者的预后有所提高。过去,生存超过5年的患者不到5%。现今,结合手术、放疗、化疗,生存率可达40%~80%。肿瘤易转移至肺、肝、淋巴结、骨。发生于颌骨的Ewing瘤似乎预后稍好,但由于病例较少,统计报道少见。

表8-1　WHO骨肿瘤分类,2002年

软骨肿瘤	Cartilage tumours	
骨软骨瘤	Osteochondroma	9210/0
软骨瘤	Chondroma	9220/0
内生性软骨瘤	Enchondroma	9220/0
骨膜软骨瘤	Periosteal chondroma	9221/0
多发性软骨瘤病	Multiplechondromatosis	9220/1
软骨母细胞瘤	Chondroblastoma	9230/0
软骨黏液样纤维瘤	Chondromyxoidfibroma	9241/0
软骨肉瘤	Chondrosarcoma	9220/3
中心性,原发和继发	Central, primary, secondary	9220/3
周围型	Peripheral	9221/3
去分化	Dedifferentiated	9243/3
间叶性	Mesenchymal	9240/3
透明细胞性	Clear cell	9242/3
成骨性肿瘤	**Osteogenic tumours**	
骨样骨瘤	Osteoid osteoma	9191/0
骨母细胞瘤	Osteoblastoma	9200/0
骨肉瘤	Osteosarcoma	9180/3
普通型	Conventional	9180/3
成软骨型	chondroblastic	9181/3
成纤维细胞型	fibroblastic	9182/3
成骨细胞型	osteoblastic	9180/3
血管扩张性	Telangiectatic	9183/3
小细胞性	Small cell	9185/3
低级别中央型	Low grade central	9187/3
继发性	Secondary	9180/3
骨旁	Parosteal	9192/3
骨膜	Periosteal	9193/3
高级别骨表面	High grade surface	9194/3
成纤维性肿瘤	**Fibrogenic tumours**	
促结缔组织增生型纤维瘤	Desmoplastic fibroma	8823/0
纤维肉瘤	Fibrosarcoma	8810/3
纤维组织细胞性肿瘤	**Fibrohistiocytic tumours**	
良性纤维组织细胞瘤	Benign fibrous histiocytoma	8830/0
恶性纤维组织细胞瘤	Malignant fibrous histiocytoma	8830/3
Ewing肉瘤/原始神经外胚瘤	**Ewing sarcoma / Primitive Neuroectodermal tumour (PNET)**	
Ewing肉瘤	Ewing sarcoma	
造血系统肿瘤	**Heamatopoietic tumours**	

浆细胞骨髓瘤	Plasma cell myeloma	9732/3
恶性淋巴瘤，非特异性	Malignant lymphoma, NOS	9590/3
巨细胞瘤	**Giant cell tumour**	
巨细胞瘤	Giant cell tumour	9250/1
恶性巨细胞瘤	Malignancy in giant cell tumour	9250/3
脊索肿瘤	**Notochordal tumours**	
脊索瘤	Chordoma	9370/3
血管肿瘤	**Vascular tumours**	
血管瘤	Haemangioma	9120/0
血管肉瘤	Angiosarcoma	9120/3
平滑肌肿瘤	**Smooth muscle tumours**	
平滑肌瘤	Leiomyoma	8890/0
平滑肌肉瘤	Leiomyosarcoma	8890/3
脂肪源性肿瘤	**Lipogenic tumours**	
脂肪瘤	Lipoma	8850/0
脂肪肉瘤	Liposarcoma	8850/3
神经源性肿瘤	**Neural tumours**	
神经鞘瘤	Neurilemmoma	9560/0
其他肿瘤	**Miscellaneous tumours**	
造釉细胞瘤	Adamantinoma	9261/3
转移性恶性肿瘤	Metastatic malignancy	
其他病变	**Miscellaneous lesions**	
动脉瘤样骨囊肿	Aneurysmal bone cyst	
单纯性骨囊肿	Simple cyst	
纤维结构不良	Fibrous dysplasia	
骨纤维结构不良	Osteofibrous dysplasia	
朗格汉斯细胞组织细胞增多症	Langerhans cell histiocytosis	
Erdheim-chester病	Erdheim-chester disease	
胸壁错构瘤	Chest wall hamartoma	
关节病变	**Joint lesions**	
滑膜软骨瘤病	Synovial chondromatosis	

（李　江）

参 考 文 献

1　Barns L, Everson JW, Reichart P, et al. Pathology and genetics of head and neck tumors. Lyon:IARC Press, 2005.

2　李江，何荣根. 颌面部骨肉瘤61例临床病理研究. 中华口腔医学杂志，2003,38：444—446.

第九章 涎腺肿瘤

第一节 概　述

涎腺肿瘤在人体肿瘤中具有特殊性，在人体所有器官的肿瘤中，其组织病理表现几乎最为复杂，故其肿瘤分类也最具多样性，其肿瘤分类甚至比乳腺、汗腺肿瘤的分类更为困难。WHO的涎腺肿瘤分类共有1971、1991、2005年3个版本。造成涎腺肿瘤分类困难的原因包括：大多数涎腺肿瘤起源或分化至相同的细胞类型，如上皮（闰管、腺泡）细胞、肌上皮细胞，肌上皮细胞的存在是导致肿瘤形态多样性的重要因素之一；肿瘤细胞发生多种类型的化生，如嗜酸细胞、皮脂腺细胞、鳞状细胞、透明细胞等。这些都导致肿瘤的表现在各个水平上发生重叠。

涎腺是产生和分泌唾液的外分泌腺，包括三对大涎腺和很多小涎腺，大涎腺包括腮腺、颌下腺、舌下腺，腮腺最大，约14~28 g，颌下腺大约是腮腺的1/4，约7~8 g，舌下腺约为颌下腺的1/3，约3 g。小涎腺广泛分布于口腔、口咽，包括唇腺、颊腺、腭腺、舌腺、磨牙后腺等。

涎腺的主要功能单位由腺泡（acinus）、导管（duct）构成，腺泡由腺细胞和肌上皮细胞（myoepithelial）组成，腺泡可分为浆液性腺泡（serous acinus）、黏液性腺泡（mucous acinus）、混合性腺泡（mixed acinus）三种类型。浆液性腺泡由锥体形的浆液性细胞构成，细胞核位于基底部，

胞质内含有丰富的嗜碱性酶原颗粒，PAS阳性，主要分泌物为淀粉酶。黏液性腺泡中黏液性细胞的胞核也位于基底部，胞质透明，含丰富的黏蛋白颗粒。混合性腺泡由黏液性细胞、浆液性细胞构成，浆液性细胞呈新月状覆盖于黏液性细胞的外表面。

导管分为闰管（intercalated duct）、分泌管（纹管）（secretory duct, striated duct）、排泄管（excretory duct）。腺泡内的分泌物通过闰管排出，闰管内衬单层立方细胞，胞核较大，位于细胞中心。闰管细胞具有储备细胞（reserve cell）的功能，可分化为腺泡细胞、终末导管系统等，被认为是许多涎腺肿瘤的祖先（progenitor）细胞。闰管与较大的分泌管相延续，分泌管内衬高柱状细胞，胞质嗜酸性，线粒体丰富，由于细胞基底部有垂直于基底面的纵纹，故分泌管也称纹管。分泌管与小叶间的排泄管汇合，后者内衬假复层、复层柱状上皮，当各小叶间导管汇总集为更大的排泄管后，其内衬上皮逐渐变为复层鳞状上皮。

肌上皮细胞也称篮细胞（basket cell），位于腺泡细胞、闰管导管细胞与基底膜之间，在纹管基底部是否存在尚未肯定。肌上皮细胞有收缩功能，细胞有长的树枝状突起，围绕腺泡、闰管，细胞表达平滑肌肌动蛋白、calponin、肌球蛋白、CK14角蛋

白,超微结构观察见细胞内含肌球蛋白微丝。

腮腺由纯浆液性腺泡构成,被纤维结缔组织间隔分隔为小叶,小叶内、小叶间有脂肪组织,脂肪组织的量随年龄增加,腮腺内还可见多少不等的淋巴组织和淋巴结,淋巴结内常见涎腺导管,有时还可见腺泡,并可见单个或成簇的皮脂腺组织。

颌下腺为混合腺,以浆液性腺泡为主,并有少量黏液性腺泡和混合性腺泡,闰管比腮腺的短,分泌管比腮腺的长。舌下腺也为混合腺,但以黏液性腺泡为主,还可见少量混合性腺泡。

小涎腺最常见于硬腭和软腭结合处、唇、颊部,舌侧、唇、颊黏膜的小涎腺为浆黏液腺,舌腹、腭、舌咽部、磨牙后垫的小涎腺主要为黏液腺,在轮廓乳头沟底的腺体为浆液腺。小涎腺无包膜,特别是位于舌、唇的小涎腺可深达肌肉。

【流行病学】

涎腺肿瘤的全球年发病率为（0.4~13.5）/10万人口,涎腺恶性肿瘤发病率（0.4~2.6）/10万人口,涎腺肿瘤在口腔颌面部是较好发的肿瘤,据国内7所口腔医学院校1985~2004年69 902例口腔颌面部肿瘤统计,涎腺上皮性肿瘤占32.9%。据上海交通大学医学院附属第九人民医院口腔病理科对36 463例口腔颌面部肿瘤统计,涎腺上皮性肿瘤占口腔颌面部肿瘤的27.8%（10 152例）,其中良、恶性肿瘤分别占81.9%和18.1%,占口腔颌面部肿瘤之比分别为22.8%和5.1%。据上海交通大学医学院附属第九人民医院口腔病理科对1985~2007年

6 982例涎腺上皮性肿瘤统计,良、恶性肿瘤分别占67.93%（4 743例）和32.07%（2 239例）。

在美国,涎腺恶性肿瘤占头颈部癌的6%,占所有恶性肿瘤的0.3%。在肿瘤类型上,存在着地域性差异,英国所报道的黏液表皮样癌的发生率（2.1%）较世界范围的5%~15%要低得多,在北美因纽特人中,因淋巴上皮癌高发,造成涎腺肿瘤发病率非常高。调查显示,马来西亚人较中国人、印度人有较高的涎腺肿瘤发病率。

【部位、年龄、性别】

文献报道,上皮性涎腺肿瘤64%~80%发生在腮腺,7%~11%发生在颌下腺,低于1%发生在舌下腺,9%~23%发生在小涎腺。上海交通大学医学院附属第九人民医院口腔病理科对1985~2007年6 982例涎腺上皮性肿瘤统计,61%（4 264/6 982）发生于腮腺,10%（663/6 982）发生于颌下腺,1%（75/6 982）发生于舌下腺,28%（1 980/6 982）见于小涎腺。小涎腺中,腭部最常见,占所有涎腺肿瘤的16%,颊部占3%（188/6 982）,舌部占2%（157/6 982）,唇部占2%（106/6 982）,牙龈占1%（69/6 982）。

上海交通大学医学院附属第九人民医院口腔病理科统计6 982例涎腺上皮性肿瘤患者中,高峰年龄40~59岁,约占全部患者的44.3%（3 092/6 982）,小于19岁患者205例,占3%（205/6982）。6 982例患者中,男性3 593例,女性3 389例,男女之比1.06∶1(表9-1)。

表9-1　上海交通大学医学院附属第九人民医院口腔病理科6982例涎腺上皮性肿瘤组织学分类

组 织 学 类 型	例　　数	占全部肿瘤百分比（%）
多形性腺瘤	3 281	6.99
腺淋巴瘤	9 614	13.76
基底细胞腺瘤	255	3.65
肌上皮瘤	174	2.49
囊腺瘤	28	0.40
嗜酸细胞腺瘤	23	0.33
导管乳头状瘤	10	0.14

组　织　学　类　型	例　　数	占全部肿瘤百分比（％）
皮脂淋巴腺瘤	4	0.06
管状腺瘤	3	0.04
皮脂腺瘤	2	0.03
非皮脂淋巴腺瘤	2	0.03
腺样囊腺癌	681	9.75
黏液表皮样癌	673	9.64
恶性多形性腺瘤	179	2.56
腺泡细胞癌	174	2.49
非特异性腺癌	136	1.99
淋巴上皮癌	121	1.73
肌上皮癌	56	0.80
上皮—肌上皮癌	36	0.52
鳞状细胞癌	36	0.52
囊腺癌	32	0.46
低度恶性多形性腺癌	31	0.44
大细胞癌	21	0.30
透明细胞癌	19	0.27
基底细胞腺癌	15	0.21
黏液腺癌	9	0.12
涎腺导管癌	7	0.10
皮脂腺癌	5	0.07
小细胞癌	4	0.06
嗜酸细胞腺癌	3	0.04
成涎细胞瘤	1	0.01

WHO 2005年版头颈肿瘤分类中有关涎腺肿瘤的分类见表9-2。

表9-2　涎腺肿瘤分类（WHO，2005）

一、恶性上皮性肿瘤		涎腺导管癌	8500/3
腺泡细胞癌	8550/3	腺癌,非特异性	8140/3
黏液表皮样癌	8430/3	肌上皮癌	8982/3
腺样囊性癌	8200/3	癌在多形性腺瘤中	8941/3
多形性低度恶性腺癌	8525/3	癌肉瘤	8980/3
上皮—肌上皮癌	8562/3	转移性多形性腺瘤	8940/1
透明细胞癌，非特异性	8310/3	鳞状细胞癌	8070/3
基底细胞腺癌	8147/3	小细胞癌	8041/3
皮脂腺癌	8410/3	大细胞癌	8012/3
皮脂淋巴腺癌	8410/3	淋巴上皮癌	8082/3
乳头状囊腺癌	8440/3	成涎细胞瘤	8974/1
低度恶性筛状囊腺癌		二、良性上皮性肿瘤	
黏液腺癌	8480/3	多形性腺瘤	8940/0
嗜酸细胞癌	8290/3	肌上皮瘤	8982/0

基底细胞腺瘤	8147/0	导管内乳头状瘤	8503/0
Warthin瘤	8561/0	乳头状涎腺瘤	8406/0
嗜酸细胞瘤	8290/0	囊腺瘤	8440/0
管状腺瘤	8149/0	三、软组织肿瘤	
皮脂腺瘤	8410/0	血管瘤	9120/0
淋巴腺瘤		四、淋巴造血系统肿瘤	
皮脂性	8410/0	霍奇金淋巴瘤	
非皮脂性	8410/0	弥漫性大B细胞淋巴瘤	9680/3
导管乳头状瘤		结外边缘区B细胞淋巴瘤	9699/3
内翻性导管乳头状瘤	8503/0	五、继发性肿瘤	

　　ICD-O编码中/0表示良性肿瘤,/3表示恶性肿瘤,/1表示交界性或生物行为未定肿瘤。

　　头颈肿瘤新分类与WHO第3版其他分册一样,不再只侧重于对肿瘤组织学形态的描述,而强调了肿瘤的临床、遗传性特点等,每个肿瘤都包括有新的**ICD-O**编码(morphology code of the international classification of diseases for oncology,国际肿瘤疾病分类形态学编码)、年龄和性别分布、部位、临床体征和症状、病理学、免疫表型、遗传学、影响预后的因素等。

第二节　涎腺上皮性良性肿瘤

一、多形性腺瘤(pleomorphic adenoma)

【定义】

　　多形性腺瘤是包膜情况多变、显微镜下以结构的多形性而不是细胞的多形性为特征的肿瘤,最常见的组织结构为上皮、变异性肌上皮、黏液样成分、软骨样成分的混合。

【同义词】

　　混合瘤(mixed tumor)。

【流行病学】

　　多形性腺瘤是最常见的涎腺肿瘤,占所有涎腺肿瘤的40%~60%,年发病率(2.4~3.05)/10万人口,患者年龄分布广泛,可从几岁至100岁,发病高峰30~50岁,平均年龄46岁,男女均可发病,女性稍多见。上海交通大学医学院附属第九人民医院口腔病理科统计的6 982例涎腺上皮性肿瘤患者中,多形性腺瘤占46.99%(3 281/6 982),占涎腺良性肿瘤的69%(3 281/4 743);平均年龄44.92岁,男性1 371例,女性1 910例,男女之比1∶1.39。

【部位】

　　约80%的混合瘤发生在腮腺,10%在颌下腺,10%发生在小涎腺,小涎腺的部位包括口腔、鼻腔、副鼻窦、上呼吸消化道包括喉等,最常见于腭、唇。上海交通大学医学院附属第九人民医院口腔病理科统计的3 281例涎腺多形性腺瘤中,腮腺占64.79%(2 126/3 281),颌下腺占14.60%(479/3 281),腭部占15.48%(508/3 281)

　　发生于腮腺者,多起源于腮腺浅叶,但有10%~25%见于腮腺深叶或副腮腺。混合瘤还可以发生于其他少见部位,如淋巴结内的异位腺体、上颌骨、下颌骨。

【临床特点】

通常表现为缓慢生长的肿块，多数无症状，偶见疼痛、面神经麻痹，可能与肿瘤有关。发生于大涎腺的肿瘤，表现为实性、活动、无痛的肿块，发生于腮腺深叶的肿块从外表不能触及，但可表现为口内肿块并向咽腔突出。小涎腺肿块常表现为黏膜下无痛性隆起。腭部肿块通常位于一侧的软、硬腭交界处，发生于硬腭的肿瘤由于与下方黏骨膜相连因而有固定感。触诊混合瘤肿瘤表面多呈圆凸状，有时可有一些小突起。肿瘤最大径多为2~6 cm，但偶尔肿瘤最大径可超过20 cm。

【大体检查】

肿瘤多形成界限清楚、圆形或椭圆形肿块，包膜情况不定，可表现为有包膜、有部分包膜、无包膜（图9-1）。有包膜者包膜厚薄不一，发生在小涎腺者，包膜常常不完整或无包膜。较大的肿瘤切面上常见肿瘤有凸起突向周围组织或呈分叶状。在分切标本时，大涎腺多形性腺瘤的肿瘤易于与包膜分离。

肿瘤切面均质状，灰白色或灰褐色，黏液软骨样区可呈反光、透明样外观，并可见小的出血、囊性变、坏死灶。复发性肿瘤在软组织中常见多灶性病变（图9-2），由于这些肿瘤常富于黏液软骨样组织，故呈半透明或胶冻样外观。

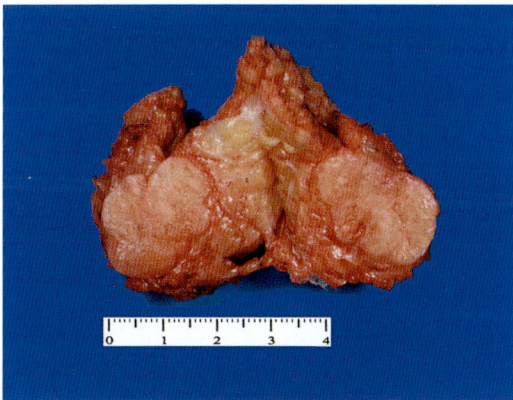

图9-2　复发性多形性腺瘤，见多灶性病变

【组织病理学】

肿瘤病理图像较为复杂，具有多形性的特征，不同肿瘤中及同一肿瘤的不同部位表现不尽相同，有很大的形态学变异。

肿瘤包膜可出现不同的情况。多数肿瘤有包膜，尤其是大涎腺肿瘤，但包膜厚度可相差很大，可15~1750 μm不等。很多肿瘤只有部分包膜，而有报道当对肿瘤进行连续切片，实际上所有肿瘤均存在包膜缺失区。常见肿瘤局部有凸起突入包膜内，或见肿瘤穿出包膜，形成似乎独立的卫星结节，但这些结节可能借狭长的颊部与主肿瘤相连，并非真正的侵袭性生长。小涎腺肿瘤常见无包膜，肿瘤与正常宿主组织直接相邻。少数肿瘤呈多结节生长，特别是复发性肿瘤。

肿瘤由上皮、间叶样成分组成（图9-3），不同

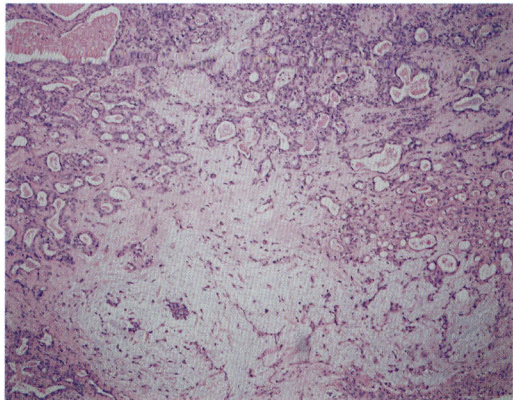

图9-1　多形性腺瘤肉眼观
肿瘤有包膜，部分边缘有凸起，切面部分区域半透明

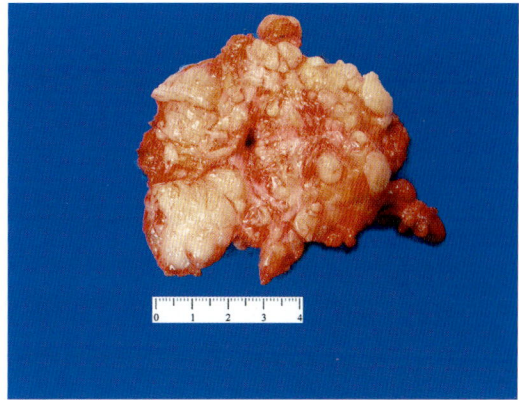

图9-3　多形性腺瘤
由上皮、黏液样、软骨样组织构成（HE × 100）

的肿瘤中两者的多少、比例不同，并因此得到"多形性"、"混合"肿瘤的名称。构成肿瘤的基本细胞为腺上皮细胞、肿瘤性肌上皮细胞。腺上皮细胞低柱、立方、扁平状，胞质量中等，嗜酸性淡染，核空泡状，核仁不明显，腺上皮细胞构成腺管结构的内层，围绕在腺管外周为一至多层肿瘤性肌上皮细胞（图9-4）。管腔通常较小，但也可扩张成微囊，腺管内常含嗜酸性分泌物。腺上皮细胞还可形成无导管的实性片状结构。肌上皮细胞呈上皮样、梭形、浆细胞样（plasmacytoid）或称玻璃样（hyaline）、透明细胞等，细胞可围绕于腺上皮周围形成类似于正常腺管样结构，也可呈团块状、条索状、片状、弥漫散在分布。围绕腺管的肌上皮细胞多呈上皮样、透明细胞，细胞扁平、三角形，胞质呈程度不等的嗜酸性或较透明，细胞核较小，致密，核染色深（图9-5）。肌上皮细胞可紧密排列成团块状，或较松散地弥漫排列，并见肌上皮细胞与黏液软骨样区移行（图9-6）。肿瘤细胞排列成条索状、小梁状，与周围间质有明显的分界，形成类似基底细胞腺瘤样结构。上皮样肌上皮细胞可排列成纤细的网状结构，而梭形肌上皮细胞常见成片排列，肌上皮细胞还可排列成栅栏样结构，似神经鞘膜瘤样表现。浆细胞样肌上皮细胞圆、卵圆形，核偏位，有深染的嗜酸性胞质，浆细胞样肌上皮细胞可成为大涎腺肿瘤的组成部分，但更常见于小涎腺肿瘤，且

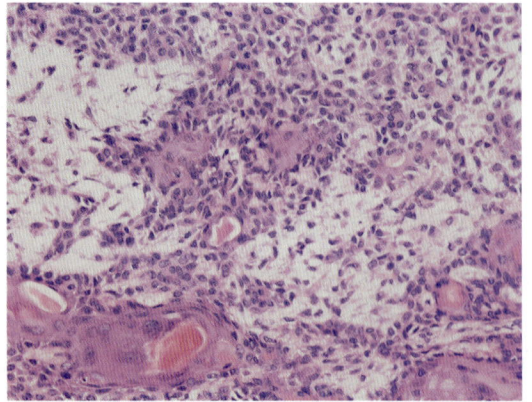

图9-5　围绕腺管的肌上皮细胞呈上皮样，胞质嗜酸性，细胞核较小而染色深，部分细胞伴鳞状化生（HE×400）

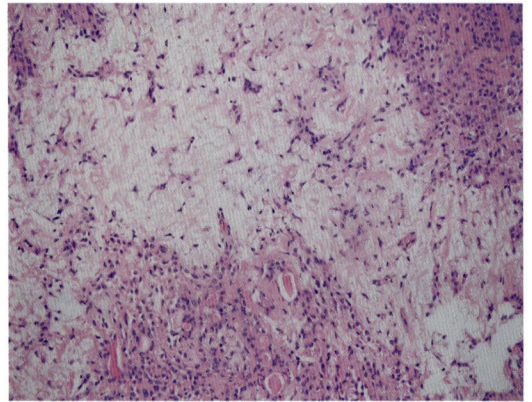

图9-6　肌上皮细胞与黏液样区移行（HE×200）

数量更多。不同形态的肌上皮细胞可混杂排列，在某些区域，可出现以一种形态的肌上皮细胞为主。腺上皮细胞、肌上皮细胞均无明显异形性，核分裂少见。

　　间叶样成分表现为黏液样、软骨样、玻璃样，这些成分在肿瘤中的比例不一，有时构成肿瘤的主体。黏液样成分的组织结构较疏松，肿瘤细胞星形、多角形、短梭形（图9-7），其周边组织倾向于与间叶组织混合、移行，黏液样成分因组织质地较脆，手术中容易破裂造成肿瘤残留，是肿瘤复发的原因之一。软骨样成分通常较黏液样成分少，图像类似真性软骨，基质Ⅱ型胶原、硫酸角质素阳性，可见软骨陷窝，其中见软骨样肿瘤细胞（图9-8）。软骨样成分对于多形性腺瘤是唯一相对特异的结

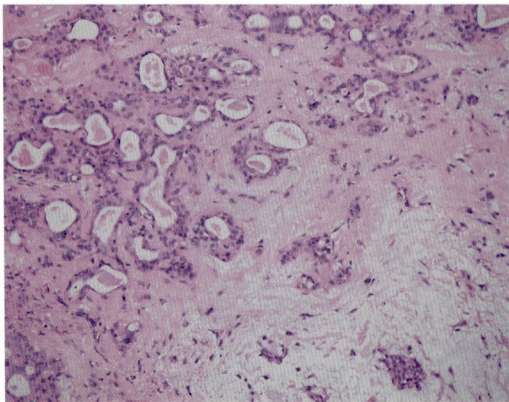

图9-4　多形性腺瘤中的腺上皮呈扁平、低立方状，构成腺管内层，外层为一至多层肌上皮细胞（HE×200）

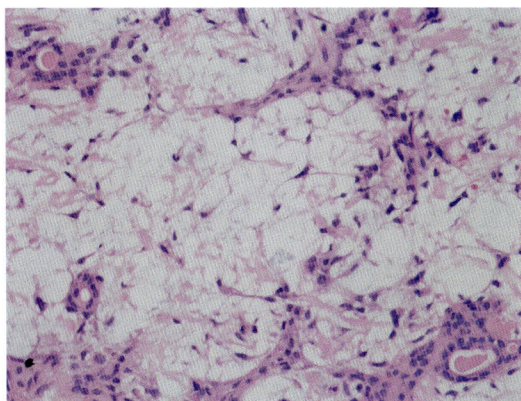

图9-7 多形性腺瘤中的黏液样成分（HE × 400）

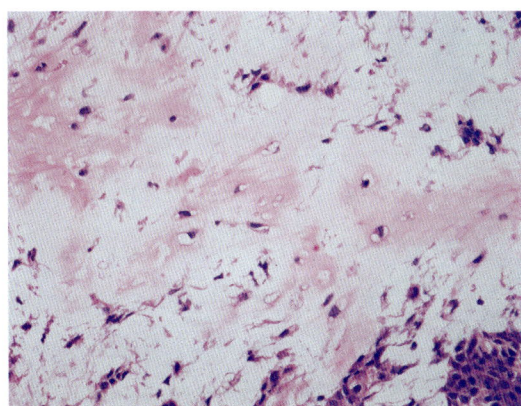

图9-8 多形性腺瘤中的软骨样成分（HE × 400）

构，当肿瘤中出现软骨样成分，几乎排除了其他涎腺肿瘤的可能性。少数肿瘤中软骨样结构可伴骨化。部分肿瘤中，肿瘤细胞间可见明显的玻璃样变、基底膜样物质，均质嗜伊红，呈块状、小条索状、片状，当这种物质较多时可将肿瘤上皮团块相互分开，呈筛状表现，勿误诊为腺样囊性癌。黏液样、软骨样组织中的肿瘤细胞为肌上皮来源，常可见它们与腺管外周的肌上皮细胞相移行，黏液样、软骨样、玻璃样基质为肿瘤性肌上皮细胞的产物。黏液成分含大量中性糖蛋白、硫酸化或非硫酸化葡萄糖胺葡聚糖，组织培养、接种实验表明，它们都是上皮源性细胞的分泌产物，而非结缔组织黏液。

当肿瘤中上皮、肌上皮细胞明显多于间叶样成分而构成肿瘤的主体时，称细胞性多形性腺瘤（cellular pleomorphic adenoma），但并无实际预后

意义。

约25%的肿瘤可见鳞状化生（图9-5），甚至某些肿瘤中可见大片鳞状上皮细胞，有时伴角化珠的形成，或见内有角质的微囊。鳞状化生大部分发生在肌上皮细胞团块中（图9-9），也可见于腺管细胞。偶尔可见黏液细胞化生，此时勿认为是黏液表皮样癌。有时还可见皮脂腺细胞化生、浆液性腺泡细胞。发生黏液细胞、皮脂腺细胞化生的多为腺管细胞。肿瘤内常见灶性嗜酸性细胞变，但有时肿瘤内大部分细胞发生嗜酸性细胞变，易误诊为嗜酸细胞腺瘤。

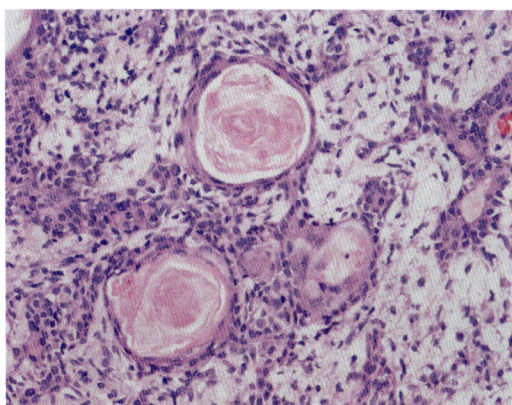

图9-9 肌上皮细胞发生鳞状化生，并形成有角质的微囊（HE × 400）

肿瘤中真正的间质样成分较少，有时可见玻璃样变区域。当肿瘤生长时间较长，玻璃样变成分增加，尤其在肿瘤的中心区，此时应注意玻璃样变组织中残留肿瘤上皮的结构，因为此时肿瘤的恶变风险增加。间质可发生脂肪样变性，当肿瘤间质的90%以上为脂肪样成分时，称脂肪瘤样多形性腺瘤（lipomatous pleomorphic adenoma）。少数肿瘤中可见骨样基质和骨化，有时可见沙砾体。肿瘤中有时见胶原性或富于酪氨酸晶状体样结构，可见从其结构中心向外周的放射状纤维样条纹。

多形性腺瘤虽为良性肿瘤，但肿瘤中心有时可见显著的坏死，这可能是由缺血性梗阻引起，临床上可表现为突然发作的疼痛。

【免疫表型】

腺管内层的腺上皮表达细胞角蛋白（cytokeratin）3,6,8,10,11,13,16,19（图9-10）、上皮膜抗原EMA、癌胚抗原CEA、分泌成分secretory component、溶菌酶、α-1-抗胰蛋白酶、α-1-抗糜蛋白酶、乳铁蛋白lactoferrin等。肿瘤性肌上皮细胞呈程度不等的细胞角蛋白13,14,16,19阳性，还同时表达波形蛋白（vimentin）和广谱细胞角蛋白（pan-cytokeratin），并不同程度地表达S-100蛋白、α-SMA、GFAP、calponin、myosin、CD10、MSA、p63。软骨结构中的非陷窝细胞vimentin、CKp阳性，而陷窝细胞仅vimentin阳性。软骨基质主要表达II型胶原蛋白、BMP、tenascin、蛋白聚糖aggrecan等。腺上皮、肌上皮旁的基底膜样物质表达IV型胶原、板层蛋白

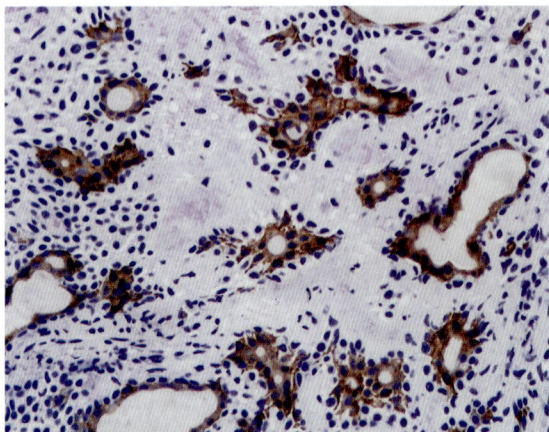

图9-10　肿瘤性腺上皮细胞CK19阳性（IHC×400）

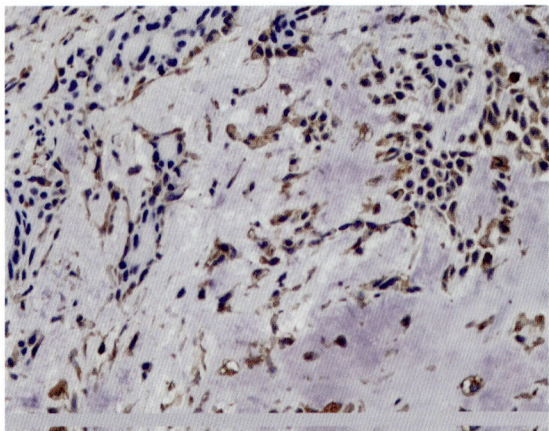

图9-11　肿瘤性肌上皮细胞vimentin阳性（IHC×400）

laminin。

【遗传学改变】

PLAG1是一种细胞核肿瘤蛋白，为DNA结合转录因子。PLAG1靶基因，如IGF2的调节异常，可能在多形性腺瘤的发生中起作用。PLAG1的活化表达常由融合基因引起，如发生于t(3;8)(p21;q12)的CTNNB1-PLAG1基因融合，t(5;8)(p13;q12)的LIFR-PLAG1基因融合，另外一种常见的异常为CTNNB1-PLAG1基因融合。

高迁移族蛋白基因（high mobility group protein gene, HMGA2），HMGA2编码一种结构转录因子，此因子通过调节DNA构型促进基因表达的活化。有学者认为，由于基因扩增导致的HMGA2高表达，是多形性腺瘤恶变的重要因素。HMGA2是由HMGA2-NFIB和HMGA2-FHIT基因融合所致。含PLAG1和HMGA2的融合基因为肿瘤特异性，可作为多形性腺瘤的诊断标志。

RAS突变和激活常见，少见ERBB2扩增、过表达，少见P53改变。P63、P73在基底细胞、肌上皮细胞过表达。

【鉴别诊断】

1. 基底细胞腺瘤：当多形性腺瘤中很少或无黏液软骨样组织时，有时较难与基底细胞腺瘤鉴别。两种肿瘤的主要不同在于，基底细胞腺瘤中，肿瘤条索周边的肿瘤细胞与纤维间质分界清楚，而多形性腺瘤中，肿瘤团块周边的细胞与其周围散在的肌上皮细胞、黏液样基质相互移行。此外，基底细胞腺瘤中，常有由狭窄的间质分隔的、由排列整齐的肿瘤细胞构成的小梁状结构，这种结构在多形性腺瘤中少见。

2. 肌上皮瘤：肌上皮瘤中肿瘤细胞的分化、构成与多形性腺瘤相似，所不同的是其中没有腺管细胞，或腺管成分小于5%，而多形性腺瘤中导管、腺腔结构是肿瘤成分的一部分。

3. 多形性低度恶性腺癌：在小的活检标本中，难以区分多形性腺瘤和低度恶性多形性腺癌。在

肿瘤切除标本中，虽然发生于小涎腺的多形性腺瘤可以没有包膜，但它总是界限清楚的，由增生的间质、上皮和肌上皮构成。而多形性低度恶性腺癌有侵袭性生长及神经周浸润的特点。两个肿瘤中均可出现黏液样区域，但黏液软骨样区域仅见于多形性腺瘤。当肿瘤中出现鳞状化生、软骨化生，提示为多形性腺瘤。但当多形性腺瘤有不规则的推进式（pushing）边缘时，有时难以和多形性低度恶性腺癌的浸润相区别。

4. 腺样囊性癌：多形性腺瘤中可出现筛状结构，此时要注意和腺样囊性癌鉴别。多形性腺瘤中，筛状结构常和由肌上皮细胞构成的片状结构相连，而腺样囊性癌中，筛状结构常为与结缔组织分界清楚的上皮团块。多形性腺瘤中，明显的导管结构是其特点之一，而腺样囊性癌中，导管结构不似多形性腺瘤明显，尤其在实体型和筛状型中。此外，腺样囊性癌的典型特征是侵袭性生长及神经周侵袭。

5. 黏液表皮样癌：虽然多形性腺瘤中出现黏液细胞的机会并不多，但当多形性腺瘤中出现黏液细胞化生时，要注意和黏液表皮样癌鉴别，尤其在较小的活检标本中。由于浆细胞样肌上皮细胞不见于黏液表皮样癌，故此种细胞的出现是诊断多形性腺瘤的良好特征。黏液表皮样癌的中间细胞在形态上与多形性腺瘤中的肌上皮细胞相像，然而尽管其中间细胞可分泌少量细胞外物质，但并不形成黏液软骨样基质。当多形性腺瘤中出现鳞状细胞分化时，多数分化较好，并常见角化，而此特征在黏液表皮样癌中较少见。当多形性腺瘤发生在小涎腺特别是腭部时，常细胞较丰富，而缺乏软骨样分化，特别要与黏液表皮样癌等其他肿瘤鉴别。

6. 鳞状细胞癌：多形性腺瘤中常发生鳞状化生，但发生鳞状化生的细胞多为分化较好的细胞，并常伴有角化，而鳞状细胞癌细胞有程度不等的异形性，核分裂常见。多形性腺瘤多数界限清楚，有程度不等的包膜，肿瘤中还伴有其他特征，如腺管、肌上皮细胞、黏液软骨样基质等，而鳞状细胞癌无包膜，呈侵袭性生长，肿瘤细胞几乎均为鳞状细胞来源。

7. 非侵袭性、微侵袭性恶性混合瘤：在低倍镜下，这两种肿瘤有典型的多形性腺瘤的细胞排列甚至出现黏液软骨样结构，但高倍镜下，肿瘤腺上皮细胞、肌上皮细胞均可出现细胞不典型性、核分裂增多。虽然在良性多形性腺瘤中可出现灶性的肿瘤细胞多形性，但在非侵袭性、微侵袭性恶性混合瘤中，这种细胞的不典型性更加广泛。虽然在这两种肿瘤中可出现轻度的肿瘤浸润包膜，但腮腺切除术多可治愈，患者预后均较好。

【预后及预测因素】

多形性腺瘤虽为良性肿瘤，但具有易复发的特点。一项对腮腺多形性腺瘤的研究表明，5年复发率3.4%，10年复发率6.8%。但也有长期随访的研究表明，复发率1.6%，且复发可能更常见于年轻人。小涎腺肿瘤的复发较少见。肿瘤复发率几乎取决于首次手术切除充分与否，如果单纯行肿瘤切除术，其复发率很高。多数复发出现于术后18个月内，但少数肿瘤可能数十年后复发。通常复发肿瘤的镜下特点与原发肿瘤一致或相似。复发后的肿瘤多呈多灶性生长，甚至肿瘤广泛播散。

多形性腺瘤手术后易复发，可能和多种因素有关，包括：① 当肿瘤以黏液样成分为主时，易破碎、流散；② 肿瘤包膜较薄，以及肿瘤有侵犯包膜的倾向；③ 肿瘤结节穿破包膜；④ 肿瘤出现包膜下分离；⑤ 肿瘤细胞在手术区残留。

多形性腺瘤的手术原则为肿瘤的完整切除，并附加足够的周围正常涎腺组织。大多数多形性腺瘤为腮腺浅叶肿瘤，手术方法应为保留面神经的浅叶腮腺摘除术，此种手术后肿瘤复发率很低。得到充分治疗的多形性腺瘤长期预后很好。

二、肌上皮瘤（myoepithelioma）

【定义】

几乎全部由片状、岛状、条索状排列的具有肌上皮分化特点的肿瘤细胞构成，肿瘤细胞呈梭形、上皮样、浆细胞样、透明细胞样。

【同义词】

良性肌上皮瘤。

【流行病学】

肌上皮瘤不常见，占所有涎腺肿瘤的0.3%～1.5%，占大涎腺良性肿瘤的2.2%，小涎腺良性肿瘤的5.7%。但近年来随着对不同组织学类型的肌上皮瘤的不断认识，肌上皮瘤的诊断病例不断增加。上海交通大学医学院附属第九人民医院口腔病理科统计6 982例涎腺上皮性肿瘤患者中，肌上皮瘤有174例，占所有涎腺肿瘤的2.49%，占涎腺良性肿瘤3.67%（174/4 743）。

患者年龄6~85岁，平均年龄45岁左右，性别无明显差异。上海交通大学医学院附属第九人民医院口腔病理科统计的174例肌上皮瘤中，男性79例，女性95例，男女之比1∶1.2。

【部位】

最常见部位为腮腺，约占48%，发生在颌下腺约10%，小涎腺约42%，小涎腺中2/3见于腭部。上海交通大学医学院附属第九人民医院口腔病理科统计的174例肌上皮瘤中，发生于腮腺者119例，占68.39%，腭部为47例，占27.01%。

【临床特点】

缓慢增大的无症状肿块。

【大体检查】

界限清楚或有包膜的肿块，切面实性、黄褐、灰白、褐色（图9-12）。

【组织病理学】

肌上皮瘤和多形性腺瘤有着一定联系，在某种程度上，可以认为它是多形性腺瘤的一种亚型，

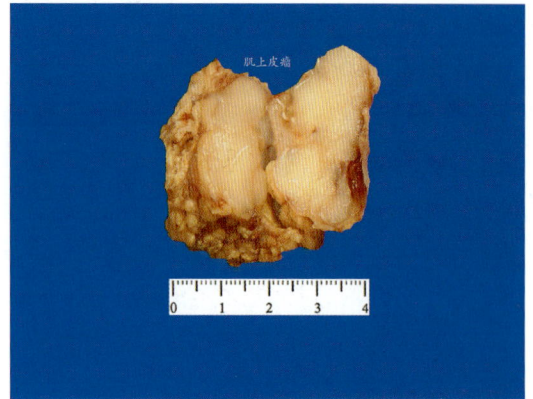

图9-12　肌上皮瘤

为肌上皮成分占绝大部分的多形性腺瘤。而事实上，早先肌上皮瘤是被置于多形性腺瘤的范畴中，至1991年WHO第2版涎腺肿瘤分类中，才将它从多形性腺瘤中独立出来。

镜下见，肿瘤与周围组织分界清楚，通常肿瘤有包膜，但小涎腺肿瘤常常无包膜。

肿瘤中存在4种基本的肿瘤性肌上皮细胞形态。梭形细胞排列成密度不等的束状，似间叶组织（图9-13）。上皮样细胞多边形、立方形、圆形，核位于细胞中央，胞质呈量不等的嗜酸性（图9-14），细胞呈巢状、条索状排列。浆细胞样细胞为多边形、卵圆形、圆形，细胞核偏中心，有丰富的玻璃样、嗜酸性胞质，形态似肿瘤性浆细胞（图9-15），浆细胞样肌上皮细胞在小涎腺肿瘤更常见。透明细胞样肌上皮细胞胞质透明，胞质丰富透明（图9-16），胞质透明是因为含大量糖原。

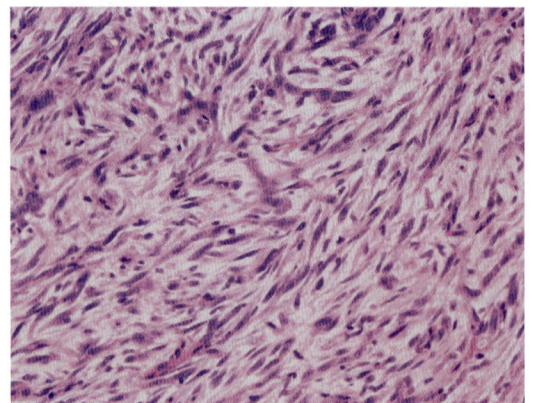

图9-13　肿瘤性肌上皮细胞呈梭形（HE × 400）

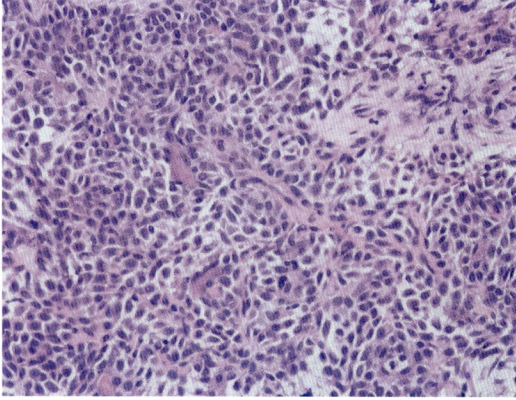

图9-14　肿瘤性肌上皮细胞呈上皮样（HE × 400）

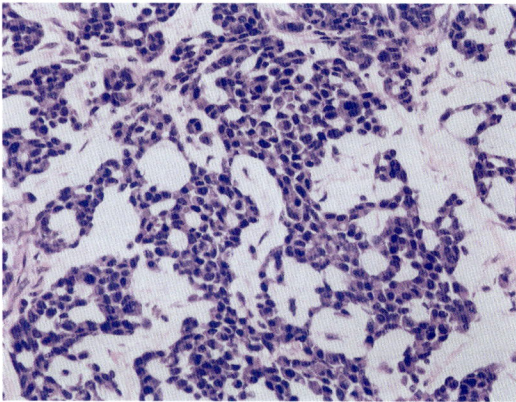

图9-15　肿瘤性肌上皮细胞呈浆细胞样（HE × 400）

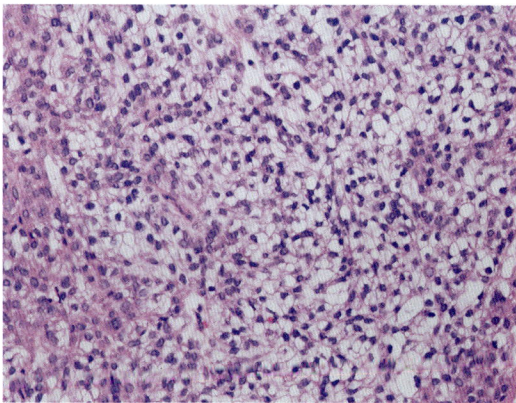

图9-16　肿瘤性肌上皮细胞呈透明细胞样（HE × 400）

肌上皮瘤可表现出多种不同的组织学构型，各种不同形态可以主要由一种细胞类型构成，也可以是不同种细胞混合构成。

梭形细胞最常见，并在老年患者的腮腺多见，

由梭形细胞构成的肿瘤细胞多数较丰富，间质组织较少，肿瘤细胞多呈片状、束状、漩涡交错状排列。细胞丰富的实体性排列结构可由梭形、上皮样、浆细胞样细胞构成。同一肿瘤中不同细胞可构成小梁状、网状、黏液样等混合性结构。肿瘤中常见灶性或广泛的黏液样成分，可伴软骨样分化，但软骨样结构、骨样结构不如多形性腺瘤明显。胖梭形、上皮样细胞条索、团块可被大量嗜伊红玻璃样物质分隔（图9-17）。肿瘤中有时出现网状结构，此结构是由在细胞相对稀少的黏液、纤维背景中纤细的肿瘤细胞小梁相互交织吻合排列构成，此种结构中的肿瘤细胞多为梭形、上皮样，偶尔为浆细胞样。浆细胞样细胞卵圆、多角形、细胞核偏位、胞质丰富、嗜伊红，有多见于年轻患者小涎腺的倾向，偶尔见于腮腺中，细胞可紧密排列，或由丰富的黏液样组织分隔形成细胞稀少的结构。透明细胞型最少见，有时在以梭形、上皮样细胞为主的肿瘤中，见灶性透明细胞。个别病例，细胞外原纤维样结构呈玻璃样，或见富于酪氨酸的晶体样结构。核分裂少见，偶见鳞状化生，罕见嗜酸性细胞化生。

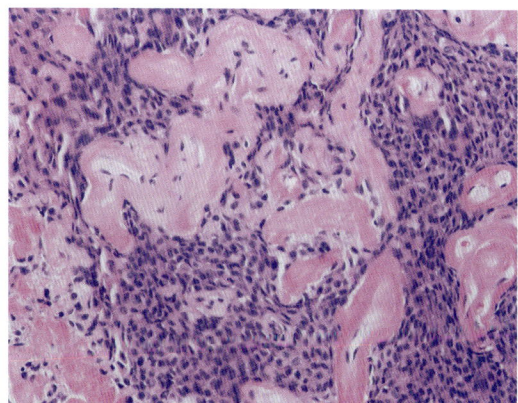

图9-17　肿瘤细胞之间见大量嗜伊红玻璃样物质（HE × 400）

对于肌上皮瘤中是否可存在导管成分，不同学者有不同的诊断标准。有的学者认为，当肿瘤完全由肌上皮细胞构成而无导管成分时，才诊断肌上皮瘤，但也有学者认为，当肿瘤绝大部分由肌上

皮构成,但有＜5％的成分为导管结构时,肌上皮瘤的诊断也可以成立。

【免疫表型】

肿瘤细胞通常CKpan、CK7、CK14阳性,梭形肌上皮细胞的表达可能有所变化。肿瘤细胞SMA、MSA、calponin、S-100、GFAP也阳性。

【鉴别诊断】

1. 多形性腺瘤:多形性腺瘤中有明显的导管,并常见较丰富的黏液或软骨样结构。肌上皮瘤中导管结构少或无,黏液或软骨样结构也较缺乏。

2. 与含透明细胞的肿瘤鉴别:当肌上皮瘤中含透明细胞时,应与其他含透明细胞的肿瘤如透明细胞癌、上皮肌上皮癌、腺泡细胞癌、黏液表皮样癌、嗜酸细胞瘤的透明细胞亚型、皮脂腺瘤、转移性肾透明细胞癌等鉴别,这些肿瘤中除上皮肌上皮癌中部分肿瘤细胞表达肌上皮性免疫表型外,大部分肿瘤肌上皮性标记阴性。

3. 肌上皮癌:肌上皮瘤边界清楚,不呈侵袭性生长。肌上皮癌呈侵袭性生长,并有显著的细胞异形性。

4. 间叶性肿瘤:梭形细胞型肌上皮瘤应与良性间叶性肿瘤如纤维瘤、纤维组织细胞瘤、平滑肌瘤、神经鞘膜瘤等肿瘤进行鉴别。免疫组化标记及超微结构观察显示,肌上皮瘤与这些肿瘤有显著不同,肌上皮瘤表达CK、calponin、S-100、SMA、MSA等,电镜下肿瘤细胞可见桥粒、胞质内微丝、致密体、吞饮泡、细胞外基底膜样物质等,而其余梭形细胞间叶性无这些特征。

5. 浆细胞瘤:浆细胞型肌上皮瘤应与淋巴造血系统的浆细胞瘤进行鉴别,后者肿瘤细胞有明显异形,且免疫标记为ＶＳ３８ｃ等阳性。

三、基底细胞腺瘤(basal cell adenoma)

【定义】

以形态较为单一的基底样形态的肿瘤细胞为特征,缺乏多形性腺瘤中的黏液软骨样成分。

【流行病学】

1967年Kleinsasser和Klein第一次通过描述9例肿瘤将基底细胞腺瘤作为独立肿瘤命名,他们描述了该肿瘤3种基本的组织形态:实体型、管状型、梁状型,他们还提出,此肿瘤与多形性腺瘤的不同在于缺少黏液软骨样成分。自此之后,对于哪些肿瘤可以被列入基底细胞腺瘤以及有关肿瘤命名均出现一些争议。至20世纪70和80年代,许多系列报道将此类肿瘤和其他一些非混合瘤性肿瘤如管状腺瘤一起,归入单形性腺瘤(monomorphic adenoma)。至1991年WHO第2版涎腺肿瘤组织学分类中,它从单形性腺瘤中独立出来,命名为基底细胞腺瘤。

基底细胞腺瘤不多见,占所有涎腺肿瘤的1％～3％,肿瘤几乎均见于成人,多见于60~70岁,有报道平均年龄57.7岁,比多形性腺瘤的平均年龄高10岁。男女之比1：2。

上海交通大学医学院附属第九人民医院口腔病理科统计的6 982例涎腺上皮性肿瘤中,基底细胞腺瘤为255例,占3.6％,占涎腺良性肿瘤 5.37％(255/4 743),其中男性116例,女性139例,男女之比1：1.2。

【部位】

多见于大涎腺,占75％~80％,最常见于腮腺,其次为颌下腺。小涎腺少见,如发生在小涎腺,较常见于上唇、颊部。上海交通大学医学院附属第九人民医院口腔病理科统计的255例中,发生于腮腺者占绝大多数,为97.25％(248/255),此外,发生于颌下腺2例,腭部5例。

【临床特点】

多数肿瘤为界限清楚、可活动的实性肿块,少数病例部分肿块呈囊性。典型的病例为发生在腮腺浅叶的、可活动的肿块，临床上无法与多形性腺瘤区分。一些膜型基底细胞腺瘤可呈多灶、多结节生长。部分患者可伴有皮肤附属器肿瘤。

【大体检查】

多数肿瘤界限清楚，圆或卵圆形，有包膜，肿块大小不一，大部分肿瘤小于 3 cm，切面均质、实性，无坏死，灰白色至灰红色（图9-18），少量肿瘤可伴囊性变，内含棕色黏液样物质。

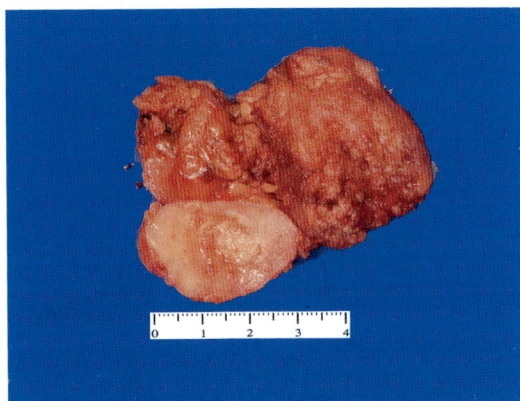

图9-18　基底细胞腺瘤

【组织病理学】

肿瘤多数界限清楚，有包膜。肿瘤主要由基底样细胞构成，也可见少量导管细胞。基底样细胞可表现为2种形态，第一种形态的细胞较小，立方或低柱状，胞质少，细胞核圆形、卵圆形，深染，位于上皮巢、条索的外周；第二种形态的细胞稍大，胞质量中等，细胞之间分界不清，核卵圆形、淡染，有时可见嗜酸性核仁，主要位于上皮巢、团块、条索的中央。导管样细胞立方形或扁平，细胞核圆、卵圆形，位于中央。根据组织学结构，基底细胞腺瘤可分为4种基本亚型，即实体型、梁状型、管状型、膜型，也有学者报道了筛状型等其他亚型，常见同一肿瘤中不同组织学类型同时存在。无论何种亚型的基底细胞腺瘤的共同特征为缺乏多形性腺瘤中的特征性黏液软骨样基质，以及肿瘤细胞巢和间质分界清楚。

实体型为最常见的类型，肿瘤细胞形成大小、形态不同的实性上皮巢、宽条索、上皮岛，上皮巢外周细胞栅栏样排列（图9-19）。在有些肿瘤，细胞巢中央可见胞质稍多、染色略淡的细胞，有时还可见漩涡样排列的基底鳞状细胞，这些细胞可呈鳞状细胞样外观，有时可见成熟的鳞状细胞并伴角化珠形成。细胞之间可见圆形、均质沉积物，为细胞外基质，这些基质可相互融合形成条索状、不规则的玻璃样变结构。此亚型中导管结构少见，但较常见囊性变。肿瘤细胞中核分裂罕见。间质较少，常见玻璃样变。

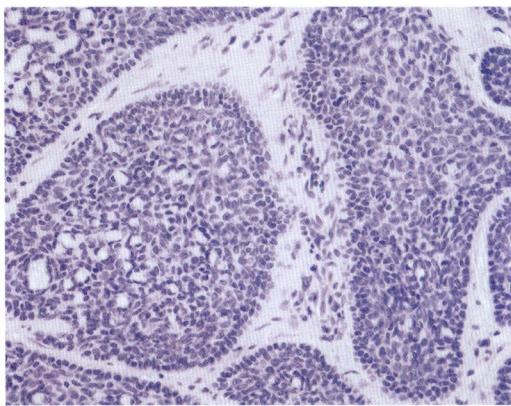

图9-19　基底细胞腺瘤，实体型（HE × 400）

梁状型中，基底样细胞形成窄的条索、小梁状结构。当细胞条索较窄时，仅由2~3层栅栏状排列的基底样细胞构成，当小梁状结构较宽时，条索中间可出现稍大、淡染的细胞。有时小梁状结构中可见少量小的管腔（图9-20）。间质较富于血管，有时富于细胞。

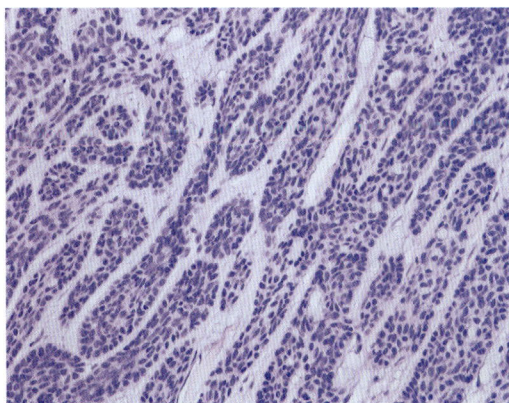

图9-20　基底细胞腺瘤，梁状型（HE × 400）

管状型最少见,导管结构为其显著特征。管腔由立方细胞构成,其外周为一至数层基底样细胞,管腔内为嗜伊红的蛋白性分泌物,管腔有时可显著扩张(图9-21)。常见梁状型、管状型同时存在,可称之为管状梁状型(tubulo-trabecular type)。

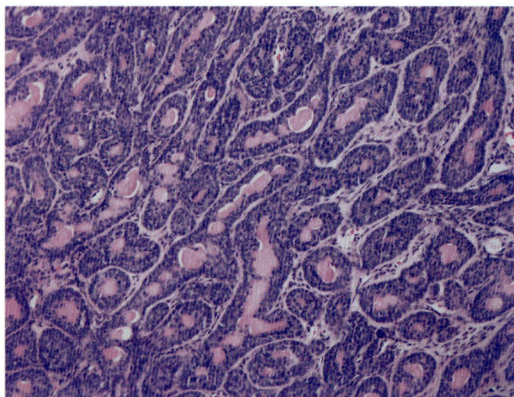

图9-21 基底细胞腺瘤,管状型(HE×200)

膜型,也称为皮肤类似肿瘤(dermal analogue tumor),与其他3种类型有所不同,肿瘤可为多发性,肿瘤可为多灶性、多结节生长,常无包膜。虽然大多数膜型基底细胞腺瘤独立存在,但有伴发其他肿瘤的倾向,如多发性皮肤圆柱瘤(cylindroma)、毛发上皮瘤(trichoepithelioma)、小汗腺螺旋腺瘤(eccrine spiradenomas)、外毛根鞘瘤(trichilemmomas)、皮肤基底细胞腺瘤(skin basal cell adenoma)等。组织学上,肿瘤的组织学形态与皮肤圆柱瘤相像,在实性上皮巢、小梁外周被特征性地围以一厚层嗜酸性、玻璃样的基底膜样物质,在上皮巢内的上皮细胞之间也可见多灶性的水滴状、小球型玻璃样物沉积,并可相互融合,这些玻璃样物质PAS染色阳性。肿瘤上皮巢内的细胞主要由较小的基底样细胞构成,周边细胞染色较深,呈栅栏样排列。

除了以上4种基本组织学类型外,还有一种少见的类型为筛状型(cribriform subtype)基底细胞腺瘤(图9-22)。由基底细胞腺瘤的组织学发生可见,肿瘤中由于细胞外基质的沉积可导致筛状结构形成。早先就有学者报道,在基底细胞腺瘤

的肿瘤细胞间有微灶性基底膜样物质、糖胺多糖、玻璃样物质的沉积。对于此种少见类型的基底细胞腺瘤的认识,有助于与腺样囊性癌的鉴别。肿瘤有包膜或界限清楚,组织学上至少有灶性表现为典型的基底细胞腺瘤,呈实体型、管状梁状型生长方式。在肿瘤细胞上皮巢和条索中,见多个淡染或玻璃样的圆形细胞外沉积物,在成片的基底样细胞巢中,这些细胞外物质的沉积形成灶性、弥漫的筛状结构,有些细胞间物质的沉积呈靶心样外观。淀粉酶消化后的PAS染色显示这些物质呈程度不等的阳性。肿瘤的重要组织学特征为无神经、血管周围侵袭,也无侵袭邻近涎腺和结缔组织。肿瘤细胞罕见出现透明细胞变、皮脂腺细胞分化、嗜酸性细胞分化以及梭形肌上皮样细胞。

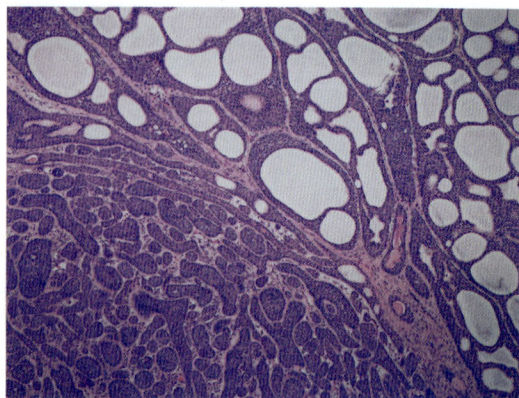

图9-22 基底细胞腺瘤,筛状型
左下可见典型梁状型基底细胞腺瘤的结构(HE×100)

Dardick认为,基底细胞腺瘤常见囊性变,细胞分化为两种类型,导管细胞和基底/肌上皮细胞;导管细胞和基底/肌上皮细胞的存在是主要、基本的诊断标准。存在以下述为特征的肿瘤细胞:细胞小,胞质有限,核圆形、卵圆形、深染,即细胞呈"基底细胞样"外观,此类细胞可占主导地位。如果2种细胞都存在,基底样细胞位于形成管腔的导管细胞外周,也可位于细胞稍大、淡染、胞质较多的一类细胞外周。在导管外周,基底样细胞多呈单层排列,但也可呈多层排列。在基底样细胞巢,外周的立方或柱状细胞有呈"栅

栏样"排列的趋势。由导管细胞形成的管腔在有些病例中显而易见,而在另一些病例中则不太明显。间质通常不多,构成肿瘤的一小部分,其中血管不丰富。在罕见病例中,淋巴细胞、成熟脂肪细胞可称为间质的主要成分,同样少见的是,可出现软骨样分化。

【免疫表型】

由于肿瘤中存在导管细胞、肌上皮细胞,故肿瘤细胞CK、Vim、P63、肌源性标记阳性。免疫组化染色结果与肿瘤的组织学类型有关,实体型中,高分子量CK在上皮巢中央细胞阳性,周边细胞阴性,这与中央细胞的鳞状分化符合。管腔细胞CEA阳性,MSA阳性的肌上皮细胞虽然倾向见于上皮周边细胞,但也可广泛存在。不同病例中S-100阳性的细胞表现有所差异,但倾向位于上皮巢周边。

【鉴别诊断】

1. 腺样囊性癌:实体型、膜型、筛状型基底细胞腺瘤中在"基底样细胞"旁可有较多细胞外物质沉积,构成与腺样囊性癌相似的组织结构,特别是当基底细胞腺瘤中出现较多筛状结构时。所不同的是,基底细胞腺瘤有包膜,而腺样囊性癌呈浸润性生长,并有神经周围、血管周围侵犯。腺样囊性癌中导管成分很少,构成上皮巢的肿瘤细胞体积较小、形态一致。而在基底细胞腺瘤中,位于上皮巢、条索中央的肿瘤细胞稍大,胞质较外周基底细胞的略多,中央细胞有时略呈漩涡状排列,并可伴鳞状分化,腺样囊性癌中没有这些特征。

当活检组织有限时,有时鉴别两者相当困难。因为它们的组织结构中都有相似的上皮—肌上皮之间的关系、导管和筛状结构、肿瘤细胞胞质少等特征。

2. 基底细胞腺癌:基底细胞腺瘤、基底细胞腺癌的细胞构成、组织结构相似,但后者呈无包膜、侵袭性生长,浸润周围软组织,或伴神经、血管侵犯。Nagao等认为Ki-67＞5%时为基底细胞腺癌,而基底细胞腺瘤Ki-67＜2.7%。另有研究发现,核分裂＞4个/10个高倍视野提示为基底细胞腺癌。

【预后及预测因素】

肿瘤通常不复发,罕见恶变。膜性型复发率约25%~37%,与肿瘤呈多灶性、多结节生长有关。

四、Warthin瘤(Warthin's tumor)

【定义】

由呈囊性的腺样结构、乳头状腺样结构构成的肿瘤,囊腔衬复特征性的双层上皮,内层为柱状嗜酸性细胞,外层为较小的基底细胞。间质含多少不等的、有生发中心的淋巴样组织。

【同义词】

腺淋巴瘤(adenolymphoma)、淋巴乳头状囊腺瘤(papillary cystadenoma lymphomatosum)。

【流行病学】

Warthin瘤是第二位常见的涎腺肿瘤,仅次于多形性腺瘤。在不同国家它在涎腺肿瘤中所占的构成比不同,白人中发病率较高,亚洲人、西班牙人、黑人中发病率显著较低。Warthin瘤占所有涎腺上皮性肿瘤的4%~15%,占腮腺原发性上皮性肿瘤4%~10%,个别报道占腮腺肿瘤可高达30%。Warthin瘤在亚洲人、高加索人发生率较高,在非洲裔人发病率较低。患者年龄12~92岁,高峰期50~70岁,平均62岁。多数报道为男性显著多于女性,早期报道男:女之比可高达10:1,但几个近期报道显示男女之比几乎相等。

上海交通大学医学院附属第九人民医院口腔病理科统计6 982例涎腺上皮性肿瘤患者中,Warthin瘤为961例,占13.76%,在所有涎腺肿瘤中位于第二位,占涎腺良性肿瘤20.26%(961/4 743)。其中男性占大多数,为882例,女性为79例,男女之比11.16:1。

肿瘤发生与吸烟、接触放射线史有关,吸烟者的发病率是非吸烟者的8倍。近年报道显示人群中此肿瘤的发病率有增高的趋势,发病率的增高以及女性患者的增多可能与妇女吸烟增多有关。肿瘤上皮中检测出病毒,特别在多灶性、双侧性病变中,但目前较一致的观点为病毒在Warthin瘤发生中并不起主要作用。似乎在患有Warthin瘤的患者中,发生自身免疫性疾病的概率较高。

【部位】

肿瘤几乎全部发生在腮腺区,多数病变位于腮腺下极,少数位于深叶。约有2.7%~12%的肿瘤可发生于腮腺外区域,最常见于腮腺旁淋巴结。发生于其他涎腺者罕见。是涎腺肿瘤中最常见多灶性、双侧性生长的肿瘤,12%~20%的Warthin瘤可呈多中心生长,5%~15%呈双侧性生长,占所有双侧涎腺肿瘤的70%。

上海交通大学医学院附属第九人民医院口腔病理科统计的961例Warthin瘤中,位于腮腺者占绝大多数,为957例,占99.58%,另有4例位于颌下腺。

【临床特点】

多表现为缓慢生长的无痛性肿块,常有囊性感,有的患者肿瘤大小有波动,9%的患者可出现疼痛。当肿瘤有继发性炎症和纤维化时,可出现面神经麻痹,但此种情形罕见。肿瘤大小多为2~4 cm,但大者直径可达12 cm。平均病程21个月。

【大体检查】

肿瘤多为界限清楚的圆形、椭圆形肿块,多数有包膜,实性或伴部分囊性,实性区呈褐色、灰红色,伴纤维化区域质地较硬(图9-23)。囊性区表现为小裂隙或大小不等的囊腔,内含乳白色、褐色、黏液样液体,罕见干酪样半固体物。有时肿瘤可发生坏死,其变化与出血性梗死相似。由于肿瘤常呈多灶性生长,对于腮腺切除标本应检查是否有其他病灶。

【组织病理学】

肿瘤有包膜,界限清楚,见实性、囊性区域。肿瘤由不同比例的上皮和淋巴间质构成(图9-24),

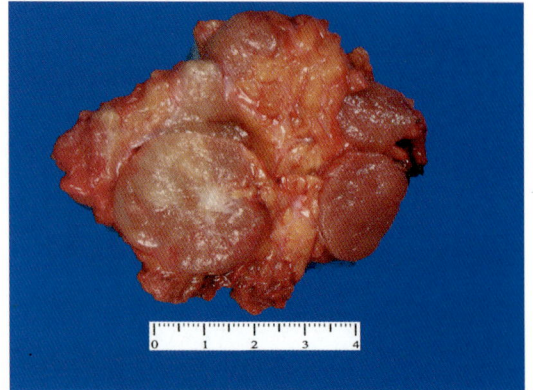

图9-23 Warthin瘤,可见多灶性生长

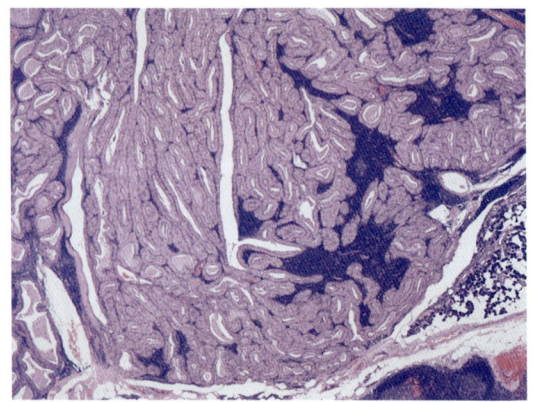

图9-24 Warthin瘤(HE × 40)

上皮覆盖囊腔,常形成多个乳头状突起,乳头突向囊腔,乳头中心为伴淋巴间质的血管纤维组织,囊腔内含均质的、嗜伊红颗粒样物,罕见沙砾样体。被覆囊腔、乳头的上皮由2层嗜酸性细胞构成。内层细胞高柱状,细胞核位于中央或近顶端,呈栅栏样排列,细胞顶端常见顶浆分泌泡,少量有纤毛。外层细胞立方形、多角形,胞质较少,嗜酸性。两层细胞的胞质由于含丰富线粒体而呈颗粒状和强嗜酸性,为肿瘤的典型特征(图9-25)。除覆盖囊腔外,上皮结构还可形成实性巢、腺管样结构。常见散在黏液细胞,罕见黏液细胞丰富,在冰冻诊断或细针穿吸活检时,可能误诊为黏液表皮样癌。部分Warthin瘤中偶见皮脂腺分化。

淋巴间质为良性增生的淋巴组织,常伴淋巴滤泡生发中心形成。罕见肿瘤出现胆固醇裂隙、肉芽肿样变化、异物巨细胞反应。不同肿瘤间、同一

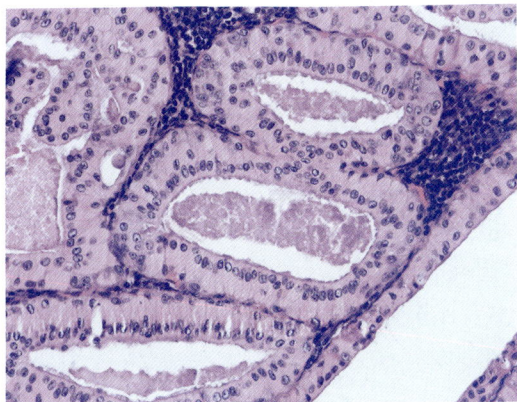

图9-25　Warthin瘤，肿瘤细胞双层排列（HE×400）

肿瘤内，肿瘤上皮、淋巴间质的比例不同。

有时肿瘤中可见灶性鳞状化生，当鳞状化生较广泛，并伴坏死、炎症反应等表现时，称梗死性Warthin瘤（infarcted Warthin tumor），也称感染性（infected）、化生性（metaplastic）Warthin瘤，此时病变中可见较广泛的坏死，可见残留的乳头状结构，伴明显的鳞状化生，细胞可有明显的异形性，核分裂可见，病变有广泛的纤维化，大量胶原及肌纤维母细胞增生，有较多中性粒细胞、淋巴细胞、泡沫样巨噬细胞浸润（图9-26），偶见胆固醇结晶及肉芽肿样表现，肿瘤间质中淋巴组织反而可能不常见，当肿瘤细胞异形明显时，应注意勿误诊为鳞状细胞癌。梗死性Warthin瘤更常见于进行过细针穿吸后的肿瘤中。

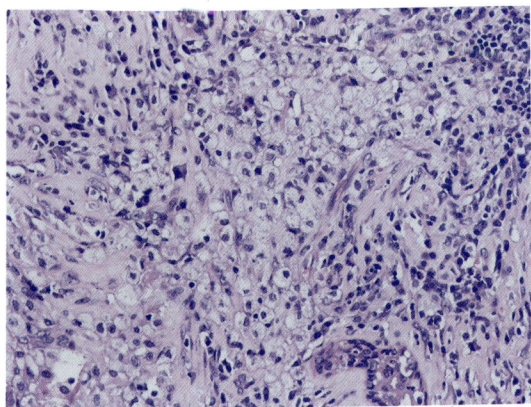

图9-26　Warthin瘤继发感染

大量炎症细胞、泡沫细胞浸润，肉芽肿样组织形成，右下可见残留的肿瘤腺上皮（HE×400）

Warthin瘤发生恶变极其罕见，在几个大型系列报道中，其恶变发生率小于1%，癌和恶性淋巴瘤发生的概率几乎相等，如发生癌变，称Warthin瘤癌变（carcinoma arising in Warthin tumor），恶性成分可以是鳞状细胞癌、黏液表皮样癌、未分化癌、腺癌等。如发生恶性淋巴瘤，可表现为黏膜相关淋巴瘤、（nodal 淋巴瘤）等。

【免疫表型】

双层细胞中的腔面细胞CEA强阳性，而基底部细胞CEA阳性或弱阳性，CK中度阳性，S-100和GFAP阴性。间质中淋巴细胞表型和反应性淋巴组织相似，含CD20阳性的B细胞、CD56阳性的NK细胞、CD3阳性的T细胞。

【组织发生】

对于肿瘤发生有不同学说，最被认可的为肿瘤来源于腮腺内、腮腺周围淋巴结内的异位腺体，另有学者认为，肿瘤是由于腺瘤或化生性上皮增生后继发淋巴组织增生、浸润。

【鉴别诊断】

Warthin瘤的组织学表现很具有特征性，故一般不需和其他肿瘤进行鉴别诊断。

嗜酸细胞性乳头状囊腺瘤的上皮成分与Warthin瘤相似，但前者发生于小涎腺者多于腮腺，且肿瘤中无Warthin瘤中特有的淋巴成分。

淋巴上皮囊肿，多发于颈部，有大量淋巴组织间质，但上皮成分多表现为上皮衬里被覆于囊腔，上皮为复层鳞状、假复层纤毛柱状，较少呈嗜酸细胞性。

皮脂淋巴腺瘤，间质中有较丰富的淋巴组织，但肿瘤性上皮巢大多表现为实性上皮团，很少呈囊性，且肿瘤上皮伴皮脂腺分化。

1. 转移性肿瘤：一些囊性肿瘤转移至腮腺内、腮腺周淋巴结时，要注意与Warthin瘤鉴别，但转移性肿瘤一般肿瘤细胞有明显的异形性。

2. 鳞状细胞癌、黏液表皮样癌：梗死型Warthin瘤常伴坏死、显著的鳞状化生，有时伴黏液化生，并可伴纤维化、明显的细胞异形,此时可能误诊为鳞状细胞癌、黏液表皮样癌。有时梗死型Warthin瘤中可见残留的典型双层、嗜酸性细胞排列,有助于鉴别诊断。

【预后及预测因素】

Warthin瘤的治疗一般采用手术切除,推荐采用保留面神经的腮腺浅叶切除或肿瘤摘除。近年来的研究报道显示,肿瘤术后复发率<2%,多和肿瘤的多灶性生长有关。

当Warthin瘤发生恶变时,约33%可转移至区域淋巴结,个别发生远处转移。

五、嗜酸细胞瘤(oncocytoma)

【定义】

由大的上皮细胞构成的良性涎腺肿瘤,这种上皮细胞具有特征性的色亮、嗜酸性、颗粒性胞质,也称嗜酸细胞腺瘤(oncocytic adenoma)、嗜酸性腺瘤(oxyphilic adenoma)。

【流行病学】

肿瘤较少见,约占原发性涎腺上皮性肿瘤的1.6%,主要发生于大涎腺。腮腺肿瘤中,嗜酸细胞瘤构成比≤1%。患者无性别差异。发病高峰年龄为50~80岁,罕见小于50岁,平均58岁。

上海交通大学医学院附属第九人民医院口腔病理科统计6 982例涎腺上皮性肿瘤患者中,嗜酸细胞瘤为23例,占所有涎腺肿瘤的0.33%,占涎腺良性肿瘤0.48%(23/4 743),其中男性11例,女性12例。

【病因学】

有文献报道,一组嗜酸细胞瘤患者中约20%有放射线接触史,这些患者的年龄比无射线接触史者年轻20岁。也有文献报道患者有家族史。

【部位】

一组报道68例涎腺嗜酸细胞肿瘤中,84%发生于腮腺,11%发生于颌下腺,5%被偶然发现位于淋巴结。嗜酸细胞瘤可呈多灶性、双侧性生长,

比例可达7%。

上海交通大学医学院附属第九人民医院口腔病理科统计23例嗜酸细胞瘤中,位于腮腺22例,颌下腺1例。

【临床特点】

多表现为单侧、无痛性肿块。

【大体检查】

多表现为单个、圆形、界限清楚,有包膜或有部分包膜,切面棕褐色,多呈实性,肿块中心可呈瘢痕样纤维化(图9-27),部分区域可见囊性变。

【组织病理学】

肿瘤细胞排列成实性、小梁状、结节状,少见导管样、微囊结构,肿瘤细胞大多数为亮细胞,立方形、低柱状、多边形,有丰富的颗粒状、嗜酸性胞质,胞核椭圆形、泡状,位于细胞中央(图9-28),

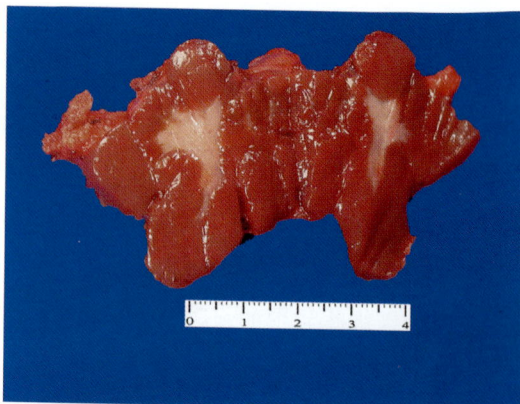

图9-27　嗜酸细胞瘤

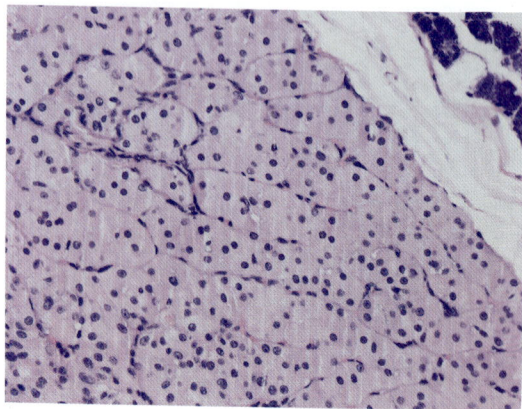

图9-28　嗜酸细胞瘤,肿瘤细胞胞质嗜酸性,细胞核位于中央(HE×400)

少量肿瘤细胞胞质较少，细胞核浓缩，为暗细胞。约20％的肿瘤中肿瘤细胞、细胞核可出现轻度异形性。磷钨酸苏木素（phosphotungstic acid-hematoxylin，PTAH）染色见许多蓝色、点状胞质内容物，为线粒体。肿瘤可出现灶性皮脂腺细胞、鳞状细胞、黏液细胞分化。肿瘤中还可见玻璃样变，嗜酸细胞团可被包埋在其中。

肿瘤间质为纤维血管间质，许多肿瘤中的纤维血管组织较少，但部分肿瘤的细胞巢之间有丰富的毛细血管网和血窦样组织。肿瘤可出现囊性变，还可出现沙砾体。约25％的肿瘤可出现肿瘤的包膜内浸润。

有些肿瘤中，出现大的多边形透明细胞，罕见情况下，透明细胞占肿瘤的大部分，此时称透明细胞型嗜酸细胞瘤（clear cell oncocytoma），但肿瘤细胞的部分胞质仍可呈颗粒样，肿瘤中其他部分仍可见典型的嗜酸细胞。PAS染色透明细胞强阳性，但经淀粉酶消化后的PAS染色肿瘤细胞阴性，提示透明细胞的出现是由于肿瘤细胞中富含糖原，也可能与组织固定不良有关。

鉴别诊断包括腺瘤样嗜酸细胞增生、涎腺导管癌、黏液表皮样癌、腺泡细胞癌、浆细胞样肌上皮瘤等。

六、管状腺瘤（canalicular adenoma）

【定义】

肿瘤由双层柱状、立方细胞排列成互相吻合的细条索结构构成，间质组织疏松、富于血管。

【同义词】

由于肿瘤的组织学形态较为单一，故曾被称为"单形性腺瘤"或"单形性腺瘤，管状型（monomorphic adenoma，canalicular type）"，也被称为"基底细胞腺瘤，管状型（basal cell adenoma，canalicular type）"，但实际上管状腺瘤的临床、组织学特点与基底细胞腺瘤均有所不同。

【流行病学】

肿瘤少见，发病年龄多超过60岁，男女患者比例相近，女性多于男性，也有报道男女比例相近。

上海交通大学医学院附属第九人民医院口腔病理科统计6 982例涎腺上皮性肿瘤患者中，管状腺瘤仅3例，占所有涎腺肿瘤的0.04％，占涎腺良性肿瘤0.06％（3/4 743）。

【部位】

肿瘤绝大部分位于小涎腺，最常见于上唇，约占全部肿瘤75％~80％，其次为颊黏膜，位于小涎腺的其他部位少见，罕见于大涎腺。上海交通大学医学院附属第九人民医院口腔病理科统计的3例管状腺瘤中，2例位于腮腺，1例位于唇部。

【临床特点】

逐渐增大的肿块，无疼痛、麻木等症状，扪诊肿块实性或有波动感，表面黏膜色正常或略呈蓝紫色。肿瘤的特点之一是可呈多发性、多灶性，多灶性生长的肿瘤约占20％。

【大体检查】

大小数毫米至3 cm，界限清楚，浅黄色至褐色。

【组织病理学】

肿瘤有界限，有或无包膜，可见肿瘤结节累及包膜。大的肿瘤结节外周可见数量不等、较小的肿瘤细胞巢，显示肿瘤为多灶性生长。

镜下见，双层平行排列的柱状、立方形的肿瘤细胞形成条索状、分支状结构，或形成错综复杂、相互交织的网状结构，肿瘤上皮条索状中可见小管状、腺样结构（图9-29），有时可见较大囊腔，肿瘤上皮可形成乳头状结构突向囊腔内。肿瘤细胞胞质中等或丰富，嗜酸性，细胞核嗜碱性（图9-30），无明显异形，核分裂罕见。肿瘤间质具有特征性，为疏松的结缔组织，细胞成分少，血管丰富，分布许多毛细血管和血窦，为诊断此肿瘤的特征之一。

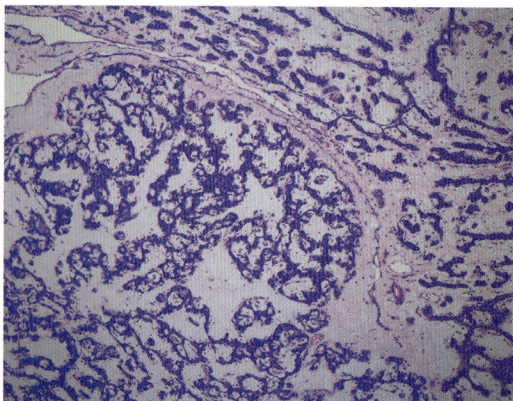

图 9-29　管状腺瘤
肿瘤上皮形成网状、小管状结构，间质疏松（HE×100）

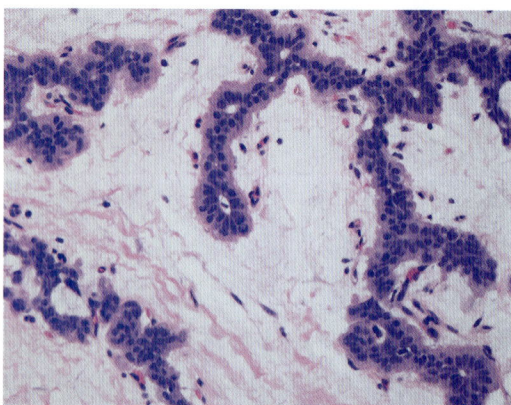

图 9-30　管状腺瘤
肿瘤细胞胞质嗜酸性，细胞核嗜碱性（HE×400）

【免疫表型】

肿瘤细胞表达 CK、Vim、S-100，部分肿瘤细胞表达 EMA，CEA 肿瘤细胞阴性，肌源性标记如 SMA、SM myosin（肌球蛋白）重链、Calponin 阴性。

【超微结构】

肿瘤由单层立方、柱状细胞构成，细胞基底部与基底膜相邻，顶端有少量微绒毛，细胞之间有连接复合体。肿瘤细胞仅表现为一种立方、柱状上皮的分化。

【鉴别诊断】

1. 腺样囊性癌：腺样囊性癌是最有必要与管状腺瘤进行鉴别的肿瘤，因两者生物性行为大不相同，尤其当管状腺瘤呈多灶性生长或出现类似筛状结构时，特别需要与腺样囊性癌进行鉴别。腺样囊性癌中存在腺上皮和肌上皮两种细胞、肿瘤细胞间存在筛孔样假囊性腔隙、侵袭性生长方式、神经浸润、缺少富于血管的间质等，都是与管状腺瘤所不同的特征。

2. 基底细胞腺瘤：管状腺瘤中双层平行排列的肿瘤上皮结构不常见于基底细胞腺瘤，但管状腺瘤中有时可见与基底细胞腺瘤相似的结构。免疫组化染色对于鉴别两者有所帮助，基底细胞腺瘤通常含有肌上皮，肌上皮标记阳性。

3. 多形性低度恶性腺癌：当管状腺瘤组织较碎或存在囊性结构时，有时会误诊为多形性低度恶性腺癌。后者与管状腺瘤显著的不同是：肿瘤侵犯周围涎腺及正常组织；常见神经侵犯；组织结构的多形性。

4. 乳头状囊腺癌：当管状腺瘤中出现大小不等的囊性结构、乳头状结构时，可能和乳头状囊腺癌混淆。两者的不同是，管状腺瘤有包膜或界限清楚，肿瘤上皮为特征性的、双层平行排列的柱状细胞，间质疏松呈黏液样，富于血管。而乳头状囊腺癌呈侵袭性生长，肿瘤上皮较一致地排列在分支状或相互连接的纤维血管轴心的表面。

5. 多形性腺瘤：与管状腺瘤所不同的是，多形性腺瘤常见软骨样区域和肌上皮细胞，并且上皮成分与黏液样基质之间有肌上皮存在，两种结构相互移行，界限不清，而管状腺瘤中条索状、管状结构与间质有明显的分界。

【预后及预测因素】

治疗首选手术切除，包括肿瘤周围的部分腺体、正常组织的切除，预后良好。复发少见，如有复发，可能与肿瘤的多灶性生长有关。

七、皮脂腺瘤（sebaceous adenoma）

【定义】

皮脂腺瘤罕见，界限清楚，由大小、形态不规则的巢状排列的皮脂腺细胞构成，细胞无非典型性,常见鳞状分化和囊性变。

【流行病学】

肿瘤罕见,约占全部涎腺肿瘤的0.1%。据上海交通大学医学院附属第九人民医院口腔病理科统计,占全部涎腺肿瘤的0.03%(2/6 982),占涎腺良性肿瘤0.04%(2/4 743)。患者平均年龄58岁,男女之比1.6∶1。上海交通大学医学院附属第九人民医院口腔病理科的2例患者中男、女各1例。

【部位】

约50%位于腮腺,16.7%位于颊黏膜,12.5%位于下颌磨牙后区和磨牙区,8.3%位于颌下腺。上海交通大学医学院附属第九人民医院口腔病理科的2例肿瘤均位于腮腺。

【临床特点】

无痛性生长的肿块。

【大体检查】

肿瘤多有包膜,或界限清楚,大小为0.4~3.0 cm,切面灰白、粉白、灰黄色。

【组织病理学】

呈实性、实性和微囊混合、微囊性生长。多数表现为皮脂细胞巢和囊性结构的混合,皮脂细胞巢大小、形态、数量不等,常伴鳞状细胞分化。另有部分肿瘤以囊性结构为主,囊腔大小不一,囊腔内衬复层基底样细胞,可见这些细胞向皮脂细胞成熟的过程,形成典型的有大量细小的空泡状胞质、核固缩的皮脂细胞。间质可以是富于胶原的纤维组织。有时可见显著的嗜酸细胞化生,囊腔细胞还可见少量黏液细胞化生。外渗的皮脂可导致组织细胞或异物巨细胞浸润。肿瘤一般无淋巴滤泡、细胞非典型性、核分裂、坏死、

【鉴别诊断】

低度恶性黏液表皮样癌:皮脂腺瘤含透明状细胞、可呈多囊性生长、个别细胞可含细胞内黏液,故黏液表皮样癌是最需进行鉴别诊断的肿瘤。所不同的是,黏液表皮样癌中的透明细胞呈片状排列,且通常与囊腔无关。皮脂腺瘤中无中间细胞,而存

在异物反应,均为与黏液表皮样癌不同的特征。

【预后及预测因素】

手术彻底切除后无复发。

八、皮脂淋巴腺瘤(sebaceous lymphadenoma)

【定义】

皮脂淋巴腺瘤为罕见的、有包膜或界限清楚的肿瘤,由不同大小、形态的皮脂细胞巢构成,伴有不同大小、比例的导管结构,间质背景为淋巴组织。

【流行病学】

据上海交通大学医学院附属第九人民医院口腔病理科统计,皮脂淋巴腺瘤约占全部涎腺肿瘤的0.06%(4/6 982),占涎腺良性肿瘤0.08%(4/4 743)。患者多见于50~90岁,性别无明显差异。

【部位】

90%以上的肿瘤均发生于腮腺区。上海交通大学医学院附属第九人民医院口腔病理科的4例肿瘤均位于腮腺。个别病例发生于口腔内、颈前中部。

【临床特点】

无痛性生长的肿块。

【大体检查】

肿瘤最大径1.3~6.0 cm,多数有包膜,也可包膜不完整、无包膜。切面实性、多囊性、单囊性、黄色、黄白色、灰色,囊腔内常见皮脂、干酪样物。

【组织病理学】

肿瘤可呈实性、多囊性生长。由定义所知,所有肿瘤均有淋巴组织背景,约有一半存在发育良好的淋巴滤泡。多数肿瘤由大小不等的皮脂上皮巢和涎腺导管结构混合而成,背景为弥漫的淋巴组织(图9-31,图9-32)。少数肿瘤以淋巴成分为主,淋巴成分包括淋巴细胞、淋巴滤泡,这些淋巴组织围绕导管样结构,其中仅见少量皮脂细胞。少见情况下,组织学上表现为囊肿,类似淋巴上皮囊肿,但非角化的鳞状上皮衬里上可见分化良好

的皮脂细胞。皮脂外渗导致的异物反应可形成组织细胞、异物巨细胞浸润。有时肿瘤可见残存淋巴结结构。

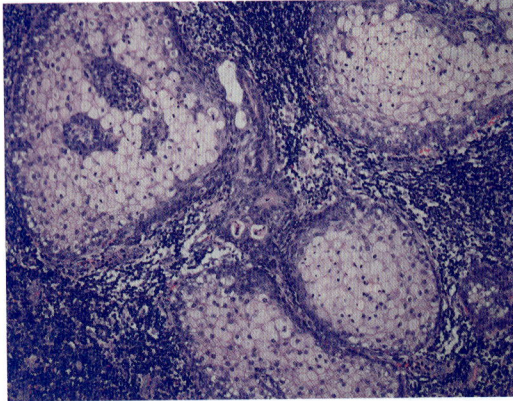

图9-31　皮脂淋巴腺瘤（HE×200）

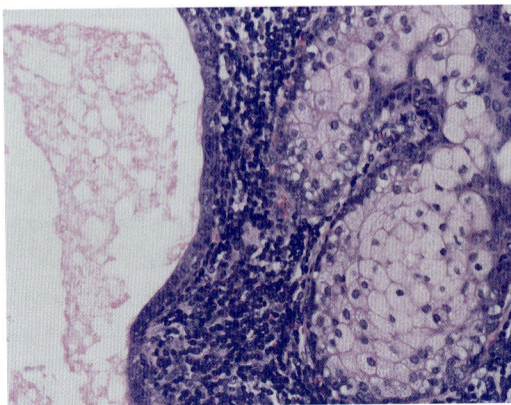

图9-32　皮脂淋巴腺瘤，见皮脂腺上皮巢，腺管结构（HE×400）

【鉴别诊断】

1. 黏液表皮样癌：由于部分黏液表皮样癌也可以出现丰富的淋巴组织背景，故皮脂淋巴腺瘤需要与其进行鉴别，鉴别要点参照前述皮脂腺瘤。

2. 腺泡细胞癌：许多腺泡细胞癌可以出现丰富的淋巴组织成分，皮脂淋巴腺瘤需要与其进行鉴别。腺泡细胞癌虽然可以有透明细胞，但数量较少，并不足以与皮脂淋巴腺瘤混淆。腺泡细胞癌中，至少存在灶性的有PAS阳性、颗粒状胞质的细胞，此特征在皮脂淋巴腺瘤中不存在。

【预后及预测因素】

手术完全切除后很少复发。

九、非皮脂淋巴腺瘤（non-sebaceous lymphadenoma）

【定义】

与皮脂淋巴腺瘤相似，但无皮脂分化。

【流行病学】

比皮脂淋巴腺瘤更为罕见，据上海交通大学医学院附属第九人民医院口腔病理科统计，占涎腺肿瘤0.03%（2/6 982），占涎腺良性肿瘤0.04%（2/4 743）。国外文献报道，均发生于男性，上海交通大学医学院附属第九人民医院口腔病理科2例患者男、女各1例。

【部位】

国外文献报道和上海交通大学医学院附属第九人民医院口腔病理科统计，均发生于腮腺。

【临床特点】

无痛生长的肿块。

【大体检查】

肿瘤有包膜或界限清楚，切面囊性或实性，黄色、灰黄色。

【组织病理学】

肿瘤上皮构成相互吻合的小梁状、有分支的巢状、囊性扩张的腺样结构，上皮巢周围有基底膜围绕，PAS染色可将基底膜结构显示出来。有些病例可见由立方、柱状上皮被覆的乳头状结构。间质由淋巴组织构成，有淋巴滤泡形成，这些淋巴成分被认为是与肿瘤相关的淋巴组织增生。

【鉴别诊断】

1. 淋巴上皮癌：与淋巴上皮癌所不同的是，淋巴腺瘤缺乏细胞异形和核分裂、无浸润性生长，伴有导管分化。

2. 淋巴结转移性腺癌：淋巴结转移性腺癌与淋巴腺瘤所不同的是，病变中存在淋巴结结构、细胞有明显异形并见核分裂、肿瘤呈侵袭性生长。

【预后及预测因素】

手术彻底切除后很少复发。

十、导管乳头状瘤（ductal papillomas）

导管乳头状瘤是一组罕见的、有独特乳头状特征的涎腺肿瘤，包括内翻性导管乳头状瘤、导管内乳头状瘤、乳头状涎腺瘤。它们是与排泄管或小叶间导管有关、多见于小涎腺的肿瘤，中老年常见，儿童罕见。这三种肿瘤与涎腺其他含有乳头状结构的腺瘤不同，并且这三种肿瘤之间也相互有区别。

上海交通大学医学院附属第九人民医院口腔病理科统计的6 982例涎腺上皮性肿瘤中，导管乳头状瘤为10例，占全部涎腺肿瘤的0.14%，占涎腺良性肿瘤0.21%（10/4 743），其中位于腮腺1例，腭部5例，颊部1例，舌部3例。

（一）内翻性导管乳头状瘤（inverted ductal papilloma）

【定义】

内翻性导管乳头状瘤是发生在涎腺导管和口腔黏膜交界处的导管腔内的上皮乳头状增生，具有内生性特点。

【流行病学】

肿瘤罕见，迄今为止英文文献报道仅数十例。患者平均年龄50岁，有报道为男性多见，也有报道无明显性别差异。

【部位】

绝大多数见于小涎腺，唇黏膜、颊黏膜、下颌前庭为最常见部位，也有报道可位于腮腺。

【临床特点】

通常表现为无症状、质实的黏膜下结节，一般直径不超过1.5 cm，肿块表面的黏膜面有时可见小孔或凹陷。

【大体检查】

肿瘤大小0.5~1.5 cm，中央可见囊腔和小乳头。

【组织病理学】

肿瘤无包膜，位于黏膜下，一般呈圆球形生长，与周围结缔组织分界清楚，增生的内生性上皮团一般与表面黏膜上皮相连续，依组织切片平面的不同，可见肿瘤通过一个狭窄的孔与表面上皮相连，或肿瘤紧靠黏膜上皮下方。肿瘤上皮团与周围结缔组织交界处呈宽大的推进边缘。向内增生的上皮形成宽大的乳头状突起，相互折叠的上皮深入结缔组织间，上皮突起中心可见纤细的纤维血管轴心。宽大的乳头由鳞状细胞、基底样细胞构成复层上皮结构，通常无角化，乳头表面可为立方、柱状上皮，整个上皮层内可散在单个、簇状分布的黏液细胞。上皮乳头之间常见隐窝、裂隙样结构，上皮团中央见大小不等的囊腔。上皮细胞大小较一致，无或很少异形性，分裂象罕见。

【鉴别诊断】

黏液表皮样癌：内生性乳头状瘤、黏液表皮样癌均有鳞状细胞、黏液细胞，但黏液表皮样癌边界不清、常呈多囊性、多结节、侵袭性生长，而乳头状结构罕见。

【预后及预测因素】

手术切除后经随访，肿瘤无复发。虽然肿瘤在组织学上与鼻咽部的内生性乳头状瘤相似，但鼻咽乳头状瘤有可能恶变，而涎腺的内生性乳头状瘤无恶变的报道。

（二）导管内乳头状瘤（intraductal papilloma）

【定义】

导管内乳头状瘤是位于管腔内的导管上皮乳头状增生，来源于排泄管、小叶间导管，形成单囊性导管扩张。

【流行病学】

导管内乳头状瘤罕见。

【部位】

小涎腺较多见,包括唇、颊、腭,大涎腺可见于腮腺、颌下腺。

【临床特点】

无症状、界限清楚的肿块,病程数周至数年。

【大体检查】

有包膜或界限清楚的单囊性肿块,囊内可见质脆的小乳头、黏液样物。

【组织病理学】

与内生性导管乳头状瘤相比较,导管内乳头状瘤位于黏膜上皮下略下方。整个肿瘤局限于一个有包膜或界限清楚的单囊腔隙中,多少不一、有分支的乳头状结构突向囊腔内,乳头含有纤细的纤维血管轴心,乳头表面为1~2层柱状、立方状上皮细胞,囊腔内衬细胞与乳头表面被覆细胞的形态一致,上皮细胞可呈嗜酸细胞样,乳头表面和囊腔内衬细胞中均可见多少不等的杯状黏液细胞,通常细胞无非典型性和核分裂。常见肿瘤被致密的纤维结缔组织包绕。

【鉴别诊断】

1. 囊腺瘤:囊腺瘤中有时可见乳头状结构,需和导管内乳头状瘤鉴别,但乳头状囊腺瘤为多囊性病变,有多个小或中等的囊性腔隙,肿瘤向周围的涎腺、结缔组织伸展,囊腔内衬细胞有多种类型,而导管内乳头状瘤为单囊性病变,在排泄管自身内扩张性生长。

2. 内生性导管乳头状瘤:导管内乳头状瘤与内生性乳头瘤的主要不同是上皮结构不同,前者为在界限清楚的囊腔内上皮呈乳头瘤状增生,而后者为宽大的上皮乳头向周围结缔组织推进。

【预后及预测因素】

切除后几乎无复发。

(三)乳头状涎腺瘤(sialadenoma papilliferum)

【定义】

黏膜表面上皮和涎腺导管上皮的外生性乳头状增生和内生性增生同时存在。

【流行病学】

肿瘤罕见,第一次由Abrams和Finck于1969年描述,占良性涎腺肿瘤的0.6%~2.0%。可见于30~87岁,男性略多见,男女之比约1.5∶1。上海交通大学医学院附属第九人民医院口腔病理科报道的6例乳头状涎腺瘤中,男性3例,女性3例,54~82岁,平均63.83岁。

【部位】

多见于小涎腺,最常见于腭部,约占全部乳头状涎腺瘤的85%,其次为颊黏膜,还可见于上唇、磨牙后垫、咽腭弓,少见于大涎腺。上海交通大学医学院附属第九人民医院口腔病理科报道的6例乳头状涎腺瘤中,舌缘3例,腭部2例,舌根1例。

【临床特点】

无痛、外生性生长的乳头状肿块,临床上常诊断为乳头状瘤。

【大体检查】

表面呈乳头状、疣状、有蒂的肿块。口腔内的肿块通常直径小于1cm,但有报道最大径可达2.5cm。上海交通大学医学院附属第九人民医院口腔病理科报道的6例乳头状涎腺瘤最大径0.1~2.0cm。

【组织病理学】

肿瘤中可见腺上皮、鳞状上皮双相上皮增生的特点。肿瘤来自涎腺分泌管的表面部分,见多个弯曲、扩张的囊腔、裂隙,无包膜(图9-33),易被误认为浸润性生长。腔内见乳头状增生的上皮,乳头被覆2~3层细胞(图9-34)。肿瘤深部的乳头上皮细胞为柱状、立方、基底细胞样,乳头基底为基底样细胞,近腔面为低柱状细胞。越向病变表面,乳头上皮逐渐变为鳞状上皮。有时乳头上皮中可见黏液细胞、嗜酸性细胞。随着肿瘤生长,表面黏膜上皮逐渐呈乳头状、疣状,其中心含纤维血管性结缔组织轴心,类似于鳞状细胞乳头状瘤。

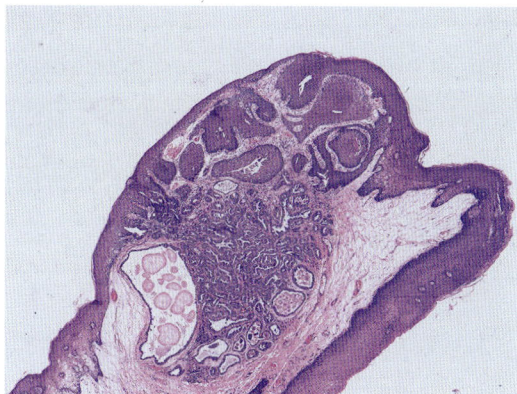

图9-33 乳头状涎腺瘤(HE×40)

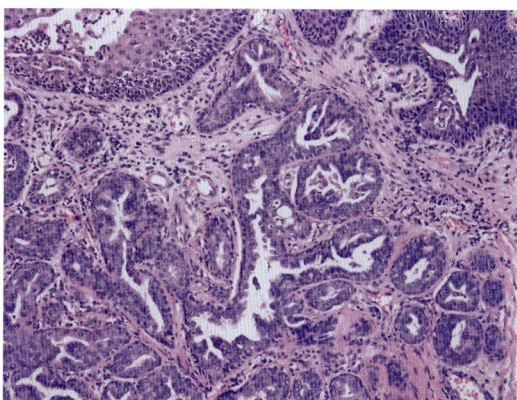

图9-34 乳头状涎腺瘤,腺腔内见乳头状增生的上皮
(HE×200)

【超微结构】

从超微结构上看,肿瘤中可见腺管上皮、基底细胞的分化,含有线粒体的柱状细胞多少不一,基底样细胞中含有中间丝,证实肿瘤存在双相分化。

【鉴别诊断】

1. 鳞状细胞乳头状瘤:鳞状细胞乳头状瘤肿瘤完全由鳞状上皮增生构成,无内生性生长、腺样分化的特点。

2. 乳头状囊腺瘤:乳头状囊腺瘤可呈多囊性生长,囊腔内含乳头,可出现嗜酸性细胞,这些与乳头状涎腺瘤相似,但乳头状囊腺瘤有包膜,无表面鳞

状细胞增生、深层腺样组织增生的双相分化特征。

3. 内翻性导管乳头状瘤:内翻性导管乳头状瘤无腺样分化,增生的上皮与结缔组织边界界限清楚,呈宽大的推进式边缘。

4. 黏液表皮样癌:特别是需要与来自表面黏膜上皮的乳头状涎腺瘤鉴别。黏液表皮样癌缺少上皮双相分化的特征,呈浸润性生长,细胞构成包括表皮样细胞、中间细胞、黏液细胞的混合成分,乳头状生长少见。

【预后及预测因素】

与其他类型的导管乳头状瘤相比较,本瘤稍易复发,复发率约为10%~15%。治疗首选为手术切除。上海交通大学医学院附属第九人民医院口腔病理科报道的6例乳头状涎腺瘤中4例有随访,随访13个月~14年,局部均无复发。

十一、囊腺瘤(cystadenoma)

【定义】

囊腺瘤是多数以多囊性生长为特征的肿瘤,囊内上皮可呈腺瘤样增生、乳头状增生,上皮细胞可呈立方、柱状、嗜酸细胞、黏液细胞等。

【同义词】

单形性腺瘤(monomorphic adenoma),嗜酸细胞囊腺瘤(oncocytic cystadenoma),黏液囊腺瘤(mucous cystadenoma),不含淋巴样间质的Warthin瘤(Warthin tumor without lymphoid stroma)。

【流行病学】

占涎腺良性肿瘤的0.7%~8.1%,患者平均年龄57岁(12~89岁),高发于60~89岁。文献报道女性多见,女性与男性之比2:1~3:1。

上海交通大学医学院附属第九人民医院口腔病理科统计的6 982例涎腺上皮性肿瘤中,囊腺瘤有28例,占全部涎腺肿瘤的0.40%,占涎腺良性肿瘤0.59%(28/4 743)其中男性11例,女性17例,女性与男性之比1.55:1。

【部位】

对于好发部位报道不一。有报道肿瘤常见于大涎腺，占65%（腮腺57.7%，颌下腺6.6%，舌下腺0.5%），发生于小涎腺者多见于唇（10.7%）、颊（8.2%）、腭（7.1%）等。囊腺瘤略多见于大涎腺，占64.3%（18/28），小涎腺中可见于颊、腭、唇等。也有学者报道肿瘤多见于小涎腺。除涎腺外，肿瘤还可见于喉、鼻窦等部位。

上海交通大学医学院附属第九人民医院口腔病理科统计的28例囊腺瘤中，腮腺占60.71%（17/28），颌下腺1例，其余均为小涎腺。

【临床特点】

缓慢生长的无痛肿块，在口腔内有时表现类似黏液囊肿。

【大体检查】

口腔内肿瘤一般小于1 cm，发生于大涎腺者可稍大。肿瘤边界清楚，切面可见多个小囊，或单个较大的囊。

【组织病理学】

肿瘤界限清楚，有包膜、包膜不完整或无包膜。多数病例有多个囊腔，约20%的肿瘤为单囊性。囊腔之间有纤维分隔，囊腔大小、纤维分隔的厚薄均存在较大差异。囊腔内含嗜伊红物质、泡沫细胞、炎症细胞。囊腔内常见乳头状突起，部分乳头可有纤维血管轴心。上皮细胞多数为立方、柱状，有时见扁平细胞、嗜酸性细胞、黏液细胞、鳞状细胞、顶浆分泌细胞。有时上皮呈腺瘤样增生，形成灶性实性上皮团或有小腺腔。肿瘤细胞一般无异形，核分裂罕见。

当囊腺瘤中有较多乳头状结构形成时，称乳头状囊腺瘤（图9-35），肿瘤呈多囊或单囊，囊腔内有许多乳头状突起（图9-36），被覆细胞可有多种细胞类型。当肿瘤以黏液细胞、黏液成分为主时，称黏液性囊腺瘤，肿瘤为多囊，内衬杯状黏液细胞，胞质透明，细胞核小位于基底部，囊腔内含黏液，PAS染色阳性。

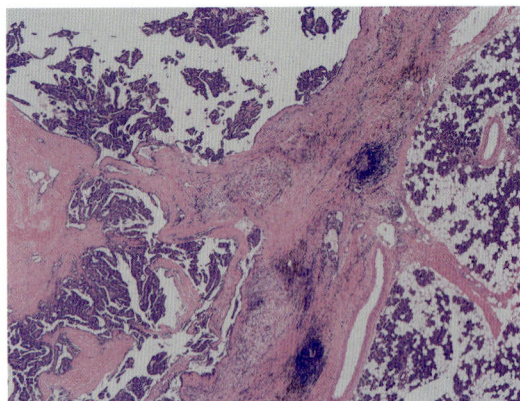

图9-35 乳头状囊腺瘤
见多个囊腔，右侧为正常腮腺（HE×40）

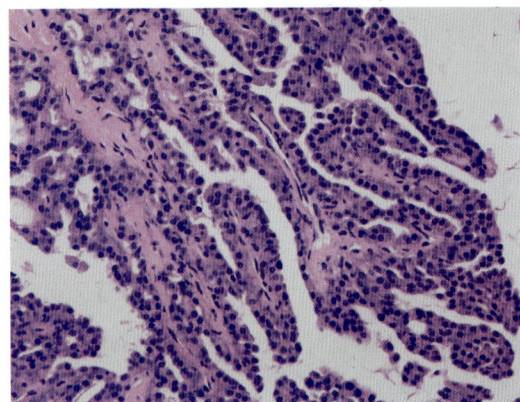

图9-36 乳头状囊腺瘤
腺腔内见多个乳头，部分乳头有纤维结缔组织轴心（HE×400）

囊腺瘤中还常见单层、双层排列的嗜酸性肿瘤细胞，部分呈乳头状排列，与Warthin瘤中的细胞排列相似，但无淋巴样间质，故被有的学者称为不含淋巴样间质的Warthin瘤。

【鉴别诊断】

1. 潴留囊肿：潴留囊肿多数为单囊病变，内衬单层上皮，上皮很少呈复层，也很少见乳头状结构（图9-37）。

2. 继发于导管阻塞的导管扩张：病变可累及导管的不同片段，伴随有腺体萎缩、纤维化、轻度炎症细胞浸润。扩张导管的内衬上皮一般扁平，无或很少乳头状增生，即使有乳头状增生也非常轻微。

3. Warthin瘤：以嗜酸性细胞为主的囊腺

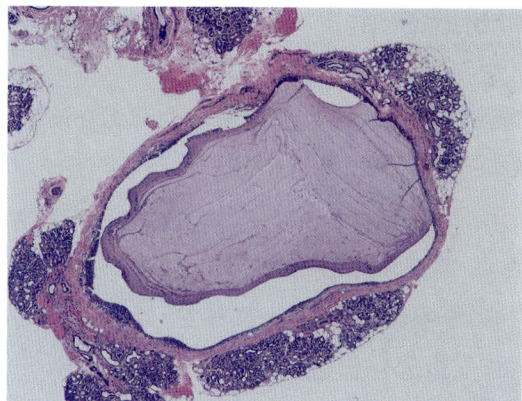

图9-37　黏液潴留囊肿,内衬腺上皮,无乳头状结构
（HE×40）

瘤或被称为不含淋巴样间质的Warthin瘤中肿瘤细胞的排列与Warthin瘤非常相似,但前者无丰富的淋巴间质。此外,Warthin瘤中,上皮细胞之间的相互连接更加复杂,因此形成更多小囊腔。

4. 黏液表皮样癌:低度恶性黏液表皮样癌需要与囊腺瘤鉴别,特别是当前后者出现黏液细胞时。前者中较少出现乳头,当出现乳头时,其乳头较囊腺瘤中的更不规则,且更为复杂;前者中常含其特征性的中间细胞,而囊腺瘤中无此细胞;前者中可出现由鳞状细胞、杯状黏液细胞、中间细胞混合构成的上皮团,而后者无此特点;前者可见黏液外渗,后者无。

5. 乳头囊性腺泡细胞癌:乳头囊性腺泡细胞癌在组织学上有时与囊腺瘤难以鉴别。如果在肿瘤中能找到典型的腺泡细胞癌的组织学结构、少量典型腺泡样细胞或PAS阳性的胞质内细颗粒,则能明确腺泡细胞癌的诊断。此外,在少见情况下,腺泡细胞癌可表现为单一的乳头状结构,此时,与囊腺瘤所不同的是,构成乳头的细胞为较一致的立方形闰管样细胞,并存在灶性的复杂结构,包括筛状、微囊结构的形成。免疫组化标记部分肿瘤细胞淀粉酶染色阳性也有助于腺泡细胞癌的诊断。

6. 囊腺癌和乳头状囊腺癌:囊腺癌较囊腺瘤的细胞有明显异形性,并可见肿瘤的侵袭性生长,表现为多囊、实性上皮巢结构侵犯至包膜外和邻近正常腺体。

【预后及预测因素】

肿瘤经保守但彻底的切除后可治愈,但极少数可恶变。

第三节　涎腺上皮性恶性肿瘤

一、腺泡细胞癌（acinic cell carcinoma）

【定义】

为涎腺上皮性恶性肿瘤,特征为肿瘤细胞向末端导管（闰管）和腺泡细胞分化,表现为一种或多种组织学结构。

【同义词】

腺泡细胞腺癌（acinic cell adenocarcinoma）。曾被称为腺泡细胞瘤（acinic cell tumor）,但此名称并不适当,因现已明确,此肿瘤的生物学行为为恶性。

【流行病学】

腺泡细胞癌占涎腺恶性肿瘤的7%~17.5%。患者年龄3~91岁,发病年龄段较为平均,平均年龄约45岁。腺泡细胞癌是除了黏液表皮样癌以外,第二位常见于儿童的涎腺恶性肿瘤。上海交通大学医学院附属第九人民医院口腔病理科统计的6 982例涎腺上皮性肿瘤中,腺泡细胞癌为174例,占全部涎腺肿瘤的2.49%,占涎腺恶性肿瘤7.77%

（174/2 239），其中男性90例，女性84例，男女之比1.07：1。

【部位】

腮腺最常见，约占全部涎腺肿瘤的90％以上，第二常见部位为小涎腺，包括上唇、前庭沟、颊黏膜、腭，颌下腺、舌下腺少见。上海交通大学医学院附属第九人民医院口腔病理科统计的174例腺泡细胞癌中，腮腺为137例，占78.74％，颌下腺为7例（4.02％），腭部为11例（6.32％）。

除了Warthin瘤和多形性腺瘤以外，腺泡细胞癌是第三位常见的可双侧发病的肿瘤，它还可以是多灶性病变。

【临床特点】

缓慢增大、实性、活动的肿块，部分肿瘤可与周围组织固定。部分患者可无症状。有时由于出血可造成肿块突然增大。50％以上的患者可出现疼痛，5％~10％的患者可出现神经麻痹等，有学者认为后者可能与预后有关。

【大体检查】

最大径多为1~3 cm，有报道最大径可为22 cm。典型的肿瘤为有界限、切面灰白、灰红色的实性肿块（图9-38），部分可见囊性变。部分肿瘤边界不清。复发肿瘤可呈特征性的多结节生长。罕见肿瘤可出现去分化，表现为高度恶性，此时肿瘤边界不清，可浸润周围软组织、骨。

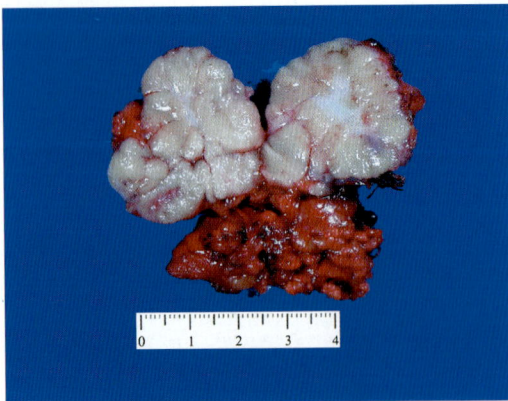

图9-38　腺泡细胞癌

【组织病理学】

肿瘤多数边界较清楚，甚至可有包膜，但也可呈浸润性生长。腺泡细胞癌显微镜下形态多样，由浆液性腺泡样细胞、闰管样细胞、空泡样细胞、透明细胞、非特异性腺细胞5种细胞构成实体型、微囊型、乳头囊状型、滤泡型等4种组织学结构。

腺泡样细胞是腺泡细胞癌中最具特征性的细胞，形态类似于涎腺中的浆液性腺泡细胞，细胞较大、多角形，含丰富嗜碱性颗粒的胞质，细胞核圆形、深染、偏位，胞质内颗粒为酶原样颗粒，淀粉酶消化后PAS染色阳性，这些细胞形态较为一致，核分裂少见。闰管样细胞较小、立方形，胞质嗜酸性或嗜双色性，胞核位于细胞中央，细胞呈小片状排列，或围绕构成大小不一的腔隙。空泡样细胞胞质内含透明空泡，空泡的大小、数量不等，PAS染色阴性，空泡的形成有学者认为其实是闰管细胞间的小腺腔，而超微结构观察发现部分细胞内空泡是由于脂质、酶原颗粒沉积所致。

透明细胞的大小、形态类似腺泡样细胞，但胞质不着色，PAS染色阴性，由于在许多病例的透明细胞中未能证实有糖原或脂内容物的存在，有学者认为透明细胞的产生是由于组织固定不良，或是由于细胞内空泡的扩张将细胞核挤向一侧所致，后者得到电镜观察的证实，即在闰管样甚至腺泡样细胞中见单个大空泡或多个小脂滴，空泡有可能是扩张的粗面内质网，但也有报道认为透明细胞是细胞变性的结果。

非特异性腺细胞圆形、多边形，胞质嗜酸性或嗜双色性，胞核圆，细胞边界不清，常呈合胞体样。

实体型结构中，肿瘤细胞形成实体片状、宽度不一的条索、大小不一的结节，这些结构相互连接或由数量不一的胶原间质分隔（图9-39）。通常以腺泡样细胞为主（图9-40），部分肿瘤中可见量多少不等的闰管样细胞。

微囊型中，可见较多较小的囊性腔隙，数微米至数毫米（图9-41），腔隙中可见黏液或嗜伊红物质。肿瘤通常由腺泡样细胞、闰管细胞、空泡样细胞混合构成，但在有的肿瘤中，以腺泡样细胞或闰

管样细胞为主。微囊的形成大部分是由于闰管样细胞构成的导管扩张（图9-42），也可以是空泡样细胞内空泡的扩张、相互融合（图9-43）。

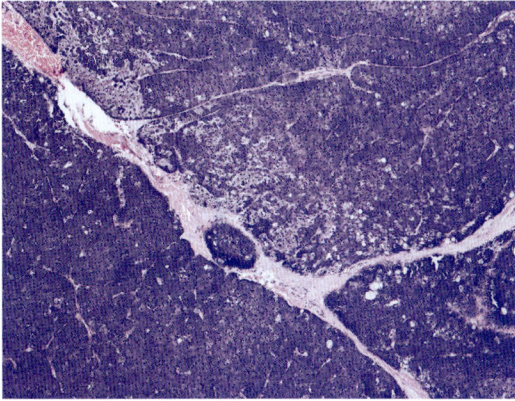

图9-39　腺泡细胞癌，实体型（HE×100）

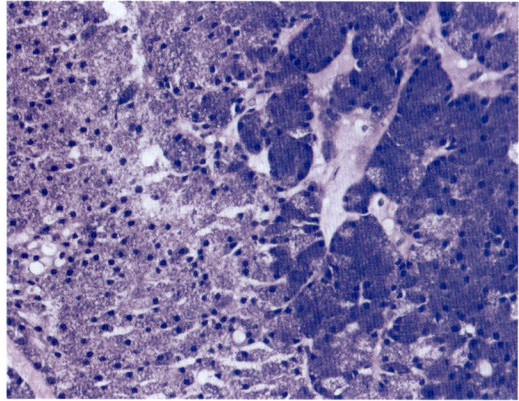

图9-40　腺泡细胞癌，实体型主要由腺泡样细胞构成
（HE×400）

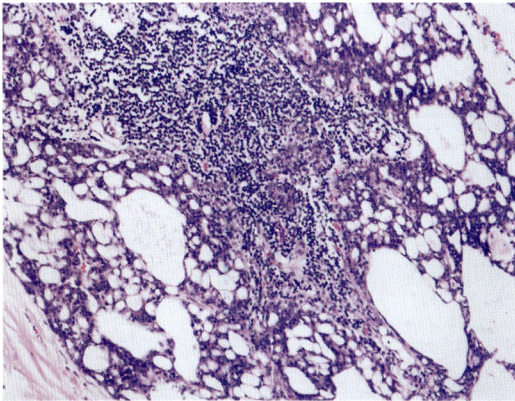

图9-41　腺泡细胞癌，微囊型（HE×200）

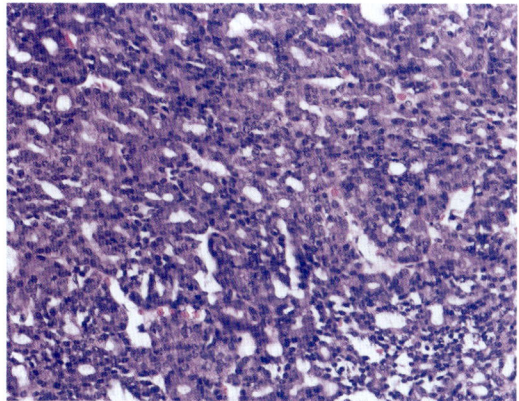

图9-42　腺泡细胞癌，微囊型，微囊的形成多是由于闰
管样结构扩张所致（HE×400）

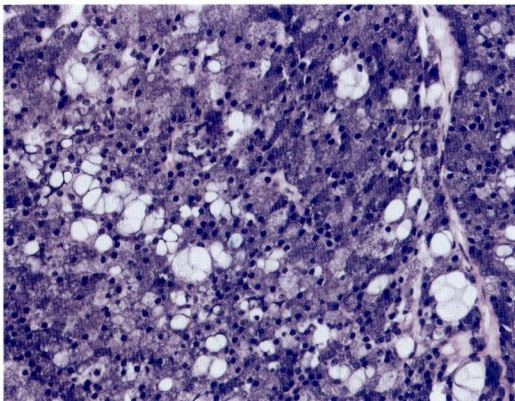

图9-43　腺泡细胞癌，微囊型，微囊的形成多是由于空
泡样细胞内空泡的扩张、相互融合所致（HE×400）

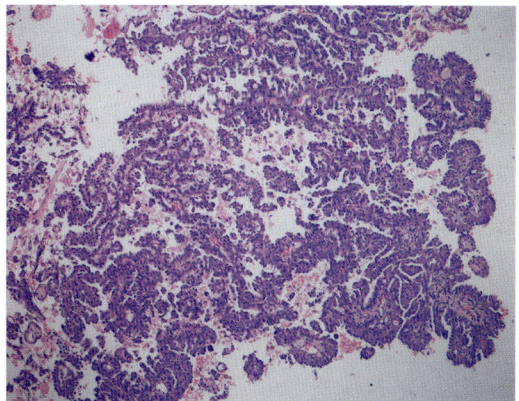

图9-44　腺泡细胞癌，乳头囊状型（HE×100）

乳头囊状型中有明显的囊性腔隙形成，囊腔较微囊型中的大，部分囊腔中有乳头状增生的上皮，乳头可以有或无纤维血管轴心（图9-44），增生的上皮可呈实体型、微囊型、滤泡型结构，大部分肿瘤由闰管样细胞、非特异性腺细胞构成，但也可见多少不等的腺泡样细胞（图9-45）。此型的另一个特点是，可见腔面的肿瘤细胞吞噬含铁血黄素。

滤泡型中可见许多由上皮围成的囊性腔隙，形成似甲状腺滤泡样的结构（图9-46）。囊腔大小悬殊，内衬立方、低柱状、扁平上皮（图9-47），部分上皮细胞呈"平头钉"样。大部分细胞为闰管样或非特异性腺细胞，但有时可见散在含嗜碱性胞质的腺泡样细胞。囊腔内常见均质、粉染、PAS染色强阳性的蛋白样分泌物。囊腔之间通常没有结缔组织。

许多腺泡细胞癌都是不同细胞和组织学类型的混合。肿瘤细胞类型以腺泡样细胞、闰管样细胞多见，透明细胞型只占腺泡细胞癌的6%，细胞多以灶性出现。组织学类型以实体型、微囊型常见。

部分腺泡细胞癌具有丰富的淋巴间质，肿瘤界限清楚或有包膜，肿瘤的组织学结构为实体型或微囊型，肿瘤上皮被丰富的淋巴组织围绕（图9-48），有这些特点的肿瘤侵袭性低，预后较好，似

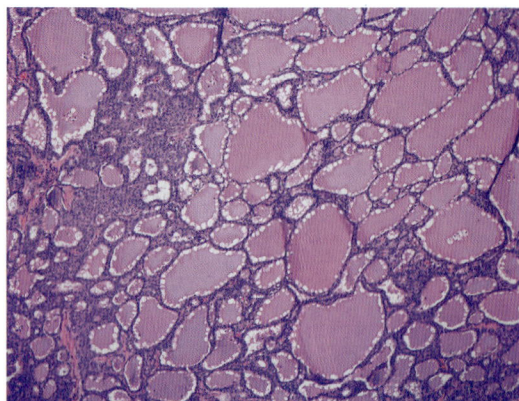

图9-46　腺泡细胞癌，滤泡型（HE×400）

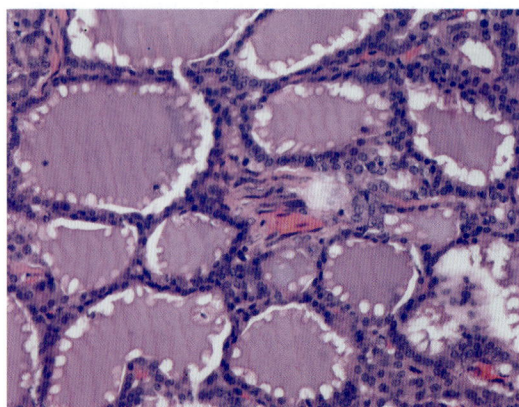

图9-47　腺泡细胞癌，滤泡型，肿瘤细胞呈闰管细胞样（HE×400）

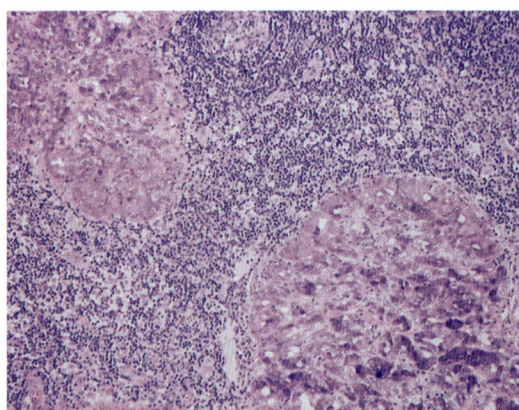

图9-48　腺泡细胞癌，伴丰富淋巴间质（HE×200）

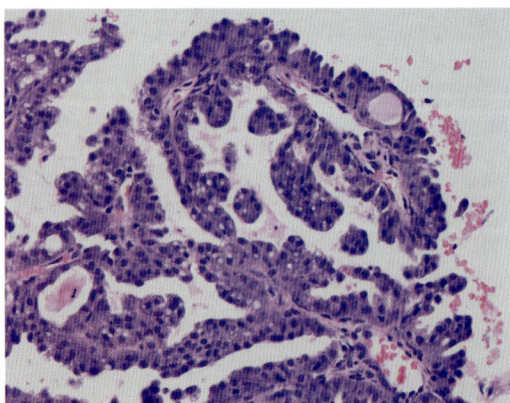

图9-45　腺泡细胞癌，乳头囊状型，由腺泡样细胞、闰管样细胞、腺细胞构成（HE×400）

乎构成了一种亚型，有学者称其为分化好的（well-differentiated）腺泡细胞癌。

另一种少见的亚型为去分化型（dedifferentiated），表现为肿瘤中出现低分化腺泡细胞癌区域，并且在

同一肿瘤中出现高度恶性腺癌或未分化癌，此亚型中常见肿瘤侵犯血管、淋巴管和区域淋巴结转移。

还有学者报道了一些更为少见的亚型，如嗜酸细胞型（oncocytic）、杂交瘤（hybrid tumors）等，后者包括腺泡细胞癌在混合瘤中（acinic cell carcinoma ex mixed tumor）、腺泡细胞癌合并涎腺导管癌、腺泡细胞癌合并黏液表皮样癌等。

由于腺泡细胞癌组织学形态多变，有时形态不典型的病变诊断较为困难。

【免疫表型】

免疫组织化学对于辅助诊断的意义不大，部分是由于在不同肿瘤或同一肿瘤中，肿瘤细胞的抗原表达不一致。有腺泡细胞分化特征的细胞淀粉酶（amylase）、乳铁蛋白（lactoferrin）染色阳性，而keratin阴性，而囊性、滤泡样结构中有导管上皮特征的细胞keratin、EMA、CEA阳性。在正常浆液性腺泡细胞中，淀粉酶通常阳性，但在腺泡细胞癌中，淀粉酶仅偶尔阳性，故对确立诊断的意义不大。

【超微结构】

腺泡细胞癌是利用超微结构观察具有辅助诊断价值的少数肿瘤之一。电镜下腺泡细胞癌可见清楚的腺泡样细胞、闰管样细胞分化，有时还可见肌上皮细胞分化。腺泡样细胞的特征是胞质内多个圆形、不同密度的酶原分泌颗粒，颗粒的数量、大小不一，有膜包绕，内含低电子密度的絮状物。还可见粗面内质网、大量线粒体、少量微绒毛。闰管样细胞不仅形成腺管样结构，扁平的闰管样细胞、有时合并少量腺泡细胞围绕扩张的管腔形成微囊状结构。闰管细胞内还可见较大空泡，也是在光镜下的微囊表现之一。超微结构观察见肿瘤细胞内的空泡是脂质沉积、酶原颗粒等。

【组织发生】

多数学者认为腺泡细胞癌来自闰管储备细胞，细胞向腺泡细胞分化。但也有学者认为，浆液性腺泡细胞也参与肿瘤的形成。

【鉴别诊断】

有典型嗜碱性胞质或可见酶原颗粒的腺泡细胞癌易于诊断，当腺泡细胞癌以乳头状、滤泡状结构为主、分化好的腺泡细胞少见时特别要注意进行鉴别诊断。虽然淀粉酶的免疫组化染色有助于诊断，但实际上在腺泡细胞癌中其阳性率较低。较为有用的辅助诊断是在肿瘤细胞胞质内检测到抗淀粉酶的PAS阳性的酶原颗粒。

1. 乳头状囊腺癌和囊腺癌：乳头囊状型腺泡细胞癌需要与乳头状囊腺癌进行鉴别，当在肿瘤中的部分区域可找到典型腺泡细胞癌的结构，或可见细胞内PAS阳性的酶原颗粒时，腺泡细胞癌的诊断得以成立，当在肿瘤中看到形态较为一致的闰管样细胞区域时，也有助于腺泡细胞癌的诊断。腺泡细胞癌中，由闰管样细胞构成的导管扩张形成微囊结构，此特征在囊腺癌中不存在。囊腺癌中可出现杯状细胞，此分化特征在腺泡细胞癌中不存在。

2. 多形性低度恶性腺癌：多形性低度恶性腺癌和腺泡细胞癌均有组织学形态多样、细胞淡染、腺泡细胞和闰管细胞分化等特征，但由于腺泡细胞癌中有闰管细胞的存在，肿瘤中可出现微囊和滤泡结构，而这些结构在多形性低度恶性腺癌中不存在。多形性低度恶性腺癌更常见肿瘤浸润周围组织、神经周侵犯，而PAS阳性颗粒和淀粉酶阴性。

3. 透明细胞肿瘤：当腺泡细胞癌中存在较多透明细胞时，要与透明细胞型黏液表皮样癌、上皮-肌上皮癌、透明细胞型嗜酸性腺瘤、转移性肾透明细胞癌等鉴别。在透明细胞丰富的腺泡细胞癌中，多少能找到一些胞质含PAS阳性颗粒的细胞。透明细胞型黏液表皮样癌中，透明细胞胞质内为糖原，但黏液染色可显示少量细胞内存在黏液。免疫组化标记显示,上皮-肌上皮癌中的透明细胞为肌上皮来源,这有助于将其与腺泡细胞癌区分开来。在透明细胞型嗜酸性腺瘤,肿瘤细胞核多数居中、形态一致,而透明细胞型腺泡细胞癌的透明细胞核多偏位,并有轻度多形性。转移性肾透明细胞癌中,透明细胞胞质内糖原、脂质丰富,间质中有丰富的血管网,而腺泡细胞癌中无此特征。

4. 滤泡型和乳头状甲状腺癌:甲状腺癌可转移至腮腺内淋巴结,而滤泡状甲状腺癌存在扩张的腺腔结构,腺腔内充满分泌物,与甲状腺癌结构颇为相似。在腺泡细胞癌的乳头囊状型,当典型的浆液性腺泡细胞非常少时,形态也可类似于甲状腺癌。Thyroglobin(图9-49)、淀粉酶的免疫组化染色有助于乳头囊状型腺泡细胞癌和乳头状甲状腺癌的鉴别。电镜观察如果在细胞内看到酶原颗粒,也有助于腺泡细胞癌的诊断。

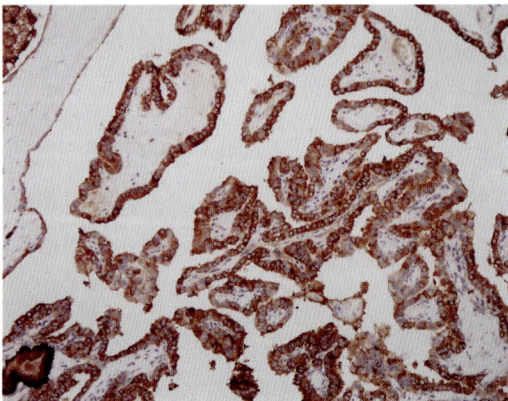

图9-49 乳头状甲状腺癌,Thyroglobin阳性（IHC×200）

5. 黏液表皮样癌:微囊型腺泡细胞癌有时由于囊腔内有大量黏液卡红阳性物质而被误诊为黏液表皮样癌,但前者无杯状细胞、鳞化成分,此外,腺泡细胞癌中黏液卡红阳性物质位于细胞外,并且细胞核形态较为一致、淡染。

6. 正常腮腺:分化好的实体型腺泡细胞癌需要与正常涎腺、涎腺炎等鉴别,所不同的是,前者无闰管、纹管、排泄管等导管结构,也缺乏小叶结构和脂肪组织。

【遗传学】

1. 细胞遗传学:腺泡细胞癌中可出现染色体6q缺失、Y染色体缺失、21三体,但目前尚没有被公认的特异性改变。

2. 分子遗传学:有研究表明,发生在染色体4p15-16、6p25-qter、17p11上的LOH的频率最高。另有报道,肿瘤可存在多个结构的异常,提示肿瘤的多克隆性。

【预后及预测因素】

肿瘤局限于腮腺浅叶者,一般腮腺浅叶切除即可,虽然也有学者主张应腮腺全叶切除。累及到深叶的肿瘤,应进行腮腺全叶切除。如果肿瘤累及到面神经,则面神经不能保留。颌下腺肿瘤应进行颌下腺切除,小涎腺肿瘤应保证肿瘤彻底切除。除非有肿瘤的颈淋巴转移,一般不建议进行颈淋巴清扫,也没有必要进行放疗。当肿瘤多灶性复发时应考虑彻底切除并进行辅助放疗。

在涎腺恶性肿瘤中,腺泡细胞癌是预后较好的一种。病程可较为迁延,5年生存率76%~90%,15年生存率下降到44%~67%,肿瘤局部复发率约35%,10%~15%可发生肿瘤转移,可为区域淋巴结转移或血型转移,后者最常见于肺、骨。6%~26%的患者死于此肿瘤。发生在小涎腺肿瘤的预后优于发生于大涎腺者。

有关根据组织学特征判断肿瘤侵袭性的观点意见不一。有学者发现,核分裂增加、细胞不典型性、结缔组织增生与肿瘤的侵袭性相关,特别是Ki-67指数与肿瘤侵袭性密切相关,是预测本肿瘤生物学行为较好的指标,当Ki-67<5,肿瘤无复发,当Ki-67>10,多数患者预后不良。有学者报道,有丰富淋巴间质的肿瘤为分化较好的肿瘤,预后较好。而去分化腺泡细胞癌的预后较差,治疗时应作为高度恶性肿瘤处理。

很多学者报道，临床分期是比组织学特点更有价值的预后指标。肿瘤大、累及深叶、多结节性、发生转移均与临床预后差有关。

二、黏液表皮样癌（mucoepidermoid carcinoma）

【定义】

为恶性的、腺上皮来源的肿瘤，以存在黏液细胞、中间细胞、表皮样细胞为特征，并可伴有柱状细胞、透明细胞、嗜酸细胞的分化。

【同义词】

黏液表皮样肿瘤（mucoepidermoid tumor）。

【流行病学】

黏液表皮样癌是最常见的涎腺恶性肿瘤之一，在大多数的系列报道中，黏液表皮样癌的构成比占所有涎腺恶性肿瘤的首位，为12%~29%。患者年龄分布广，可见于任何年龄，但以35~65岁多见，平均年龄约45岁。它还是20岁以下儿童和青少年最常见的涎腺恶性肿瘤。多数文献报道肿瘤在女性略为多见，占60%~66%，但也有报道患病率无性别差异。

上海交通大学医学院附属第九人民医院口腔病理科统计的6 982例涎腺上皮性肿瘤中，黏液表皮样癌为673例，其构成比在涎腺恶性肿瘤中占第2位，占全部涎腺肿瘤的9.64%，占涎腺恶性肿瘤的30.06%（673/2 239），患者平均年龄47.98岁，其中男性299例，女性374例，男女之比1∶1.25。在年龄≤19岁的患者中，黏液表皮样癌是最常见的恶性肿瘤，占55%（29/53）。

【病因学】

推测最常见的病因为放射线，潜伏期7~12年不等。有研究表明，原子弹爆炸后的幸存者中，发生黏液表皮样癌的风险增加了9.4倍，并随着接触射线剂量的增加而增加。头颈部放疗也增加发生黏液表皮样癌的风险。

【部位】

约一半（53%~56%）发生于大涎腺，大涎腺中85%~88%见于腮腺，8%~13%见于颌下腺，2%~4%见于舌下腺。小涎腺中最常见于腭部，其他较常见的部位还有磨牙后区、口底、颊、唇、舌等。肿瘤还罕见原发于下颌骨、上颌骨体部，是最常见的颌骨中心性的涎腺肿瘤，肿瘤可能来源于颌骨中胚胎发育时残留的内陷涎腺上皮，也可来自牙源性囊肿中的黏液细胞。

上海交通大学医学院附属第九人民医院口腔病理科统计的673例黏液表皮样癌，最常见部位为腭部，占31.80%（214/673），其次为腮腺，占27.04%（182/673），而发生于磨牙后区的肿瘤中63.04%（29/46）为黏液表皮样癌。

【临床特点】

临床表现与肿瘤的恶性程度相关。低度恶性肿瘤表现为病史较长、无痛、逐渐增大的肿块。发生于口腔内的低度恶性黏液表皮样癌可类似于外渗性、潴留性黏液囊肿，有时呈蓝紫色，或出现波动感。而高度恶性肿瘤生长较快，发生于大涎腺的肿瘤常出现疼痛、面神经麻痹、涎腺导管堵塞等，发生于小涎腺的肿瘤则出现黏膜溃疡。根据肿瘤的发生部位不同，还可出现感觉异常、吞咽困难、出血、张口受限、耳溢液等症状。发生于颌骨中的肿瘤在X线上表现为磨牙区、前磨牙区的透光影。

【大体检查】

肿瘤最大径多为1~4 cm，可表现为与周围组织有分界，但很少有包膜（图9-50）。高度恶性肿瘤与周围组织分界不清，并与周围软组织、皮肤固定。肿瘤切面灰色、黄白色、粉色，常见囊性变，甚至以囊性为主。

【组织病理学】

肿瘤以黏液细胞、表皮样细胞、中间细胞为特征。在不同肿瘤间、同一肿瘤内不同类型

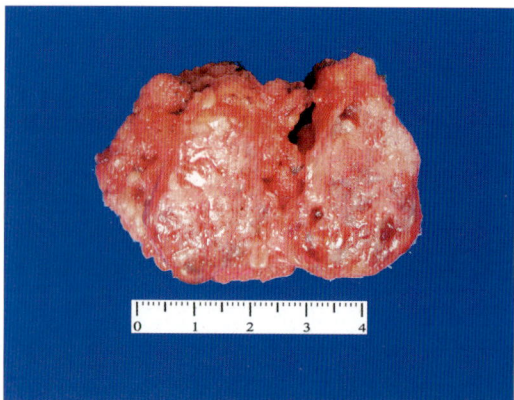

图9-50 黏液表皮样癌,中度恶性,肿瘤无包膜,切面部分区域囊性变

细胞的比例、所形成的结构(如囊腔)均有所不同。

黏液细胞体积大,胞质淡染,胞核常位于细胞周边,细胞中的唾液黏蛋白可用黏液卡红、Alcian蓝、PAS染色证实。表皮样细胞似鳞状细胞,呈多边形,胞质嗜酸性,可见细胞间桥,罕见角化。中间细胞呈基底样、立方状,被认为是黏液细胞、表皮样细胞的前体细胞。肿瘤中还可见透明细胞,胞质内主要含糖原,也可含少量黏液,PAS染色阳性。肿瘤中有时还可见嗜酸性细胞、柱状细胞。

黏液表皮样癌的组织学分级可分为低度恶性、中度恶性、高度恶性,存在不同的组织学分级方法。主要是综合考虑不同类型肿瘤细胞的比例、囊腔多少、细胞不典型性、侵袭性、核分裂、坏死、神经和血管侵犯等进行分级。

低度恶性肿瘤中,通常有较多囊腔形成(图9-51),黏液细胞较多,有时呈柱状,内衬于囊腔(图9-52),黏液细胞下方为中间细胞,黏液细胞PAS和黏液卡红阳性。小囊腔常融合为大囊腔,囊腔可破裂,囊液外溢至周围结缔组织中,导致炎症反应。细胞及核的异形性轻,核分裂少见。肿瘤边缘呈宽大的、推进式边缘,很少呈浸润性生长。

高度恶性肿瘤由实性的鳞状细胞、中间细胞

上皮岛构成,较少有囊腔形成(图9-53),细胞表现出明显的细胞异形性,核分裂多见,黏液细胞少

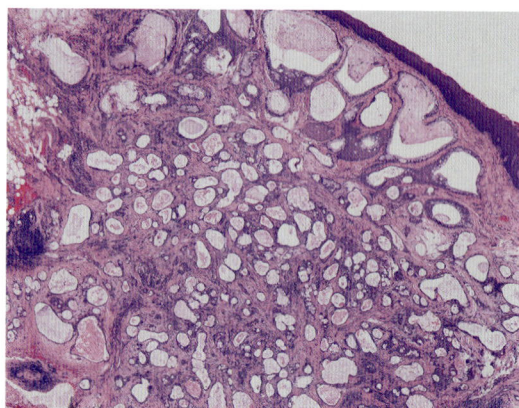

图9-51 黏液表皮样癌,低度恶性,较多囊腔形成(HE×40)

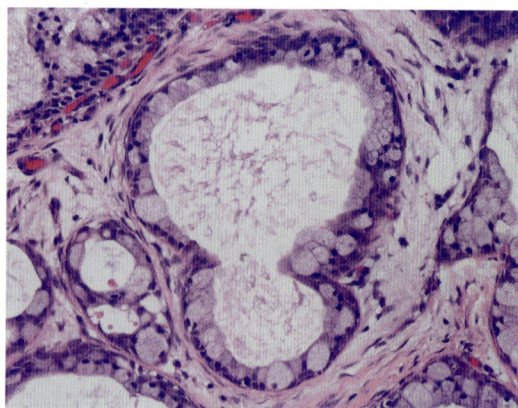

图9-52 黏液表皮样癌,低度恶性,囊腔内衬黏液细胞(HE×400)

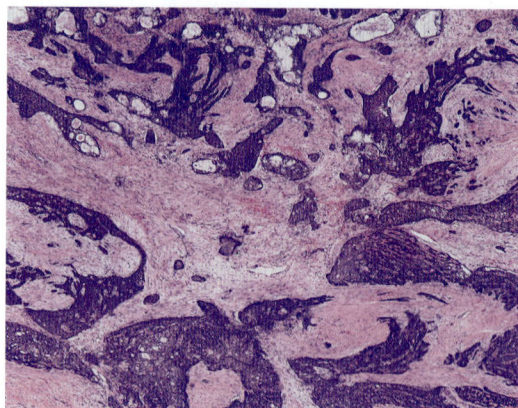

图9-53 黏液表皮样癌,高度恶性,实性上皮巢为主,有少量囊腔形成(HE×40)

见而散在（图9-54），有时黏液细胞非常少，用特殊染色才能显示出来，此时需要与鳞状细胞癌鉴别。肿瘤边缘常见条索状、巢状肿瘤上皮呈浸润性生长，超过临床可见的肿瘤边界。

中度恶性肿瘤形态学特征介于低度、高度恶性肿瘤之间，可有囊腔形成，但不如低度恶性肿瘤显著（图9-55）。三种主要细胞类型均可见，但通常以中间细胞为主。细胞不典型性可有或无。肿瘤边缘可见小灶性浸润。

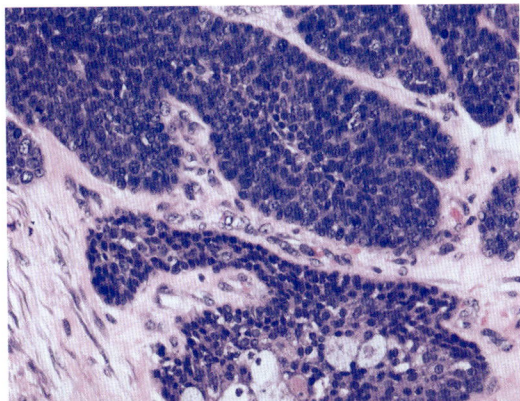

图9-55　黏液表皮样癌，中度恶性，细胞异形性中等，见少量黏液细胞（HE×400）

然而，对于黏液表皮样癌的组织学分级存在不同标准。一些学者发现三种不同细胞的相对比例与患者的预后并无关联，取而代之，Auclair、Goode、Ellis等确立了更具有可重复性的、与预后相关的组织学参数，每个组织学参数均有打分，根据5个组织学参数的总分之和确定肿瘤的组织学分级。2005年版WHO头颈肿瘤分类中，采用了上述标准对黏液表皮样癌进行组织学分级（表9-3）。

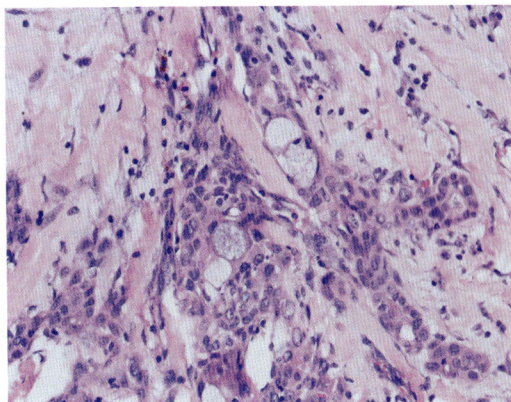

图9-54　黏液表皮样癌，高度恶性，细胞明显异形，见少量黏液细胞（HE×400）

表9-3　黏液表皮样癌组织学分级

组织病理学特点	分值	肿瘤分级	分数
囊性成分<20%	2	低度恶性	0~4
神经侵犯	2	中度恶性	5~6
坏死	3	高度恶性	>7
核分裂>4个/10个高倍视野	3		
不典型性	4		

黏液表皮样癌中，有时还可见透明细胞、嗜酸性细胞，有时甚至以这些细胞为主，此时分别称透明细胞型（图9-56，图9-57）、嗜酸细胞型黏液表皮样癌。透明细胞中含黏蛋白很少，但含糖原，PAS染色阳性。有学者报道，透明细胞型黏液表皮样癌为中度恶性。

【免疫表型】

不同类型的角蛋白在肿瘤细胞中均可呈阳性，高分子量角蛋白（CK HWM）有助于对鳞状细胞的鉴定。Vim、GFAP、S-100、CEA、myosin、

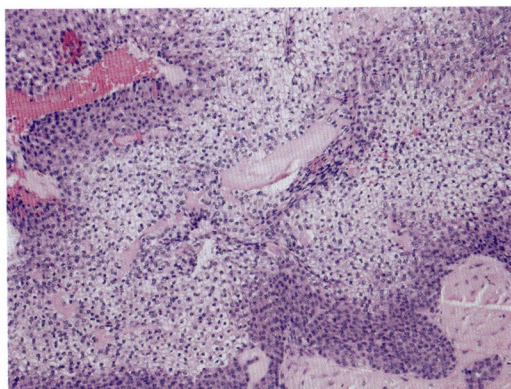

图9-56　黏液表皮样癌，透明细胞型，细胞异形性中等，见少量黏液细胞（HE×200）

MSA有时可阳性。少数情况下,中间细胞MSA阳性。一些相互独立的研究表明,有时肿瘤细胞出现肌上皮分化。

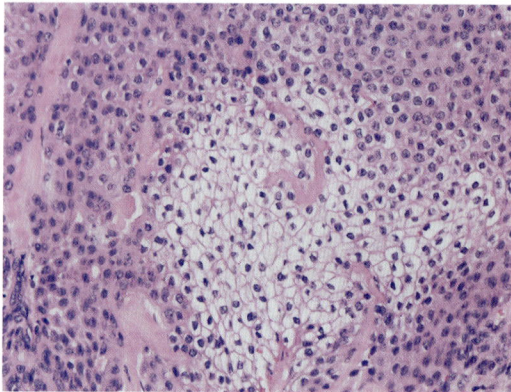

图9-57　黏液表皮样癌,透明细胞型,主要由透明细胞、中间细胞构成(HE×400)

【超微结构】

早期的超微结构观察发现,肿瘤有多种不同类型细胞的分化,但后来的研究表明,肿瘤有两种基本的细胞类型,即腔面细胞和非腔面细胞。前者表现为黏液细胞、有很少分泌颗粒的扁平、立方、柱状细胞。非腔面细胞表现为一至数层有一定特征的细胞,如三角形、立方形细胞。有的细胞有细胞间桥、桥粒、张力丝,这些细胞对应于光镜下的表皮样细胞、鳞状细胞,另一些细胞可有或无桥粒,有少量细胞间桥和张力丝,为光镜下的中间细胞。腔面细胞、非腔面细胞都可由胞质内糖原,当糖原丰富时,形成光镜下的透明细胞。超微结构观察发现部分非腔面细胞中含有肌上皮细胞,另有腔面细胞之间有多糖、基底膜样物质。

【鉴别诊断】

1. 坏死性涎腺化生:罕见情况下,坏死性涎腺化生可类似于低度恶性黏液表皮样癌,但前者可保持其正常小叶的结构,细胞巢周缘光滑,缺少低度恶性黏液表皮样癌中典型的囊腔结构,并且无中间细胞(图9-58)。

2. 囊腺瘤和囊腺癌:囊腺瘤和囊腺癌中,与黏液表皮样癌相比较,囊腔之间间质较少,腺上皮下

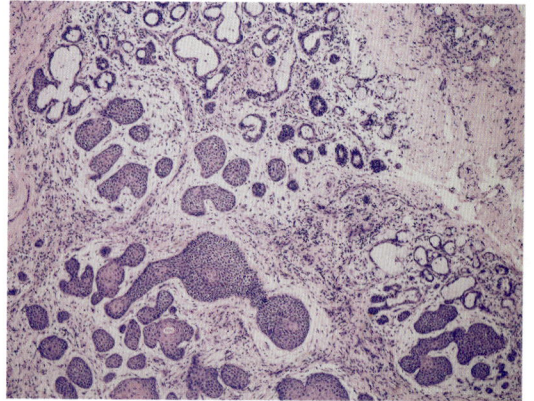

图9-58　坏死性涎腺化生,病变仍保持正常腺小叶结构(HE×100)

方没有一至多层的中间细胞,多少有一些乳头状结构,少见黏液细胞,无黏液表皮样癌中典型的鳞状细胞。

3. 鳞状细胞癌:鳞状细胞癌的角化较黏液表皮样癌多,而且不含胞质内有黏液的黏液细胞。而高度恶性黏液表皮样癌至少含少量含黏液的细胞。由于转移性鳞状细胞癌远较原发性鳞状细胞癌常见,故诊断时要注意鉴别。

4. 皮脂腺癌:皮脂腺癌一般不含细胞内黏液,无中间细胞、杯状细胞。

5. 透明细胞性肿瘤:与透明细胞性肿瘤所要鉴别的是含有显著透明细胞成分的黏液表皮样癌。透明细胞性肿瘤一般不含细胞内黏液,无中间细胞、杯状细胞。

一是以透明细胞为主的上皮-肌上皮癌,后者肿瘤细胞排列成片状、大小较一致或成多结节状的细胞巢,这些细胞巢之间靠得很近,仅有纤细的纤维分隔。这些特征与黏液表皮样癌不同。

二是非特异性透明细胞癌,肿瘤细胞呈片状排列,可伴有显著的玻璃样间质,与黏液表皮样癌所不同的是无杯状黏液细胞、中间细胞。

6. 腺鳞癌:与腺鳞癌的鉴别诊断主要在于小涎腺中,腺鳞癌中鳞状细胞和腺腔这两种不同的成分是各自独立存在的,而黏液表皮样癌中,通常鳞状细胞、黏液细胞在同一个细胞巢中混杂存在。

7. 多形性腺瘤：罕见情况下，多形性腺瘤可出现显著黏液表皮样化生的图像，与黏液表皮样癌不同的是，此时肿瘤无破坏正常组织的生长方式，并常见梭形的肌上皮细胞。黏液表皮样癌也可以是混合瘤恶变中的恶性成分，此时应对肿瘤进行仔细取材。约1/4的多形性腺瘤中会出现鳞状化生，此种现象比在多数黏液表皮样癌中明显。黏液表皮样癌中无浆样肌上皮细胞。当肿瘤发生于小涎腺时，有时鉴别会有些困难，此处的多形性腺瘤黏液样成分少，少见软骨样分化，此时的肿瘤性肌上皮细胞可发生浆样、鳞状细胞分化，可见小导管样结构，缺少杯状细胞分化，均是多形性腺瘤的特征。

8. 潴留囊肿：囊壁上皮广泛内衬黏液细胞的潴留囊肿有时与低度恶性黏液表皮样癌不易鉴别，两者的一个显著不同是在潴留囊肿的杯状细胞下方缺乏中间细胞，并且，大部分潴留囊肿是单囊的，而黏液表皮样癌尽管可以以一个大囊为主，但肿瘤多数有多个囊腔。

9. 多形性低度恶性腺癌：多形性低度恶性腺癌中，囊腔成分至多占肿瘤的一小部分，且无鳞状分化。肿瘤的组织结构更加多样，可见少量黏液样基质，但其分布、特点与黏液表皮样癌显著不同。肿瘤的另一个显著特点是神经周侵犯，这一点在黏液表皮样癌中少见。

【遗传学】

1. 细胞遗传学：有报道，数例黏液表皮样癌出现t（11;19）（q21;p13）易位。

2. 分子遗传学：少见染色体9p21、8q、5p、16q、12p缺失。高度恶性肿瘤中检测到H-ras基因的突变。对t（11;19）（q21;p13）的分析表明，存在一个融合基因，为黏液表皮样癌转位基因（MECT1）。

【预后及预测因素】

肿瘤的预后要考虑肿瘤的临床分期、组织学分级、肿瘤足够广泛地切除。肿瘤完整地外科切除是重要的治疗手段。如果手术切缘阳性，复发率显著提高，在低—中度恶性肿瘤复发率可达50%，在高度恶性肿瘤，复发率超过80%。在高度恶性肿瘤和切缘阳性的患者应辅助放疗。低度恶性肿瘤，患者生存率可达90%～100%。

美国AFIP的研究显示，5%的大涎腺和2.5%小涎腺的低度恶性黏液表皮样癌可发生区域淋巴结转移，甚至可导致死亡，多是由于这些肿瘤在得到诊断时已是晚期。发生在大涎腺的高度恶性肿瘤的转移率为55%，发生在小涎腺为80%。中度、高度恶性肿瘤较易浸润、复发、转移，5、10、15年的治愈率分别为49%、42%和33%，甚至更低。有报道高度恶性肿瘤的生存率为30%～54%。

发生在颌下腺的黏液表皮样癌，无论其组织学分级如何，均较发生于其他大涎腺的黏液表皮样癌预后差，有较高的转移率、复发率、较短的生存期，故发生于此部位的黏液表皮样癌应得到更积极的治疗。

肿瘤发生于年轻患者、女性者其生存率较高，而60岁以上患者的生存率较差。发生在口腔内小涎腺的肿瘤预后较好，可能与这些肿瘤多是低、中度恶性有关。但发生在舌、口底的肿瘤，由于其生物学行为更具有侵袭性，故预后较差。颌骨中心性黏液表皮样癌多为低度恶性，生物学行为较好，如患者死亡多是由于局部复发所致。

相对于肿瘤的组织学分级，临床分期为较好的预后指标：死亡患者均为临床3期、4期，其5、10年生存率分别为63.5%、52%。MIB-1指数也可揭示预后，当其＞10%，与肿瘤低分化、复发、转移低生存率相关。

三、腺样囊性癌（adenoid cystic carcinoma）

【定义】

由上皮和肌上皮细胞构成的、具有不同的形

态学结构包括管状、筛状、实性型的肿瘤。临床过程不良,通常导致死亡。

【同义词】

圆柱瘤(cylindroma)。

【流行病学】

腺样囊性癌是最常见的涎腺上皮性恶性肿瘤之一,据国内外大部分统计报道,它在涎腺恶性肿瘤中的构成比占第一、第二位,据上海交通大学医学院附属第九人民医院口腔病理科统计6 982例涎腺上皮性肿瘤中,腺样囊性癌有681例,占全部涎腺肿瘤的9.75%,占涎腺恶性肿瘤的30.42%(681/2 239),构成比占恶性肿瘤的首位。

肿瘤可发生于所有年龄,但以中老年多见,40~70岁最常见。小于20岁者少见。无明显性别分布差异,但也有报道,女性略高于男性,以及发生于颌下腺者女性多见。上海交通大学医学院附属第九人民医院口腔病理科统计的681例腺样囊性癌患者平均年龄51.45岁。

【部位】

最常累及腮腺、颌下腺、小涎腺、鼻窦,发生于小涎腺的肿瘤占50%~70%。大涎腺中,发生于腮腺、颌下腺的机会相近。腮腺肿瘤中,腺样囊性癌相对少见,占所有腮腺肿瘤的2%~3%。颌下腺肿瘤中,腺样囊性癌占所有肿瘤的12%~17%,是颌下腺中最常见的恶性肿瘤。占小涎腺上皮性肿瘤的30%,最常见于腭部,占腭部所有肿瘤的8%~15%。其次为舌、颊黏膜、唇、口底。

上海交通大学医学院附属第九人民医院口腔病理科统计的681例腺样囊性癌,最常见部位为腭部,占30.69%(209/681),其次为腮腺11.60%(79/681),颌下腺10.87%(74/681),舌9.98%(68/681),口底9.84%(67/681)等。

【临床特点】

通常表现为缓慢生长的肿块,可生长数年,质地实,疼痛常见,并且可作为此肿瘤的辅助诊断症状,甚至在出现肿块前即可出现疼痛,是由于肿瘤侵犯神经所致。患者常自觉持续、轻度的钝痛,并且疼痛有逐渐加剧的趋势。发生于腮腺区的肿瘤患者可出现面瘫、感觉异常,腭部肿瘤可出现溃疡。腭部、上颌窦的肿瘤可在影像学上可见骨破坏。

【大体检查】

质实,切面灰白色、浅褐色,可呈瘢痕样,呈浸润性生长,虽然有时可表现为有界限,但无包膜。肿瘤有沿神经生长的倾向,有时可见距离主体肿瘤距离较远的跳跃性病变(skip lesions)。

【组织病理学】

肿瘤由导管上皮(腺上皮)和肌上皮构成,在不同肿瘤中,由不同比例的两种细胞构成不同的组织学排列方式。肿瘤具有3种基本的组织学类型:筛状型、管状型、实体型。多数肿瘤中,肿瘤主要由形态较为一致的肿瘤性肌上皮细胞构成,细胞较小,立方形、多角形,细胞核呈有角状,嗜碱性深染,染色质均质分布,胞质很少,核分裂罕见。导管上皮细胞见于管状型、筛状型中,细胞立方形,类似于正常涎腺中的闰管上皮。

筛状型也称腺样型,是腺样囊性癌最具有特征的组织学类型,基底样细胞构成的细胞巢中存在很多圆柱瘤形囊样腔隙,囊腔内充满透明或嗜碱性黏液样物质、玻璃样嗜酸性物质或混合型的黏液玻璃样物质(图9-59),这些腔隙并非真正囊腔,围绕囊腔的不是腺上皮细胞,而是肿瘤性肌上皮细胞。这些物质是硫酸黏液多糖(sulfated

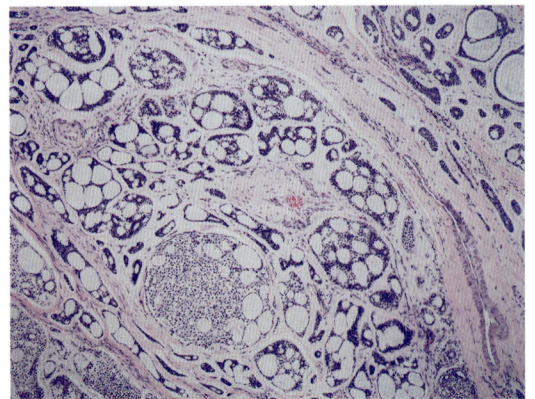

图9-59 腺样囊性癌,筛状型(HE×100)

mucopolysaccharides），这些黏液样、玻璃样物质在超微结构上为糖胺多糖（glycoaminoglycans）、多层基底膜样物质，特殊染色显示这些物质PAS、阿辛蓝染色阳性。有时这种玻璃样物质也围绕整个含筛孔的上皮巢，或包绕小的肿瘤细胞条索（图9-60）。筛状型中的部分区域有由导管上皮围绕的真性腺腔（图9-61），此时的腺腔较小，管腔中可见嗜伊红分泌物。

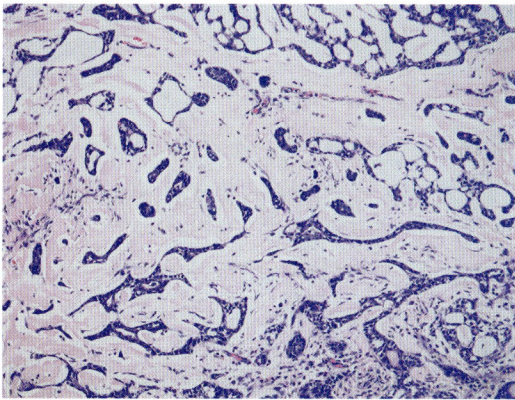

图9-60 腺样囊性癌，大量玻璃样物质包绕肿瘤上皮巢、条索（HE×200）

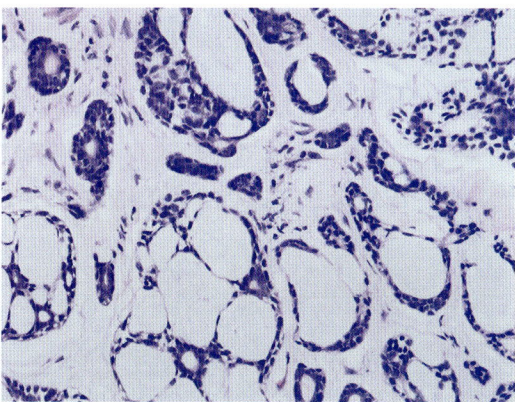

图9-61 腺样囊性癌，筛状型，大部分腔隙为假腺腔，少数为真腺腔（HE×400）

管状型的特征为肿瘤由细长的小管、小的实性条索或巢、腺腔样结构组成（图9-62），有时肿瘤细胞周围可见玻璃样物质背景，小导管结构中央为立方、柱状腺上皮构成的导管，外周围以肌上皮，管腔中可见嗜伊红均质分泌物（图9-63）。肿瘤细胞巢可侵犯腺体、软组织、骨、神经、血管。

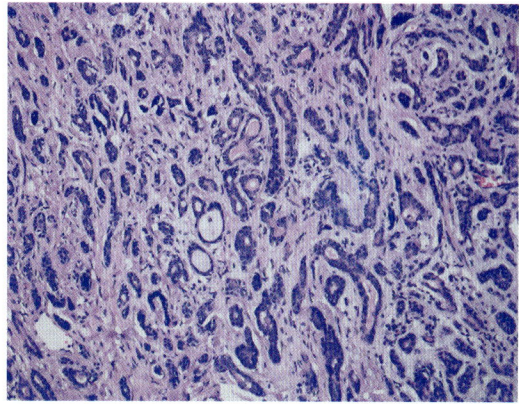

图9-62 腺样囊性癌，管状型（HE×200）

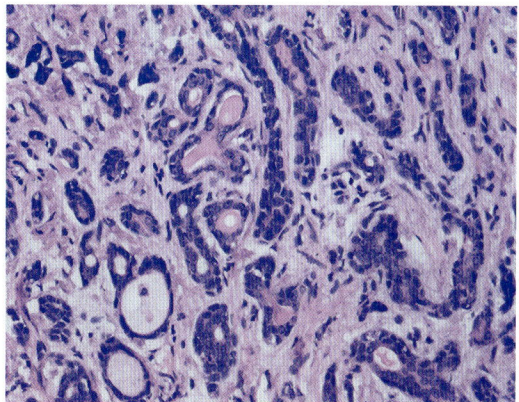

图9-63 腺样囊性癌，管状型，小导管内层为腺上皮，外围以肌上皮（HE×400）

实体型由肿瘤细胞构成大小不一的上皮巢或成片状排列（图9-64），肿瘤主要由肿瘤性肌上皮细胞/基底样细胞构成，细胞小至中等大小，细胞核小，染色深（图9-65），少见情况下细胞可呈梭形。有时由于细胞间有少量糖胺多糖的形成，细胞略被分隔。很少形成内衬立方上皮的真性导管结构，或由肌上皮围绕的假囊性结构，两者均可表现为小的筛孔状结构（图9-66）。实体型较筛状型、管状型更易出现细胞多形性、核分裂，预后较差。上皮巢可伴有中央坏死（图9-64，图9-65，图9-66），伴有坏死者预后更差。

3种不同的组织学类型共有的特征包括侵袭性生长、囊腔形成、三种基本组织学类型同时存在、肿瘤细胞巢中央灶性的玻璃样物质融合导致

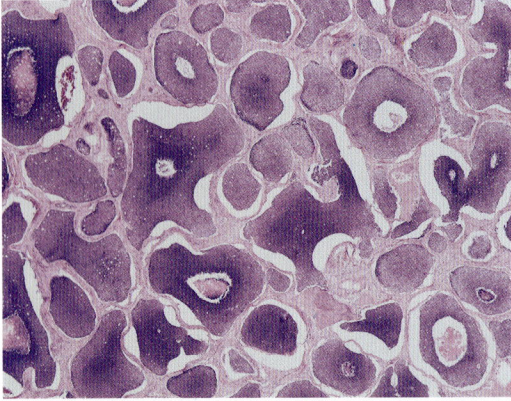

图9-64 腺样囊性癌,实体型,部分癌巢中央伴坏死
（HE×40）

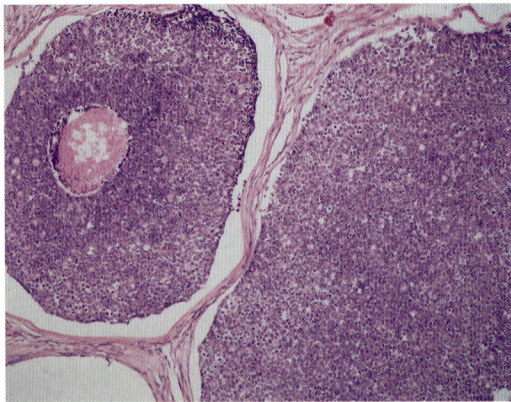

图9-65 腺样囊性癌,实体型,肿瘤由基底样细胞构成
（HE×200）

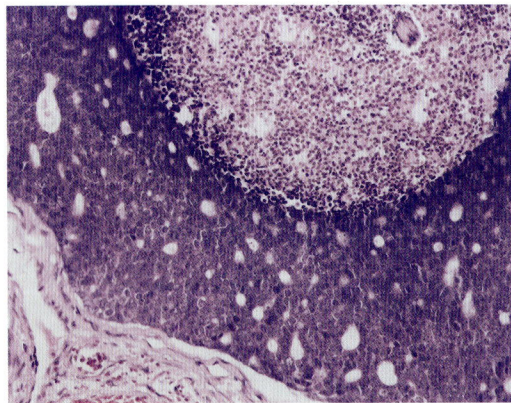

图9-66 腺样囊性癌,实体型,见筛孔状结构（HE×400）

大片玻璃样基质的形成,部分区域的细胞分化较差,细胞增大,出现多形性、泡状核,核分裂增加,出现坏死。常见3种不同的组织学亚型在同一肿瘤中混合存在,最常见筛状型（腺样型）和管状型

的混合,称腺样—管状型（图9-67）。筛状型、管状型中少见坏死,但可灶性出现,实体型中较常见坏死。

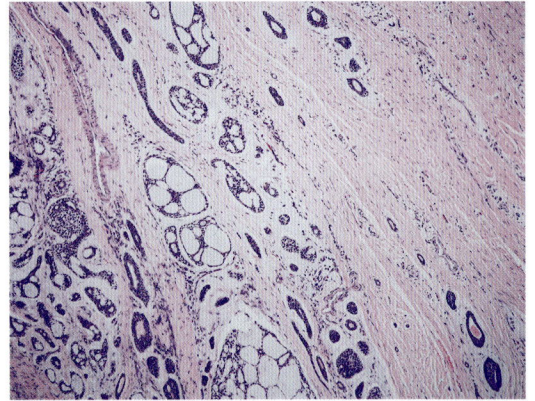

图9-67 腺样囊性癌,腺样—管状型,见筛状结构、管状结构同时存在（HE×100）

腺样囊性癌的显著特征之一是肿瘤的神经周侵犯（perineural invasion）,多见于较小或中等大小的神经束,肿瘤上皮巢可围绕神经束呈漩涡状、同心圆排列（图9-68）。这是临床上患者出现疼痛、麻木、面瘫的原因。需要注意的是神经周浸润并非仅出现在腺样囊性癌,在其他一些肿瘤,特别是多形性低度恶性腺癌也可出现。还可见肿瘤的血管侵犯,位于腭、鼻筛窦的肿瘤还可见侵犯表面黏膜（图9-69）、骨、窦腔黏膜（图9-70）。腺样囊性癌有沿着神经血管束生长的特点,可沿着这些结构走行很远。

关于腺样囊腺癌的组织学分级尚无统一意

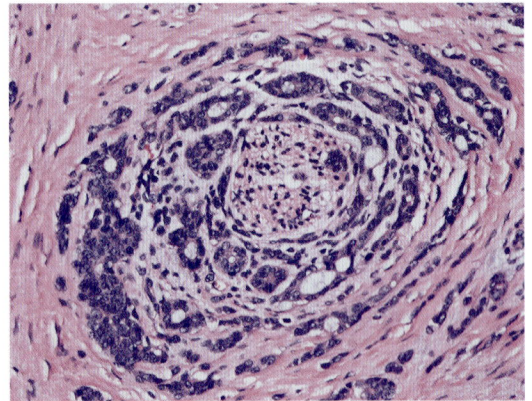

图9-68 腺样囊性癌,肿瘤上皮神经周侵犯（HE×400）

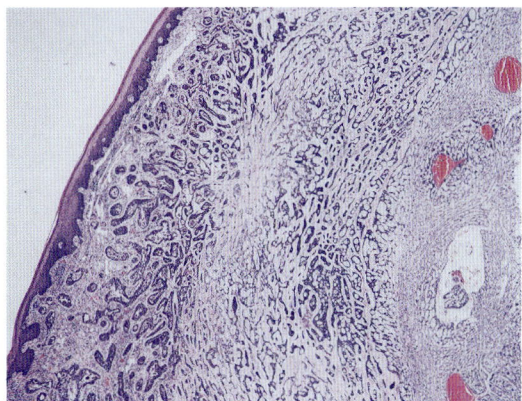

图9-69　腺样囊性癌,肿瘤累及表面腭黏膜(HE×40)

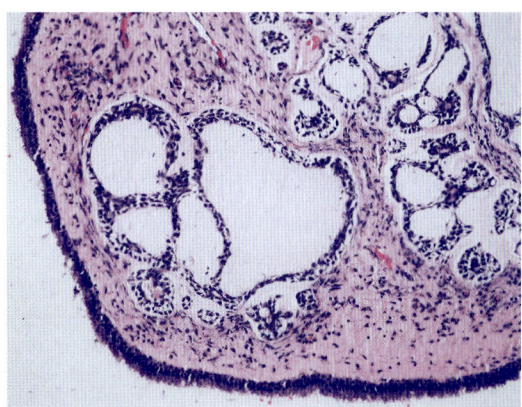

图9-70　腺样囊性癌,肿瘤累及上颌窦黏膜(HE×200)

见。Dardick指出,组织学Ⅰ级为肿瘤仅由筛状型和管状型组成;组织学Ⅱ级筛状型、管状型、实体型混合存在,但实体型成分小于30%;组织学Ⅲ级为肿瘤中实体型成分大于30%。2005年版WHO头颈肿瘤分类中,并未提出腺样囊性癌的组织学分级标准,但指出实体成分超过30%者,其侵袭性较筛状型、管状型强。

当活检组织有限,在未见到确定的肿瘤侵犯周围组织时,诊断腺样囊性癌需慎重。腺样囊性癌中较特征的筛状结构在少见情况下也可出现在基底细胞腺瘤、多形性腺瘤、多形性低度恶性腺癌。

【免疫表型】

肿瘤细胞特别是导管上皮CK、EMA、CEA阳性,肿瘤性肌上皮细胞也可表达这些抗原。S-100

肿瘤细胞弥漫阳性,肌上皮细胞、基底样细胞Vim、SMA、GFAP阳性。假囊腔内、肿瘤细胞巢周围物质Ⅳ型胶原阳性。

【超微结构】

电镜观察证实肿瘤中有腔面细胞(导管上皮细胞)、非腔面细胞(非导管上皮细胞)的分化,腔面细胞显示腺上皮细胞的特征,腔面有微绒毛,细胞之间近腔面顶端有紧密连接,细胞相连构成真性管腔。非腔面细胞紧邻假腺腔,或位于肿瘤细胞巢外周,细胞周围常见过度的基底膜样物质形成。部分病例中,非腔面细胞呈现肌上皮细胞分化,在近基底膜的胞质外周有肌微丝、致密体。

腔面细胞、非腔面细胞似乎来自共同的前体细胞,而后分化出不同的各自特征。在超微结构上,腔面细胞、非腔面细胞的细胞核、细胞质特征很相似,当腺腔非常小时,在光镜下很难辨别它是腺上皮。非腔面的基底样、肌上皮细胞也具有不同特征,电镜下观察,具有肌微丝、致密体特征的肌上皮细胞并不多。

沉积于肿瘤性肌上皮细胞之间的基底膜、胶原纤维、弹力纤维、糖胺多糖物质与导管细胞所围成的腺腔中的物质不同,导管细胞周围也是增生的肿瘤性肌上皮。上述生长方式导致形成特征性的筛状结构。

【鉴别诊断】

1. 基底细胞腺瘤:腺样囊性癌特别要注意与基底细胞腺瘤鉴别,因为两者生物学行为大相径庭。详见本章基底细胞腺瘤节。

2. 多形性腺瘤:见多形性腺瘤节。

3. 多形性低度恶性腺癌:腺样囊性癌、低度恶性多形性腺癌的鉴别诊断有时较为困难。两者有相似的细胞构成和组织学结构,都有筛状、实体型、管状结构,并都有浸润性生长、神经周围侵犯。所不同的是多形性低度恶性腺癌的组织结构更为多样,而腺样囊性癌的组织结构不超过三种:筛状型、管状型、实体型。多形性低度恶性腺癌中的筛状结构一般不像腺样囊性癌中广泛。此外,多形性低度恶性腺癌的特征还包括灶性乳头状结构,而腺样囊性癌中无此特征。腺样囊性癌中细胞的上皮分化、肌上皮/基底样分化较为清楚,并常见嗜碱性糖胺多糖物质沉积,而这些在多形性低度恶性腺癌中并不典型。在低倍镜下,多形性低度恶性腺癌可表现为"钢灰色(steel gray)"间质背景。多形性低度恶性腺癌有实性结构区,但无腺样囊性癌中高度恶性(如胞核染色质粗、核分裂增加、坏死等)的特征。

一般情况下,腺样囊性癌中的核分裂要高于多形性低度恶性腺癌。Skalova 等的研究表明,多形性低度恶性腺癌的平均 Ki-67 指数为 2.4%,而腺样囊性癌为 21.4%。

4. 基底样鳞状细胞癌:发生在小涎腺的实体型腺样囊性癌要与基底样鳞状细胞癌进行鉴别。两种肿瘤均可形成基底膜样物质、筛状结构、实性区。基底样鳞状细胞癌所分泌的基底膜样物质倾向于分布在肿瘤细胞之间,而非形成腺样囊性癌中的筛孔样结构。两种肿瘤中均可见坏死、基底样细胞有显著核仁和粗染色质,在基底样鳞状细胞癌中,更常见单细胞坏死、核分裂、核异形、局灶性角化、表面上皮的异常增生、原位癌或浸润性癌,而无腺腔结构。

【遗传学】

1. 细胞遗传:Franzen 等发现,51 例腺样囊性癌中 39 例为二倍体,12 例为异倍体,并且组织学 3 级的肿瘤较组织学 1、2 级的肿瘤更易发生异倍体。常见的染色体改变见于 6q、9p、17p12-13 区。

2. 分子遗传学:常见的缺失为 12q、6q23-qter、13q21-q22、q19。对 60 例腺样囊性癌临床标本的检测显示,启动子区的甲基化发生频率 E-cadherin 为 57%,RASSF1A 为 42%,p16 为 47%,DAP 为 27%,MGMT 为 7%,并且 E-cadherin 启动子甲基化与肿瘤的细胞分化、神经周围侵犯有关,而 RASSF1A 的启动子甲基化与肿瘤的组织学分级、肿瘤转移相关。P53 突变与肿瘤进展、复发相关。

【预后及预测因素】

腺样囊性癌易局部复发和转移,5、10、15 年的局部无瘤率为 95%、86%、79%。

远处转移多见于局部淋巴结转移,远处转移率为 25%~55%,远处转移发生于首次诊断后 10~108 个月(平均 96 个月),最常见的转移部位为肺,其次为骨、脑、肝。肿瘤的远处转移可有或无伴发局部复发,是最常见的导致治疗失败的原因。由于肿瘤易出现后期的远处转移,对于腺样囊性癌生存率的评估仅 5 年是不够的,需观察 15 至 20 年。美国 M.D.Anderson 癌症中心报道,160 例患者经手术、放疗治疗后,5、10、15 年的生存率分别为 89.0%、67.4% 和 39.6%。

实体型成分超过 30% 的组织学类型的肿瘤其侵袭性较筛状、管状型强,预后较差。

肿瘤大小和临床分期是较可靠的预后指标。肿瘤最大径超过 4 cm 时预后较差。不同临床分期肿瘤的 10 年生存率分别为 75%(Ⅰ期)、43%(Ⅱ期)和 15%(Ⅲ/Ⅳ期)。

肿瘤部位与预后相关,总的说来,发生在大涎腺的肿瘤预后好于发生于小涎腺者。发生于副鼻窦的肿瘤由于较难以彻底切除,预后最差。

手术切除边缘状况与患者预后相关。Garden 等的研究表明,切缘阳性的患者局部复发率 28%,切缘距肿瘤近(≤5 mm)或不确定的患者复发率 9%,而切缘阴性患者的复发率 5%,它们之间有显著性差异。

四、多形性低度恶性腺癌(polymorphous low-grade adenocarcinoma)

【定义】

以细胞学的一致性、形态学的多样性、浸润性生长、低转移潜能为特征的涎腺上皮性恶性肿瘤。

【同义词】

小叶癌（lobular carcinoma），终末导管癌（terminal duct carcinoma）。

【流行病学】

多形性低度恶性腺癌首次于1983年被两组不同的学者报道，它们分别将其命名为小叶癌、终末导管癌。与其他类型涎腺肿瘤相比较，此肿瘤有其独特的临床过程、组织病理特征、生物学行为。肿瘤为低度恶性，局部复发率、转移率均较低。

国外大部分报道，多形性低度恶性腺癌是较常见的恶性涎腺肿瘤，有学者报道，它是口腔内第二常见的恶性肿瘤，占口腔内涎腺癌的26%。但据国内报道，此肿瘤的发生率较低。

据上海交通大学医学院附属第九人民医院口腔病理科统计6 982例涎腺上皮性肿瘤中，多形性低度恶性腺癌为31例，占全部涎腺肿瘤的0.44%，占涎腺恶性肿瘤的1.38%（31/2 239）。

女性患者较多见，男女之比约1∶2。患者年龄分布广泛，但最常见50~70岁中老年，平均59岁。上海交通大学医学院附属第九人民医院口腔病理科统计的31例多形性低度恶性腺癌中，男性15例，女性16例，无显著性别差异。

【部位】

肿瘤几乎都发生于小涎腺。最常见于腭部，占所有肿瘤的60%~65%。其次发生于上唇、颊黏膜，也可见于磨牙后区、舌根等。少见于大涎腺、鼻咽、鼻腔。上海交通大学医学院附属第九人民医院口腔病理科统计的31例多形性低度恶性腺癌，仅2例发生于腮腺，其余均位于小涎腺，其中发生于腭部者占全部小涎腺的68.97%（20/29）。

【临床特点】

多表现为病史较长，数月至数年，缓慢生长的无痛肿块。少数情况下可伴出血、局部不适感，位于腭部肿块可见侵蚀下方的骨。

【大体检查】

实性、有界限但无包膜的肿块，直径0.6~6 cm，平均2.2 cm。切面黄褐色、分叶状。

【组织病理学】

以细胞学的一致性、组织学的多样性以及浸润性生长方式为特征（图9-71）。肿瘤细胞小至中等大小，形态一致，圆至多角形，细胞边界不清，胞质少至中等量，淡染或嗜酸性，胞核染色质淡或轻度浓染，核仁不清楚或略增大。核分裂少见。明显的特征是在不同肿瘤之间、同一肿瘤内的不同部位可见组织结构的多样性，主要的组织结构包括：① 小叶型或实体型（图9-72）；② 乳头或乳头囊状型（图9-73）；③ 筛状型，有时类似于腺样囊性癌（图9-74）；④ 小梁型或管状型（图9-75），内衬单层立方细胞，小梁

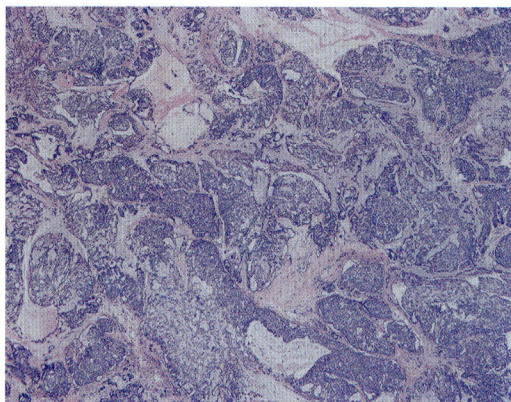

图9-71　多形性低度恶性腺癌，以细胞学的一致性、组织学的多样性为特征（HE×40）

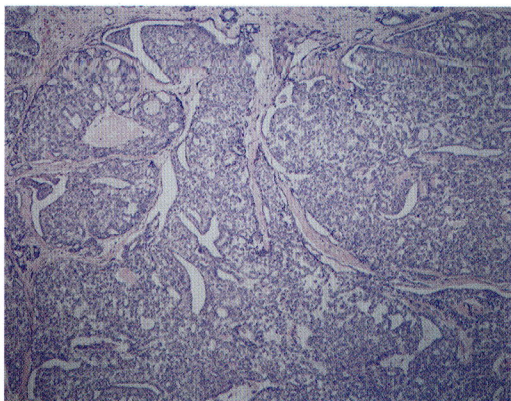

图9-72　多形性低度恶性腺癌，小叶型（HE×100）

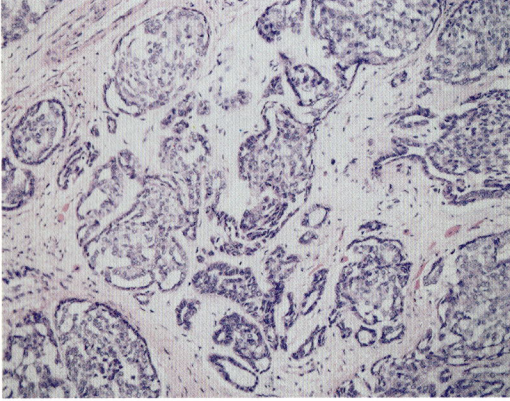

图 9-73　多形性低度恶性腺癌,乳头囊状型（HE×200）

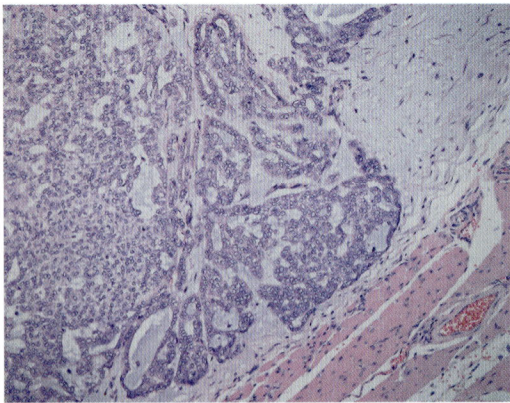

图 9-74　多形性低度恶性腺癌,筛状型（HE×200）

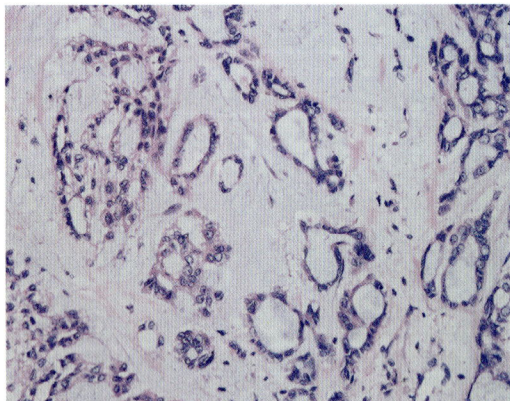

图 9-75　多形性低度恶性腺癌,管状型（HE×400）

状结构中有时可见肿瘤细胞呈单排排列。具有特征性的是肿瘤细胞构成同心的漩涡状、靶环状结构,围绕血管、神经,是造成易误诊为腺样囊性癌的另一原因。可出现灶性嗜酸细胞、透明细胞、鳞状细胞、黏液细胞化生。细胞间质一般较少,但有时可见较多的

玻璃样变物质,或可见黏液样变区域。

低倍镜下,肿瘤可表现为界限较为清楚,但至少可见部分区域呈浸润性生长,肿瘤侵犯周围软组织、涎腺小叶、肌肉（图9-76）、骨。

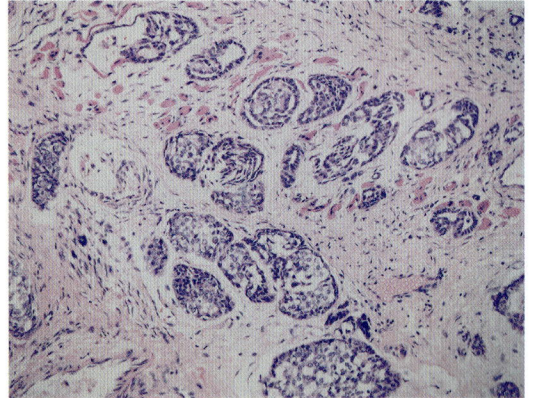

图 9-76　多形性低度恶性腺癌,肿瘤侵犯横纹肌（HE×200）

【免疫表型】

肿瘤细胞可出现程度不同的CK、Vim、S-100、CEA、GFAP、MSA、EMA阳性。

【超微结构】

一些肿瘤仅见导管上皮细胞,一些肿瘤见导管上皮、肌上皮/基底细胞,一些肿瘤仅见肌上皮样细胞。有的病例中可见假腺腔,它是基底膜样物质和灶性细胞外基质成分。细胞外基质成分的形成可解释该肿瘤形成光镜下见到的筛孔状结构。伴肌上皮分化的肿瘤中可见较显著的基底膜样物质的形成。

【鉴别诊断】

1. 多形性腺瘤:见多形性腺瘤一节。

2. 腺样囊性癌:见腺样囊性癌一节。

3. 乳头状囊腺癌:乳头状囊性癌中几乎均为乳头、囊性结构,缺少多形性低度恶性腺癌中的多形性结构,乳头状囊腺癌为低度恶性。

【遗传学】

对该肿瘤的细胞遗传学研究较少,其细胞遗传学改变常为12号染色体异常。还可见8q12的改变和t（6;9）（p21;p12）。

【预后及预测因素】

肿瘤的治疗为局部彻底的手术切除，当存在阳性切缘或复发肿瘤时，可辅以放疗。当有局部淋巴结肿大时，可加以颈清。

肿瘤总的生存率较好。肿瘤呈惰性生长，但局部复发率9%~17%，2组大样本（分别为164例、204例）的研究显示，0~9%的患者出现颈部淋巴结转移，2例出现肺转移。迄今为止的报道中，仅3例患者死于该肿瘤。2例患者经复发、放疗后17、26年后，出现去分化表现。

当多形性低度恶性腺癌是恶性混合瘤中的恶性成分时，预后要好于恶性混合瘤中恶性成分是其他类型的癌。

五、上皮-肌上皮癌（epithelial-myoepithelial carcinoma）

【定义】

由两种细胞呈不同比例构成的恶性肿瘤，典型者形成导管样结构。肿瘤具有双相形态学特点，即导管的内层衬覆上皮细胞，外层为透明的肌上皮细胞。

【同义词】

透明细胞癌（clear cell carcinoma）、透明细胞腺瘤（clear cell adenoma）、腺肌上皮瘤（adenomy-oepithelioma）、富于糖原的腺瘤（glycogen-rich ad-enoma）、富于糖原的腺癌（glycogen-rich carcin-oma）。

【流行病学】

1972年，Donath等首先用德文描述了8例之前所不认识的涎腺来源透明细胞肿瘤，将其命名为上皮-肌上皮癌（epithelial-myoepithelial carcinoma）。但直到1982年，Corio等才在英文文献中介绍了此肿瘤。

上皮-肌上皮癌为较罕见的肿瘤，占全部涎腺肿瘤的0.5%~1%。女性略为多见，男女之比约为

1:2。好发于老年人，最常见50~70岁，罕见于儿童，迄今仅2例报道。

据上海交通大学医学院附属第九人民医院口腔病理科统计6982例涎腺上皮性肿瘤中，上皮-肌上皮癌为36例，占全部涎腺肿瘤的0.52%，占涎腺恶性肿瘤的1.61%（36/2239）。36例肿瘤中，男性12例，女性24例。

【部位】

最常见于大涎腺，60%~80%见于腮腺，其余平均分配于颌下腺、小涎腺，小涎腺中主要见于腭部。有时肿瘤可见于上呼吸道，如喉、上颌窦、鼻等。相似形态的肿瘤见于气管、肺、泪腺、乳腺，这些部位的肿瘤被命名为腺肌上皮瘤（adenomyoepithelioma）。

上海交通大学医学院附属第九人民医院口腔病理科统计36例上皮-肌上皮癌中，发生于腮腺者21例，占所有上皮-肌上皮癌的58.33%（21/36），舌下腺1例，其余均见于小涎腺。

【临床特点】

缓慢增大的肿块，通常无症状，少见疼痛、累及面神经的症状。发生于小涎腺的肿块可表现为伴溃疡的黏膜下结节，边界不清。

【大体检查】

界限较清楚，或见局部侵犯周围组织，无真性包膜。肿块平均直径2~3cm，虽然最大径有12cm的报道。肿块可呈多结节性。

【组织病理学】

低倍镜下，肿瘤一般界限较清楚，呈单结节或多结节生长，或形成岛状、人巢状、片状结构（图9-77），一般至少在部分区域有厚的纤维包膜，仔细观察可见肿瘤穿透包膜侵犯至周围组织。

组织学上，肿瘤呈双相结构（图9-78），内层为导管样结构，衬覆单层立方、低柱状细胞，胞质呈致密的细颗粒状，胞核圆、位于中心或基底部，导管中央有时可见黏液样物质；外层为单层或多层多边形细胞，细胞边界清楚，胞质

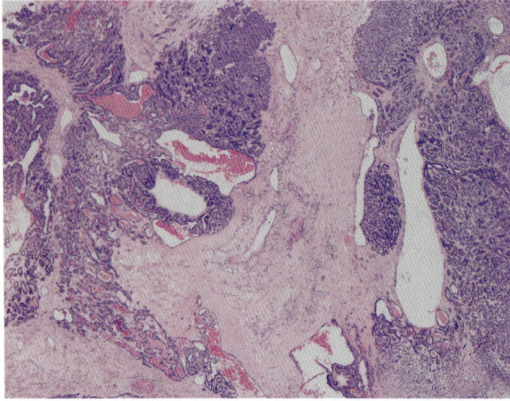

图9-77 上皮-肌上皮癌,肿瘤上皮形成大巢状、片状结构(HE×40)

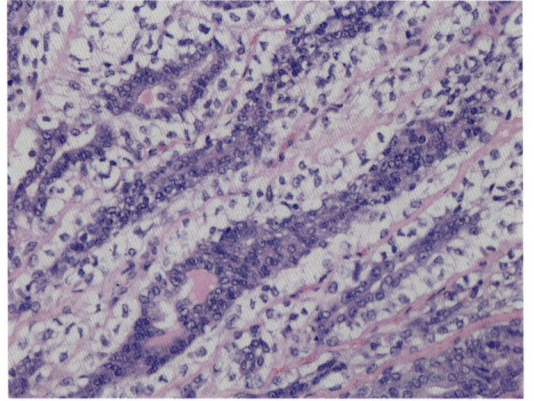

图9-79 上皮-肌上皮癌,内层为单层腺上皮,外层为一至数层透明细胞样肌上皮(HE×400)

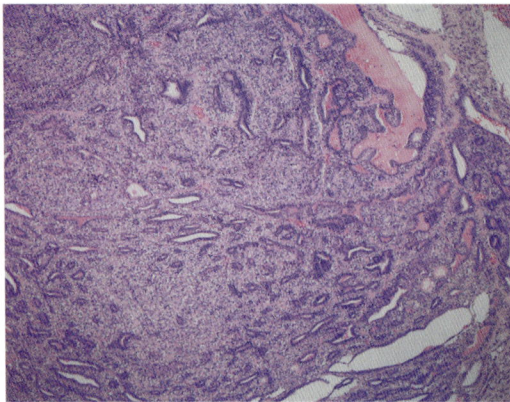

图9-78 上皮-肌上皮癌,肿瘤由腺上皮和肌上皮构成(HE×100)

呈特征性透明状,细胞核空泡状,稍偏中心(图9-79)。可见完全由透明细胞构成的实性区,约20%的病例可见乳头和囊性区。有时导管样结构中可见柱状细胞、鳞状化生。在少见病例,部分区域可见,围绕导管上皮的并非透明肌上皮细胞,而是梭形肌上皮细胞。不同肿瘤之间有双相结构的区域与完全由透明细胞构成的区域的比例有很大不同。玻璃样的、嗜酸性基底膜样物质呈带状围绕导管结构,或见于实性区的透明细胞之间。

一般情况下,胞核的异形性很轻,核分裂少见(<2个/10高倍视野)。不常见神经周侵犯,侵犯血管更少见。罕见情况下,肿瘤可出现去分化,例如有肿瘤伴有较多低分化癌成分的报道。

【免疫表型】

导管细胞CK8阳性(图9-80),透明细胞calponin(图9-81)、actin、p63、SMA、myosin、S-100阳

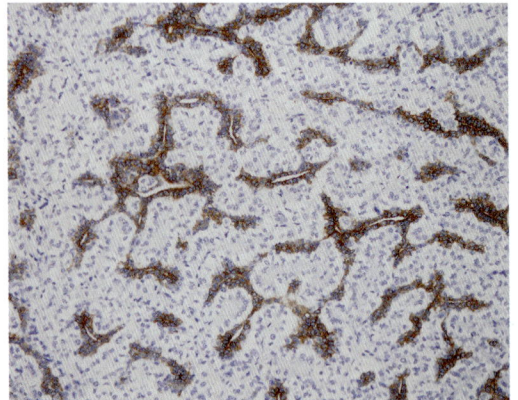

图9-80 上皮-肌上皮癌,内层腺上皮 CK8 阳性(IHC×200)

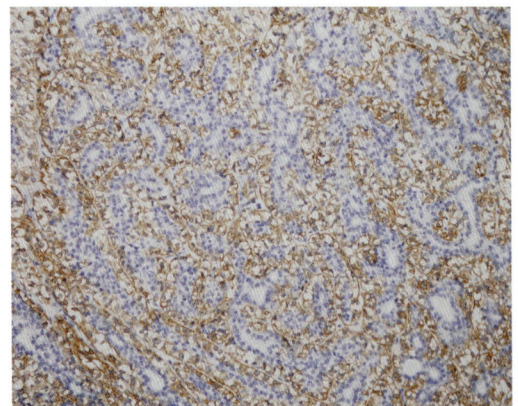

图9-81 上皮-肌上皮癌,外层肌上皮 Calponin 阳性(IHC×200)

性,表明其肌上皮细胞分化。

【超微结构】

电镜观察显示外层细胞中有肌微丝,以及较多糖原堆积;中央细胞有腺上皮分化,少见情况下伴腺泡细胞分化。肿瘤细胞巢的外周、肌上皮细胞之间可见过度的基底膜样物质沉积。

【鉴别诊断】

包括所有以透明细胞为主的原发涎腺肿瘤。

1. 非特异性透明细胞癌:肿瘤由较单一的透明细胞构成,无双相分化的特征,较多情况下细胞位于玻璃样间质中,免疫组化标记显示肿瘤细胞无肌上皮分化。

2. 肌上皮癌:透明细胞型肌上皮瘤含有较多透明细胞,肿瘤细胞虽然肌上皮性标记阳性,但缺少上皮-肌上皮癌中的双相分化特征。

3. 嗜酸细胞瘤:嗜酸细胞瘤可表现为透明细胞性,但肿瘤中还可见典型的嗜酸细胞瘤区域,无双相分化特征,且肿瘤旁的腮腺中常伴嗜酸细胞变。

4. 黏液表皮样癌:黏液表皮样癌中虽可出现较多黏液细胞,但肿瘤中还常见中间细胞、表皮样细胞,并可见细胞内黏液。

5. 转移性肾透明细胞癌:肾透明细胞癌的间质中有丰富的血管背景,无细胞的双相分化,这些与上皮-肌上皮癌不同。且肾透明细胞癌的细胞核不典型性明显,免疫组化显示其肌上皮标记阴性。

【遗传学】

对肿瘤细胞的核型分析显示,半数有不明显的染色体改变。

【预后及预测因素】

有学者认为,此肿瘤为低—中度恶性。肿瘤切除不彻底与肿瘤的复发、转移相关。当肿瘤大于3 cm时较易复发。40%~50%的肿瘤有复发,罕见有多次复发。复发多数发生于5年之内。约14%的患者出现区域淋巴结转移,8%~10%患者出现血行转移,多见于肺和肾。5年、10年生存率分别为80%和72%。

有学者研究发现,当肿瘤中非典型细胞超过20%时,肿瘤预后较差。当肿瘤中出现去分化区域时也提示预后不佳。

六、非特异性透明细胞癌(clear cell carcinoma, not otherwise specified)

【定义】

非特异性透明细胞癌是一种单形性细胞构成的恶性上皮性肿瘤,在常规HE染色时胞质透明。许多涎腺肿瘤常见透明细胞成分,透明细胞癌与它们的区别在于无其他肿瘤的特征,且肿瘤为单一的细胞类型。

【同义词】

伴玻璃样变透明细胞癌(hyalinizing clear cell carcinoma),透明细胞腺癌(clear cell adenocarcinoma)。上皮-肌上皮癌曾经被报道为透明细胞癌。

【流行病学】

非特异性透明细胞癌为2005版WHO头颈肿瘤分类中新增加的肿瘤,特征为肿瘤由形态较为单一的、无肌上皮分化的细胞构成。患者多见于40~70岁,无明显性别差异。

据上海交通大学医学院附属第九人民医院口腔病理科统计6 982例涎腺上皮性肿瘤中,非特异性透明细胞癌为19例,占全部涎腺肿瘤的0.27%,占涎腺恶性肿瘤的0.85%(19/2 239)。

上海交通大学医学院附属第九人民医院口腔病理科报道了10例涎腺非特异性透明细胞癌的临床病理特征,患者平均年龄55岁,男性5例,女性5例。

【部位】

约80%的肿瘤位于小涎腺,最常见于腭部,其次见于舌、颊、口底,还可见于唇、磨牙后区、扁桃体、腮腺、喉、颌骨。

上海交通大学医学院附属第九人民医院口腔病理科统计的19例涎腺非特异性透明细胞癌中,10

例位于腭部,1例位于腮腺,其余位于其他小涎腺。

【临床特点】

多表现为存在数月至数年的无痛性肿块,有些肿瘤可发生溃疡、疼痛。

【大体检查】

肿瘤最大径一般＜3 cm,界限不清,切面灰白色,可见浸润邻近涎腺、黏膜、软组织、骨、神经。

【组织病理学】

特征为肿瘤由单一的、有丰富透明胞质的多边形细胞构成,部分肿瘤中存在胞质呈淡嗜酸性的细胞区域。肿瘤细胞排列呈片状、巢状、条索状,无导管结构(图9-82)。细胞核圆形,位于细胞中心或略偏位,核仁较小或不明显(图9-83)。胞质PAS染色阳性,黏液卡红染色阴性,提示胞质内为

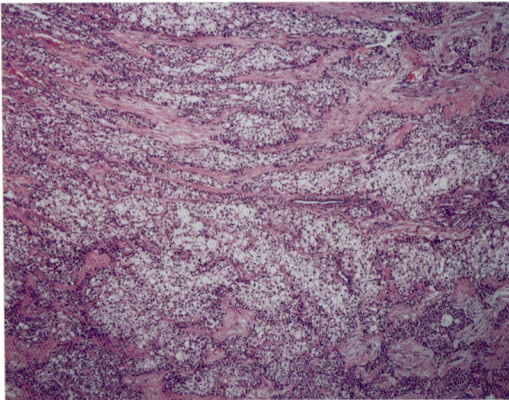

图9-82　透明细胞癌,非特异性(HE×100)

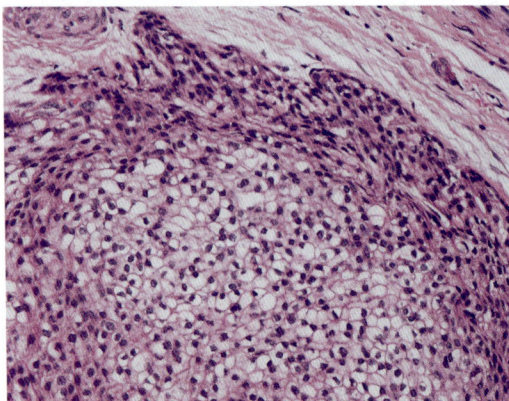

图9-83　透明细胞癌,非特异性,胞质透明,胞核位于中心或略偏位(HE×400)

糖原。有时可见细胞的多形性,但核分裂罕见。间质中可见相互连接的纤细的纤维间隔,细胞丰富,或间质为疏松的胶原纤维。

部分肿瘤中,可见较粗的致密、嗜伊红、玻璃样或淀粉样的间质围绕呈条索、巢、片、小梁状排列的肿瘤上皮结构,此种类型称伴玻璃样变的透明细胞癌(hyalinizing clear cell carcinoma)(图9-84)。

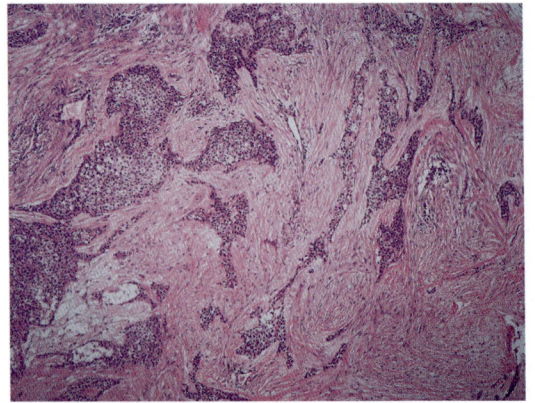

图9-84　伴玻璃样变的透明细胞癌(HE×100)

肿瘤无包膜,呈侵袭性生长。可见局部神经侵犯,但未见血管侵犯。少数肿瘤可见较丰富的淋巴组织间质。

【免疫表型】

肿瘤细胞CK、EMA阳性,肌上皮分化的标记如S-100、SMA、MSA、GFAP、Vim均阴性。

【超微结构】

电镜观察见紧密连接、桥粒、张力丝、基板,均为导管细胞分化的特点。未见任何肌上皮分化的证据。

【鉴别诊断】

1. 黏液表皮样癌:见黏液表皮样癌。

2. 上皮-肌上皮癌:见上皮-肌上皮癌。

3. 肌上皮癌:透明细胞型肌上皮癌中可见成片的透明细胞,间质中也可见多少不等的玻璃样基质,但肿瘤中一般还存在其他形态的肌上皮细胞,如梭形、上皮样、浆细胞样等,而非特异性透明

细胞癌的肿瘤细胞形态较为单一。免疫组化对鉴别两者很有帮助，肌上皮分化的标记在肌上皮癌中阳性，在透明细胞癌中阴性。

【预后及预测因素】

为低度恶性肿瘤，预后一般较好。少数肿瘤见颈淋巴结转移，个别肿瘤有复发。上海交通大学医学院附属第九人民医院随访的8例涎腺非特异性透明细胞癌，随访期2个月至5年，平均3年4个月，均无局部复发或转移。迄今无患者死于肿瘤的报道。

七、基底细胞腺癌（basal cell adenocarcinoma）

【定义】

由基底样细胞构成的恶性肿瘤，在细胞学和组织形态学上与基底细胞腺瘤相似，但是一种具有转移潜能的浸润性上皮性肿瘤。

【同义词】

恶性基底细胞腺瘤（malignant basal cell adenoma），基底细胞癌（basal cell carcinoma）。

【流行病学】

肿瘤少见，约占所有涎腺肿瘤的1.6%和涎腺恶性肿瘤的2.9%。患者年龄30~80岁，平均60岁。无性别差异。大部分基底细胞腺癌为原发恶性，但有报道认为，约1/4的肿瘤来源于良性基底细胞腺瘤恶变。

据上海交通大学医学院附属第九人民医院口腔病理科统计6 982例涎腺上皮性肿瘤中，基底细胞腺癌为15例，占全部涎腺肿瘤的0.12%，占涎腺恶性肿瘤的0.67%（15/2 239）。

【部位】

约90%的肿瘤发生于腮腺，其余可见于颌下腺、小涎腺、鼻窦，罕见于舌下腺。上海交通大学医学院附属第九人民医院口腔病理科统计的15例涎腺基底细胞腺癌中，13例位于腮腺，2例位于颌下腺。

【临床特点】

多数表现为无症状的肿块，有时可伴有疼痛。约14%的患者可同时伴有皮肤附属器肿瘤。

【大体检查】

两个系列报道显示，肿块平均最大径2.4 cm和3.4 cm。无包膜，界限清楚或呈浸润性生长，切面灰白、白褐、褐色。

【组织病理学】

肿瘤细胞呈基底细胞样，细胞从小的、深染细胞至大的、浅染细胞，胞核卵圆、圆形，核质比增大。细胞异形性一般不大，但有时可见较明显的异形和核分裂。

肿瘤的组织形态结构与基底细胞腺瘤相似，呈实性型、膜型、梁状型、管状型。实性型最常见，密集的肿瘤细胞形成巢状结构，细胞巢之间为粗细不等的胶原纤维性分隔。膜型中，肿瘤细胞产生大量嗜酸性玻璃样物质，较厚地围绕在肿瘤细胞巢外周，或沉积于细胞巢中的肿瘤细胞之间，有时形成筛状结构。梁状型的特点为肿瘤细胞形成相互连接的条带样、索状结构，其中有时可见腺腔。管状型中肿瘤细胞巢中可见较多腺腔。各组织学类型中，细胞巢周边均可见程度不等的基底样细胞成栅栏状排列。有时可见灶性鳞状分化。肿瘤细胞岛中有时见梭形的肌上皮细胞，还可见细胞岛中央细胞之间连接疏松，似成釉细胞瘤中的星网层。

多数肿瘤的细胞异形性不大，诊断癌的依据主要是肿瘤的浸润性生长及侵犯神经、血管。低倍镜下，可见肿瘤的浸润性生长，侵犯腺体、脂肪（图9-85）、横纹肌。神经周及血管（图9-86）的侵犯较常见。少见的情形下，仅根据肿瘤细胞的核分裂数目可进行诊断，Ellis和Nagao等报道，核分裂>4~5个/10个高倍视野，提示为恶性。

【免疫表型】

肿瘤细胞CK阳性，S-100、EMA、CEA灶性阳性。部分细胞SMA、Vim阳性，支持部分细胞有肌上皮分化。

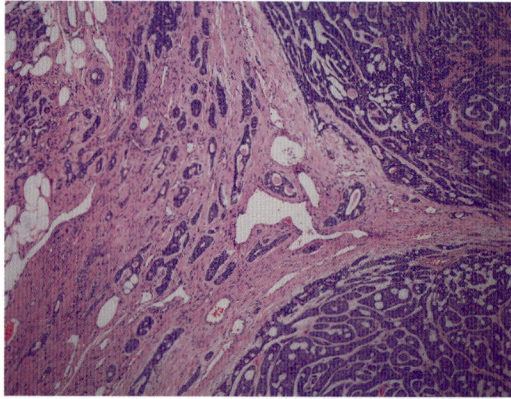

图9-85　基底细胞腺癌,肿瘤侵犯包膜血管、周围脂肪
（HE×100）

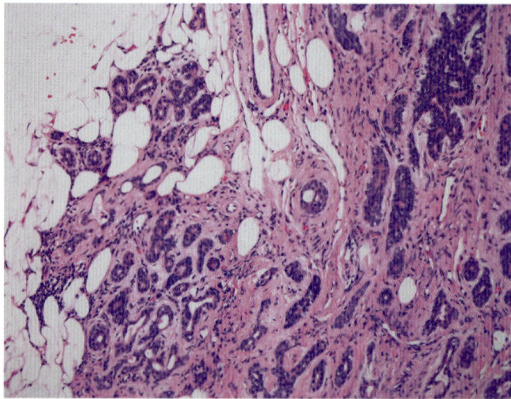

图9-86　基底细胞腺癌,肿瘤侵犯血管、脂肪（HE×200）

【超微结构】

与基底细胞腺瘤相似,可见导管上皮、肌上皮细胞分化。在细胞之间、细胞巢旁可见无定形物沉积。可见少量伴顶端分泌泡、微绒毛的腺细胞分化。

【鉴别诊断】

1. 基底样鳞状细胞癌:当基底细胞腺癌发生于小涎腺时需要与基底样鳞状细胞癌进行鉴别。两者均可有筛状结构、鳞状分化和Vim表达,但基底样鳞状细胞癌常伴表面被覆上皮的原位癌、鳞状细胞癌,且其核分裂要远高于基底细胞腺癌,两后者的细胞巢中可见类似于成釉细胞瘤的星网状结构。

2. 腺样囊性癌:尽管腺样囊性癌中的典型筛状结构仅偶尔存在于基底细胞腺癌中,但有时要鉴别两者的实体型非常困难。与基底细胞腺癌中

相比较,腺样囊性癌中的细胞形态较一致,细胞较小,多角性,染色质较深。而基底细胞腺癌中有较小、较大两种细胞,可伴鳞状细胞分化,肿瘤细胞巢中央可见星网状结构,这些都是腺样囊性癌中没有的特征。

3. 基底细胞腺瘤:见基底细胞腺瘤。

【遗传学】

1. 细胞遗传学:细胞可呈二倍体、异倍体。存在9p21.1-pter、18q21.1-q22.3、22q11.23-q13.31的扩增,2q24.2、4q25-q27的缺失。

2. 分子遗传学:55%的肿瘤有p53突变,27%的肿瘤有EGF的表达。部分肿瘤有16q12-13的LOH。肿瘤与皮肤圆柱瘤相似,均有CYLD基因的改变。

【预后及预测因素】

为低度恶性肿瘤,虽然有局部侵袭性,37%～50%的肿瘤可复发,但很少转移,少见致死。Ki-67、PCNA指数低。

八、皮脂腺癌（sebaceous carcinoma）

【定义】

由不同成熟程度的皮脂细胞构成的恶性肿瘤,细胞排列成片或巢,有不同程度的细胞多形性、细胞核异形性、侵袭性。

【流行病学】

发病年龄有两个高峰,分别为20~30岁、60~80岁,患者年龄17~93岁,男女发病几乎相当。据上海交通大学医学院附属第九人民医院口腔病理科统计6 982例涎腺上皮性肿瘤中,皮脂腺癌为7例,占全部涎腺肿瘤的0.10%,占涎腺恶性肿瘤的0.31%（7/2 239）。

【部位】

约90%发生于腮腺,偶见发生于口腔、会厌、颌下腺、舌下腺。据上海交通大学医学院附属第九人民医院口腔病理科统计7例涎腺皮脂腺癌中,4例位于腮腺。

【临床特点】

多表现为有疼痛的肿块,伴程度不等的面神经麻痹,偶见肿块固定于皮肤。

【大体检查】

肿块最大径0.6~8.5 cm,切面黄色、白色、灰白、粉白。界限清楚,或有部分包膜,有推进性或局部浸润性边缘。

【组织病理学】

肿瘤细胞排列成大巢、片状(图9-87),由皮脂细胞(图9-88)、伴鳞状分化的细胞构成,细胞核深染,有丰富的透明或嗜酸性胞质(图9-89)。细胞的多形性、非典型性程度不一,较皮脂腺瘤中明显。鳞状分化明显,肿瘤细胞巢外周常见基底样细胞分化。常见细胞坏死、灶性纤维化。20%以上

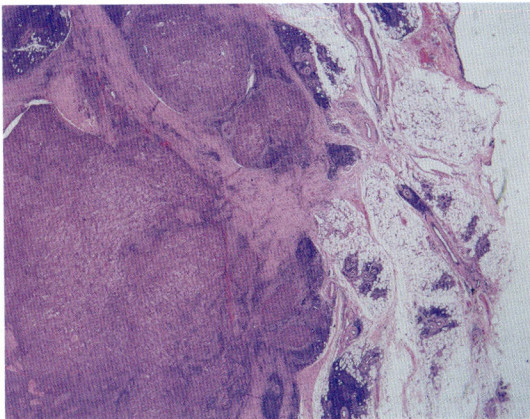

图9-87　皮脂腺癌,肿瘤无包膜(HE×20)

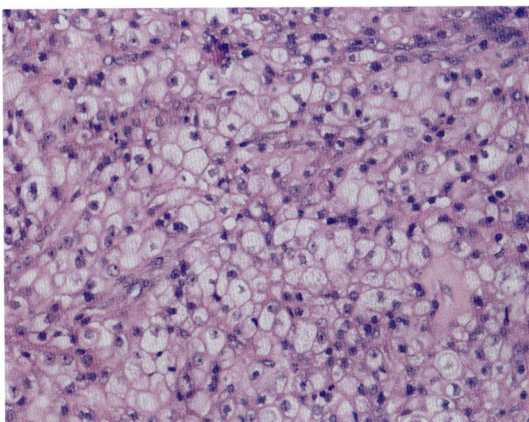

图9-88　皮脂腺癌,见皮脂腺分化细胞(HE×400)

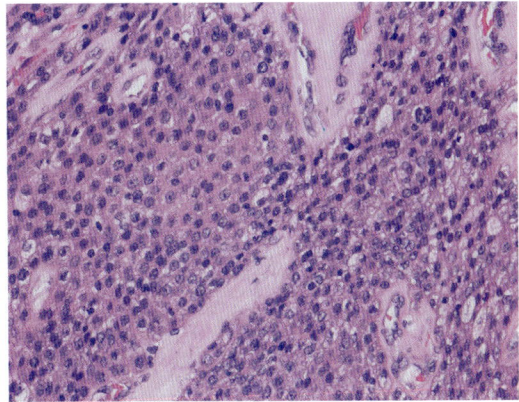

图9-89　皮脂腺癌,部分细胞胞质嗜酸性(HE×400)

的肿瘤可见神经周侵犯,少见血管侵犯。少见情况下,可见嗜酸性细胞、组织细胞、异物巨细胞,但无伴滤泡的淋巴组织间质。

【免疫表型】

肿瘤细胞CK、EMA阳性,分泌成分(secretory component)和乳铁蛋白(lactoferrin)灶性阳性。

【超微结构】

皮脂细胞旁可见导管细胞围成的小腺腔,导管细胞中可有或无脂滴。

【鉴别诊断】

见皮脂淋巴腺瘤。

【预后及预测因素】

低度恶性、早期肿瘤的治疗为彻底的手术切除,高度恶性、晚期的肿瘤应辅以放疗。总的5年生存率为62%,略低于发生于皮肤、眼眶的皮脂腺癌,后者为84.5%。

九、皮脂淋巴腺癌(sebaceous lymphadenocarcinoma)

【定义】

是皮脂淋巴腺瘤的恶性型,发生于皮脂淋巴腺瘤中。

【同义词】

癌在皮脂淋巴腺瘤中(carcinoma ex sebaceous lymphadenoma)。

【流行病学】

它是涎腺肿瘤中最罕见的皮脂肿瘤类型。迄今仅3例报道,患者均为70~80岁,2例男性,1例女性。上海交通大学医学院附属第九人民医院口腔病理科统计6 982例涎腺上皮性肿瘤中,未见皮脂淋巴腺癌。

【部位】

肿瘤来源于腮腺或腮腺内淋巴结。

【临床特点】

3例患者中2例患者的肿块病史超过20年。

【大体检查】

肿块切面黄白色或灰色(图9-90)。

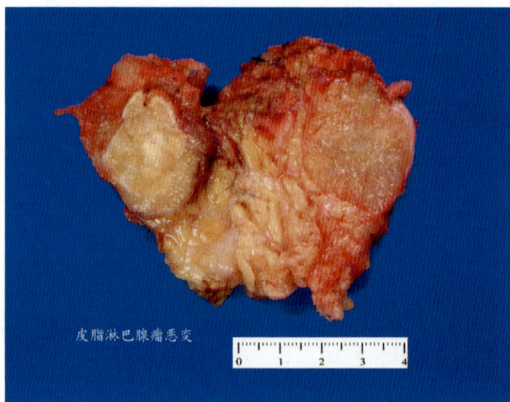

图9-90　皮脂腺淋巴腺癌

【组织病理学】

肿瘤局部有包膜,有大量淋巴组织背景(图9-91),肿瘤中可存在良性皮脂腺瘤成分,部分区域浸润周围组织,浸润灶中可含有皮脂腺瘤成分,这些成分与多形性癌细胞混合或相邻,肿瘤细胞有程度不等的异形性(图9-92)、侵袭性。肿瘤的恶性成分从皮脂腺癌至低分化癌,可伴有灶性导管分化、腺样囊性癌、上皮-肌上皮癌。1例肿瘤中见神经周围侵犯,2例肿瘤中见组织细胞,1例中见异物巨细胞反应,还可见嗜酸性细胞。良性皮脂淋巴腺瘤部分未见细胞的不典型性。

【免疫表型和超微结构】

同皮脂腺癌。

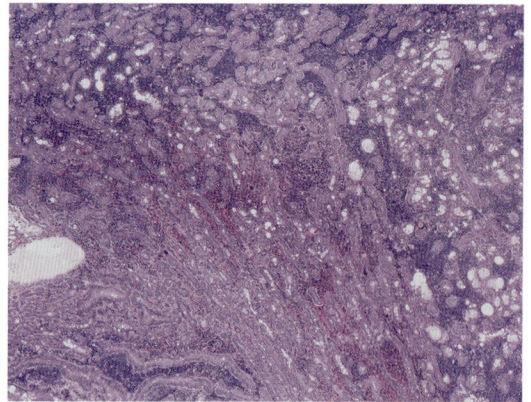

图9-91　皮脂腺淋巴腺癌(HE×40)

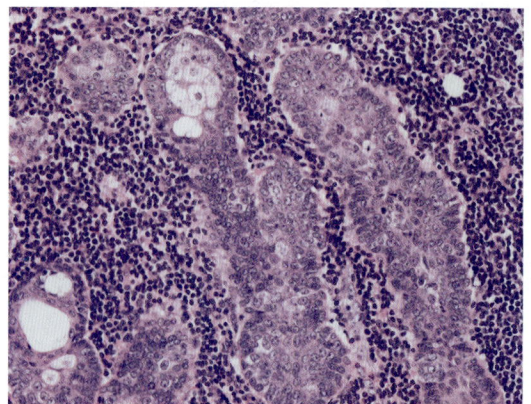

图9-92　皮脂腺淋巴腺癌,细胞有明显异形性,核分裂可见(HE×400)

【鉴别诊断】

见皮脂淋巴腺瘤。

【预后及预测因素】

治疗为彻底的局部切除,根据肿瘤的侵袭性可考虑辅以放疗。随访资料有限,1例患者发生肺转移。

十、囊腺癌(cystadenocarcinoma)

【定义】

为罕见的恶性肿瘤,形态学上具有多样性,特征为以囊性生长为主,常见囊内乳头。无任何其他类型伴囊性生长的涎腺肿瘤的组织病理学特点。呈侵袭性生长。该肿瘤是良性囊性瘤的恶性型。

【同义词】

乳头状囊腺癌(papillary cystadenocarcinoma), 恶性乳头状囊腺瘤(malignant papillary cystadenoma)。

【流行病学】

患者年龄5~87岁,多见于60~70岁,70%以上超过50岁。但国内报道22例,患者平均年龄37岁。无明显性别差异。

据上海交通大学医学院附属第九人民医院口腔病理科统计6 982例涎腺上皮性肿瘤中,囊腺癌为32例,占全部涎腺肿瘤的0.46%,占涎腺恶性肿瘤的1.43%(19/2 239),其中男性19例,女性14例。

【部位】

65%发生于腮腺,其次为小涎腺,包括腭、唇、颊、舌、磨牙后区,偶见于舌下腺、颌下腺。上海交通大学医学院附属第九人民医院口腔病理科统计的32例囊腺癌中,腮腺14例,占43.75%,颌下腺1例,其余均见于小涎腺。

【临床特点】

多表现为缓慢生长的、无症状肿块,有时伴溃疡、疼痛。

【大体检查】

肿块最大径0.4~6 cm,发生于大、小涎腺的肿块平均直径分别为2.4 cm、2.2 cm。切面见肿块界限尚清楚,但无包膜,灰白色(图9-93),有时可见囊腔,囊腔可为多个,腔内见清亮、棕黄液体或黏液。

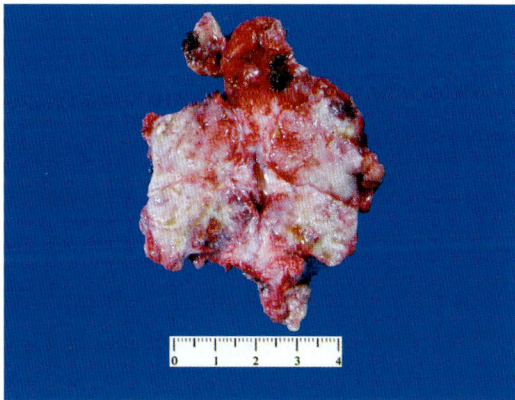

图9-93 囊腺癌

【组织病理学】

肿瘤呈侵袭性生长,见大小不等囊腔,囊腔可小至微囊,大至3 cm,常相互连接。囊腔可破裂导致炎症反应、肉芽组织形成。75%的肿瘤可见明显的乳头状结构(图9-94),余下的肿瘤中可见多少不等的、灶性乳头结构,当肿瘤细胞排列以乳头状为主时,可称乳头状囊腺癌。乳头形态可从单层上皮条带至复杂的、有分支的纤维血管轴心的结构(图9-95)。在囊之间、肿瘤前沿区可见实性上皮巢结构。

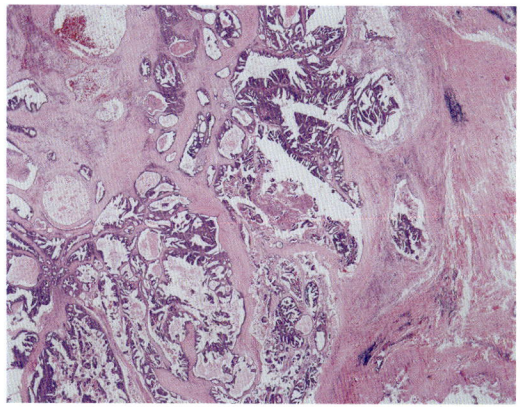

图9-94 囊腺癌(HE×20)

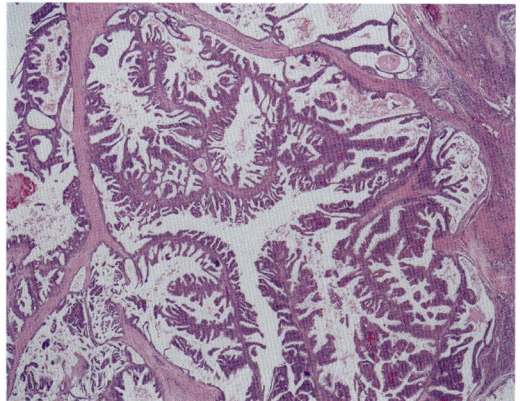

图9-95 乳头状囊腺癌,部分乳头有纤维血管轴心(HE×40)

肿瘤细胞具有形态学多样性。内衬于囊腔的细胞最常见为单层立方上皮,类似于闰管上皮,但也可见柱状、单层鳞状、产黏液细胞。柱状细胞丰富的肿瘤,类似于有胃肠道肿瘤的表现。此外,还可见透明细胞、嗜酸性细胞、平头钉(hobnailing)

细胞。核的多形性、不典型性从轻度至重度（图9-96）。核分裂可无或少见。偶见神经周围侵犯。

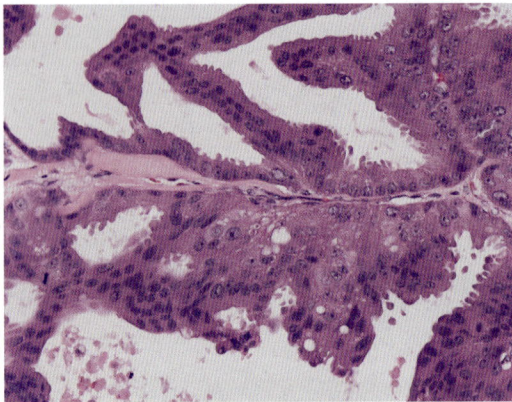

图9-96 乳头状囊腺癌

肿瘤上皮呈低柱状，胞质嗜酸，可见顶浆分泌，细胞中度多形性
（HE×400）

诊断的必备条件为至少有囊、小导管浸润腺实质和周围结缔组织。

【鉴别诊断】

1. 囊腺瘤：与囊腺瘤的鉴别有时较为困难。主要依据为囊腺癌有腺实质和周围组织的浸润，需多取材、切片。

2. 黏液表皮样癌（低度恶性）：低度恶性黏液表皮样癌中常见囊性、乳头结构，但内衬于囊腔的多为黏液细胞、表皮样细胞的混合，囊腔之间常见实性上皮巢，实性成分较多，并可见中间细胞，这些特征在囊腺癌中无。

3. 腺泡细胞癌：腺泡细胞癌中有乳头囊状型，但肿瘤中如能找到腺泡细胞癌中典型的实体型、滤泡型、微囊型结构，或胞质内有抗淀粉酶的PAS阳性颗粒，则能确立腺泡细胞癌的诊断。

4. 多形性低度恶性腺癌：多形性低度恶性腺癌中可出现灶性乳头囊性结构，但其组织结构更为多样，形态较为一致的细胞排列成巢、导管、条索、筛状，常见神经周围侵犯，而后者在囊腺癌中少见。

5. 涎腺导管癌：涎腺导管癌可出现灶性乳头囊性结构，但细胞更大，核具有多形性、核仁明显，有丰富的嗜酸性胞质，常见坏死，核分裂多见。

【预后及预测因素】

为低度恶性肿瘤。AFIP的40例平均随访59个月显示，患者均成活（36例）或死于其他疾病（4例），3例出现复发，4例出现转移。

十一、低度恶性筛状囊腺癌（low grade cribriform cystadenocarcinoma）

【定义】

一种罕见的、囊性增生性癌，类似于乳腺的非典型导管增生至微乳头状和筛状低度恶性导管原位癌。

【同义词】

低度恶性涎腺导管癌（low grade salivary duct carcinoma）。

【流行病学】

为2005版WHO头颈肿瘤分类中新增加的肿瘤。绝大部分发生于腮腺，1例发生在腭，女性多见，男女之比1：2。近年来，上海交通大学医学院附属第九人民医院口腔病理科仅诊断1例。

【临床特点】

患者年龄较大。多表现为腮腺囊性肿瘤。

【组织病理学】

肿瘤无包膜，由单个、多个囊、邻近的导管内增生构成（图9-97）。囊腔内衬小的、多层增生导管细胞，细胞大小一致，染色质淡，有小核仁。囊腔内，这些细胞排列成筛状，有囊内微乳头衬覆囊腔（图9-98），乳头可含纤维血管轴心。小导管结构中见增生的导管上皮，呈筛状、微乳头状、实性。总体形态类似于乳腺的非典型导管增生、低度恶性导管原位癌。可见腔面细胞胞质含顶浆分泌泡，它们为抗淀粉酶的PAS阳性，细胞顶端还可见黄色、褐色色素。肿瘤局部侵袭至周围软组织，肿瘤为小的实性岛，伴反应性炎症、结缔组织增生。一般无神经周围侵犯、血管侵犯。一般无细胞多形性、核分裂，但偶见细胞有不典型性、散在核分裂、局部坏死。

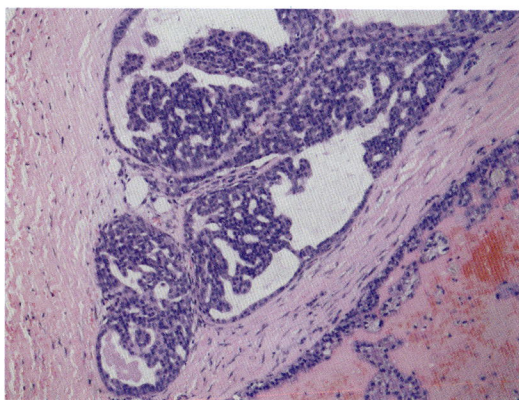

图9-97 低度恶性筛状囊腺癌（HE×200）

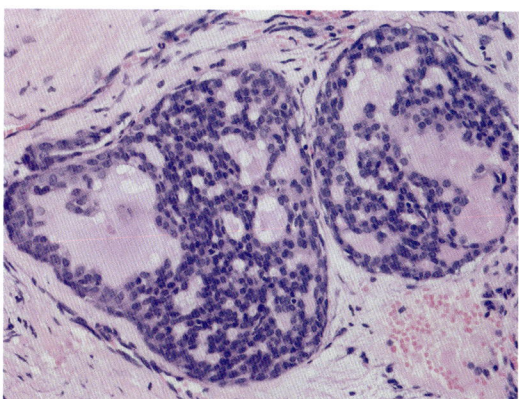

图9-98 低度恶性筛状囊腺癌,囊腔内见筛状结构和微乳头（HE×400）

【免疫表型】

肿瘤细胞S-100强阳性,围绕囊性腔隙的细胞calponin、SMA（图9-99）阳性,提示其肌上皮细胞分化,证实肿瘤导管内增生的特征。

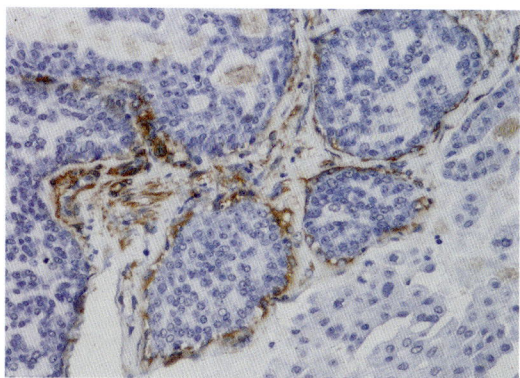

图9-99 低度恶性筛状囊腺癌,围绕囊性腔隙的细胞SMA阳性（IHC×400）

【鉴别诊断】

1. 腺泡细胞癌:腺泡细胞癌的乳头囊状型中有类似的囊性、乳头状结构,但肿瘤胞质中有抗淀粉酶的PAS阳性颗粒,而无黄色、褐色色素。

2. 囊腺癌:囊腺癌缺乏导管内增生、细胞内色素、实性细胞灶,且侵袭性较强。

【预后及预测因素】

治疗为手术彻底切除。迄今随访病例较少,还无复发的病例。预后可能较好,但需要长期、大样本的观察。

十二、黏液腺癌（mucinous sdenocarcinoma）

【定义】

黏液腺癌是罕见的恶性肿瘤,有大的细胞外黏液湖和黏液湖内的肿瘤细胞团构成。黏液成分通常占肿瘤的大部分。

【同义词】

胶样癌（colloid carcinoma）。

【流行病学】

患者42~86岁,平均69.5岁。男女性别差别不大。据上海交通大学医学院附属第九人民医院口腔病理科统计6 982例涎腺上皮性肿瘤中,黏液腺癌为9例,占全部涎腺肿瘤的0.09%,占涎腺恶性肿瘤的0.40%（9/2 239）。

【部位】

可见于小涎腺,如腭部,还可见于颌下腺、舌下腺、上唇、腮腺。上海交通大学医学院附属第九人民医院口腔病理科统计的9例黏液腺癌中,1例发生于腮腺,其余均位于小涎腺。

【临床特点】

缓慢生长的无痛肿块,数月至数年,部分患者有轻度疼痛。肿块实性,略高于周围组织。

【大体检查】

最大径2.5~4 cm,切面界限不清,结节状,灰白色,有许多含黏液的囊腔。

【组织病理学】

肿瘤由圆形、不规则的上皮性肿瘤细胞团构成,细胞团的背景为充满黏液、淡染的囊腔,形成黏液湖结构,肿瘤细胞团似乎"漂浮"于黏液湖中(图9-100),囊腔之间有纤维结缔组织分隔。肿瘤细胞形成实性团、腺样、管样(图9-101)、乳头状结构。肿瘤细胞呈立方、柱状、不规则形,胞质嗜酸性或嗜双色性,胞核深染或泡状,可有非典型性,核分裂少见。可见胞质内含黏液的黏液细胞(图9-102)、杯状细胞或印戒(signet ring)细胞。细胞内、外的黏液成分PAS、阿辛蓝、黏液卡红阳性。

【免疫表型】

肿瘤细胞广谱CK(AE1/AE3)、CK7、CK8、

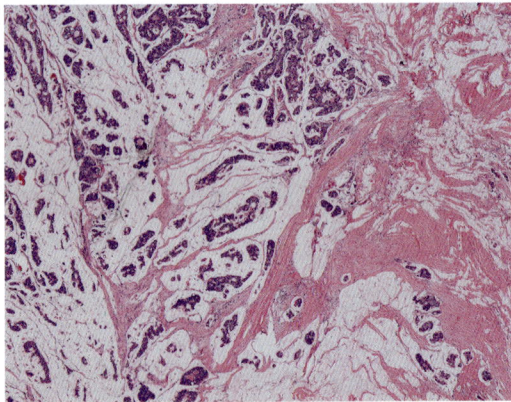

图9-100 黏液腺癌,肿瘤细胞团漂浮于黏液湖中(HE×40)

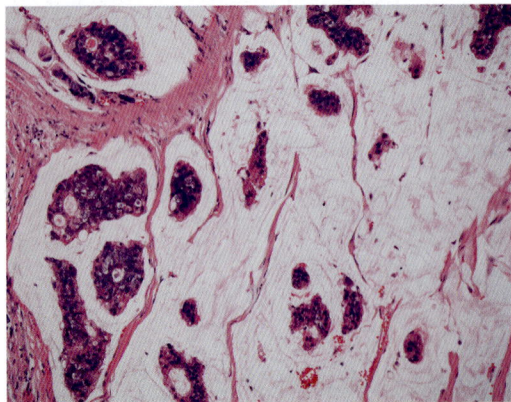

图9-101 黏液腺癌,肿瘤细胞形成实性团、腺样、管样结构(HE×200)

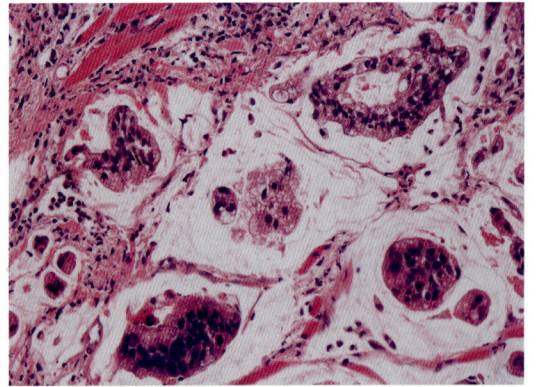

图9-102 黏液腺癌,肿瘤细胞内含黏液(HE×400)

CK18、CK19,CK4、CK13部分细胞阳性,SMA阴性。

【超微结构】

肿瘤细胞胞质内含大量黏液滴,也有含致密电子核的浆黏液滴。近腔面的黏液细胞含黏液滴、浆黏液滴,并有微绒毛。

【鉴别诊断】

1. 囊腺癌:囊腺癌中,构成囊腔的肿瘤上皮基底为纤维间质,而黏液腺癌中,肿瘤细胞和间质之间为黏液湖。

2. 黏液外渗:黏液外渗时,间质中见黏液湖,常伴炎症反应和局部纤维化,黏液湖中不见肿瘤细胞。

3. 黏液表皮样癌:黏液表皮样癌可有外渗的黏液,但肿瘤中还存在中间细胞、表皮样细胞。

4. 转移性肿瘤:仔细询问病史和体检可排除转移性肿瘤。

【预后及预测因素】

肿瘤具有较强的侵袭性,易复发和转移。在所有已报道的病例中,肿瘤均经手术切除,部分辅以术后放疗。有随访的9例患者中,4例死于术后复发或转移;2例患者虽然有肿瘤的复发或转移,但仍存活;2例死于其他肿瘤;1例患者存活。

十三、嗜酸细胞癌（oncocytic carcinoma）

【定义】

是细胞形态学上恶性嗜酸性细胞的增生，具有腺癌的结构特征和浸润特点。肿瘤可以是原发的，也可以是嗜酸性腺瘤的恶变。在罕见情况下，组织学表现良性的嗜酸性腺瘤局部复发后发生转移，此时即使缺乏恶性细胞形态，也应诊断为癌。

【同义词】

恶性嗜酸细胞瘤（malignant oncocytoma）。

【流行病学】

肿瘤罕见，迄今为止报道约50余例，患者年龄25~91岁，平均约60岁。男性略多见，男女之比2∶1。据上海交通大学医学院附属第九人民医院口腔病理科统计6 982例涎腺上皮性肿瘤中，嗜酸细胞癌为4例，占全部涎腺肿瘤的0.06%，占涎腺恶性肿瘤的0.18%（4/2 239）。

【部位】

最常见腮腺，约占80%，颌下腺约8%，其余见于小涎腺。上海交通大学医学院附属第九人民医院口腔病理科统计的4例嗜酸细胞癌中，3例位于腮腺。

【临床特点】

缓慢生长的肿块，有良性肿瘤恶变而来者有生长突然加快史。肿块累及神经者可出现疼痛、麻木。

【大体检查】

肿瘤可界限较清楚，或呈浸润性生长。切面灰褐色，单个或多个结节，偶见坏死。

【组织病理学】

肿瘤细胞中等或较大，圆形、多边形，有嗜酸性颗粒状胞质，细胞多形性明显，胞核位于细胞中央，圆形、泡状，有大的、不规则核仁。肿瘤细胞排列成片、巢、条索状，特征为侵犯至周围组织的生长，核分裂和神经周围侵犯常见，可见异常核分裂，还可见血管、淋巴管侵犯、灶性坏死。胞质内颗粒磷钨酸苏木素染色阳性，证实其为线粒体。肿瘤旁腺体可伴嗜酸性变，应注意与肿瘤侵犯鉴别。

【免疫表型】

Ki-67有助于鉴别良、恶性肿瘤。

【超微结构】

肿瘤细胞内见大量形态、大小异常的线粒体。

【预后及预测因素】

肿瘤高度恶性，常复发、转移，肿瘤可转移至区域淋巴结，或广泛转移至中枢神经系统、骨、肝、肺。对37例肿瘤的随访显示，32%的肿瘤出现局部复发，85%的患者出现区域或远处转移。发生远处转移的患者均死亡。

十四、涎腺导管癌（salivary duct carcinoma）

【定义】

为侵袭性癌，类似于乳腺的低分化导管癌。

【同义词】

高度恶性涎腺导管癌（high-grade salivary duct carcinoma）。

【流行病学】

最早于1968年由Kleinsasser等报道，至20世纪80年代得到广泛认识。是恶性程度最高的涎腺肿瘤之一。肿瘤不少见，多见于50岁以上患者，男性较多见，男女之比约4∶1。肿瘤也可以是恶性混合瘤中的恶性成分。据上海交通大学医学院附属第九人民医院口腔病理科统计6 982例涎腺上皮性肿瘤中，涎腺导管癌为7例，占全部涎腺肿瘤的0.10%，占涎腺恶性肿瘤的0.31%（7/2 239）。

【部位】

最常见于腮腺，约占80%，也可见于颌下腺、舌下腺、小涎腺、上颌、喉等。上海交通大学医学院附属第九人民医院口腔病理科统计的7例涎腺导管癌中，3例位于腮腺，2例位于颌下腺，1例位于舌下腺,1例位于牙龈。

【临床特点】

可表现为质实、无痛的肿块,或表现为近期生长加快的肿块,可伴有疼痛。

【大体检查】

最大径可达7cm,为质实、灰褐、灰白色肿块,伴多少不等的囊性成分。可见明确的肿瘤侵袭周围组织,但也可见部分肿瘤界限较清楚。

【组织病理学】

在细胞学、组织学上类似于乳腺导管原位癌和侵袭性导管癌。肿瘤细胞构成的基本结构为大的导管样结构(图9-103),在此基础上,还可形成筛状(图9-104)、实性、局部乳头状结构,上皮巢中可伴粉刺样坏死。肿瘤细胞较大,有丰富的嗜伊红胞质,可呈颗粒状。细胞核大,有多形性(图

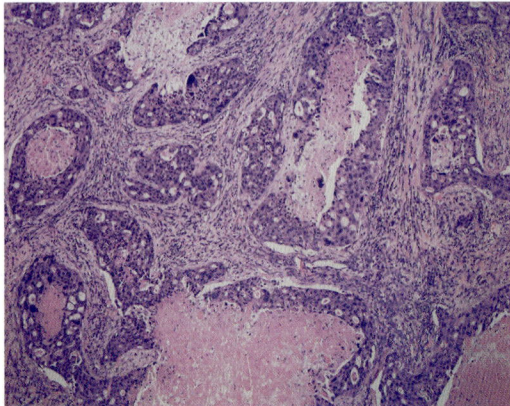

图9-103 涎腺导管癌,常见导管中央粉刺样坏死(HE×100)

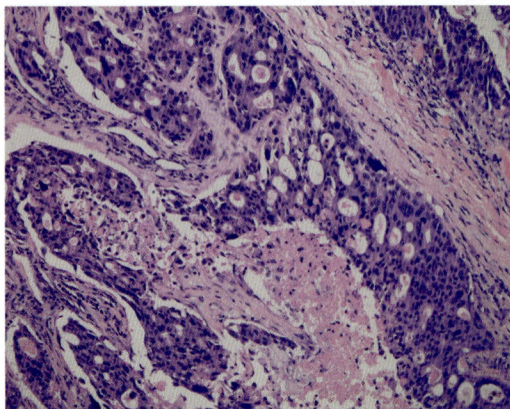

图9-104 涎腺导管癌,局部见筛状结构(HE×200)

9-105),核仁明显,染色质粗。可见核分裂,可以很多,或出现异常核分裂。肿瘤细胞巢周围有时见少量肌上皮细胞,提示至少在部分区域存在类似于乳腺导管原位癌的表现。间质可见伴灶性纤维化、玻璃样变。神经周围侵犯见于50%的病例,并常见血管周围侵犯。肿瘤侵犯周围组织是其典型特征,常见侵犯软组织(图9-106)、腺体、横纹肌。

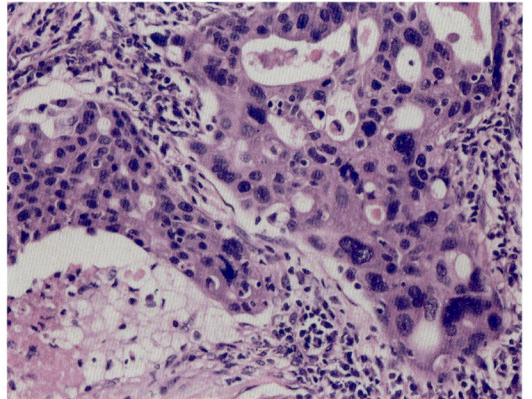

图9-105 涎腺导管癌,肿瘤细胞大,胞质嗜伊红,细胞多形性明显(HE×400)

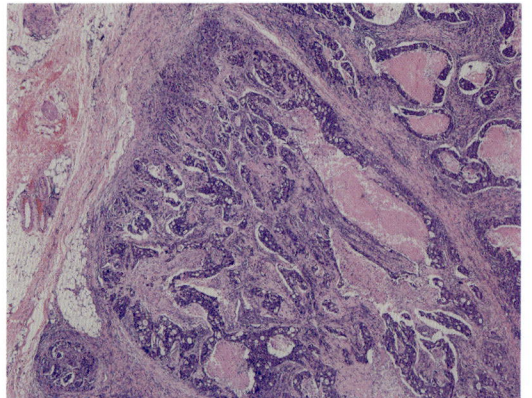

图9-106 涎腺导管癌,肿瘤无包膜,侵犯周围软组织(HE×40)

【免疫表型】

肿瘤细胞CKHMW、CKLMW、CEA、EMA阳性,S-100一般阴性。但肿瘤上皮巢周围,可见少量细胞肌上皮标记阳性。多数肿瘤细胞HER-2/neu阳性,与乳腺导管癌类似,但所不同的是ER、PR阴性。涎腺导管癌的Ki-67指数较高,为25%~80%,平均43%。

【超微结构】

超微结构观察显示,增生的肿瘤细胞主要是导管上皮来源,但肿瘤细胞巢外周可见肌上皮细胞。

【鉴别诊断】

1. 转移性腺癌:发生于乳腺的导管癌和发生于涎腺的导管癌在形态上相像,通过详细询问病史和体检可鉴别两者;此外,涎腺导管癌中,一般ER、PR阴性。另外,还要注意和转移性前列腺癌鉴别。

2. 黏液表皮样癌:低—中度恶性黏液表皮样癌中,可出现囊性结构,并伴玻璃样间质,与涎腺导管癌有些类似,但后者无中间细胞、含黏液的杯状细胞。

3. 囊腺癌:虽然囊腺癌中也可出现乳头状结构,但无筛状结构、粉刺样坏死,侵袭性也不如涎腺导管癌强。

【遗传学】

有限的报道显示,大部分肿瘤存在9q21的LOH。并常见p53基因的突变和蛋白过表达。HER-2/neu的基因扩增和过表达也有报道。

【预后及预测因素】

涎腺导管癌为高度恶性的涎腺肿瘤。颈淋巴转移率约59%。Barnes等对104例病例的回顾分析发现,33%的患者发生局部复发,46%的患者发生远处转移,远处转移部位包括肺、骨、肝、脑、皮肤。65%的患者在5个月至10年间死于肿瘤。早期发生远处转移是该肿瘤的临床特点。

肿瘤仅局限于导管内、或呈微侵袭性者预后较好。而肿瘤大、远处转移、HER-2/neu过表达是肿瘤预后差的指标。

十五、非特异性腺癌(adenocarcinoma, not otherwise specified)

【定义】

为一独立的涎腺恶性肿瘤,有导管分化,但没有任何相似于其他确定类型的涎腺肿瘤的组织形态学特征。

【同义词】

腺癌,混合性腺癌,未分类腺癌。

【流行病学】

肿瘤不常见,由于各报道中对该肿瘤的诊断标准不一致,故目前对其流行病学还缺乏了解。在各文献报道中,涎腺肿瘤中的构成比相差很大,占全部涎腺肿瘤的1.9%~11.8%。据美国AFIP报道,它占涎腺肿瘤的9%,占涎腺恶性肿瘤的16.8%。多个报道中,它是最常见的3种涎腺恶性肿瘤之一。AFIP报道,平均年龄58岁,女性略多见。也有报道认为男性较多见。

据上海交通大学医学院附属第九人民医院口腔病理科统计6 982例涎腺上皮性肿瘤中,非特异性腺癌为136例,占全部涎腺肿瘤的1.96%,占涎腺恶性肿瘤的6.07%(136/2 239),其中男性84例,女性52例。

【部位】

60%见于大涎腺,其中90%位于腮腺,10%位于颌下腺,罕见舌下腺。40%见于小涎腺,其顺序为腭(多为硬腭)、颊、上唇、下唇。上海交通大学医学院附属第九人民医院口腔病理科统计的136例非特异性腺癌中,腮腺52例,占大涎腺的83.87%(52/62),腭部27例,占全部小涎腺的36.49%(27/74)。

【临床特点】

无症状或有疼痛的肿块,常见与周围组织、深部组织固定。疼痛最常见于颌下腺肿瘤。

【大体检查】

肿瘤最大径可达10 cm,肿瘤有界限,或边缘侵犯周围组织。切面质实,白色、黄白色,可见灶性坏死。

【组织病理学】

对于非特异性腺癌的诊断要首先排除掉其他有腺腔结构形成的涎腺肿瘤类型。非特异性腺癌的特点为几种类型的肿瘤细胞形成多变的组织结构，这些结构中均有腺腔、导管结构形成（图9-107），无其他类型涎腺癌的结构特点。肿瘤可表现为低度、中度、高度恶性。

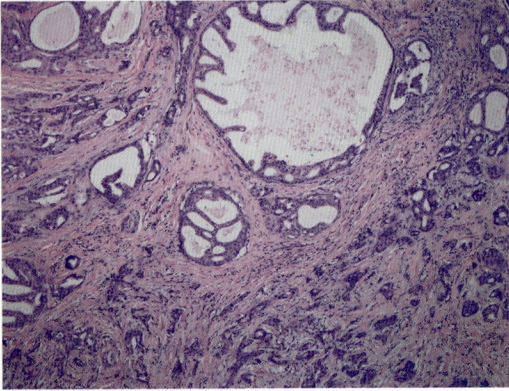

图9-107 腺癌，非特异性，见小腺腔、导管、筛状、乳头状结构（HE×100）

肿瘤除形成腺腔、导管结构外，还可见小的肿瘤细胞岛、条索、大的实性肿瘤细胞巢。除此之外，还可见少量乳头状、筛状结构。肿瘤可侵犯神经（图9-108）、血管。低、中度恶性肿瘤中有广泛的导管、囊腔分化，但在低分化肿瘤中较少。多数肿瘤以立方、椭圆形细胞为主（图9-109），偶见透明细胞、嗜酸性细胞（图9-110）。

细胞的异形性对于肿瘤的分级有帮助。低度恶性肿瘤中肿瘤细胞、细胞核的大小、形态变化不大，核分裂少见，此时诊断恶性主要根据其侵袭性生长。中度恶性者，细胞核出现多形性，常见核分裂。高度恶性者细胞核大、异形明显、见异常核分裂。李江等报道的11例涎腺非特异性腺癌中，11例为高度恶性，1例为中度恶性。

【鉴别诊断】

需要与其他含腺腔结构的涎腺癌进行鉴别。主要依据为肿瘤中不存在可诊断为其他腺癌的依据。出现鳞状分化时要注意排除黏液表皮样癌。出现广泛的乳头、囊性结构时注意排除囊腺癌、腺泡细胞癌。发生于小涎腺的肿瘤要注意排除多形性低度恶性腺癌。

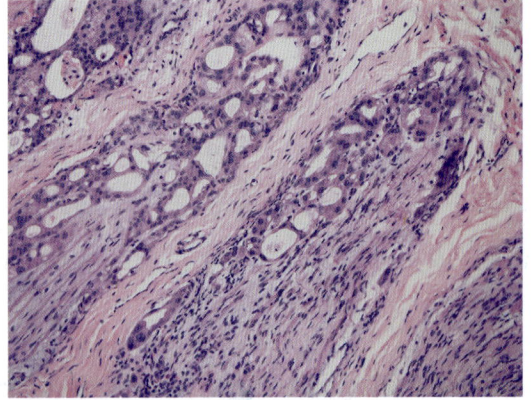

图9-108 腺癌，非特异性，肿瘤侵犯神经（HE×40）

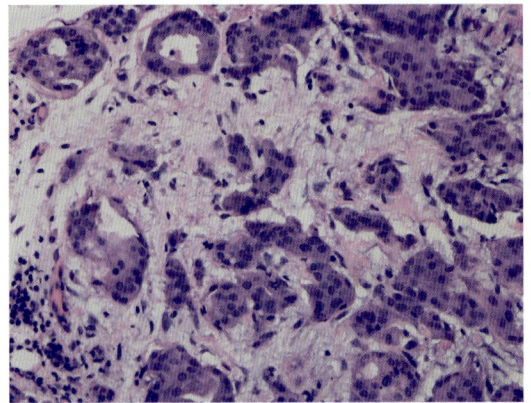

图9-109 腺癌，非特异性，肿瘤细胞立方、椭圆形（HE×400）

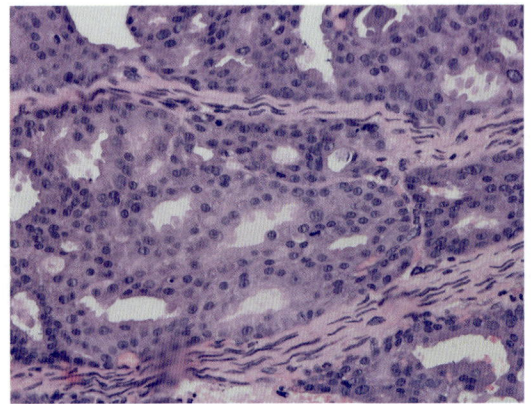

图9-110 腺癌，非特异性，肿瘤细胞胞质嗜酸性（HE×400）

【预后及预测因素】

系列研究报道不多。有限的报道表明，发生于口腔内的肿瘤预后（10年生存率76%）优于发生于腮腺者（10年生存率26%）和颌下腺。颈淋巴结、远处转移率分别为23%和37%。低度恶性者颈淋巴转移、远处转移低。

Spiro等报道，临床分期是最准确的预后指标，临床I、II、III期肿瘤的15年治愈率分别为67%、35%、8%。李江等报道的11例涎腺非特异性腺癌中，2例为临床II期，9例为临床III、IV期；其中10例有随访资料，其中4例于术后4~27个月死亡。

十六、肌上皮癌（myoepithelial carcinoma）

【定义】

几乎全部由肌上皮分化的肿瘤细胞构成的涎腺肿瘤，特征是浸润性生长及转移潜能，为良性肌上皮瘤的恶性型。

【同义词】

恶性肌上皮瘤（malignant myoepithelioma）。

【流行病学】

肿瘤不常见。但由于原来对此类肿瘤认识较少，故可能并不像所报道的发生率那么低。肿瘤可来源于3种情况：良性肌上皮瘤的多次复发后；良性多形性腺瘤的恶变；原发即为恶性的肌上皮瘤。患者年龄14~86岁，平均55岁。性别无明显差异或男性多见。

据上海交通大学医学院附属第九人民医院口腔病理科统计6 982例涎腺上皮性肿瘤中，肌上皮癌为56例，占全部涎腺肿瘤的0.80%，占涎腺恶性肿瘤的2.50%（56/2 239），其中男性26例，女性30例。

【部位】

约64%发生于腮腺，23%发生于小涎腺，其中最常见于腭部，还可见于喉、上颌窦、舌根，11%发生于颌下腺。上海交通大学医学院附属第九人民医院口腔病理科统计56例涎腺肌上皮癌中，腮腺占37.50%（21/56），腭部占

25%（14/56）。

【临床特点】

依肿瘤来源不同有不同的临床过程。由良性肿瘤恶变而来者有较长的临床病史，原发恶性者则病程较短。患者可无症状，或有轻度疼痛。

【大体检查】

大小2~10 cm，无包膜，但可能有一定界限，表面灰白色、半透明，结节状（图9-111）。可伴坏死、囊性变。

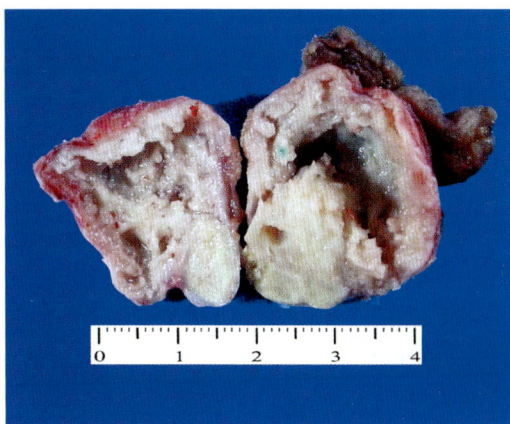

图9-111　肌上皮癌

【组织病理学】

细胞类型、组织结构与良性肌上皮瘤类似，但有细胞异形及浸润性生长。肿瘤细胞呈梭形、上皮样、浆细胞样、透明细胞样，形成实性、片状、梁状、网状结构。肿瘤上皮巢可伴小灶性鳞状化生、坏死，肿瘤细胞间可有较多黏液样（图9-112）、玻璃样物质沉积，使肿瘤细胞相互分隔。偶尔，肿瘤上皮巢中可见小导管结构。可见神经周围、血管周围及血管/淋巴管内的侵犯。上海交通大学医学院附属第九人民医院口腔病理科报道了一组具有多结节、实体型生长的肌上皮癌，其特征为肿瘤呈多结节方式生长，由实性或局部呈小梁状、小巢状、筛状排列的细胞构成，较大上皮巢边缘可呈波纹状，上皮巢周边部细胞较中央丰富。

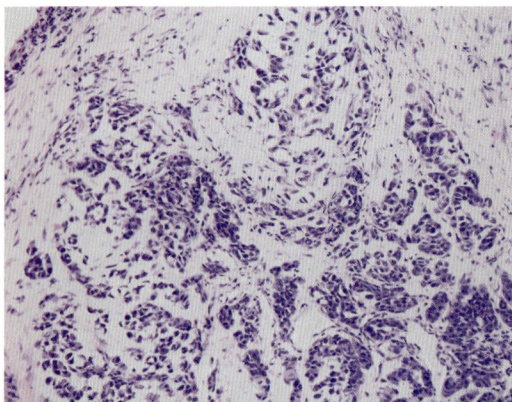

图9-112 肌上皮癌,细胞异形,肿瘤细胞间有黏液样物质沉积(HE×200)

同一肿瘤中可见不同细胞类型、组织结构混合存在,较良性肌上皮瘤更具有多样性。部分肿瘤中细胞的多形性明显,核分裂常见。

【免疫表型】

CK阳性,肌上皮标记不同程度阳性,如SMA、GFAP、calponin、平滑肌myosin、S-100、Vim也可呈不同程度阳性。

【超微结构】

见细胞内微丝、密体、桥粒和半桥粒、中间丝、细胞外基底膜样结构。

【遗传学】

发现存在染色体缺失和8号染色体异常。

【预后及预测因素】

肿瘤可呈低度、中度、高度恶性。肿瘤易复发、转移,细胞异形性大、核分裂多者预后差。大宗病例(46例)报道显示,63%的肿瘤发生复发,37%有远处转移(最常见为肺),28%的患者死亡。来源于良性肿瘤恶变和原发恶性肿瘤之间的临床行为无显著差异。

十七、癌在多形性腺瘤中(carcinoma ex pleomorphic adenoma)

在2005年版WHO涎腺肿瘤分类中,将广义的"恶性混合瘤"分为3类:癌在多形性腺瘤中、癌肉瘤、转移性多形性腺瘤。

【定义】

癌在多形性腺瘤中是来自多形性腺瘤的上皮性恶性肿瘤。

【同义词】

恶性混合瘤(malignant mixed tumor)、癌发生在良性混合瘤中(carcinoma arising in a benign mixed tumor)、癌在良性混合瘤中(carcinoma ex benign mixed tumor)、癌发生在多形性腺瘤中(carcinoma arising in a pleomorphic adenoma)。

【流行病学】

是恶性混合瘤中占绝大多数的类型,超过95%。据不同学者统计,占所有涎腺肿瘤的0.9%~14%(平均3.6%),占涎腺恶性肿瘤的2.8%~12.4%(平均12%)。

据上海交通大学医学院附属第九人民医院口腔病理科统计6 982例涎腺上皮性肿瘤中,癌在多形性腺瘤中为179例,排列在涎腺恶性肿瘤第3位,占全部涎腺肿瘤的2.56%,占涎腺恶性肿瘤的7.99%(179/2 239),其中男性106例,女性73例。

上海交通大学医学院附属第九人民医院口腔病理科对161例恶性多形性腺瘤的临床病理分析,癌在多形性腺瘤中为159例,癌肉瘤为3例,其中152例原发肿瘤的平均年龄59岁,男性95例,女性57例。

【病因学】

癌在多形性腺瘤中的发生是由于长期的多形性腺瘤导致的遗传学不稳定性积累所致,肿块的时间越长,其恶变的风险越大。但少数年龄轻或病史较短的患者其肿瘤可能为原发(de novo)恶性。

【部位】

最常见于腮腺(68%),也可见于颌下腺、小涎腺(18%),后者最常见于腭部(约占小涎腺中2/3)。上海交通大学医学院附属第九人民医院口腔病理科统计的179例涎腺癌在多形性腺瘤中,腮腺为98例(54.75%,98/179),颌下腺27例(15.08%,27/179),腭部40例(22.35%,40/179)。

【临床特点】

有足够的证据表明,绝大多数癌在多形性腺瘤中是由原本为良性的肿瘤转变而来。首先,患者的平均年龄比良性多形性腺瘤高10~20岁,多见中老年,高峰60~90岁;此外,患者多表现为长期存在的肿块,近3~6个月生长加快并伴疼痛、溃疡,或良性多形性腺瘤有多次复发的病史。有报道女性略多见。

多表现为无痛肿块,但也有患者出现疼痛、面神经麻痹、肿块固定于皮肤等症状。

【大体检查】

最大径1.5~25cm,平均大小为良性多形性腺瘤的2倍。当多形性腺瘤肿块大、有显著的玻璃样变、伴灶性坏死时,应怀疑有恶变,要广泛取材。肉眼见,肿块通常界限不清,或有浸润。少见情况下,可见肿块界限清楚,甚至有包膜。通常肿块质硬,切面白、灰白色。

【组织病理学】

良性、恶性成分的比例可变化很大(图9-113),良性成分有时很少,仅表现为大量玻璃样变的间质中见少量残留良性导管或小的上皮巢结构。有时需广泛取材才能找到良性成分。罕见情况下,未见良性成分,但如以前在相同部位有良性混合瘤的病史,则可以诊断癌在多形性腺瘤中。

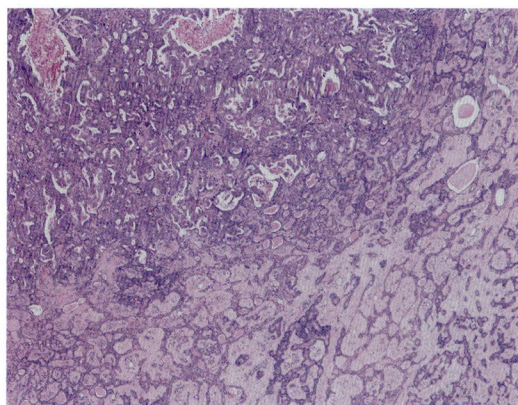

图9-113　癌在多形性腺瘤中,右下为良性成分,左上为恶性成分(HE×40)

文献报道,恶性成分最常见为低分化腺癌(涎腺导管癌、非特异性腺癌)(图9-114)、未分化癌,但任何类型的癌均可见到,如黏液表皮样癌、透明细胞癌、上皮-肌上皮癌、鳞状细胞癌、腺样囊性癌,有时可见不同类型的混合。浸润性生长是诊断癌在多形性腺瘤中的最可靠依据。上海交通大学医学院附属第九人民医院报道的152例恶性混合瘤中,肌上皮癌62例,非特异性腺癌59例,为两种最常见的组织学类型。

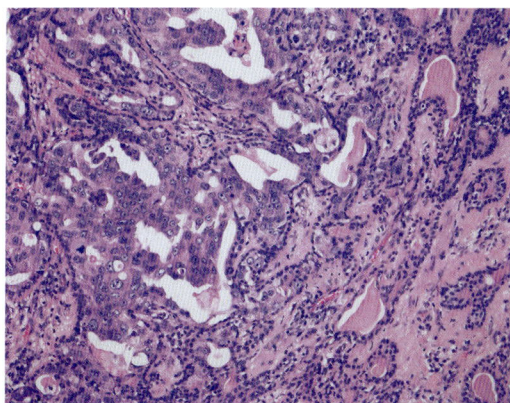

图9-114　癌在多形性腺瘤中,恶性成分为腺癌(HE×200)

细胞及核的多形性、核分裂数量依肿瘤不同而差异较大,特别是在低分化、未分化癌中,常见细胞核浓染、异形,核分裂多见、灶性坏死。但有时可见肿瘤细胞的异形性轻微。常见肿瘤的神经周围、血管周围浸润。肿瘤的组织学分级与预后相关。

根据肿瘤的侵袭性不同,癌在多形性腺瘤中可分为非侵袭性、微侵袭性(恶性成分侵入包膜外≤1.5mm)、侵袭性(恶性成分侵入邻近组织>1.5mm)。前2组预后好,后1组预后差。非侵袭性癌也称为原位癌、包膜内癌、重度不典型增生,其常见的早期组织学变化是肿瘤细胞替代了导管的内层细胞,但外周的肌上皮细胞尚完整。肿瘤的典型表现是肿瘤中仍存在良性混合瘤成分,但另有灶性、弥漫的癌成分取代了良性肿瘤成分,而恶性成分仍局限于包膜内。有时见肿瘤中央为少细胞的大量玻璃样变组织,外周为细胞丰富的组织,形成具有特征性的结构。间质可伴钙化、骨化。上海交通大学医学院附属第九人民医院报道的恶性混合瘤中，侵袭性癌106例，微侵袭性癌10例，非侵袭性癌33例。

【鉴别诊断】

1. 多形性腺瘤：多形性腺瘤中常见局灶性、明显的上皮不典型增生，所以要注意和非侵袭性癌鉴别。非侵袭性癌中，异常增生的细胞更广泛，在肿瘤中占相当大的比例，并常伴有其他一些组织学特征。

2. 微侵袭性癌：鉴别侵袭性癌和微侵袭性癌很有意义，因为两者的治疗、预后不同。侵袭性癌，特别是组织学为高度恶性者，有时需辅以颈清、放疗。

【遗传学】

1. 细胞遗传学：研究发现有染色体5(q22-23，q32-33) 缺失、t(10;12)(p15;q14-15)。HMGIC和MDM2有基因扩增，这2个基因与混合瘤恶变有关。

2. 分子遗传学：有染色体8q、17p的LOH、17p的改变，以及染色体9p21上的p16基因的纯合性缺失。

【预后及预测因素】

非侵袭性癌、微侵袭性癌预后良好，类似于良性多形性腺瘤，转移少见。Brandwein等发现，微侵袭性癌的预后较好，他们观察了1~4年，肿瘤无复发。

侵袭性癌是高度恶性肿瘤，23%~50%的患者有一次以上的复发。转移率依不同报道有所不同，有高至70%的患者出现淋巴结或远处转移，远处转移部位依次为肺、骨（特别是脊柱）、腹部、中枢神经。侵袭性癌5、10、15、20年生存率分别为25%~65%、24%~50%、10%~35%、0%~38%。上海交通大学医学院附属第九人民医院报道的恶性混合瘤中，侵袭性癌、组织学分级恶性程度高者易发生淋巴结转移。

十八、癌肉瘤（ carcinosarcoma ）

【定义】

是广义的恶性混合瘤中的一种类型，是癌与肉瘤成分混合构成的恶性肿瘤。

【同义词】

真性恶性混合瘤（ true malignant mixed tumour ）。因肿瘤中上皮、间叶成分均为恶性。

【流行病学】

肿瘤罕见。迄今为止报道60余例。患者年龄14~87岁，平均58岁。有报道女性略多见。上海交通大学医学院附属第九人民医院口腔病理科报道的161例恶性多形性腺瘤中，癌肉瘤仅3例。

【部位】

2/3位于腮腺，少数见于颌下腺、小涎腺，1例见于舌，1例见于声门上区。

【临床特点】

部分肿瘤有良性混合瘤病史，部分患者有多形性腺瘤复发的病史。临床表现为肿块，可伴有疼痛。

【大体检查】

肿块切面界限可清楚或不清楚。

【组织病理学】

肿瘤由不同比例的癌和肉瘤成分构成，较多见以肉瘤成分为主。常见的肉瘤成分为软骨肉瘤、骨肉瘤，还可见纤维肉瘤、恶性纤维组织细胞瘤、平滑肌肉瘤、非特异的高度恶性肉瘤；常见的癌成分为中至低分化的导管癌、未分化癌、非特异腺癌、鳞癌，也可见不同类型癌的混合。核分裂多，可见异常核分裂，部分坏死明显。可伴间质的玻璃样变、钙化，为间质的反应性变化。可伴有或不伴有之前存在的多形性腺瘤。见肿瘤侵犯周围组织。转移灶中可同时有癌、肉瘤图像。

【免疫表型】

癌细胞表达CK、EMA，肉瘤细胞表达Vim，有时表达GFAP。

【鉴别诊断】

滑膜肉瘤：滑膜肉瘤表现为上皮、间叶的双相分化，但与涎腺癌肉瘤相比较，滑膜肉瘤中的腺样、梭形细胞分化较好，各区域图像较一致，较少见软骨肉瘤、骨肉瘤图像，也不存在良性多形性腺瘤图像。

【遗传学】

1例肿瘤中发现有17p13.1、17q21.3、18q21.3的LOH，并有17p13上的肿瘤抑制基因失活。

【预后及预测因素】

肿瘤为高度恶性。约60%的患者在30个月内死于肿瘤的复发、转移。

十九、转移性多形性腺瘤（metastasizing pleomorphic sdenoma）

【定义】

组织学上良性的多形性腺瘤发生局部或远处转移，在原发灶、转移灶中，组织学图像都表现为良性。

【同义词】

恶性混合瘤（malignant mixed tumor），转移性良性混合瘤（metastasizing benign mixed tumor）。

【流行病学】

是3种恶性混合瘤中最少见的类型。迄今为止文献报道约30余例。

【病因学】

大部分患者的病史提示肿瘤发生转移是由于多次复发、反复手术导致医源性的肿瘤进入血管内所致。

【部位】

3/4的肿瘤发生于腮腺，13%见于颌下腺，9%见于腭部。

【临床特点】

患者可能有一次或多次多形性腺瘤复发的病史。一般情况下，肿瘤转移发生于手术后相当长的一段时间后，可与复发肿瘤同时出现，或在复发后一段时间后出现。在大多数病例中，远处转移发生于肿瘤复发1~5次后，只有几例病例无肿瘤复发病史。

【大体检查】

原发及转移灶肿瘤界限清楚。

【组织病理学】

原发和转移灶肿瘤均表现为典型的良性多形性腺瘤结构，上皮和间叶样成分均表现为良性特征，两者比例大致相等，或有较多上皮、肌上皮成分。肿瘤在细胞学上正常，或有很轻度异形，无坏死、出血、大量核分裂。

【免疫表型】

免疫组化在鉴别肿瘤是否为涎腺来源时有用。肿瘤的黏液软骨区细胞表达Keratin、肌上皮样细胞表达SMA、actin、calponin是涎腺肿瘤具有特征性的标记，有助于鉴别诊断。

【遗传学】

许多肿瘤染色体仍为双倍体。1例肿瘤发现有染色体1~13和9~21的重排。

【预后及预测因素】

组织学表现不能预测肿瘤的转移潜能。

治疗原则为手术切除。半数肿瘤转移至骨，30%至肺，30%至淋巴结，罕见其他部位。20%~40%的患者死于肿瘤，多为远处转移，由于有一定的病死率，将本肿瘤归于恶性混合瘤有一定道理。但大部分肿瘤的转移灶为孤立性，多年保持不变，或容易切除。47%患者生存良好，13%患者带瘤生存。

二十、鳞状细胞癌（squamous cell carcinoma）

【定义】

表皮样细胞构成的原发性恶性上皮性肿瘤，光镜下见肿瘤细胞形成角化和（或）细胞间桥。习惯上,诊断涎腺鳞状细胞癌仅限于大涎腺,因为小涎腺的鳞状细胞癌与来自黏膜者不能区分。

【同义词】

表皮样癌(epidermoid carcinoma)。

【流行病学】

肿瘤相对罕见,占腮腺肿瘤<1%。多见于老年人,50~70岁,平均60岁以上。但也有数例见于儿童。男女之比约2:1。

据上海交通大学医学院附属第九人民医院口腔病理科统计6 982例涎腺上皮性肿瘤中,涎腺鳞状细胞癌为36例,占全部涎腺肿瘤的0.52%,占涎腺恶性肿瘤的1.61%(36/2 239),其中男性22例,女性14例。

【病因学】

有研究发现,肿瘤与患者接受过辐射相关,潜伏期15~30年。也有报道,发生于颌下腺的鳞状细胞癌可能与之前存在的阻塞性涎腺炎相关。

【部位】

大部分报道认为,最常见于腮腺,约占80%,其次为颌下腺。但也有最常见于颌下腺的报道。上海交通大学医学院附属第九人民医院口腔病理科统计的36例涎腺鳞状细胞癌,均发生于大涎腺,其中腮腺29例,占80.56%(29/36),颌下腺7例。

【临床特点】

在确立本肿瘤诊断时,一定要首先排除头颈部其他部位的鳞状细胞癌转移或直接侵犯至涎腺。临床表现为无痛或伴有疼痛的肿块,可伴有面神经麻痹。

【大体检查】

为侵袭性肿瘤,边界不清。切面实性、质较硬、灰白、白褐色,有时见灶性坏死。

【组织病理学】

多表现高至中度分化鳞状细胞癌(图9-115),在高度胶原化的间质中见多结节的肿瘤细胞浸润灶,伴程度不等的角化,见细胞内角化、角化珠形成(图9-116)和细胞间桥,可见细胞的透明性变,

黏液染色阴性。神经周围、周围组织侵犯常见。少数情况下,可见大的排泄管上皮的异常增生、鳞状化生。可出现小灶性低分化癌,或少见肿瘤呈低分化癌,见细胞及核的多形性、异常核分裂。

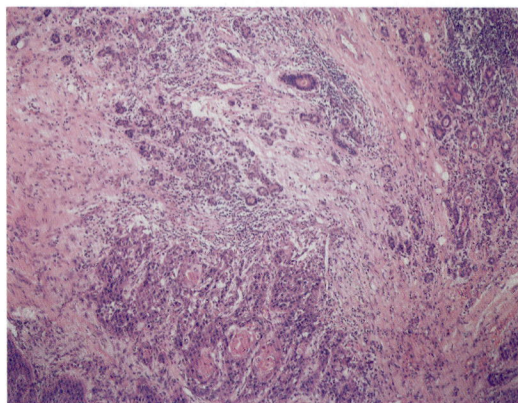

图9-115 涎腺鳞状细胞癌,中度分化(HE×100)

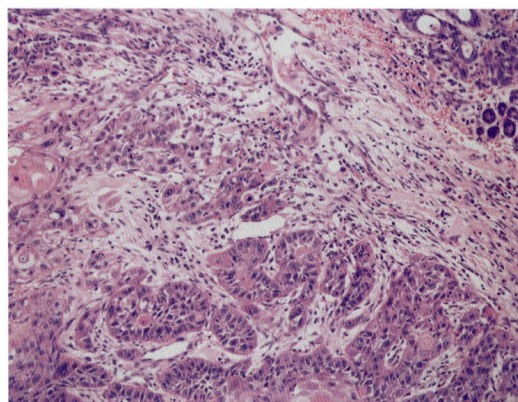

图9-116 涎腺鳞状细胞癌,见细胞多形性,伴鳞化、角化
(HE×200)

【鉴别诊断】

1. 黏液表皮样癌:黏液表皮样癌中的鳞状分化仅占肿瘤的一小部分,并且肿瘤细胞类型为表皮样细胞、中间细胞、黏液细胞的混合。但在这两种肿瘤的高度恶性型,上述鉴别几乎无可行性,因为一些提示分化的特征如角化、黏液细胞等均不明显,所以在高度恶性肿瘤,只有在看到确定的黏液细胞时,才能诊断黏液表皮样癌。可以进行淀粉酶消化后的PAS、阿辛蓝、黏液卡红染色进行辅助诊断。

2. 转移性鳞状细胞癌：转移性鳞状细胞癌比涎腺原发的鳞状细胞癌要常见得多。除了仔细询问病史和体检外，如果看到大的、界限清楚的肿瘤细胞巢位于涎腺组织内，或看到高至中等分化的鳞状细胞癌累及腮腺内淋巴结的部分区域，则转移性癌可能性大。原发肿瘤部位通常为面部、鼻、外耳的皮以及鼻咽部。

【遗传学】

可见6p的缺失。

【预后及预测因素】

是恶性程度、侵袭性较高的肿瘤。约一半患者复发，常见区域淋巴结转移，远处转移约20%~30%。约75%的患者死于肿瘤。在评估生存率上，临床分期较组织学分级更有价值。年龄＞60岁、溃疡、肿瘤固定也是预后不良的标志。美国Memorial Sloan-Kettering报道，5、10、15、20年的生存率分别为21%、15%、13%、10%。

二十一、小细胞癌（small cell carcinoma）

【定义】

是罕见的恶性上皮性肿瘤，特征是胞质少的小异形细胞增生，核染色质细，有不明显的核仁。

【同义词】

神经内分泌癌（neuroendocrine carcinoma），燕麦细胞癌（oat cell carcinoma），小细胞间变性癌（small cell anaplastic carcinoma），小细胞未分化癌（small cell undifferentiated carcinoma）。

【流行病学】

有学者把涎腺的未分化癌分为3类：小细胞癌、大细胞癌、淋巴上皮癌。小细胞癌的肿瘤细胞直径＜30μm。它是在组织形态学、超微结构、免疫组化标记上与肺的小细胞癌相似的恶性肿瘤。1972年，Koss等描述了14例在组织学上与肺的小细胞癌相似的小涎腺肿瘤，所不同的是这些肿瘤的预后比肺小细胞癌略好、并有时可伴小灶性导管分化。以后相继有类似的报道。大部分肿瘤伴神经内分泌分化。

肿瘤罕见，在所有涎腺肿瘤中的比例小于1%。

据上海交通大学医学院附属第九人民医院口腔病理科统计6 982例涎腺上皮性肿瘤中，涎腺小细胞癌为4例，占全部涎腺肿瘤的0.06%，占涎腺恶性肿瘤的0.18%（4/2 239）。

【部位】

80%以上的肿瘤见于腮腺。但上海交通大学医学院附属第九人民医院口腔病理科统计的4例涎腺小细胞癌中，仅1例位于腮腺，其余均位于小涎腺。

【临床特点】

典型病变表现为无痛、快速生长、病程小于3个月的肿块。患者从5岁至86岁，多见50~80岁。男性略多见。与全身其他部位的此肿瘤不同，一般无内分泌症状。

【大体检查】

肿瘤边界不清，质地硬，可呈多结节状，浸润周围涎腺和软组织。少数情况下，可见肿瘤边界较清楚。切面灰白色，可伴坏死、出血。

【组织病理学】

肿瘤由成片、条索、巢状排列的肿瘤细胞构成（图9-117），间质多少不等。肿瘤细胞大小略大于淋巴细胞，是淋巴细胞的1.5~3倍。细胞圆、椭圆形，少量嗜酸性胞质（图9-118），有时可见略呈梭形或较大的多角形细胞。细胞核角形、不规则形，核染色质较均匀分布，呈细颗粒状至粗块状，可见核固缩，并常见人工机械挤压导致的核变形。无核仁，或核仁不明显，少数情况下，核仁较明显。核分裂多见，常见每个高倍视野可多达4个以上核分裂。肿瘤可伴有鳞状分化。无细胞内糖原，PAS染色、嗜银染色阴性。偶见玫瑰花环样结构。常见坏死、血管、神经周围浸润。

许多肿瘤可伴有局限的灶性导管分化。有同时存在导管、小细胞成分的杂交瘤（hybrid tumour）的报道。

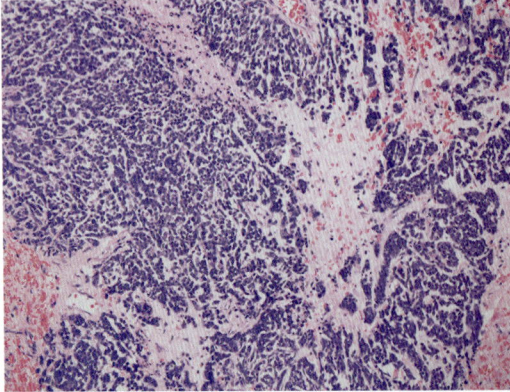

图9-117　小细胞癌（HE×200）

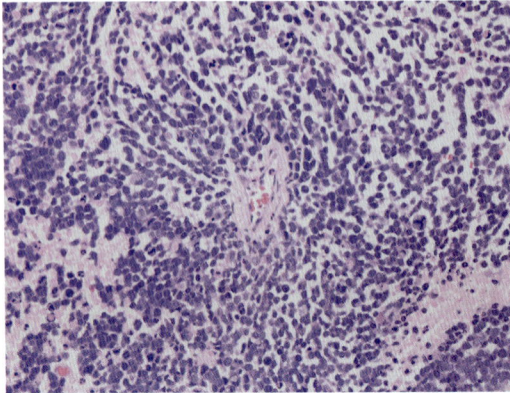

图9-118　小细胞癌，肿瘤细胞有少量嗜酸性胞质（HE×400）

【免疫表型】

CK阳性，包括Ckpan、CHKHMW（图9-119），尤其是CK20阳性，常呈特征性的细胞核旁点状阳性。

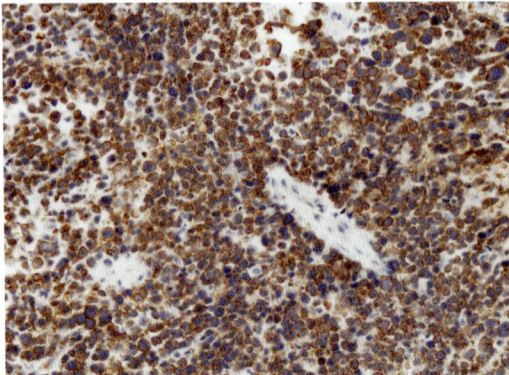

图9-119　小细胞癌，肿瘤细胞CKHMW阳性
（IHC×400）

大部分病例EMA阳性（图9-120）。多数肿瘤至少表达一种神经内分泌标记，如NSE、Chromagranin A、Synapsin、CD56、CD57、Neurofilament。S-100、HMB45阴性。

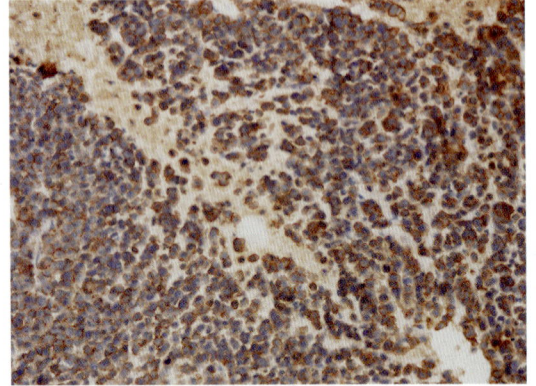

图9-120　小细胞癌，肿瘤细胞EMA阳性
（IHC×400）

【超微结构】

具有特征性的诊断依据是见神经内分泌颗粒、较多的胞质突起。约1/3的肿瘤中可见膜被神经内分泌颗粒，颗粒≤150 nm，有致密核心，颗粒位于树突状细胞突起的胞质中。有导管分化的肿瘤细胞可见形态不典型的桥粒、肌微丝、张力丝。部分肿瘤偶见肌上皮细胞。

【鉴别诊断】

1. 转移性癌：有报道肺的小细胞癌可转移至涎腺。有学者提出，诊断涎腺原发的小细胞癌，要满足下述条件：无肺癌病史或目前无肺肿瘤；临床上排除由皮肤神经内分泌癌（Merkel细胞癌）、基底恶性黑色素瘤、基底细胞癌、基底样鳞状细胞癌侵犯或转移至涎腺。组织学上，小细胞癌较其他肿瘤更易出现人为因素导致的细胞挤压变形。

2. 非霍奇金恶性淋巴瘤：小细胞癌中可出现上皮分化尤其是导管分化特征，有助于与恶性淋巴瘤的鉴别。此外，两者的细胞核形态不同，小细胞癌的胞核外形光滑，染色质细，而恶性淋巴瘤细胞核空泡状，或染色质粗，细胞形态更具多样性。免疫组化标记显示，小细胞癌上皮性标记阳性，并呈点状位于核周,恶性淋巴瘤淋巴标记阳性。

3. 腺样囊性癌:实体性腺样囊性癌可呈片状、巢状生长,核分裂多见,与小细胞癌相似。如肿瘤中出现灶性筛状结构,则支持腺样囊性癌。CK在核周呈点状阳性见于小细胞癌,腺样囊性癌中无此现象。腺样囊性癌中可NSE阳性,但Chromagranin A、Synapsin阴性。

4. 低分化鳞癌和低分化腺癌:此两个肿瘤的肿瘤细胞胞质较小细胞癌多。低分化腺癌中出现导管或黏液成分时有助于与小细胞癌鉴别。低分化鳞癌中可见灶性角化,甚至可见角化细胞、细胞间桥、透明细胞,肿瘤细胞的排列方式、细胞边界较清楚都提示为鳞状细胞癌。

【预后及预测因素】

虽然涎腺小细胞癌的转移率不像肺小细胞癌那么高,但区域淋巴结的转移率仍可达50%,此外,涎腺小细胞癌还可转移至纵隔、肝、脑,发生于涎腺的小细胞癌的预后要优于发生于肺、喉部者。大涎腺小细胞癌的5年生存率为13%~46%,而喉小细胞癌的5年生存率仅5%。原发肿瘤大于5 cm、CK20(-)、神经内分泌标记弱者预后差。

二十二、大细胞癌（large cell carcinoma）

【定义】

大细胞癌是罕见的高度恶性涎腺上皮性肿瘤,由含丰富胞质的多形性细胞构成,无其他特殊类型肿瘤的特征。

【同义词】

大细胞未分化癌（large cell undifferentiated carcinoma）,非小细胞未分化癌（non-small cell undifferentiated carcinoma）。

【流行病学】

约占涎腺上皮性肿瘤的1%。患者年龄40~96岁,多见于70~90岁。无明显性别差异。据上海交通大学医学院附属第九人民医院口腔病理科统计6 982例涎腺上皮性肿瘤中,涎腺大细胞癌为21例,占全部涎腺肿瘤的0.30%,占涎腺恶性肿瘤的0.94%（21/2 239）。

【病因学】

与淋巴上皮癌不同,本肿瘤与EV病毒感染、种族无关。

【部位】

大部分发生于腮腺,约25%见于颌下腺。偶见发生于小涎腺的报道。上海交通大学医学院附属第九人民医院口腔病理科统计的21例涎腺大细胞癌中,腮腺8例,颌下腺1例,腭部5例,其余发生于其他小涎腺。

【临床特点】

典型表现为短期内快速生长的肿块,肿块质实、与周围组织固定,常见累及皮肤导致的溃疡。常见区域性肿大淋巴结,还可见侵犯骨。

【大体检查】

通常无包膜,明显侵犯皮肤、软组织。肿瘤实性,切面灰白,可见显著的灶性缺血、坏死。

【组织病理学】

组织学特征为分化差,难以归类为其他肿瘤。肿瘤细胞较大（>30 μm）,多为多角形,常见丰富的嗜酸性、颗粒状胞质,也可见透明细胞。细胞核空泡状、圆形,含一个或多个清楚的核仁。还可见梭形细胞、瘤巨细胞（间变细胞、奇异细胞、破骨细胞样细胞）。肿瘤细胞之间松散地黏附,排列成片状、梁状、细条索状结构,之间由纤维血管间质分隔。有些肿瘤有玫瑰花样、器官样、外周栅栏样排列的特点,还可见局部导管、鳞状分化。

核分裂常见,可多达15个/10个高倍视野。可见出血、坏死,常见神经周围、血管侵犯。可出现淋巴细胞、浆细胞浸润,多呈散在、斑块状浸润,而非淋巴上皮癌中的广泛浸润。PAS染色可见部分肿瘤中存在胞质内糖原。

【免疫表型】

肿瘤细胞CK阳性，EMA、CEA灶性阳性。部分肿瘤表现为一至几种神经内分泌标记阳性，如Chromagranin A、Synapsin、CD56、CD57、PGP9.5。KI-67多高于50%。部分肿瘤有p53的表达。

【超微结构】

偶有鳞状、腺样分化，前者细胞中见张力丝，后者见细胞内黏液颗粒。神经内分泌分化少见，偶见神经内分泌颗粒。

【鉴别诊断】

1. 转移性癌：转移性低分化腺癌、鳞癌、恶性黑色素瘤、鼻咽癌在形态上与大细胞癌相似。要注意询问病史和详细临床检查。如果组织学图像上，鳞状分化较多，要怀疑是转移性。恶性黑色素瘤S-100、HMB45阳性，而CK阴性。

2. 涎腺原发低分化腺癌、黏液表皮样癌、鳞状细胞癌等：有较明显的导管分化、黏液形成更倾向于诊断非特异性腺癌。出现肿瘤性黏液细胞，提示有可能为黏液表皮样癌，此时要注意寻找鳞状细胞、中间细胞。但要注意，大细胞癌中也可出现小灶性鳞状、腺样分化和梭形细胞，梭形细胞CK、EMA阳性。

值得注意的是，低分化癌可在其他良、恶性肿瘤基础上发生，如多形性腺瘤、涎腺导管癌、腺泡细胞癌、多形性低度恶性腺癌。故诊断大细胞癌时，应先排除伴有低分化癌成分的上述肿瘤。

3. 成涎细胞瘤：肿瘤的很大一部分可类似于大细胞癌的图像，但细胞大多排列成紧密的上皮巢，而非大细胞癌中呈广泛浸润的特征。此外，肿瘤中有显著的导管分化，此特征在大细胞中不明显。

【遗传学】

研究很少。有报道存在p53突变、17p和9p21的LOH。

【预后及预测因素】

随访数据有限。肿瘤恶性程度较高，多于半数的患者出现局部复发、区域淋巴结和远处转移。约60%的患者死于肿瘤。肿瘤大小与预后相关，肿瘤大于4 cm的患者均死于此肿瘤，而肿瘤小于4 cm的患者约一半死于此肿瘤。

二十三、淋巴上皮癌（lymphoepithelial carcinoma）

【定义】

是一种伴明显的非肿瘤性淋巴浆细胞浸润的未分化癌。

【同义词】

恶性淋巴上皮病变（malignant lymphoepithelial lesion）、伴淋巴样间质的未分化癌（undifferentiated carcinoma with lymphoid stroma）、未分化癌（undifferentiated carcinoma）。

【流行病学】

肿瘤罕见，美国AFIP报道，它在所有涎腺肿瘤中约占0.4%。Hilderman等于1962年首先对次肿瘤进行了描述。患者有明显种族倾向，土著格陵兰人、北美爱斯基摩人、中国南方人患者约占总患者的75%。北美的爱斯基摩人是世界上涎腺恶性肿瘤发病最高的，其中大部分为淋巴上皮癌。患者可有家族史。患者年龄分布广，10~90岁，多发40~50岁。性别倾向在不同的报道中有所不同，有的报道男性略多见，有的报道女性略多见。

过去认为淋巴上皮癌与Sjögren综合征相关，后者的组织学表现类似良性淋巴上皮病变，但现在认为，绝大部分淋巴上皮癌为原发恶性，仅少数是来自良性淋巴上皮病（也有人称其淋巴上皮性涎腺炎）的恶变。

据上海交通大学医学院附属第九人民医院口腔病理科统计6 982例涎腺上皮性肿瘤中，涎腺淋巴上皮癌为121例，占全部涎腺肿瘤的1.73%，占涎腺恶性肿瘤的5.40%（121/2 239），其中男性41

例，女性80例。

【病因学】

地方性淋巴上皮癌与鼻咽癌一样，与EB病毒相关。50%以上地方性涎腺淋巴上皮癌患者中，血清抗EBV抗体滴度增高。原位杂交显示，肿瘤细胞中见EBV的基因组和mRNA。

非地方性的淋巴上皮癌患者通常无EB病毒感染，仅少数有。而良性淋巴上皮病患者无EV病毒的感染。

【部位】

腮腺为最常见部位，占80%~90%。其次为颌下腺，少见于口腔内小涎腺、口咽部、喉咽部。据上海交通大学医学院附属第九人民医院口腔病理科统计的121例涎腺淋巴上皮癌中，腮腺为94例（77.69%），颌下腺12例（9.9%），舌下腺4例，腭部9例，其余为其他小涎腺。

【临床特点】

腮腺或颌下肿块，多数已存在较长时间，最近生长突然加快。常伴疼痛、不适感，约20%患者伴面神经麻痹。淋巴结转移常见。淋巴上皮癌在组织形态上与鼻咽癌非常相似，而后者又常见得多，所以在确诊此肿瘤前，首先要检查鼻咽部，排除鼻咽癌。

【大体检查】

肿块实性，最大径1~10 cm，切面界限尚清楚或呈浸润性生长，黄色、灰黄色，可伴灶性出血。

【组织病理学】

肿瘤呈浸润性生长，部分区域可保留原腺小叶的结构（图9-121）。肿瘤细胞较大，多边形、胖梭形，胞质丰富、嗜酸性淡染，胞核泡状、核仁明显（图9-122）。肿瘤细胞形成大小不等的巢、片，细胞的不典型性程度不一，严重者细胞的多形性明显，见奇异形核。核分裂常见，有时见异常核分裂。可见灶性肿瘤细胞的鳞状化生，有时肿瘤细胞岛中见丰富的组织细胞，偶尔可见上皮岛中央囊性变。

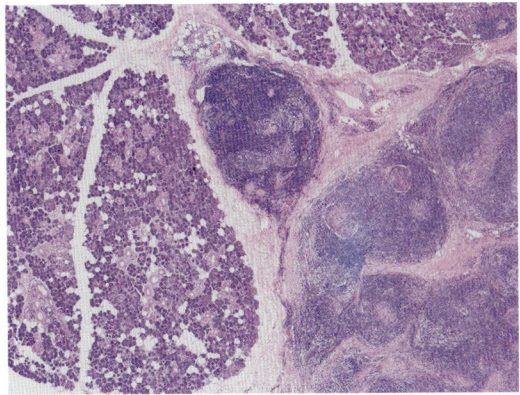

图9-121　淋巴上皮癌，此区域仍保留原腺小叶结构（HE×40）

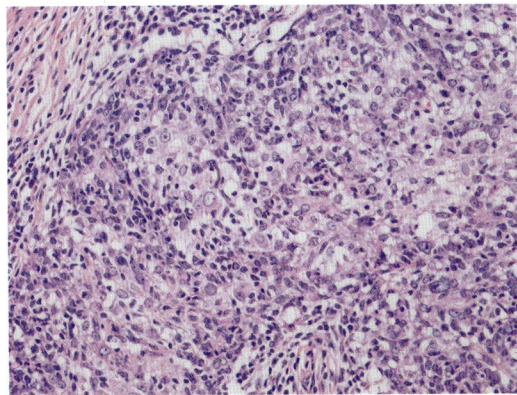

图9-122　淋巴上皮癌，肿瘤细胞胞质淡染，细胞核泡状（HE×400）

肿瘤间质有丰富的淋巴细胞、浆细胞浸润，淋巴组织可伴淋巴滤泡形成。淋巴成分丰富时肿瘤上皮不易识别。肿瘤中还可见坏死、肉芽肿性炎。有时可见神经周围侵犯、血管淋巴管侵犯。

【免疫表型】

肿瘤细胞广谱CK、EMA阳性，部分细胞S-100、MSA阳性。EBV的潜膜蛋白表达结果不一致。

【超微结构】

可见肿瘤细胞的鳞状分化，见张力丝、桥粒。

【鉴别诊断】

1. 转移性未分化癌：最常见的为转移性鼻咽癌。涎腺的淋巴上皮癌与鼻咽癌的肿瘤细胞在形态上几乎一致，要注意检查鼻咽部，排除鼻咽部肿瘤。

2. 良性淋巴上皮病（淋巴上皮性涎腺炎）：上皮细胞无显著非典型性，细胞外可见基底膜样物质，EBV 阴性。

3. 黏液表皮样癌：即使是高度恶性肿瘤也可看到一些黏液细胞分化，也可以有较丰富的淋巴组织间质，但肿瘤上皮的排列方式与淋巴上皮癌中不同。

4. 大细胞未分化癌：肿瘤中无丰富的淋巴间质。

【遗传学】

在地方性病例中，用原位杂交方法检测到 EBV 编码的 RNA（EBER）和 EBV-DNA。

【预后及预测因素】

治疗原则为手术彻底切除，并可辅以放疗。和鼻咽癌一样，淋巴上皮癌对放疗敏感。由于肿瘤易发生转移，患者就诊时，约 10%~40% 的患者伴颈淋巴结转移，故对颈部淋巴结的处理可手术时考虑颈清或术后辅以放疗。肿瘤预后与临床分期相关，晚期肿瘤预后差。结合手术及放疗，5 年生存率为 66%~80%。

二十四、成涎细胞瘤（sialoblastoma）

【定义】

发生于腮腺、颌下腺罕见的潜在侵袭性肿瘤，通常在出生时即存在，重现原始涎腺始基结构。

【同义词】

胚组织瘤（embryoma），先天性基底细胞腺瘤（congenital basal cell adenoma），基底样腺癌（basaloid adenocarcinoma），先天性杂交性基底细胞腺瘤—腺样囊性癌（congenital hybrid basal cell adenoma–adenoid cystic carcinoma），低度恶性基底样癌（low–grade basaloid carcinoma）。

【流行病学】

肿瘤罕见，迄今为止仅报道数十例。肿瘤几乎均发生于新生儿，1 例患者为 32 个月。也有 1 例

报道为成人，其组织学图像与此肿瘤非常相似。男性较多见。据上海交通大学医学院附属第九人民医院口腔病理科统计 6 982 例涎腺上皮性肿瘤中，成涎细胞瘤仅 1 例。

【部位】

几乎均见于大涎腺，腮腺、颌下腺比例约为 3：1。据上海交通大学医学院附属第九人民医院口腔病理科统计的 1 例成涎细胞瘤位于腮腺。

【临床特点】

耳前、颌下区肿块，偶见肿瘤很大，表面皮肤溃疡。有患儿同时伴发肝母细胞瘤、先天性痣的报道。

【大体检查】

肿瘤最大径可达 15 cm，通常有包膜，或界限清楚，也可见局部浸润。

【组织病理学】

肿瘤再现了大涎腺的胚胎发育过程，其组织学结构反映了其表型表达、分化的不同阶段。不同肿瘤间、同一肿瘤中常见不同的组织学构型。肿瘤细胞构成实性巢状（图 9-123）、片状、蕾状、分支状（图 9-124）结构，外周细胞呈栅栏样，也可形成小导管结构。还可见类似腺样囊性癌中的筛状结构（图 9-125）。肿瘤细胞主要为较原始的基底样上皮细胞，胞质少，核圆形、椭圆形、染色质细，单个或几个核仁。也可见稍成熟的、含粉红色胞质的立方上皮细胞。此外，还可见少量肌上皮细胞、梭形细胞、皮脂腺分化和鳞状分化细胞、腺泡细胞。间质组织较疏松，呈胚胎样。核分裂和坏死多少不一。有学者认为，应根据有无神经、血管侵犯、坏死、细胞的非典型性将肿瘤分为良性和恶性。

【免疫表型】

导管成分 CK 阳性，实性上皮巢中的细胞部分 CK 阳性，非导管细胞 actin、S-100、vimentin 阳性。

【超微结构】

肿瘤由导管细胞和基底样细胞构成，导管细

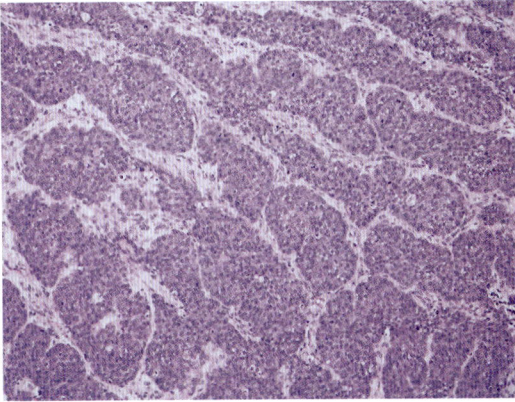

图9-123 成涎细胞瘤,实性巢状结构(HE×200)

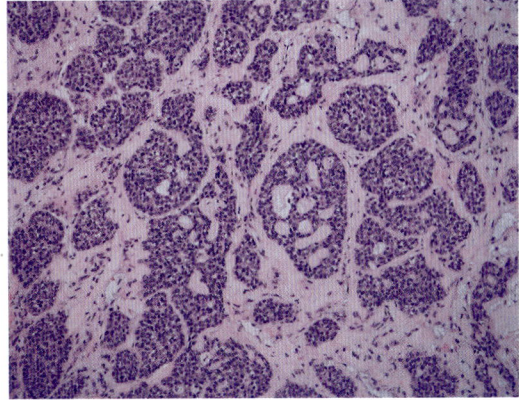

图9-125 成涎细胞瘤,筛状结构(HE×200)

胞围成管腔,内见分泌物。导管细胞可见微绒毛、桥粒、张力丝。基底样细胞之间可见基底膜样物质沉积。

【预后及预测因素】

肿瘤可呈局部侵袭性或恶性。据报道,23例中5例有复发,并可多次复发,2例有区域淋巴结转移。随肿瘤复发,肿瘤的有丝分裂增多。

（李 江）

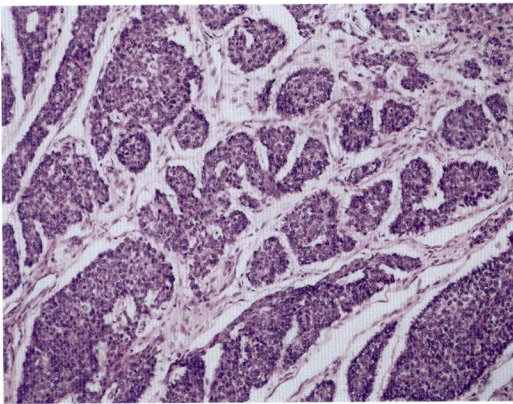

图9-124 成涎细胞瘤,分支状结构(HE×200)

参 考 文 献

1 Barns L, Everson JW, Reichart P, et al. Pathology and genetics of head and neck tumors.Lyon:IARC Press, 2005.

2 李江、田臻、MG Brandwein、潘红芽、李蕾、刘瑷如.涎腺原发恶性肌上皮瘤19例的病理诊断分析. 中华口腔医学杂志,2004,39(4):41—44.

3 Jiang Li, Beverly Yiyao Wang, Magalie Nelson, Lei Li, Yuhua Hu, Mark L Urken, and Margaret Brandwein-Gensler. Salivary adenocarcinoma, not otherwise specified: a collection of orphans. Arch Patholo Lab Med, 2004; 128: 1385-1394.

4 胡宇华、李江.涎腺透明细胞癌10例临床病理分析, 中华口腔医学杂志 2005,40(1),54-57.

5 胡宇华、李江、李蕾、傅涵冰. 涎腺恶性多形性腺瘤161例临床病理分析. 临床与实验病理学杂志,2007,23,43-47.

6 Tian Z, Li L, Wang L, Hu Y,Li J. Salivary gland neoplasms in oral and maxillofacial regions: a 23-year retrospective study of 6982 cases in an eastern Chinese population. Int J Oral Maxillofac Surg, 2010, 39: 235-242.

7 林晨、李江、张霞. 6例口腔乳头状涎腺瘤的临床病理特点分析. 中国口腔颌面外科杂志,2004,2: 5-8.

8 Wang D, Li Y, He H, Liu L,WuL, He Z. Intraoral minor salivary gland tumors in a Chinese population: a retrospective study on 737 cases. Oral Surg Oral Med Oral Pathol Oral Radiol Endod 2007: 104: 94-100.

9 Li LJ, Li Y, Wen YM,et al. Clinical analysis of salivary gland tumor cases in West China in past 50 years. Oral Oncol 2008: 44: 187-192.

10 Ito FA, Ito K, Vargas PA, de Almeida OP, Lopes MA. Salivary gland tumors in a Brazilian population: a retrospective study of 496 cases. Int J Oral Maxillofac Surg 2005: 34: 533-536.

11 Jaber MA. Intraoral minor salivary gland tumors: a review of 75 cases in a Libyan population. Int J Oral Maxillofac Surg, 2006: 35: 150-154.

12 Jones AV, Craig GT, Speight PM, et al. The range and demographics of salivary gland tumours diagnosed in a UK population. Oral Oncol, 2008: 44: 407-414.

13 Eveson JW, Cawson RA. Salivary gland tumors. A review of 2410 cases with particular reference to histological types, site, age and sex distribution. J Pathol 1985: 146: 51-58.

14 Ansari MH. Salivary gland tumors in an Iranian population: a retrospective study of 130 Cases. J Oral Maxillofac Surg, 2007: 65: 2187−2194.

15 Wang CP, Chang YL, Ko JY,et al. Lymphoepithelial carcinoma versus large cell undifferentiated carcinoma of the major salivary glands. Cancer 2004: 101: 2020− 2027.

16 Sungur N, Akan IM, Ulusoy MG, Ozdemir R, Kilinc H, Ortak T. Clinicopathological evaluation of parotid gland tumors: a retrospective study. J Craniofac Surg 2002: 13: 26−30.

第十章 口腔颌面部造血与淋巴组织肿瘤

世界卫生组织（WHO，2005年）关于造血与淋巴组织肿瘤分类是血液病理学会和欧洲血液病理协会执行的一项联合计划的成果。该计划的目的就在于界定出既能被病理学家所识别，又能反映临床特点的各个病种。该分类主要根据细胞系别的不同，将造血和淋巴组织肿瘤分为：髓系、淋系、组织细胞/树突细胞系及肥大细胞系。在这些疾病中，髓系疾病多累及血液、骨髓、肝脾等全身多个脏器，而肥大细胞系疾病又较少见，因此本章节主要探讨造血与淋巴组织肿瘤中与口腔颌面部关系比较密切的淋系肿瘤（即恶性淋巴瘤）及组织细胞/树突细胞系疾病。

第一节 恶性淋巴瘤

恶性淋巴瘤（malignant lymphoma）是原发于淋巴结和结外淋巴组织的免疫细胞恶性肿瘤。在我国，恶性淋巴瘤的发病率约为6.91/10万人，死亡率约为1.5/10万人（死亡率在恶性肿瘤中居第11~13位），中部沿海地区的发病率和死亡率均高于我国其他地区，死亡率最高的是江苏省。头颈颌面部的恶性淋巴瘤占全身所有恶性肿瘤的10.6%。近些年来，该疾病的发病率以每年5%（约25 000例/年）的速度在增长，有资料显示，目前在男性所有恶性肿瘤中，恶性淋巴瘤已从第11位上升至第9位，女性恶性肿瘤中从第13位上升至第10位，发生于头颈颌面部者占全身的构成比已升至23.6%。与欧美国家的双峰曲线不同，在我国恶性淋巴瘤的好发年龄曲线呈现单峰型，与日本相似，发病高峰年龄在40岁左右。

多年以来，恶性淋巴瘤多被按其肿瘤细胞和组织结构特点分为霍奇金病（Hodgkin disease, HD）/霍奇金淋巴瘤（Hodgkin lymphoma, HL）和非霍奇金淋巴瘤（non-Hodgkin lymphoma, NHL）两大类。在西方，NHL占恶性淋巴瘤的80%~90%，我国占65%~70%。NHL与HL的不同之处在于前者具有发病部位的随机性、病理形态学分类的复杂性和临床表现的多样性的特点。

恶性淋巴瘤来源于淋巴细胞及其前体细胞，是淋巴细胞分化成熟过程中某一阶段的淋巴细胞单克隆性增生所致。

一、正常淋巴细胞的发生和成熟分化

淋巴细胞是特异性免疫活性细胞，是机体免疫系统的重要组成成分，主要包括T和B淋巴细胞，它们能识别抗原，通过增殖衍化，形成免疫效应细胞，分别分泌淋巴因子和特异性抗体，起到清除抗原物质的作用。

（一）B淋巴细胞的发生和成熟分化

B淋巴细胞成熟分化的主要过程见图10-1。

骨髓是B淋巴细胞，简称B细胞，产生和分化的场所。B细胞来源于造血干细胞，即前-前B细胞，逐渐发育为前B细胞和早B细胞，最后发育成成熟B细胞（原态B细胞或处女型B细胞），

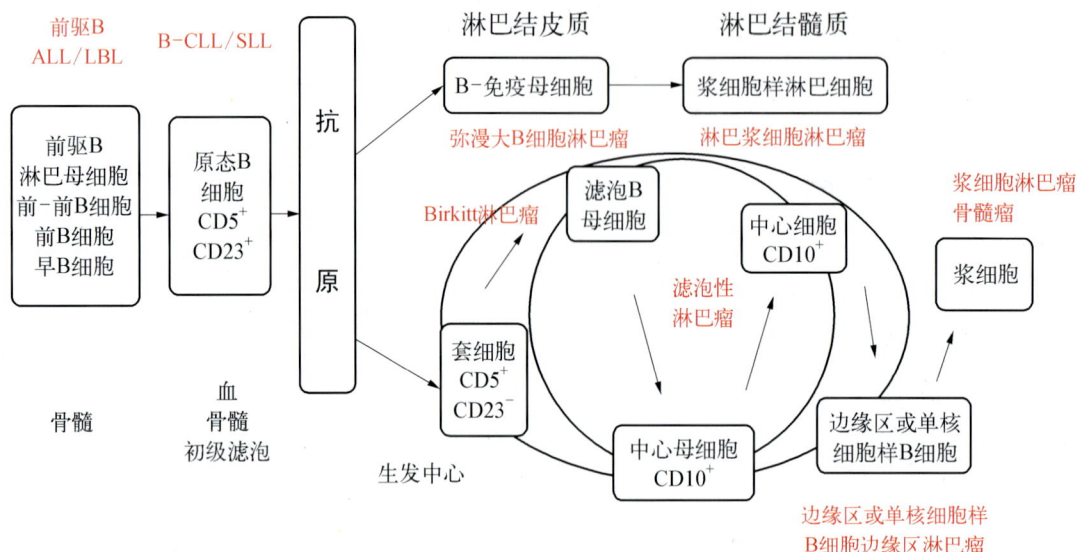

图10-1　B淋巴细胞成熟分化的主要过程以及与主要各型B细胞淋巴瘤的相关性（WHO，2005）

这些成熟B细胞常CD5$^+$、CD23$^+$，并表达免疫球蛋白IgM和IgD；随后这些原态B细胞从骨髓迁移至次级淋巴（如淋巴结、淋巴滤泡和脾），位于初级淋巴滤泡和淋巴结皮质内。从前B细胞尚发展出一小群B细胞，主要存在于胚胎的外周血中，这些细胞以后聚集在淋巴滤泡周围的套区，称为套细胞，套细胞表达CD5、IgM和IgD，但不表达CD23。

若未遇抗原刺激，大多数原态B细胞在数天内会发生死亡；若遇抗原，这些位于初级滤泡中的细胞则开始向母细胞转化，形成生发中心；生发中心最早期转化的母细胞称滤泡母细胞，进一步发展成中心母细胞，此母细胞表面IgD丢失，但CD10及核转录因子Bcl-6表达阳性；中心母细胞继续分化形成中心细胞，中心细胞停止表达Bcl-6，但表达Bcl-2；中心细胞可继续分化至浆细胞或形成记忆B细胞，记忆B细胞形态上与原态B细胞相似，位于淋巴滤泡的边缘区（边缘区B细胞），可长期

存活和不断再循环，当记忆B细胞再次与抗原相遇时，可较快分化为浆细胞。边缘区B细胞通常只表达IgM、IgA或IgG，不表达CD5、CD23、CD10和IgD。

在淋巴结副皮质区，当原态B细胞受抗原刺激后，可转化为B-免疫母细胞，免疫母细胞移至淋巴结髓质区，进一步转化为浆细胞或浆细胞样淋巴细胞。浆细胞是B淋巴细胞分化的终末细胞，其细胞表面大多数B细胞抗原丢失（如CD20，CD10），但表达CD79a和CD138。初次接触抗原产生的浆细胞主要位于淋巴结、淋巴滤泡和脾，这些浆细胞表达IgM，而再次接触抗原产生的浆细胞在浆细胞分化形成之前就迁移至骨髓，这些浆细胞表达IgG和IgA。

（二）T淋巴细胞的发生和成熟分化

T淋巴细胞，简称T细胞，通过其表面抗原

受体（T cell receptor，TCR）识别抗原。TCR基因有4种链，α、β、γ和δ，成熟T细胞表达2种TCR，即TCRαβ和TCRγδ，前者占成熟T细胞的95%左右，后者只占5%左右。表达TCRαβ的T细胞包括了细胞毒T细胞（Tc，CD8$^+$，CD4$^-$）及辅助或诱导T细胞（TH，CD4$^+$，CD8$^-$）；表达TCRγδ的T细胞通常不表达CD4、CD5和CD8（仅有一亚群表达CD8），TCRγδ T细胞主要分布在皮肤、肠道上皮内和肺等机体与外界环境交界处，起第一道防线的作用。通常，TCR与另一种T细胞表面抗原CD3形成T细胞受体复合物，因此大多数T细胞CD3阳性表达，CD3含有三种多肽链，即γ、δ、ε链。

骨髓中的未分化细胞产生前胸腺细胞，CD7$^+$、CD2$^-$，大约在胚胎第九周，前胸腺细胞迁移至胸腺，通过胸腺激素的作用，在胸腺被膜下发育成被膜下胸腺细胞，表达CD2和CD7，被膜下胸腺细胞向皮质移动，分化为皮质胸腺细胞，表达CD2、CD7，且CD1$^+$、CD4和CD8同时阳性表达，随后皮质胸腺细胞又向髓质移动，分化为髓质胸腺细胞，CD1表达阴性，CD4和CD8不再同时表达（即仅表达CD4或CD8），显示在抗原不依赖期分化成熟的T细胞就具备了表达CD4或CD8的功能。随后，这些分化成熟的T细胞进入外周血，迁移至淋巴结、淋巴滤泡和脾（又称为外周T细胞）。外周T细胞与髓质胸腺细胞具有类似的免疫表型。T细胞成熟分化过程中免疫表型的变化见图10-2。

当外周T细胞受到抗原刺激后会向母细胞转化，转化为T-免疫母细胞；免疫母细胞进一步分化为效应T细胞，包括表达CD4的TH细胞和表达CD8的Tc细胞；前者是主要的淋巴因子分泌细胞，而CD8$^+$ T细胞主要与细胞毒性免疫反应

	前胸腺细胞	被膜下胸腺细胞	皮质胸腺细胞	髓质胸腺细胞和外周T细胞
CD7	+	+	+	+
CD2	−	+/−	+	+
CD5	−	−/+	+/−	+
CD3	−	−/+	+/−	+
CD1	−	+/−	+	−
CD8	−	+	+	+/−
CD4	−	+	+	−/+
肿瘤	前驱T淋巴瘤/白血病		外周T细胞肿瘤	

图10-2　T细胞成熟分化过程中免疫表型的变化（WHO，2005）

有关。

NK细胞是一种在抗原和功能许多方面与Tc细胞有相似之处的特殊类型细胞。起源于骨髓干细胞，无胸腺依赖性，对肿瘤细胞、异体细胞和病毒有较强的选择性杀伤作用；不具备完整的T细胞受体复合物，但胞质中常表达CD3的ε链。此外，NK细胞还表达CD2、CD7、CD8、CD56和CD57。

二、恶性淋巴瘤的分类

（一）发展简史

自19世纪上半叶托马斯·霍奇金首次描述了淋巴瘤以来，恶性淋巴瘤多被分为霍奇金病和非霍奇金淋巴瘤两大类，每一大类又被分为若干亚

型。但是长期以来，在对恶性淋巴瘤的分类方面，特别是对 NHL 的亚型分类上标准多样，分型十分混乱，在世界范围内一直没有被公认的分类标准和分类方法，历史上曾先后出现过 10 多次有一定影响力的恶性淋巴瘤分类方法，如 Dreschfeld 和 Kundrat 分类（1893 年）、Rappaport 分类（1966 年）、Lukes-Collins 分类（1976 年）、Kiel 分类（1992 年）、REAL（the Revised European-American Classification of Lymphoid Neoplasms）分类（1994 年）等，这么多的分类一方面不仅反映了恶性淋巴瘤的复杂性，同时也给临床诊断和治疗方案的制定带来极大的混乱，影响了国际交流。近几十年随着免疫学和分子遗传学的迅猛发展，使结束这种混乱局面逐渐成为可能。1995 年始，欧洲血液病理协会和血液病理学会开始合作进行一项计划，即血液和淋巴组织肿瘤性疾病的分类，该计划终于在 2001 年结出了硕果——WHO 恶性淋巴瘤分类正式出台，并于 2005 年出版了《造血和淋巴组织肿瘤病理学和遗传学》一书。WHO 分类建立在以往的某些分类，尤其是 REAL 分类的基础上，保留了已经被很好确定下来的肿瘤类型，并增加了依据新知识和新发现确定的一些新类型，是对以往分类的继承和发展，是人们对恶性淋巴瘤最新认识的产物，被认为是迄今为止最科学、最具共识的分类，一经问世即被世界各国普遍采纳和接受，成为国际交流的共同语言。

WHO（2001 年）恶性淋巴瘤的分类和命名充分反映了目前人们对正常免疫系统的认识，是几十年来免疫学和分子遗传学深入发展的结晶。早在 20 世纪 60 年代，免疫学家在 Burnet 提出的细胞克隆选择学说（clonal selection theory）的基础上，开始阐明免疫的个体发生、结构和功能，认识到体内淋巴细胞的不同种类和功能，提出了 T 淋巴细胞（包括 NK 杀伤细胞）和 B 淋巴细胞的概念；随着免疫学的飞速发展，人们不仅对正常免疫系统和免疫细胞个体发生的认识不断深入，而且能应用

随之出现的免疫学和分子生物学的新技术区分恶性淋巴瘤细胞中的各种淋巴细胞亚群、细胞所处的分化阶段以及细胞增殖活性，提供恶性淋巴瘤细胞和与之相应的正常细胞的重要遗传学特征以及两者之间的相互关系，正是在此基础上才逐渐形成了 WHO 恶性淋巴瘤分类。

2008 年在第十届国际恶性淋巴瘤会议上对 2008 版恶性淋巴瘤的 WHO 分类进行了介绍，该分类可能将于近期出版。与 2001 版 WHO 分类相比，2008 分类对大部分肿瘤类型没有进行较大的改动，仅对一些肿瘤类型作了修订、更新，并增加了几种新类型和变异型，在 2001 版基础上将原来恶性淋巴瘤的 30 余种，扩展至 60 余种，对于初次接触恶性淋巴瘤的医学生来说，要掌握这么多类型的淋巴瘤实属不易；再者，美国国家综合癌症网（National Comprehensive Cancer Network，NCCN）肿瘤学临床实践指南作为国际肿瘤治疗的规范文件，已经应用于国内的临床实践，其中关于淋巴瘤的治疗规范是建立在 2001 年 WHO 分类的基础上，它提供了多种恶性淋巴瘤类型的治疗方法，NCCN 指南（中国版）已于 2008 年出版。基于上述原因，本文仍以在国内已产生广泛影响的 2001 年分类为主，对恶性淋巴瘤的分类、临床表现、治疗和预后进行简要的介绍。

（二）正常淋巴细胞成熟分化过程与 WHO 分类

WHO 分类以肿瘤细胞的来源（B 细胞、T 细胞或 NK 细胞）为分类基础，并结合肿瘤细胞形态、免疫学表型、遗传学和临床特征对来源于淋巴组织的肿瘤进行分类，其不同于以往分类的最主要特点是：① 将每一个恶性淋巴瘤类型均定义为独立疾病（disease entity），而非传统上认为的一个（即恶性淋巴瘤）或两个（即霍奇金淋巴瘤和非霍奇金淋巴瘤）疾病，每一个独立的淋巴瘤都有其独

自的定义，具有独特的临床表现、病理形态、免疫表型和遗传特征。其中，免疫表现和遗传特征是确定每一类淋巴瘤的重要指标，而临床表现特别是肿瘤原发部位在确定某些淋巴瘤（尤其是T细胞淋巴瘤）中也发挥着举足轻重的作用。②传统上，恶性淋巴瘤和白血病是两种不同的疾病，但是在多种淋巴组织肿瘤中，实体瘤（恶性淋巴瘤）期和循环（白血病）期可同时存在，淋巴细胞性白血病和淋巴瘤实为同一种疾病，只有临床表现不同，没有本质的差异，如B细胞慢性淋巴细胞白血病与B细胞小淋巴细胞性淋巴瘤是同一肿瘤的不同表现。③每一个独立类型淋巴瘤或多或少会有异质性，存在形态学和临床行为等方面的差异，分类中用变型（variant）和亚型（subtype）表示，前者主要指组织学上的差异，后者主要指临床行为方面的差异，例如弥漫大B细胞淋巴瘤存在中心母细胞性、免疫母细胞性、富于T或组织细胞性、间变性4种组织学变异型；而成人T细胞淋巴瘤/白血病有急性型、淋巴瘤型、慢性型、闷燃型4种临床亚型。

依据细胞系别的不同，WHO首先将造血和淋巴组织肿瘤分为：髓细胞系、淋巴细胞系、组织细胞/树突细胞系和肥大细胞系，淋巴细胞系肿瘤又分为3个主要的类型，即B细胞肿瘤、T细胞与NK细胞肿瘤和霍奇金淋巴瘤，此分类包括了恶性淋巴瘤和淋巴细胞白血病；延续原有习惯，B和T/NK细胞恶性淋巴瘤也可笼统称为非霍奇金淋巴瘤。依据细胞分化的不同阶段，B细胞与T/NK细胞肿瘤又分为两大类疾病——前体细胞肿瘤（相当于最早分化阶段的细胞）和外周或成熟细胞肿瘤（相当于分化更为成熟阶段细胞）。

1. 前体细胞肿瘤即所谓前驱B和T细胞肿瘤（precursor B-and T-cell neoplasms）：前驱B和T细胞肿瘤主要包括了前驱B急性淋巴细胞白血病/淋巴母细胞淋巴瘤（precursor B lymphoblastic leukaemia/lymphoblatic lymphoma，B-ALL/B-LBL）和前驱T急性淋巴细胞白血病/淋巴母

细胞淋巴瘤（precursor T lymphoblastic leukaemia/lymphoblatic lymphoma，T-ALL/T-LBL），这是两种分别定向于B和T细胞系的淋巴母细胞（原始淋巴细胞）性肿瘤（图10-1，图10-2）。前者可能来自前驱B淋巴母细胞，包括前-前B细胞、前B细胞和早B细胞；后者可能来自前驱T淋巴母细胞，包括前胸腺细胞、被膜下胸腺细胞和皮质胸腺细胞。急性淋巴细胞白血病和淋巴母细胞淋巴瘤是同一疾病。当病变累及骨髓、血液时多采用白血病这一术语，若表现为实体瘤、轻微血液、骨髓受累时，应诊断为淋巴瘤。无论淋巴瘤还是白血病，这些肿瘤由于来源于原始淋巴细胞，表现出较强的增殖活性，为高度恶性肿瘤，好发于年轻人，但应用联合化疗后，患者的缓解率较高，有些患者甚至能痊愈，儿童疗效优于成人。

2. 成熟B细胞肿瘤（mature B-cell neoplasms）：成熟B细胞肿瘤的分类与正常B细胞各分化阶段相关，这是分类命名的一个基础。成熟B细胞淋巴瘤的WHO（2005）分类见表10-1。各类型B细胞淋巴瘤与正常B细胞成熟分化阶段的相关性见图10-1。

表10-1　成熟B细胞淋巴瘤分类（WHO，2005）

B慢性淋巴细胞白血病[1]/小淋巴细胞淋巴瘤[2]	9823/3[1]，9670/3[2]
B细胞幼淋巴细胞白血病	9833/3
淋巴浆细胞淋巴瘤	9671/3
脾边缘区淋巴瘤	9689/3
毛细胞白血病	9940/3
浆细胞肿瘤	
孤立性骨浆细胞瘤	9731/3
骨外浆细胞瘤	9734/3
黏膜相关淋巴组织结外边缘区B细胞淋巴瘤（MALT淋巴瘤）	9699/3
淋巴结边缘区B细胞淋巴瘤	9699/3
滤泡性淋巴瘤	9690/3
套细胞淋巴瘤	9673/3
弥漫性大B细胞淋巴瘤	9680/3
纵隔（胸腺）大B细胞淋巴瘤	9679/3
血管内大B细胞淋巴瘤	9680/3
原发性渗（漏）性淋巴瘤	9678/3
Burkitt（伯基特）淋巴瘤[1]/白血病[2]	9687/3[1]，9826/3[2]

B细胞慢性淋巴细胞白血病/小淋巴细胞淋巴瘤（chronic lymphocytic leukaemia/small lymphocytic lymphoma, CLL/SLL）是来源于CD5+、CD23+的原态B细胞的肿瘤。原态B细胞经血液循环从骨髓迁移至次级淋巴组织，并聚集形成初级滤泡，因此来源于原态B细胞的肿瘤易扩散成白血病（50%）。原态B细胞是未受抗原刺激的但分化成熟的B细胞，因此这些肿瘤多见于老年人，在组织学上表现为低度恶性，临床上表现为惰性，患者的预后较好。部分起自前B细胞的CD5+、CD23-的B淋巴细胞定位于淋巴滤泡的套区的淋巴细胞为套细胞，来自套区的外周B细胞肿瘤称套细胞淋巴瘤（mantle cell lymphoma, MCL），亦多见于中、老年人，淋巴结内多发，预后较慢性小淋巴细胞淋巴瘤差，中位生存率为3~5年。

当遇到抗原，初级滤泡中的原态B细胞开始向母细胞转化，经中心母细胞、中心细胞最终分化为浆细胞和记忆B细胞。滤泡性淋巴瘤（follicular lymphoma, FL）起源于滤泡中心B细胞（包括中心母细胞和中心细胞），肿瘤细胞表达CD10、Bcl-2、Bcl-6，在组织学上至少部分区域形成滤泡结构。滤泡性淋巴瘤按10个高倍视野（hpf）中的中心母细胞绝对数分为1~3级，0~5个/hpf为1级；6~15个/hpf为2级；>15个/hpf为3级。中心母细胞处细胞增殖期，故组织学分级与患者预后有一定相关性，1~2级为惰性淋巴瘤（临床过程缓慢），不易治愈，3级有较强的侵袭性，但采用较强的治疗方法有治愈的潜在可能。

弥漫大B细胞淋巴瘤（diffuse large B-cell lymphoma, DLBCL）是最常见的B细胞淋巴瘤，可原发也可从其他低侵袭性的淋巴瘤如小淋巴细胞淋巴瘤、滤泡性淋巴瘤、边缘区B细胞淋巴瘤和结节性淋巴细胞为主型霍奇金淋巴瘤转化而来；30%~50%的病例Bcl-2+，也有很多病例表达Bcl-6，故推测DLBCL可能来自滤泡B细胞或生发中心后的B细胞。大多数DLBCL由大母细胞组成，主要为中心母细胞和免疫母细胞。Burkitt淋巴瘤（Burkitt lymphoma, BL）CD10+、Bcl-6+，也被认为是生发中心来源，BL和DLBCL的瘤细胞都是增殖期细胞，在临床上具有侵袭性，但采用联合化疗有治愈的可能性。纵隔（胸腺）大B细胞淋巴瘤、血管内大B细胞淋巴瘤和原发性渗（漏）性淋巴瘤是DLBCL中被单独列出的三个临床亚型。

边缘区B细胞淋巴瘤（marginal zone B-cell lymphoma）来自于记忆B细胞。记忆B细胞主要位于淋巴滤泡的边缘区（边缘区B细胞），具有再循环和归巢的特性，由于细胞表面存在整合素，可使这些细胞回到原先受抗原刺激的组织，因此来自淋巴结外淋巴组织如黏膜相关淋巴组织的（mucosa-associated lymphoid tissue, MALT）的B细胞会回到原来的结外淋巴组织，同样原因来自淋巴结者也会归巢回到淋巴结。故来自生发中心边缘区B细胞的淋巴瘤即边缘区B细胞淋巴瘤分为黏膜相关淋巴瘤型（MALT lymphoma）、脾型（splenic marginal zone lymphoma）和淋巴结型（nodal marginal zone B-cell lymphoma），与它们相对应的是来自结外、脾和结内的边缘区记忆B细胞。边缘区B细胞处于细胞静止期，因此边缘区淋巴瘤临床过程较为惰性。

浆细胞肿瘤（plasma cell neoplasms）是免疫分泌性疾病，是一组具有分泌免疫球蛋白的克隆性B细胞增殖性疾病，这些B细胞是分化到终末期接近成熟的B细胞，或者是浆细胞，或者是浆细胞样淋巴细胞。浆细胞也具有归巢的特性，归巢到骨髓，与归巢于骨髓对应的典型的肿瘤性病变是浆细胞骨髓瘤（plasma cell myeloma）。浆细胞肿瘤中除了浆细胞骨髓瘤外，还包括浆细胞瘤（plasmacytoma）（包括骨孤立性浆细胞瘤和髓外浆细胞瘤）、免疫球蛋白沉积病（包括原发性淀粉样变和系统性轻链和重链沉积病）、骨硬化性骨髓瘤和重链病。

淋巴浆细胞淋巴瘤/Waldenstrom巨球蛋白血

症（lymphoplasmacytic lymphoma, LPL/Waldenstrom macroglobulinemia）来源于抗原刺激后向浆细胞分化的外周B细胞，是一种罕见的疾病，由于细胞处静止期，因此该疾病临床表现惰性，中位生存时间5年。好发于老年人。

3. 成熟T细胞和NK细胞肿瘤（mature T-cell and NK-cell neoplasms）：有资料表明我国的T细胞淋巴瘤约占NHL的30%，明显高于许多欧美国家。由于NK细胞与T细胞具有部分相同的免疫表型和功能特性，因此两类肿瘤被归在一起。

与成熟B细胞肿瘤不同，成熟T细胞肿瘤起源于成熟T细胞或胸腺后T细胞（外周T细胞），各型T细胞肿瘤均可表达CD7、CD2、CD3、CD5等T细胞标记物，CD4$^+$或CD8$^+$，CD1$^-$（图10-2）。对于成熟T/NK细胞淋巴瘤来说目前尚无特异性免疫表型谱和其他特异性的参数来对其进行分类，因此WHO在进行分类时采用了多项参数，这些参数包括组织学形态、免疫表型、遗传学特征和临床特点。其中临床特点在T/NK细胞淋巴瘤分类及进一步的亚类区分中起着主要的作用。如不同的T/NK细胞淋巴瘤可累及血液、淋巴结、皮肤、肝、脾、肠等，可表现为白血病或局部实质性肿块，按这些不同的临床特点T/NK细胞淋巴瘤首先被分为四组：① 白血病性/播散性；② 淋巴结外；③ 结内性；④ 皮肤性。具体见表10-2。

恶性淋巴瘤是发生过程中淋巴细胞在某一分

表10-2 成熟T和NK细胞肿瘤（WHO,2005）

白血病/播散性	
T细胞幼淋巴细胞白血病	9834/3
T细胞大颗粒细胞白血病	9831/3
侵袭性NK细胞白血病	9948/3
成人T细胞白血病/淋巴瘤	9827/3
淋巴结外	
结外NK/T细胞淋巴瘤，鼻型	9719/3
肠病型T细胞淋巴瘤	9717/3
肝脾T细胞淋巴瘤	9716/3
皮下脂膜炎样T细胞淋巴瘤	9708/3
皮肤	
蕈样霉菌病/Sézary综合征	9700/3，9701/3
原发性皮肤间变性大细胞淋巴瘤	9718/3
母细胞性NK细胞淋巴瘤*	9727/3
淋巴结	
血管免疫母细胞T细胞淋巴瘤	9705/3
外周T细胞淋巴瘤，非特殊型	9702/3
间变性大细胞淋巴瘤	9714/3

* 来源和分化阶段未定的肿瘤

化阶段发生单克隆性增生所致，但目前外周T/NK细胞淋巴瘤尚缺乏特征性的免疫标记物作为T细胞克隆性增生的指标，仅有少数的抗原与T/NK细胞淋巴瘤的某些类型有关，如CD30$^+$是间变性大细胞的一个常见标记，CD56$^+$是结外鼻型T/NK细胞淋巴瘤的标志，但是这些标记物的阳性表达尚可见于其他类型的T/NK细胞淋巴瘤，甚至霍奇金淋巴瘤，因此在诊断时还需要结合临床特点、组织学表现等其他参数。

除免疫标记物之外，不同形态的肿瘤细胞中会出现一致性的免疫球蛋白（B细胞淋巴瘤）和TCR基因重排（T细胞淋巴瘤），即抗原受体基因的克隆性重排也是恶性淋巴瘤中某一分化阶段的淋巴细胞克隆性增生的标志；因此TCR基因克隆性重排的检测在T细胞肿瘤的分类中有一定的作用。如表达TCR γδ的T细胞主要分布在皮肤、肠道上皮内等处，这些部位发生的T细胞淋巴瘤常出现为TCR γ 基因重排，如大多数的肝脾T细胞淋巴瘤常表现为 γ 基因克隆性重排，仅少数病例为 β 基因重排，肠病型T细胞淋巴瘤表现为TCR β γ 基因重排等。

此外，某些T/NK细胞淋巴瘤与病毒感染有密切的关系。如成人T细胞白血病/淋巴瘤由逆转录病毒人类T细胞白血病病毒1引起；结外T/NK细胞淋巴瘤与EB病毒感染有关。某些T细胞淋巴瘤可分泌特异性细胞因子或化学因子引起特异性的临床表现，如成人T细胞淋巴瘤/白血病可分泌溶骨活化相关因子，导致高钙血症。

除了具有独特临床特点、组织学特点、免疫表型的T/NK细胞淋巴瘤可分类成为独立疾病外，那些缺乏独特的临床表现、免疫学或遗传学特点、组织形态上多变，分类可重复性差且分类的临床意义不明显的外周T/NK细胞淋巴瘤都归为"外周T细胞淋巴瘤，非特殊性"。

总之，在T/NK细胞淋巴瘤分类中，疾病的临床特点具有举足轻重的作用，组织学形态、免疫表型和遗传学特征是很好的辅助参考指标。

4. 霍奇金淋巴瘤：在我国霍奇金淋巴瘤所占的比例低于欧美国家，发病率约为0.6/10万，但目前有增高的趋势。

HL具有以下共同的特征：① 通常发生于淋巴结，特别好发于颈部淋巴结；② 多见于年轻人；③ 组织学上由少数散在体积大的单核和多叶核肿瘤细胞（称为R-S细胞）和其周围大量非肿瘤性的反应性细胞组成。

通常霍奇金淋巴瘤被认为起源于生发中心B细胞或其衍生细胞。WHO将HL分为两个独立的疾病，即结节性淋巴细胞为主型霍奇金淋巴瘤（nodular lymphocyte predominant Hodgkin lymphoma，NLPHL）和经典型霍奇金淋巴瘤（classical Hodgkin lymphoma，CHL），后者又分为4个亚型：结节硬化型、混合细胞型、淋巴细胞丰富型和淋巴细胞消减型。这两种HL在临床特点、生物学行为、形态学、免疫型、Ig转录及背景中反应性细胞的组成等均有不同。

NLPHL起源于生发中心B细胞，中心母细胞分化阶段。有报道显示NLPHL和弥漫大B细胞淋巴瘤之间存在克隆性关系，因此有部分NLPHL可进展为大B细胞淋巴瘤。CHL起源于生发中心阶段分化的成熟B细胞，极少数起源于外周T细胞。4种CHL亚型具有相同的免疫表型和遗传学特点，但在某些方面可能有所不同，如EB病毒的感染程度，通常75%的混合细胞型CHL病例EB病毒检测阳性，而只有10%~40%的结节硬化型CHL病例EB病毒阳性。

三、恶性淋巴瘤的诊断方法

NCCN恶性淋巴瘤治疗指南针对不同类型和不同分期的淋巴瘤制定了不同的治疗方案，而临床初次治疗方案制定的准确性又直接影响到患者的疗效和预后，由此可见在恶性淋巴瘤的临床治疗中对于病理诊断和分型的高度依赖性。一个恶性淋巴瘤的诊断，不仅要判断病变是否为恶性淋巴瘤，是HL还是NHL，是T细胞，B细胞还是NK细胞来源，而且要精确到恶性淋巴瘤的每一种独立疾病，这对病理医生来说是个艰巨的挑战。

临床上，确诊恶性淋巴瘤的最常见方法仍依赖于局部淋巴结组织活检和骨髓活检（伴或不伴骨髓穿刺）。在组织活检后提倡采用石蜡切片进行诊断，不宜采用快速冰冻诊断，因为冰冻切片对抗原及组织细胞形态的保存均产生不良影响。肿块细针穿刺（fine-needle aspiration，FNA）不宜作为淋巴瘤初始诊断的依据，但是在某些情况下，如淋巴结不适于进行切开或切除活检时，FNA联合粗针活检的形态学分析和流式细胞学检查可能为诊断提供足够的信息。不能依据FNA进行组织学分级。在进行淋巴结组织活检时，应选取中等大小的淋巴结为宜，尽量完整地摘取；若有多处浅表淋巴结肿大者，应选取颈部淋巴结，避免首选腹股沟和腋下淋巴结。

病理上，分类恶性淋巴瘤为一个独立疾病的第一条原则是用形态学和免疫表型特点来确定主要的分化细胞类型；第二条原则是依据病因学特点（如有否病毒感染）、主要的原发细胞的遗传学异常和特殊的临床特点（肿瘤的原发部位是重要的参考因素）进行分类。通常，形态学检测和免疫表型分析，结合临床特点可以解决大部分淋巴瘤的诊断问题，但仍有一部分病例需要进行遗传学、病因学等方面的检测。

四、口腔颌面—头颈部几种常见恶性淋巴瘤的临床病理特点

（一）黏膜相关淋巴组织结外边缘区B细胞淋巴瘤（MALT淋巴瘤）

【定义】

WHO对该疾病的定义是"一种结外淋巴瘤，由形态多样的小B细胞组成，其中包括边缘区细胞（中心细胞样细胞）、单核样细胞、小淋巴细胞，也可见到散在的免疫母细胞和中心母细胞样细胞。部分细胞有浆细胞样分化，肿瘤细胞可向反应性滤泡中心浸润，也可向滤泡间区浸润，当肿瘤细胞浸润上皮时，可形成典型的淋巴上皮病变"。

【ICD-O编码】9699/3

【病因】

幽门螺杆菌与胃肠道MALT淋巴瘤有关，治疗幽门螺杆菌可使疾病得到缓解。此外，大多数MALT淋巴瘤患者有慢性炎症性疾病的病史，且多为自身免疫性疾病，如好发于唾液腺组织的Sjögren综合征、桥本甲状腺炎等；患有这些疾病的患者发生MALT淋巴瘤的风险显著增加。

唾液腺MALT淋巴瘤可见于HIV感染的患者，也有肝炎C病毒感染患者的病例报道，但是肝炎C病毒与MALT淋巴瘤发病的相关性仍不肯定。

【流行病学】

自从1983年首次描述胃肠道MALT淋巴瘤以来，在其他组织器官中如腮腺、甲状腺、肺、皮肤、眼结膜等处也发现了类似的肿瘤。唾液腺是仅次于胃的第二好发部位。绝大多数（80%）发生在唾液腺的淋巴瘤是MALT淋巴瘤。MALT淋巴瘤主要见于55~65岁的患者，平均年龄61岁，女性好发。

大多数唾液腺MALT淋巴瘤累及腮腺，约占唾液腺MALT淋巴瘤的70%，颌下腺和小涎腺者分别占20%~25%和5%。大约10%的病例多腺体累及。

【临床表现】

唾液腺MALT淋巴瘤患者多数有自身免疫性疾病的病史，最常见的疾病是Sjögren综合征，该疾病可能存在较长一段时间，从6个月至29年不等，然后进展为MALT淋巴瘤。Sjögren综合征患者罹患MALT淋巴瘤的风险是正常人的44倍。

临床上多表现为单侧或双侧腮腺无痛性、缓慢肿大，可伴有局部淋巴结肿大。骨髓受累者少见。

【组织病理学】

巨检时可见肿块界限不清、质硬，切面灰黄色，质地均匀，有时可见小囊腔形成。

显微镜下见正常的涎腺组织被淋巴组织替代，但在病变的局部区域仍可见残留的小叶结构。其病变特征是肿瘤由不同程度的淋巴样细胞组成，伴反应性淋巴滤泡和淋巴上皮病形成（图10-3，图10-4）。肿瘤细胞最初浸润反应性淋巴滤泡周围，在边缘区扩散，进而逐渐扩展至滤泡间，形成融合的区域。这些肿瘤性的淋巴样细胞包括中心细胞样细胞、单核样B细胞、小淋巴细胞、淋巴浆细胞样细胞、浆细胞以及体积较大的转化细胞。单核样B细胞是中等大小的细胞，核有裂或呈锯齿状，具有丰富的、淡染的胞质，细胞边界清楚（图10-5）。

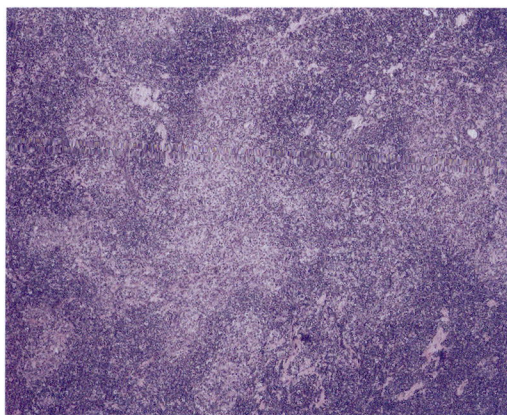

图10-3 MALT淋巴瘤

肿瘤由不同程度的淋巴样细胞组成，伴反应性淋巴滤泡和淋巴上皮病形成（HE×100）

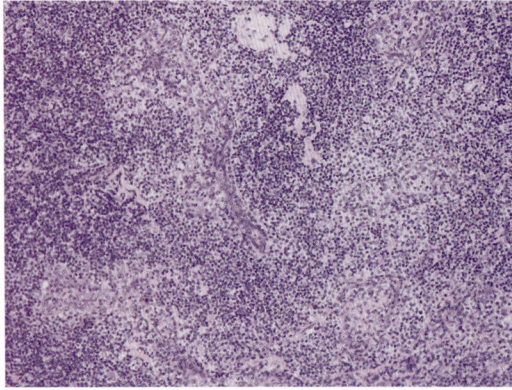

图 10-4　MALT 淋巴瘤

图 10-1 中倍。病变上皮细胞大量单核样 B 淋巴细胞浸润（HE×200）

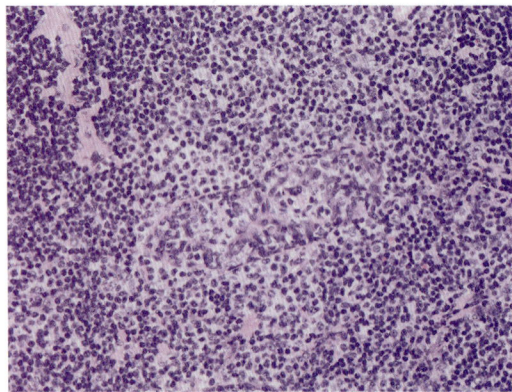

图 10-5　MALT 淋巴瘤

图 10-1 高倍。上皮细胞巢周围的单核样 B 淋巴细胞，细胞中等大小，胞质丰富淡染（HE×400）

中心细胞样细胞体积稍小，胞质不如单核样 B 细胞丰富，形态类似边缘区 B 细胞。在有些病例中，可见明显的浆细胞分化，大约半数病例，肿瘤性浆细胞和淋巴浆细胞样细胞的细胞核中可见 PAS 阳性的 Dutcher 小体。

MALT 淋巴瘤的一个重要组织学特征是出现所谓的淋巴上皮病变。淋巴上皮病变是指变形或破坏的上皮巢内有 3 个以上的肿瘤性淋巴样细胞，这些细胞通常是单核样 B 细胞或中心细胞样细胞。受累及的导管通常表现为上皮增生，管腔闭锁，偶尔也可见管腔扩张，多个囊腔形成。

唾液腺自身免疫性疾病进展为 MALT 淋巴瘤的早期组织学指征是围绕上皮肌上皮岛周围有淡染的单核样 B 细胞和中心细胞样细胞光环状或领

圈状浸润（图 10-4）。这些肿瘤细胞逐渐向周围组织扩展，成片或弥漫分布，最终取代正常的反应性淋巴滤泡。另一方面，一些反应性淋巴滤泡中也可有单核样 B 细胞浸润。

体积较大的中心母细胞样细胞或免疫母细胞样细胞在肿瘤中多散在分布。但有时在某些具有典型 MALT 淋巴瘤表现的肿瘤中可显著增生，成片或形成实性区域，这时应诊断为"弥漫大 B 细胞淋巴瘤伴 MALT 淋巴瘤的表现"，而"高度恶性 MALT 淋巴瘤"一词应避免使用。

【免疫组化】

目前尚没有特异性的标记物来确定 MALT 淋巴瘤。其较典型的免疫组织化学表型是 IgM（+）、IgA 和 IgG（+）/（-），轻链限制性表达，全 B 细胞标记物 CD19、CD20（图 10-6）、CD22 阳性，CD79a

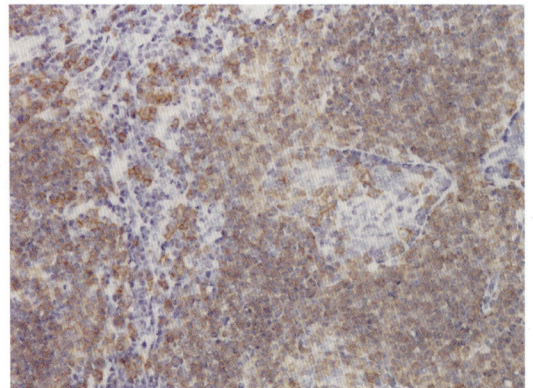

图 10-6　与图 10-1 同一病例。肿瘤细胞 CD20 阳性表达（IHC×400）

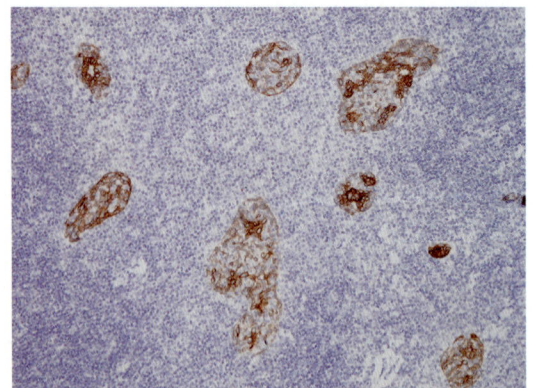

图 10-7　与图 10-1 同一病例。上皮细胞巢广谱角蛋白 AE1/AE3 阳性表达（IHC×200）

阳性表达，部分细胞BCL-10细胞核阳性。肿瘤细胞不表达CD5、CD10、CD23和CyclinD1。上皮细胞上皮角蛋白AE1/AE3阳性（图10-7）。

【细胞遗传学】

在大多数MALT淋巴瘤中均检测到轻链和重链免疫球蛋白的单克隆性重排。在一些病例中检测到3号和8号染色体三倍体、染色体易位如t（11;18）（q21; q21）、t（14; 18）（q32; q21）、t（1; 14）（p22; q32）和t（3; 14）（p14.1; q32）。其中t（14;18）（q32; q21）最常见于非胃肠道MALT淋巴瘤，唾液腺MALT淋巴瘤中的检出率约为20%。

【鉴别诊断】

MALT淋巴瘤的鉴别诊断包括唾液腺良性淋巴上皮病和某些结节性非霍奇金淋巴瘤，如滤泡性淋巴瘤、小淋巴细胞性淋巴瘤和套细胞淋巴瘤等。

MALT淋巴瘤和良性淋巴上皮病变单从组织学上进行鉴别有时较困难，需结合免疫组织化学和分子生物学的检测结果。组织学上，上皮肌上皮巢周围单核样B细胞光环状浸润、单核样B细胞和中心细胞样细胞成片分布、细胞有异形、浆细胞或淋巴浆细胞样细胞中见Dutcher小体、免疫组织化学检测发现轻链限制性表达，这些均提示MALT淋巴瘤而非良性淋巴上皮病变。

MALT淋巴瘤中肿瘤细胞浸润反应性淋巴滤泡会呈现明显的结节状表现，有可能会误诊为滤泡性淋巴瘤。虽然上述两种淋巴瘤细胞均可表达BCL-2，但滤泡性淋巴瘤细胞还可表达其他生发中心细胞标记物，如CD10和BCL-6。同样小淋巴细胞性淋巴瘤和套细胞淋巴瘤也有自己独特的免疫标记物，前者多数CD5、CD23阳性，后者多数CD5、CyclinD1阳性。

【治疗和预后】

MALT淋巴瘤患者的预后较好，五年生存率可达85%，肿瘤通常局限于腺体组织很多年。淋巴结累及通常是疾病晚期的表现，可累及腺体内淋巴结或邻近颈部淋巴结。其他部位播散较少见，

但可发生在肺、眼结膜和胃。有些MALT淋巴瘤可转变为弥漫性大B细胞淋巴瘤。

由于病变通常局限、惰性，因此可局部手术切除肿块或行局部放射治疗。对于播散的病例，化疗是必需的。

（二）弥漫性大B细胞淋巴瘤（DL-BCL）

【定义】

WHO对该疾病的定义为"弥漫性增生的大B细胞恶性肿瘤，瘤细胞核的大小相当于中正常吞噬细胞核或正常淋巴细胞的2倍"。

【ICD-O编码】9680/3

【病因】

病因不明。通常是原发的，但有一部分是从低侵袭性淋巴瘤转化而来的。潜在的免疫缺陷可能与本病的发生有关。

【流行病学】

DLBCL是比较常见的淋巴瘤类型，约占所有淋巴瘤的30%~40%强。可发生于儿童和成年人，但以成年人多见；男性稍多见。

【临床表现】

临床上可表现为淋巴结或结外肿块。初发现时肿块通常较局限，但是如果未治疗则肿块生长迅速。半数以上的病例肿瘤局限在横膈膜一侧。骨髓累及少见。大约40%的病例发生在结外，如消化系统、皮肤、肝、脾等。

【病理表现】

巨检见淋巴结肿大，质地均匀，界限清楚，无或少见坏死。

镜下见正常淋巴结结构或结外组织被弥漫增生的肿瘤性淋巴样组织全部或部分取代（图10-8）。肿瘤由转化的大淋巴细胞组成（图10-9），但从细胞学的角度来看，肿瘤细胞的形态多种多样，可依据形态的差异，进一步进行形态学

变异型分类；但各形态学变异型之间在免疫表型以及基因学特征上无明显差异，因此诊断时统一使用弥漫性大B细胞淋巴瘤这一名称，也可采用各形态学变异型来进行命名。

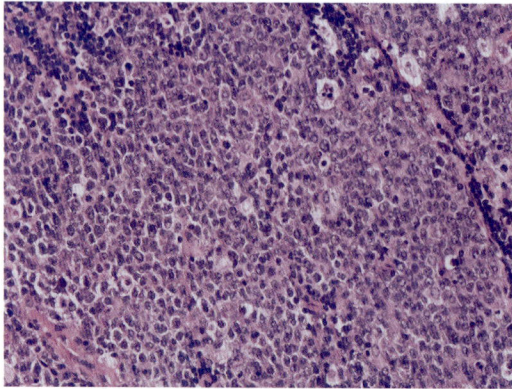

图 10-8　DLBCL
镜下见正常淋巴结构被弥漫增生的肿瘤性淋巴样组织取代，肿瘤细胞为转化的大淋巴细胞（HE × 400）

WHO根据细胞学形态将弥漫性大B细胞淋巴瘤分为4种变异型：中心母细胞型、免疫母细胞型、富于T细胞/组织细胞性DLBCL。

1. 中心母细胞DLBCL：肿瘤细胞为中等大小到大的淋巴细胞，细胞呈卵圆形或圆形；泡状核，染色质细腻，靠近核膜处可见2~4个核仁；细胞胞质少，双嗜性或嗜碱性。

2. 免疫母细胞DLBCL：绝大多数的肿瘤细胞为免疫母细胞。表现为单个细胞核，细胞体积较大，可见少许嗜碱性细胞浆。中心母细胞的含量小于10%。部分细胞呈浆样分化。

3. 富于T细胞/组织细胞的淋巴瘤：绝大多数细胞为反应性T淋巴细胞，伴或不伴组织细胞。肿瘤性大B细胞少于10%，可为霍奇金淋巴瘤中的爆米花样细胞、中心母细胞、免疫母细胞、R-S细胞。小B淋巴细胞少见。

4. 间变性DLBCL：肿瘤细胞体积大，呈圆形或卵圆形、多边形，核有异形，可为多核。有些似R-S细胞。可以似癌巢状生长或沿淋巴窦生长。

【免疫组化】

肿瘤细胞CD45、CD79a阳性，全B细胞标记

物CD19、CD20（图10-9）、CD22阳性，轻链限制性表达。少数可表达CD5，但CD23、CyclinD1不表达。50%~70%的病例表达细胞膜或/和细胞浆Ig（IgM > IgG > IgA）。

滤泡生发中心起源者可表达CD10、BCL-6；活化B细胞起源者可表达MUM1、VS38c和CD138；间变性弥漫性大B细胞淋巴瘤表达CD30；富于T细胞/组织细胞的淋巴瘤中存在大量反应性非瘤性T细胞，这些细胞CD45RO、CD3阳性，若有组织细胞存在，则CD68阳性。

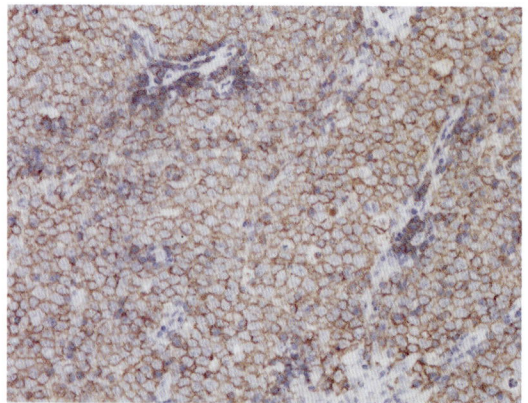

图 10-9　DLBCL
与图10-8同一病例。肿瘤细胞CD20阳性（IHC × 400）

【细胞遗传学】

DLBCL是多基因作用的肿瘤，表现出明显的基因学异质性。大多数病例可检出IgH和IgL免疫球蛋白重、轻链基因克隆性重排，并有可变区体细胞突变。20%~30%的病例可发生滤泡性淋巴瘤的标记物Bcl-2基因即t（14; 18）易位。约30%的病例3q27区异常，可能与BCL-6有关。myc基因重排不常见。部分免疫缺陷的病例中可检测到EB病毒的感染。

【鉴别诊断】

需与该疾病鉴别的肿瘤包括分化差的癌、梭形细胞肉瘤、粒细胞肉瘤、恶性黑色素瘤等。通常单从组织形态上进行鉴别有一定难度，若结合免疫组织化学染色结果则多可确诊。如分化差的癌免疫组化显示细胞角蛋白阳性；粒细胞肉瘤MPO （myeloperoxidase）阳性；恶性黑色素瘤S-100、HMB45、MelanA阳性，而梭形细胞肉瘤则淋巴细胞标记物阴性表达。

【预后】

该疾病具有侵袭性，临床发展快，恶性程度高，如缺乏治疗则患者生存期短，但若采用积极化疗，很多患者可缓解，有些可治愈。不同部位的DLBCL患者对治疗反应可能不同，预后也不同。如位于头颈病变局限者采用局部手术加放疗，患者预后良好；原发于皮肤者病变进展缓慢，预后较好；但位于小腿者预后较前两者差。

（三）结外NK/T细胞淋巴瘤，鼻型

【定义】

WHO对该疾病的定义是"主要发生在结外，以形态多样为其特征。肿瘤常有噬血管性，多伴有血管破坏及坏死。该肿瘤之所以称为NK/T而不是NK细胞淋巴瘤，是因为虽然大多数病例似乎是NK细胞肿瘤，即EBV（＋）、CD56（＋），但少数病例具有EBV（＋）、CD56（－）的细胞毒性T细胞表型"。

"'鼻型'这一修饰词要注意这样一个事实；鼻腔是最常见的原发部位。但是同样的肿瘤也可见于其他结外器官。'NK/T细胞淋巴瘤，鼻型'可以作为发生在鼻部病例的同义词"。

【ICD-O编码】9719/3

【流行病学】

本病呈现显著的地域分布的特征，我国东南部、日本、南美洲、中美洲和墨西哥等地较常见，但在欧洲、美国等地非常少见。该疾病好发于成人，儿童少见，男性居多。也可发生在免疫功能低下或器官移植后的患者。

【病因】

本疾病与EB病毒感染密切有关。

【临床表现】

最常见的部位是面部中线（鼻和腭部），病变可累及整个上呼吸道、消化道直至喉水平。也可发生在鼻以外，如皮肤、胃肠道和软组织。临床上的典型表现是溃疡形成，呈进行性发展，组织破坏并坏死，多无明确的肿块形成。淋巴结肿大者少见。

【病理表现】

肿瘤由数量不等的形态不典型的小、中等和大淋巴细胞组成，混合有浆细胞、免疫母细胞、嗜酸性粒细胞、小淋巴细胞和组织细胞。肿瘤细胞的大小和形态很不一致，细胞核多不规则，染色质呈颗粒状，但体积较大的细胞的细胞核呈泡状；核仁不显著或有小核仁；胞质少或稍多，常透亮。核分裂象易见。在印片的Giemsa染色中，肿瘤细胞的细胞质内可见嗜天青颗粒。异形的淋巴细胞常侵犯血管壁，引起血管壁纤维素样坏死，或管腔内血栓形成引起血管阻塞，导致凝固性坏死，坏死组织中见许多固缩的核碎片。表面若有黏膜鳞状上皮残留，则上皮多发生假上皮瘤样增生。

【免疫组化】

肿瘤细胞CD2、CD56阳性。细胞膜CD3表达阴性，但CD3ε细胞质阳性。细胞毒颗粒蛋白，如颗粒酶B、穿孔素、TIA-1阳性。CD43、CD45RO、Fas（CD95）和Fas配体、HLA-DR、IL-2常阳性，其他T细胞和NK细胞相关抗原，如CD4、CD5、CD8、CD16、CD57等阴性表达。

绝大多数病例可检出EB病毒（原位杂交法）。

【细胞遗传学】

T细胞受体TCR和免疫球蛋白在大多数病例中无基因重排。瘤细胞常被检出克隆性EBV基因组。

【鉴别诊断】

该疾病由于常混杂有浆细胞、组织细胞、嗜酸性粒细胞和小淋巴细胞，易误诊为炎症。但NK/T细胞淋巴瘤多有血管中心浸润的组织学表现，血管破坏现象常见；免疫组化染色显示CD56阳性；原位杂交可检出EB病毒感染，这些检查结果可资

与炎症相鉴别。

其他需要鉴别的疾病包括肠病型T细胞淋巴瘤、分化好的鳞状细胞癌等疾病。与前者鉴别的要点在于前者常有TCR基因重排,EB病毒检查阴性。与后者的鉴别要点是在于应仔细观察瘤样增生下方密集增生的淋巴细胞有无细胞异形性,以此避免漏诊。

【预后】

该肿瘤呈侵袭性,不同部位的病变其预后可能不同。位于鼻部者部分经放射治疗后可缓解,但仍有部分病例即使经高强度化疗依然预后不佳。鼻外NK/T细胞淋巴瘤的侵袭性强,需高强度化疗,但患者治疗反应较差,预后不良。

第二节　组织细胞和树突细胞肿瘤

组织细胞和树突细胞源性肿瘤来源于吞噬细胞和相关细胞系,是发生在淋巴组织肿瘤中的最少见类型。这类肿瘤对应的正常细胞类型有两类:① 抗原递呈细胞或树突细胞;② 抗原处理细胞或吞噬细胞。WHO组织细胞和树突细胞肿瘤的组织学分类见表10-3。本章节主要讨论与口腔颌面部关系较密切的朗格汉斯细胞组织细胞增生症(Langerhans cell histiocytosis, LCH)。

表10-3　WHO组织细胞和树突细胞肿瘤的组织学分类(2005)

朗格汉斯细胞组织细胞增生症	9751/1
朗格汉斯细胞肉瘤	9756/3
指状树突细胞肉瘤/肿瘤	9757/3,9757/1
滤泡树突细胞肉瘤/肿瘤	9758/3,9758/1
不能分类的树突细胞肉瘤	9757/3

LCH是朗格汉斯细胞克隆性增生所致,过去曾认为其是组织细胞来源的,因此曾命名为组织细胞增生症X(histiocytosis X)。目前认为朗格汉斯细胞是抗原递呈细胞,来源于造血干细胞,可处理抗原并递呈给T淋巴细胞;该类细胞形态上呈树枝状突起,细胞质内含有特殊的棒状或球拍样颗粒,称"Birbeck"颗粒;该类细胞最早发现于皮肤,后发现其可分布在口腔、阴道、食管黏膜上皮内,胸腺、淋巴结和脾也有分布。

【定义】

WHO对该疾病的定义是"朗格汉斯细胞的肿瘤性增生,可表达CD1a、S-100蛋白,通过超微结构检查可见Birbeck颗粒"。

【ICD-O编码】9751/1

【病因】

LCH的病因不明,可能与某些病毒感染有关。

【流行病学】

LCH可在一个器官系统中表现为孤立或多发性病变,包括3种主要的疾病,即孤立性嗜酸性粒细胞肉芽肿(eosinophilic granuloma)、韩-雪-柯病(Hand-Schüller-Christian disease)和勒-雪病(Letterer-Siwe disease),三者彼此之间有重叠。

孤立性嗜酸性粒细胞肉芽肿为单一病灶,最常累及的部位是骨,尤以颅骨好发,包括中耳和颞骨。除骨之外,还可发生在淋巴结、肺、胸腺、皮肤、中枢神经系统和其他部位,如胃、肛门、甲状腺等;20~30岁的男性好发,但可累及任何年龄组,包括老年人。

韩-雪-柯病多见于3岁以上的儿童,男性多发。

勒-雪病患者多为3岁以内的婴幼儿。

【临床表现】

孤立性嗜酸性粒细胞肉芽肿位于骨组织者通常破坏骨皮质,可累及周围软组织。影像学表现为界限清楚的溶骨性病变。

韩-雪-柯病为多灶性病变,但多为同一系统器官的多灶性病变，以骨多灶性病变多见，并伴发周围软组织肿块，以及突眼症、尿崩症和牙齿脱落。

勒-雪病是多灶性、多器官的病变，病变可累及骨、皮肤、淋巴结、肺等，表现为发热、皮疹、肝脾肿大、淋巴结肿大、全血细胞减少和骨病损。

【病理表现】

LCH病理表现为成片或成巢排列的朗格汉斯细胞，这些细胞的细胞核具有以下一些特点：长形或不规则形，伴有明显的核沟，染色质细腻、核膜薄；胞质丰富，嗜酸性；电镜下，细胞质内含有Birbeck颗粒，这是一种功能尚不清楚的长形的、拉链样的胞质结构。在朗格汉斯细胞周围常伴有嗜酸性粒细胞、反应性淋巴细胞、浆细胞、中性粒细胞、多核巨细胞和巨噬细胞浸润（图10-10，图10-11）。

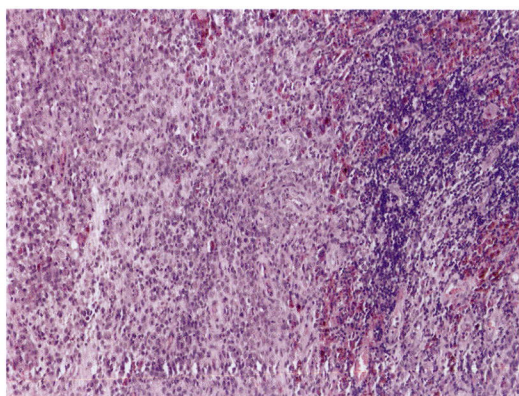

图10-10 LCH

肿瘤由成片的朗格汉斯细胞组成，周围见反应性淋巴细胞
（HE×200）

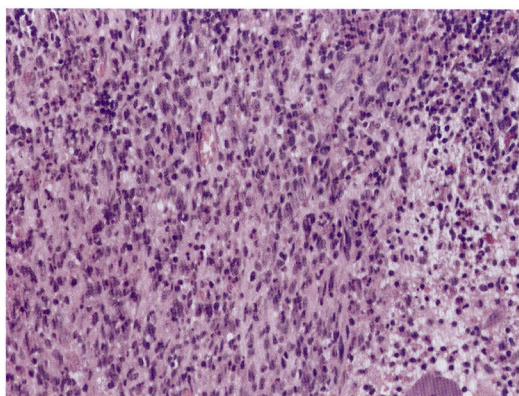

图10-11 LCH

图10-10高倍。见长形或不规则形，有核沟、染色质细腻、核膜薄的朗格汉斯细胞，还可见散在的胞质嗜酸性的嗜酸性粒细胞
（HE×400）

【免疫组化】

免疫标记物CD1α和S-100阳性（图10-10—图10-11），不表达淋巴细胞表型（CD4除外）。

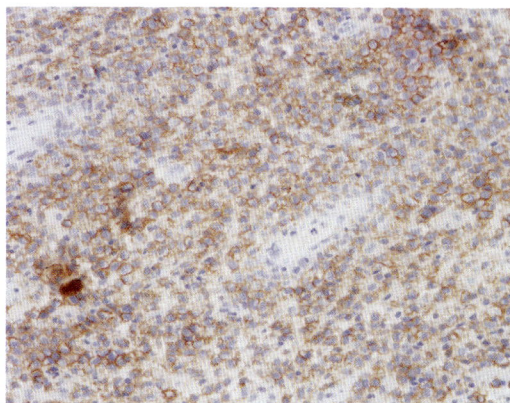

图10-12 LCH

与图10-10同一病例。朗格汉斯细胞CD1α阳性表达
（IHC×400）

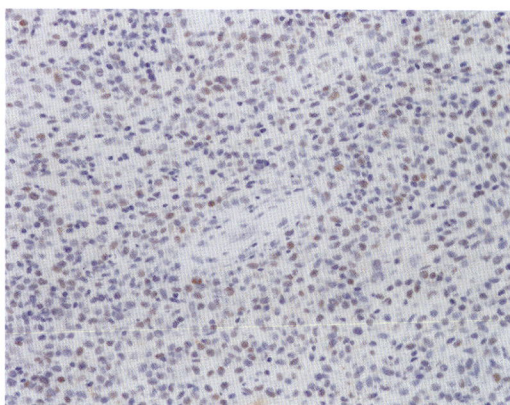

图10-13 LCH

与图10-10同一病例。朗格汉斯细胞S-100蛋白阳性表达
（IHC×400）

【电镜】

电镜下细胞浆内含Birbeck颗粒。

【鉴别诊断】

需与LCH鉴别的疾病主要是结外窦组织细胞增生伴巨大淋巴结病（即Rosai-Dorfman病）和非霍奇金淋巴瘤。偶尔Rosai-Dorfman病也可发生在耳及颞骨。这两种疾病的鉴别有赖于免疫组织化学检测。与朗格汉斯细胞相似，Rosai-Dorfman病的细胞也表达S-100蛋白，但后者不表达CD1α和Langerin。

LCH和非霍奇金淋巴瘤的鉴别比较容易，即使在显微镜下也能鉴别,必要时免疫组织化学检查有助于最终的诊断。

【治疗和预后】

LCH的治疗可采用手术治疗、低剂量放疗（50~1500 rads）。患者预后通常较好。复发,也可以认为是系统性病变的一部分或多灶性病变,一般发生在诊断后6个月之内。若治疗后1年内无新的病灶发生,则可认为该疾病治愈。对于多灶性或系统性病变可采用化疗。此外,患者预后与发病早晚、所累及的器官数量有一定的相关性,孤立性病变者总体生存率＞95%,若两器官受累,总体生存率则降至75%。

（田　臻）

参 考 文 献

1 李向红,孙璐,袁静. WHO分类和NCCN指南在淋巴瘤病理诊断中的应用体会. 中华病理学杂志,2009,38：217—220.

2 朱雄增. 恶性淋巴瘤病理研究和分类的新进展. 中华病理学杂志,2009,38：285—286.

3 周小鸽,陈辉树译. 造血和淋巴组织肿瘤病理学和遗传学. 北京：人民卫生出版社. 2005,113—329.

4 于世凤主编. 口腔组织病理学. 第六版. 北京：人民卫生出版社. 2007,355—357.

5 回允中主译. Rosai & Ackerman 外科病理学. 北京：北京大学医学出版社,2006,第一版,1915—1961.

6 邱蔚六主编. 邱蔚六口腔颌面外科学. 第一版. 上海：上海科学技术出版社. 2008,539—548.

7 曹世龙主编. 肿瘤学新理论与新技术. 第一版. 上海：上海科技教育出版社. 1997,568—586.

8 BarnesLeon, ed. Surgical pathology of the head and neck. 3rd edition. New York：Informa healthcare. 2009. 438—439,603—607.

第十一章 细针吸取细胞学在头颈肿瘤诊断中的应用

第一节 概 述

细针吸取细胞学（fine-needle aspiration cytology, FNAC或FNA）简称针吸细胞学，是从20世纪初开始逐渐发展起来的一种简便、快速、价廉、患者痛苦小、较为准确的肿瘤术前诊断方法，属病理诊断细胞学的一个分支。该方法主要通过细针吸取一定量的细胞标本，观察人体实质性器官非肿瘤性及肿瘤性组织的细胞形态变化，确定标本是否为肿瘤性病变/瘤样病变、判断肿瘤细胞的良、恶性及可能的组织学类型，进而在一定程度上对该肿瘤患者治疗方案的制定提供一定的指导信息。

早在1904年，Greig和Gray就发表了淋巴结针吸细胞学检查诊断锥虫病的报道。1912年Hirschfeld用针吸细胞学检查方法来诊断皮肤淋巴瘤，真正将针吸细胞学检查方法应用于实质性肿瘤的诊断，通过使用此快捷、创伤小的检查手段，为临床提供比单纯触诊和经验判断更丰富、精确的诊断信息。在一些情况下，通过针吸细胞学检查能够得到了一个较为肯定的诊断意见，据此就可以及时地制定临床治疗方案；若未获肯定的，仅获得具有一定倾向性的诊断意见时，也能为临床提示进一步必要的检查方案；即使在未获肯定或倾向性诊断意见的情况下，由于它是一种创伤小、廉价、简单的检查方法，对于患者疾病的预后及临床

治疗过程没有明显的损害。正因为如此，近数十年来细针吸取细胞学被用来作为临床的一线诊断方法，在国内各大中型医院中均有不同程度的开展。

1930年，Martin和Ellis首次将FNA技术应用于头颈部肿瘤的诊断，由此开始了FNA在头颈肿瘤诊断中的应用。FNA主要涉及头颈部的甲状腺、唾液腺、口内黏膜、颈部淋巴结、皮下及软组织、颌骨、颞下颌关节等部位的肿瘤、囊肿及瘤样病变。特别是近数十年来，影像学的发展可谓突飞猛进，使在X线、B超、磁共振等影像学技术引导下，对头颈深部肿瘤的细针吸取成为可能，上海交通大学医学院附属第九人民医院曾尝试对8例头颈深部肿块进行MRI引导下细针穿吸，除1例诊断呈假阴性外，其余均获得了较满意的结果。此外，电子显微镜、免疫组织化学、流式细胞仪等多项新技术也相继应用于FNA诊断，这些新技术的应用不仅拓展了FNA的应用领域，也提高了FNA诊断的准确性。

总之，细针吸取细胞学技术的优点就在于采用简单、廉价、快捷的手段为临床提供诊断，在一定程度上避免了患者进行开放性的手术活检，是一个有实用价值的技术。同时在不影响患者健康的前提下，也可以节省一定的医疗费用，这在强调节省医疗费用的今天，具有一定的现

实意义。不过,该技术也存在一定的缺点,其主要缺点在于涂片中不能获得在切片中所见的正常组织及肿瘤组织的组织学结构,只能通过正确的涂片方法保存下一些组织学结构的线索,由此影响了诊断的准确性;另一个缺点是存在假阴性,假阴性率明显高于组织活检,当然假阴性可以通过多次穿刺来降低,并和穿刺者的经验有一定的关系。

第二节 头颈部肿块FNA检查的应用价值

由于目前FNA诊断的准确性仍低于组织活检,因此对于FNA在头颈肿瘤特别是在唾液腺肿瘤诊断中的地位和应用范围仍存在不少的争议。

FNA细胞学诊断准确性的判断有一些常用的、国际通用的统计学指标,具体分述如下:

敏感度(sensitivity)=TP /(TP+SD+FN)

特异性(specificity)=TN /(TN+SD+FP)

总准确率(overal accuracy)=(TP+TN)/(TP+TN+SD+FN+FP)

假阳性率(false-positive ratio)=FP /(TN+SD+FP)

假阴性率(false-negative ratio)=FN /(TP+SD+FN)

注:TP(True Positive):真阳性病例数;FP(false positive):假阳性病例数;TN(true negative):真阴性病例数;FN(false negative):假阴性病例数;SD(suspected):可疑病例数。

通常头颈部肿块FNA检查的准确率约在80% ~98%,存在假阴性和假阳性检查结果,假阴性率在7% ~20%不等,造成假阴性的原因固然有FNA技术本身的缺陷所致如标本量较少,只能观察细胞形态,缺乏详细的组织学图像,同时也与诊断医生的经验有关,因此在做FNA诊断时必须要结合病史、临床检查、其他相关的实验室检查结果,并观察针吸出物的颜色、性状等,综合分析,才能得出最后的结论。对于FNA检查结果阴性,但临床有疑问的病例可重复多次针吸或进行其他的针对性检查,以免造成漏诊。FNA检查的假阳性率明显低于假阴性率,约在0.1% ~1%,可见只要细胞学诊断为恶性者,其可靠性是比较高的,这是有人主张以FNA代替冰冻活检的重要理由之一。造成假阳性的原因主要与医师的经验有关。假阳性虽然发生率低,但一旦发生势必会对患者的生存质量产生比较重大的影响,作为细胞学诊断医生,尤其是初学者应对所有的阳性诊断采取十分慎重的态度。

正因为FNA检查存在假阴性和假阳性,故有学者主张将FNA的应用范围仅限于已知原发肿瘤患者对肿瘤复发/转移的判断,而另一些学者则认为FNA廉价、有效,假阳性率低,提倡头颈肿瘤患者术前都以FNA检查代替开放性活检(包括冰冻活检),以此减少患者痛苦。通过多年的临床实践,我们认为这两种看法都存在一定的片面性,FNA是具有临床实用价值的一种术前诊断方法,对区别炎症和肿瘤、肿瘤的良、恶性及肿瘤分型等有一定的帮助,可以在一定程度上替代术前开放性活检(包括冰冻活检),但是否对头颈部肿瘤患者,特别是唾液腺肿瘤进行FNA诊断尚需要根据患者的临床病史、肿块发生部位、临床检查结果及可能的病变性质,同时临床医生和进行FNA检查的医生必须了解FNA在某特定部位疾病诊断中的优势和局限,综合分析,以此来判断是否要进行FNA检查。

第三节　头颈部FNA检查的安全性评价

从理论上说，任何对肿瘤的损伤都有可能导致肿瘤细胞进入血管、淋巴管而使肿瘤细胞扩散，而头颈部血液循环丰富，因此对于头颈部FNA检查是否会引起恶性肿瘤的淋巴管、血行转移及针道种植，即FNA的安全性问题一直是临床及病理学界关注的焦点。对此有许多学者进行了详细的随访研究和报道，目前较统一的看法是：FNA检查可以导致局部组织的损伤性组织反应，但沿针道种植或入血、淋巴管转移扩散的概率是极小的；FNA检查不影响肿瘤患者的生存率。

目前FNA多采用细针，其直径小于0.9 mm，与过去穿刺所用的粗针（直径1.6~2.6 mm）相比，对组织损伤小，引起针道种植和肿瘤转移发生率明显降低，文献报道FNA检查形成针道种植、转移的发生率大约为0.004 5%，几乎都为腹腔恶性肿瘤穿刺所引起，而头颈部体表肿块FNA检查后引起的针道种植、转移发生率低于此数据。Platt曾报道89例头颈部肿块FNA检查仅1例为使用粗针穿刺后引起局部肿瘤细胞针道种植，Sinner and Zajicek 观察报道5 300例中也只有1例采用20G针头穿刺后的患者出现肿瘤针道种植，由此可见FNA引起头颈部肿块针道种植的概率是极低的。

多形性腺瘤是唾液腺组织来源最常见的肿瘤，该肿瘤虽为良性肿瘤，但往往包膜不完整，切除不全或手术中的种植易导致该肿瘤的复发。术前FNA检查是否会引起针道种植，最终导致肿瘤的针道播散和复发是长期以来影响FNA在唾液腺肿瘤术前诊断中应用的重要原因之一。为了研究FNA检查后是否存在针道种植这一现象，Qizilbash等对手术后切除的"针道"组织进行了组织学观察，结果未发现组织中存在针道种植的证据。国内外二十多年的FNA临床实践也显示到目前为止并没有足够的证据表明唾液腺肿瘤FNA检查后针道种植的风险高于身体其他部位。唾液腺肿瘤FNA检查是安全的。

从理论上说，对肿瘤的任何刺激包括用力触摸、FNA、组织活检等都有可能导致癌细胞进入血管、淋巴管，而进入血管、淋巴管的癌细胞并不一定意味着转移，恶性肿瘤转移灶的形成是多阶段、多步骤、多因素、多基因综合作用的结果，要经过各种细胞与细胞及细胞与基质的相互作用、逃逸机体的免疫机制、适应新的环境等复杂过程，方能形成转移。单纯的机械物理因素仍不足以引起肿瘤的转移。

综上所述，临床上因担心针道种植、转移而对FNA持否定、怀疑态度是不明智的。

第四节　头颈部肿块FNA检查的应用范围

一、适应证

FNA检查损伤轻微，因此禁忌证和合并症很少，几乎所有的头颈部浅表肿块都可以进行FNA检查，但有出血倾向、临床疑为颈动脉体瘤、动静脉畸形、血管肉瘤等的患者不宜进行。其主要的适应证有以下几个方面。

（1）应用于术前，明确病变的性质，肿瘤性或非肿瘤性以及肿瘤的良、恶性，组织学分类等，以利于治疗方案的制定。

（2）应用于恶性肿瘤术后随访，判断肿瘤有否复发或转移。

（3）深部肿瘤，无法切取活检或可能切取的深度不足。

（4）恶性肿瘤患者已经失去手术机会，选用放疗或化疗前不能取组织活检，细胞学诊断可作为诊断依据。

二、FNA常用检查项目

头颈部组织器官丰富，肿瘤的组织来源及肿瘤类型多样，分类复杂。FNA检查主要在显微镜下观察细胞形态变化以及部分细胞条索中保留下来的少量的组织形态学的信息，因此在诊断肿瘤组织来源，特别是在对肿瘤进行明确分类、分型上有一定的局限性，较在石蜡切片下所能做到的对肿瘤组织的分类、分型仍稍逊一筹。目前术前进行FNA检查的主要目的在于区分肿瘤还是非肿瘤性病变（主要是炎症）、良性肿瘤还是恶性肿瘤、癌还是肉瘤，初步对肿瘤进行组织学分类、分型，据此指导和制定患者的治疗方案。通常通过FNA检查能对常见头颈部浅表肿块进行诊断分类的疾病见表11-1。

表11-1　通过FNA检查能对常见头颈部浅表肿块进行诊断分类的疾病

部　位	主 要 诊 断 疾 病	
	良　性	恶　性
唾液腺	混合瘤、腺淋巴瘤、基底细胞腺瘤、肌上皮瘤、囊肿	黏液表皮样癌、腺样囊性癌、腺泡细胞癌、腺癌
淋巴结	反应性增生、结核	转移性恶性肿瘤（效果好）、恶性淋巴瘤（诊断亚型较困难）
甲状腺	腺瘤、甲状腺炎	乳头状癌（效果好）、滤泡性腺癌、髓样癌、未分化癌
口内黏膜	囊肿、放线菌病	鳞状细胞癌、恶性淋巴瘤、恶性黑色素瘤、其他间叶组织来源肉瘤（分类困难）、转移性肿瘤
颌骨和关节*	牙源性角化囊肿、成釉细胞瘤、巨细胞修复性肉芽肿	肉瘤（分类困难）、转移性肿瘤
皮肤及软组织*	纤维瘤、纤维组织细胞瘤、结节性筋膜炎、神经鞘瘤、脂肪瘤、淋巴管瘤	上皮性癌、恶性黑色素瘤、其他间叶组织来源肉瘤（分类困难）、皮肤转移性肿瘤

＊注：颌骨及关节、软组织FNA检查的主要目的在于良性病变与各种原发性、转移性恶性肿瘤的鉴别

第五节　头颈部肿块的FNA针吸技术

一、器　械

采用细针，其针头外径小于0.9 mm，国际针号20 G（Gauge）、21 G、22 G和23 G针头均可，国际针号越大，针头外径越小；与之对应的国内针号分别为9号、8号、7号和6号，国内针号越大，针头外径越大。具体针头型号的选择与肿瘤的部位及可能的肿瘤性质有一定的关系。头颈部血管丰富易出血，如经口腔黏膜穿吸、甲状腺肿块、深部肿块等穿吸时针头不

宜太粗，一般可选用5号或6号针头；淋巴结穿吸针头口径可略大，可用7号或8号针头；较硬的肿块及囊肿可用8号或9号针头。针头一般长2.5 cm就足够了，深部肿块需较长针头，视具体情况而定。

FNA检查通常采用10 ml注射器，通过抽吸造成局部真空负压。也可用5 ml或50 ml注射器，视具体情况而定。前者产生的负压较小，吸出物较少；后者负压大，但使用不方便，易引起患者恐惧。注射器可以直接手持，也可配合使用专用手柄。

二、操 作 方 法

（1）详细询问病史，临床检查，了解病变的部位、范围、界限、硬度、有无压痛等，有条件可结合影像学表现，对病变的可能性质做一个大致的判断。

（2）触摸肿块，估计深度，选择合适的针刺位置。通常刺入部位为肿块的中央；若肿块较大（＞5 cm），为防止可能穿刺到肿块中央的坏死组织，可选择肿块的边缘刺入。

（3）碘酒或酒精局部常规消毒。

（4）一手固定肿块，一手将针尖刺入肿块。针尖达肿瘤深2/3处，回吸注射器1~2 cm形成真空负压，沿同一方向或改换方向反复抽吸，直至针座处见较多吸出物。

（5）将注射器与针头分离，去负压，使采集到的样品停留在针内和注射器的末端，拔针。

（6）再消毒，嘱患者自己压迫进针处，血止即可。

（7）迅速将针头内吸出物滴在载玻片上，通常需做涂片1~2张。

三、注 意 事 项

（1）FNA吸取过程中应避免采集到过量的血液，过量的血液会稀释样本，导致样品量不足。而头颈部的血液循环十分丰富，如面部、口腔黏膜、甲状腺等，为避免出现上述情况，第一次取样应十分慎重，应尽量做到一次成功；适当减少针在组织内抽提的次数；发现出血量较多，应立即停止抽吸并将针拔出；对于甲状腺组织可采用无负压吸取样本技术（即无注射器与针头相连，不产生负压），虽然样本量减少，但减少了出血，实践证明也能获得较满意的结果。

（2）正确选择刺入部位，避开表面的浅静脉和深部大血管，以免样本被血液稀释，并防止局部血肿形成。对于邻近大血管的小肿物，应特别注意不要刺破血管。

（3）对于有活动度的肿块穿吸时应固定良好，选择适当的进针角度，尽量在肿瘤的中央部位吸取样本，以免样本量不足。锁骨上淋巴结穿刺时应与肩部平行或斜刺，不宜穿刺过深，以防刺破肺尖部胸膜，造成气胸。

（4）采集的标本必须保持新鲜。

（5）对于软组织囊肿，应一次将内容物吸净为止。如液体过多，可另换注射器。吸净后应重新触诊，如肿物有残留，应再次吸取囊壁组织。

第六节　FNA涂片制备技术

一、涂　片

涂片（smear）就是将所获得的细胞学样品涂抹在载玻片上的过程。其具体操作过程如下：针吸后将注射器与针头分离，注射器吸取空气后，再次安到针头上；将针斜面朝下，与载玻片接触，挤压注射器，将针头内吸入的组织注射到载玻片上，形成一小滴；取另一载玻片，将其下缘放在原载玻片上小滴处，待吸出物分散均匀后，以30°~45°角推拉第二片载玻片，制成涂片。注意推拉载玻片时不可挤压载片，以防细胞变形。

如果吸出物过少，可用生理盐水冲洗针头，收集在离心管内，离心后涂片。

如吸出的样本中血液含量较多，可将吸出物全部注射到数张载玻片上，将玻片倾斜，使血液向玻片一侧流出，而吸取到的组织碎片则黏附在载玻片上，吸干血液，选取组织最多的1~2张制成涂片。

二、固定及染色

（一）固定

涂片的固定务必及时、迅速，以保持细胞良好的形态及与生存状态相仿的细胞成分，防止组织干燥。常用的固定液有1∶1的95%乙醇和乙醚混合液，由于乙醚有特殊的气味，现多采用单独的95%乙醇固定。含血较多的标本可先用Carnoy液（无水乙醇、氯仿和冰醋酸按6∶3∶1的比例混合而成）固定3~5 min，再用95%乙醇固定，可防止由乙醇引起的细胞高度收缩。

固定的方法有干固定法和湿固定法等。前者是将涂片在空气中干燥后再放入固定液中，适合于含血液较多的标本；后者是趁涂片新鲜未干燥时就立即将其浸入固定液中。固定的时间5~15 min，可延长至30 min。

固定后即可对涂片进行染色。常用的染色方法包括巴氏染色（Papanicoloau stain）、苏木精–伊红染色（Hematoxylin–Eosin stain，HE染色）、姬姆萨染色（Giemsa stain）和瑞氏染色（Wright stain）等。不同的染色方法需要不同的组织固定，前两者通常适用于湿固定法，后两者需干固定法。

（二）染色

染色的目的在于显示细胞的细微结构，以便在显微镜下分辨各种细胞。染色用的染料分为酸性染料和碱性染料，酸性染料能与细胞浆中碱性物质（阳离子）结合而使后者着色，碱性染料与细胞核内的酸性物质（阴离子）结合起到细胞核染色的作用。良好染色的标准为：细胞核结构清晰；细胞透明度高，细胞的色度与细胞的重叠不致影响诊断；分色适当，各种不同染色反应的细胞，都能恰当地显示出来。

1. 巴氏染色

染料：苏木精、Orange G（橙黄 G^6）、EA^{36}染液（亮绿、俾士麦棕、伊红三种染液组成）

染色步骤：涂片经固定取出后，下行酒精至水，苏木精液内染5~10 min，水洗，浸入盐酸酒精中分化数秒，水洗，流水中蓝化10~15 min，上行乙醇脱水至95%乙醇中脱水2次，Orange G^6中染2 min，95%乙醇洗2~3次，洗去多余染液，EA^{36}染液染2~3 min，使胞浆着色，95%乙醇洗2~3次，无水乙醇脱水，二甲苯透明，中性树胶封片。

染色结果：细胞核呈深蓝色或深紫色，核仁呈红色；胞质染色在不同角化程度的鳞状上皮中呈现不同的颜色：角化前细胞呈淡绿或淡蓝色，角化细胞呈粉红色，不全角化细胞呈橙黄色；红细胞呈鲜红色。白细胞胞质呈淡蓝色，白细胞呈淡蓝绿色。

优点：细胞核染色清晰，核仁可见，可显示鳞状上皮细胞角化情况，细胞学家熟悉爱用。

缺点：染色步骤多，耗时长。

2. HE染色

染料：苏木精、伊红。

染色步骤：涂片经固定取出后，加温干燥，蒸馏水洗，吹干，浸入苏木素液内5~10 min，水洗，1%盐酸酒精分化，水洗，流水中蓝化10~15 min，伊红液内浸数秒至半分钟，沥干，上行梯度乙醇脱水，二甲苯透明，中性树胶封片。也可乙醇脱水后，加温干燥，涂片表面直接涂布树胶后镜检。

染色结果：细胞核呈紫色，细胞质呈红色。

优点：细胞核较清晰，核仁可见，染色时间短于巴氏染色，染色效果与常规石蜡切片染色相似，故病理学家爱用。

缺点：不能显示鳞状上皮细胞角化状况。

3. 瑞氏染色

染料：瑞氏染液（将瑞氏染料在甲醇中溶解，避光保存）

染色方法：涂片自然干燥，滴加瑞氏染液染1 min，加等量pH6.5 ~ 7.0的磷酸盐缓冲液，轻轻晃动玻片，使两者混合，静置5 ~ 15 min，水洗、干片、二甲苯透明，中性树胶封片。

染色结果：细胞核呈紫红色，细胞质呈紫蓝色。

优点：细胞染色鲜明，染色时间短、操作方便，一般用于血液标本，对淋巴造血系统病变最适用。

缺点：干固定易引起人工变化，细胞核较大，可能误诊导致假阳性。

第七节　头颈部常见部位的FNA检查

一、唾液腺（salivary gland）

唾液腺包括了腮腺、颌下腺和舌下腺三对大涎腺组织及分布在口腔黏膜下的小腺体组织，分别由浆液性腺泡、黏液性腺泡或混合性腺泡组成。唾液腺来源肿瘤是头颈部常见的肿瘤之一，其组织学类型复杂、多样，最新的WHO分类中唾液腺良性肿瘤就有13种，恶性肿瘤有24种，总共有近40种之多。不同类型的肿瘤之间其组织学结构和细胞形态有交叉，如腺样囊性癌和基底细胞腺瘤都由基底样的肿瘤性肌上皮细胞组成，组织学上都可以排列成实体型和管状型，细胞形态和组织学结构有相似之处；另外，有些恶性类型的肿瘤细胞的恶性行为主要表现为局部侵袭，侵犯周围组织，并不表现出明显的细胞异形性及较多的核分裂象，这些因素给主要凭细胞形态进行肿瘤良恶性诊断及分型的FNA检查带来了障碍，直接影响了唾液腺肿块FNA的准确性，统计显示较全身其他部位的肿瘤来说，唾液腺肿块FNA检查的总准确性率处于低位。再者，除炎性肿胀之

外，不管FNA的结果如何，几乎都要进行手术治疗，因此将FNA作为唾液腺肿瘤的选择性还是常规性术前检查方法、是否能取代冰冻活检一直备受争议。

唾液腺肿块FNA检查的主要缺陷有以下两个方面：一方面由于有些唾液腺恶性肿瘤并不表现出明显的细胞异形性，因此FNA检查更容易出现将恶性肿瘤误诊为良性肿瘤的结果，即假阴性率较高。Das等曾报道即使唾液腺肿瘤FNA检查恶性肿瘤特异性率和总准确性率分别达到了95%和90%，仍有40%的恶性肿瘤没有被诊断出来；另外，在一份多院校的研究报道中也显示有一所院校FNA唾液腺恶性肿瘤的敏感性率只达到38%。另一方面，FNA唾液腺肿瘤的总准确性率会随着诊断要求的提高而逐渐下降。即使能诊断某肿块的良性或恶性，但有时也很难再进一步对其进行分类，有统计显示仅有31%的腮腺恶性肿块经FNA检查术前正确分类，而对于要据此结果制定随后的治疗方案的临床医生来说，这样的阳性比例显然是不够的。FNA唾液腺肿瘤常见的易被误诊的病理类型见表11-2。

表11-2　FNA唾液腺肿瘤常见的易被误诊的病理类型

诊	断
术前细胞学诊断	术后病理诊断
假阴性	
良性淋巴结组织	恶性淋巴瘤
正常唾液腺腺泡组织	腺泡细胞癌
囊　肿	低度恶性黏液表皮样癌
良性多形性腺瘤	腺样囊性癌
良性多形性腺瘤	癌在多形性腺瘤中
腮腺炎	转移性鳞状细胞癌
假阳性	
腺样囊性癌	基底细胞腺瘤
恶性淋巴瘤	腮腺内淋巴结
恶性淋巴瘤	腺淋巴瘤

AlphsHH，et al. 2006

尽管FNA在唾液腺肿块术前诊断中有自身的缺陷，但随着近数十年来诊断技术的提高及诊断者经验的不断积累，假阴性率的下降（有学者报道其FNA准确率可以与术中冰冻的准确率相媲美）以及一些新技术如免疫组织细胞化学、流式细胞仪等开展应用，尤其在国外FNA在唾液腺肿块的应用越来越广泛，伴随着FNA应用增多的是术中冰冻检查的逐渐下降趋势。多数腮腺肿块FNA检查的国外报道唾液腺肿块FNA总准确率在86%~98%之间，敏感性率为62%~97.6%，特异性率为94.3%~100%。上海交通大学医学院附属第九人民医院口腔颌面外科对121例统计结果为：FNA诊断准确率为89.26%，肿瘤敏感性为91.25%，特异性为100%，假阴性率为8.75%，总体上与国外的报道相似。但不管是把FNA作为选择性还是常规性术前诊断方法，有以下一些原则仍应引起我们的高度重视：① FNA检查的目的在于指导制定手术方案，而不在于给肿瘤分型。② 手术切除范围以及是否保留面神经应以术中所见为依据，FNA处于次要决定地位。③ 当FNA结果与临床表现相违背时，术中冰冻检查仍是一个必要的选择。

（一）非肿瘤性唾液腺肿块的细胞学诊断

1. 涎腺炎（sialadenitis）：患处通常表现为间歇性、周期性的腺体肿胀，可伴发热，临床检查示柔软的、弥漫的腺体肿大，没有局限性肿块，高度提示为涎腺炎可能。在对患有涎腺炎特别是急性涎腺炎的腺体进行穿刺时，常会伴有患处明显的疼痛。如果疑为涎腺炎进行了穿刺检查，吸出物可进行细菌学培养。

急性涎腺炎吸出的涂片中有大量的中性粒细胞，背景中通常会混有细胞碎片和良性的腺体成分。慢性涎腺炎可能表现为大量淋巴细胞和浆细胞，偶尔可见导管上皮细胞，腺泡细胞较少见到。有时临床认为患有慢性涎腺炎的腺体的吸出物与正常腺体组织的吸出物涂片没有明显差别，如果穿吸者认为针放置正确，患者临床症状明显，那该疾病可以被认为是慢性涎腺炎，建议随访。

有学者曾报道一例慢性涎腺炎伴涎石病误诊为癌的病例，该病例中，黏附的导管上皮细胞类似于乳头，并且可见沙砾体。大剂量放疗后的颌下腺有时会伴大量的鳞状化生，易被错误地诊断为鳞状细胞癌，需引起重视，详细的病史可以避免此类误诊。

2. 腮腺良性肥大（sialadenosis）：临床表现为腮腺组织的弥漫性肿大，没有明显肿块。涂片可见丰富的脂肪组织，并可能混有良性上皮成分。细胞学表现没有明显特征性，要结合较多的临床资料，综合分析才能做出诊断。

3. 良性淋巴上皮病变（benign lymphoepithelial lesion）：临床多表现为双侧腺体组织弥漫性肿大，细胞学表现为淋巴细胞的背景中散在的上皮细胞团。需要和涎腺炎和淋巴结组织反应性增生（甚至低度恶性黏膜相关B细胞恶性淋巴瘤）相鉴别。与前者的鉴别主要通过病史及临床表现，与后者的鉴别主要是淋巴结反应性增生通常表现为局限性的可以移动的肿块，而不是弥漫肿大，后者更似良性淋巴上皮病变。如果涂片中有较多的不成熟的淋巴细胞，与恶性淋巴瘤的鉴别有一定难度。

4. 囊肿（cyst）：大唾液腺囊性病变的病因是

多种多样的,很多唾液腺肿瘤如低度恶性黏液表皮样癌、腺淋巴瘤也可呈囊性,可能导致假阴性诊断。因此,在做FNA穿刺时,一定要在吸净囊液后重新触摸肿瘤,如果有残余肿瘤存在,应重新调整穿刺方向进入较实性的部位,这样可减少漏诊。除了囊性肿瘤之外,真正的唾液腺囊肿主要包括黏液囊肿、涎腺导管囊肿和涎腺发育不良(多囊病)。在腮腺区较一般的腮腺涎腺囊肿更多见的囊肿是与胚胎发育相关的鳃裂囊肿(淋巴上皮囊肿)。

黏液囊肿(mucocele)可分为黏液外渗性囊肿和黏液潴留性囊肿。多来源于口腔黏膜下的小唾液腺组织。FNA穿刺吸出黏液样、透亮的液体;涂片中可见散在的吞噬黏液的组织细胞,伴有不等量的散在炎症细胞。

舌下腺囊肿是发生在口底的黏液囊肿,多与舌下腺有关。具体内容见面颈部囊肿。

鳃裂囊肿(淋巴上皮囊肿)也可发生在腮腺区,具体内容见后(面颈部鳃裂囊肿)。

(二)唾液腺肿瘤的细胞学诊断

1. 多形性腺瘤(pleomorphic adenoma):多形性腺瘤是常见涎腺肿瘤,腮腺好发,肿块质地较硬,活动度小,表面可呈结节状,界限清楚。FNA诊断特征在于肿瘤中含有上皮(腺上皮细胞和肌上皮细胞)和间质两种成分,腺上皮细胞体积较小,立方或矮柱状,胞质较少,有形成腺管状结构的倾向;肌上皮细胞体积较大,大小较一致,呈多角形或椭圆形,细胞质丰富而红染,胞核圆或椭圆,染色质细颗粒状,核可偏位,似浆细胞样,涂片背景为黏液样物质,成片或条索状分布,其间可夹有胞质细长的间质样细胞。涂片中上皮细胞和间质关系较典型的表现有分化良好的上皮细胞成团聚集于羽绒状或絮丝状的基质中,二是腺上皮团块之间有疏松、粉染、细胞成分较少的黏液样区,

上述两种表现具有诊断价值(图11-1,图11-2,图11-3)。

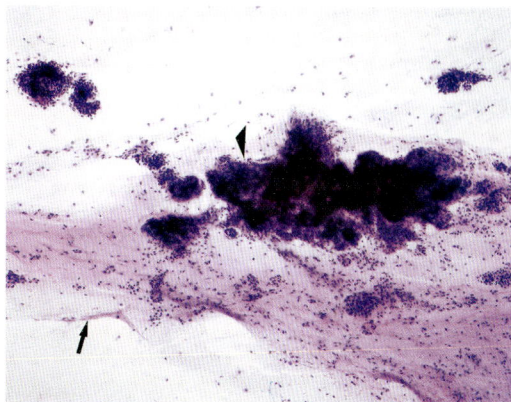

图11-1 分化良好的上皮细胞成团(三角标志处)聚集于羽绒状或絮丝状的黏液样基质(箭头所指)中(HE ×100)

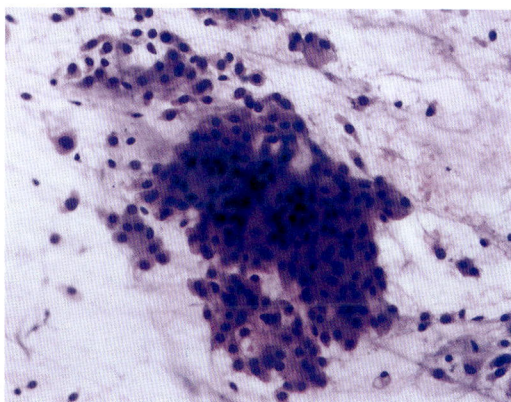

图11-2 成团或散在的肌上皮细胞,细胞呈多边形,体积较大,大小较一致,胞质丰富、红染,胞核椭圆,核偏位,似浆细胞样(HE ×400)

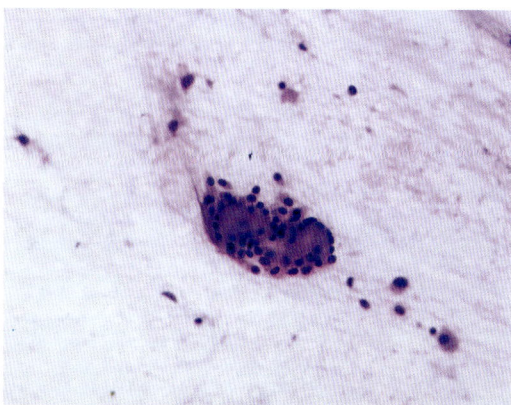

图11-3 腺上皮细胞,细胞体积较小,立方或矮柱状,胞质较少,有形成腺管状结构的倾向(HE ×400)

若多形性腺瘤以细胞成分、间质成分为主，腺管样结构少见，应除外肌上皮瘤，涂片鉴别有一定的困难。若多形性腺瘤梭形肌上皮细胞为主，应与纤维性肿瘤鉴别，前者的腺管样结构可资鉴别。有些多形性腺瘤的肌上皮细胞生长较活跃，可伴有一定程度的细胞异形性，如果是明显的细胞异形性应考虑恶性混合瘤的可能；除非细胞学上有肯定的证据证明是恶性，一般很难根据细胞学表现诊断恶性混合瘤。多形性腺瘤中有时可见鳞状化生（图11-4），而腺上皮细胞有时似中间细胞，有被误诊为黏液表皮样癌的可能；在少数情况下低度恶性黏液表皮样癌中的黏液可能类似于多形性腺瘤中的黏液样间质，认识到背景中除了有黏液还有胞质细长的细胞以及上皮与间质的移形区域有利于两者的鉴别诊断。

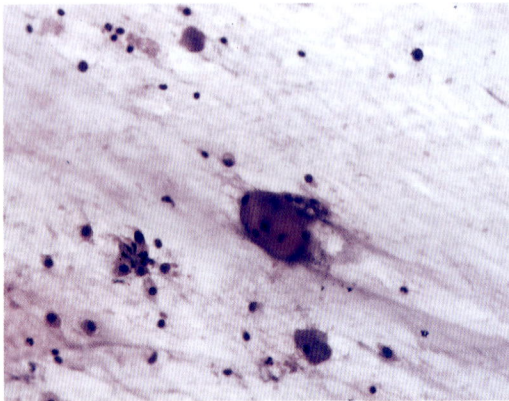

图11-4 黏液背景中见鳞状化生的细胞团（HE×400）

2. 腺淋巴瘤（Warthin tumour）：好发于腮腺下极，老年男性多见。临床表现为腮腺区柔软的肿块，可伴有囊性变，吸出的液体为棕褐色至咖啡色不等的黏稠样物。涂片中见嗜酸性上皮细胞和良性淋巴细胞。嗜酸性上皮细胞体积大，呈立方形或多边形，胞质丰富、嗜酸性、致密、颗粒状，核圆形，居中，可见核仁，细胞常成团出现，可形成乳头状结构。涂片伴有由细胞碎片和反应性散在淋巴样细胞组成的"dirty"背景（图11-5）。

一般情况下，腺淋巴瘤经FNA都能予以诊断。但若伴有鳞状化生，有被误诊为黏液表皮样癌或鳞状细胞癌的可能，由此导致比较严重的后果，在这种情况下确定是否为嗜酸性上皮细胞是至关重要的，据此可以避免假阳性；Cohen等发现黏液表皮样癌中的上皮细胞趋向于重叠排列，而腺淋巴瘤中上皮细胞有排列呈单层的趋向，这也有助于腺淋巴瘤和黏液表皮样癌的鉴别。若涂片中为大量的淋巴细胞，可能与淋巴结病变混淆，结合临床表现，有囊性液体、多次穿刺吸取寻找嗜酸性上皮细胞可以帮助鉴别。若涂片中仅见嗜酸性细胞而无明显"dirty"背景时，应考虑嗜酸性腺瘤（图11-6）的可能。

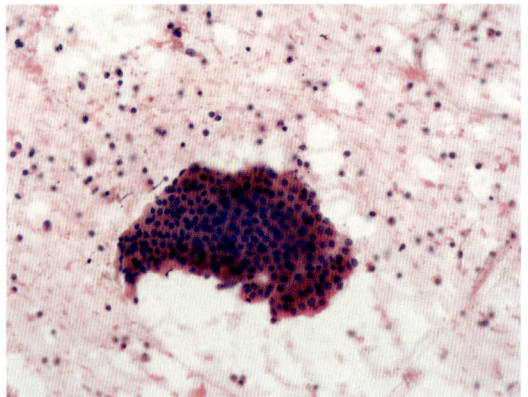

图11-5 涂片中见成团嗜酸性上皮细胞，细胞体积大、立方形或多边形，胞质丰富、嗜酸性，核圆形，居中，伴有由细胞碎片和反应性散在淋巴样细胞组成的"dirty"背景（HE×400）

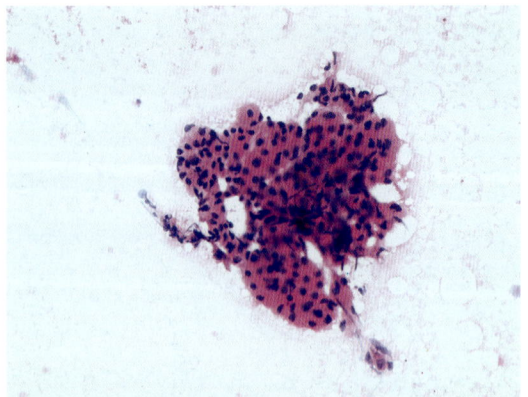

图11-6 嗜酸性腺瘤
肿瘤细胞胞质丰富、嗜酸性，未见明显的"dirty"背景（HE×400）

3. **基底细胞腺瘤(basal cell adenoma)**：该肿瘤通过细胞学进行诊断要比多形性腺瘤困难，原因主要是其细胞学的特征和多形性腺瘤、腺样囊性癌有重叠，易误诊为其他肿瘤。

该肿瘤好发于腮腺，老年女性多见。组织学上分为实性型、管状型、小梁状和膜型。涂片显示肿瘤上皮细胞成团排列，很少散在分布。细胞小，裸核样，细胞质少，核质比增高，核圆形或椭圆形，染色质均匀，缺乏黏液样间质成分（图11-7，图11-8），此点可供与多形性腺瘤区别。由于细胞形态与腺样囊性癌细胞相似，需与其鉴别，偶尔细胞外可能出现基底膜样物质（特别是膜型），提示为基底细胞腺瘤；若细胞团中出现球状体间质，提示为腺样囊性癌。腺样囊性癌和基底细胞腺瘤这两种肿瘤有时在组织病理上也很难区分，由于在临床上这两种肿瘤的区别很重要，因此，对于可疑病例最终的诊断仍有赖于组织学。

4. **黏液表皮样癌(mucoepidermoid carcinoma)**：是儿童和成人较常见的原发性涎腺恶性肿瘤，好发于腭部小唾液腺，发生于大唾液腺者以腮腺最多。黏液表皮样癌按其分化程度，可分为高分化和低分化。高分化者多表现为囊性，富含黏液，易被误诊为良性病变；低分化者黏液含量少，中间细胞和表皮样细胞多，细胞异形性大，很难与其他上皮性癌（特别是鳞状细胞癌）相区别。用FNA来诊断这种组织学表现差异明显的肿瘤，其难度是不言而喻的。

和其他许多恶性肿瘤不同的是，低度恶性黏液表皮样癌（图11-9，图11-10）往往细胞含量比较少，主要表现为囊性的特征，涂片中可见大量的含散在组织细胞的黏液，有时伴有少量的炎症细胞，在这种情况下常被误诊为涎腺炎或黏液囊肿，造成假阴性；若在此黏液背景中出现成团或散在的黏液细胞，则提示为低度恶性黏液表皮样癌。黏液细胞呈圆形或椭圆形，体积较大，细胞核圆，小偏位，胞质淡染、空泡状。在有些病例涂片中可见一些表皮样细胞团，表皮样细胞具有鳞状上皮的特点，核大，染色质粗糙，核仁可见，胞质丰富，嗜伊红染色。若黏液细胞和表皮样细胞同时出现在

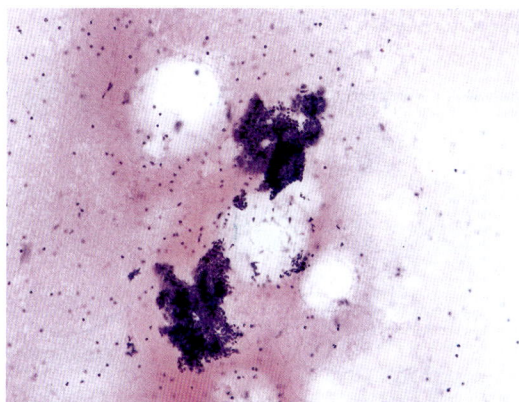

图11-7 基底样肿瘤细胞排列呈巢状（HE×200）

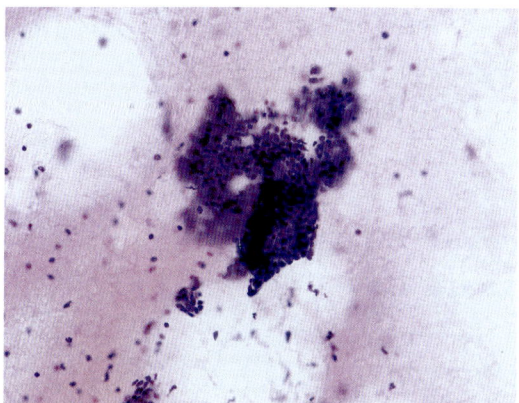

图11-8 图11-7高倍。基底样肿瘤细胞小，细胞质少，核圆形或椭圆形，染色质均匀（HE×400）

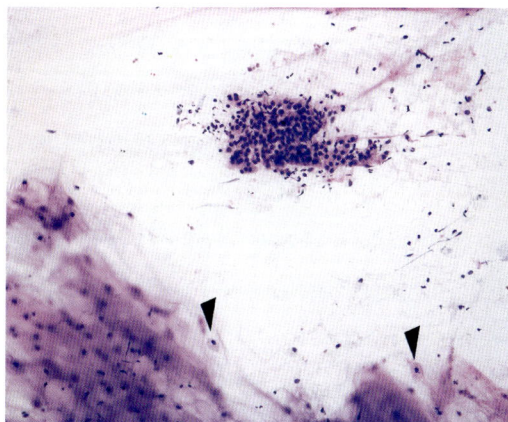

图11-9 含散在组织细胞（三角标志处）的黏液背景中见上皮细胞巢，上皮细胞具有鳞状上皮的特点，核大，染色质粗糙，核仁可见，胞质丰富，嗜伊红（HE ×200）

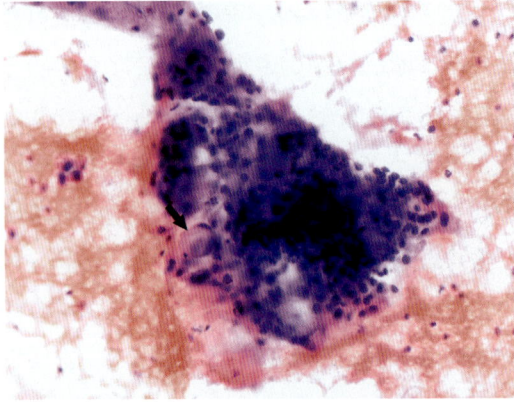

图11-10 成团上皮细胞中见黏液细胞（箭头所指），细胞呈圆形或椭圆形，体积较大，细胞核圆，小偏位，胞质淡染、空泡状（HE×400）

一个细胞团中则对诊断十分有帮助。中间细胞常紧密结合成团，细胞体积较小，立方状，细胞质少，似正常的导管上皮细胞。

高度恶性黏液表皮样癌的穿刺涂片中可见较多的表皮样细胞，伴有细胞异形性，比较容易被诊断为恶性肿瘤，由于涂片中黏液细胞因不常见而易被忽略，因而常被诊断为上皮性癌或未分化癌，但这种误诊不会影响临床治疗方案的制订，而不似将低度恶性黏液表皮样癌被误诊为良性那样，对于涂片中只见黏液及炎症细胞、组织细胞的病例，应结合临床病史、临床表现等，反复穿刺排除黏液表皮样癌的可能。

5. 腺样囊性癌（adenoid cystic carcinoma）：腺样囊性癌最常累及腮腺、颌下腺和小涎腺，以腭部最常见，中老年好发。组织形态学结构包括管状型、筛状型和实性型，以筛状型结构最具诊断意义。

依据FNA涂片中细胞学的表现，在一般情况下可以较明确地诊断腺样囊性癌。涂片中腺样囊性癌的细胞大小较一致，细胞体积小，胞质少，似裸核，核质比高，胞核圆形或椭圆形，染色质致密，可见2~3个核仁，恶性细胞学特征不明显，因此细胞学诊断还有赖于涂片中保留下的组织学结构的线索。以筛状型和管状型为主的腺样囊性癌在涂

片中较易识别，最具诊断价值的是涂片中见到球状体间质。球状体间质是一种特殊的玻璃样物质黏液球，癌细胞围绕在黏液球周围，呈卫星状。另一特征性表现为癌细胞3~4层排列形成树枝状或香蕉样。有时涂片中可见管样结构（图11-11，图11-12）。

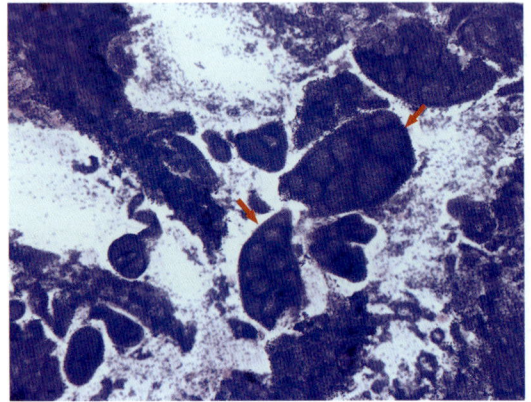

图11-11 肿瘤细胞排列呈筛孔状（HE×100，箭头所指）

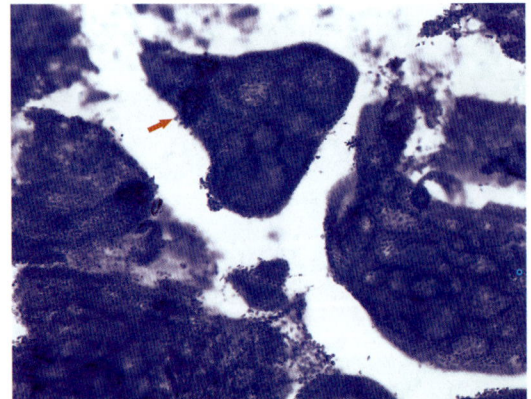

图11-12 图11-11放大，示筛状结构（HE×200，箭头所指）

以实体行为主的腺样囊性癌，常被误诊为基底细胞腺瘤。在这种情况下，细胞异形性、坏死等可用来鉴别。

若腺样囊性癌含较多的细胞外间质成分，需与多形性腺瘤鉴别。与多形性腺瘤不同的是，这种间质往往呈球形，周围有细胞所围绕，后者的间质有时是纤维样的，无明显的界限，明显的区别是腺样囊性癌的间质和上皮细胞交接处可有清楚的分界，而在多形性腺瘤两者之间呈移形关系。

6. 腺泡细胞癌(acinic cell carcinoma):绝大多数发生于腮腺,儿童至老年均可发病。

浆液性腺泡分化是腺泡细胞癌的主要特点,该肿瘤可见5种特征性细胞:腺泡样、闰管样、空泡样、透明样和非特异性腺样细胞,组成实性/小叶状、微囊型、乳头囊型和滤泡型4种组织学结构。

涂片中可见较多的似正常浆液性腺泡的肿瘤细胞,细胞排列团或散在分布,肿瘤细胞胞核小、圆形,有核仁,胞质丰富,细腻的颗粒状或空泡样,往往缺乏恶性细胞的特征。诊断的依据为肿瘤细胞通常比正常的涎腺腺泡细胞略大,成簇排列趋势,而正常涎腺排列成腺泡状,其间可混有脂肪组织,有时还可见导管的腺上皮细胞(图11-13,图11-14)。

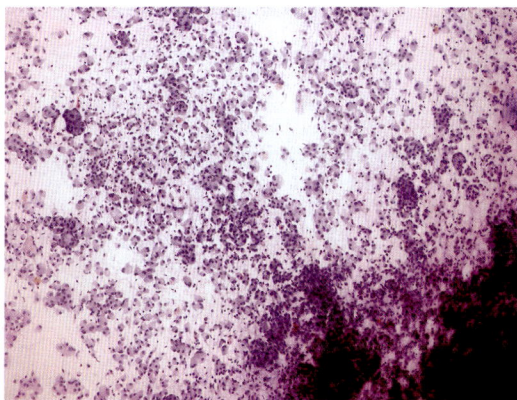

图11-13　成巢及散在分布的腺泡状细胞(HE ×100)

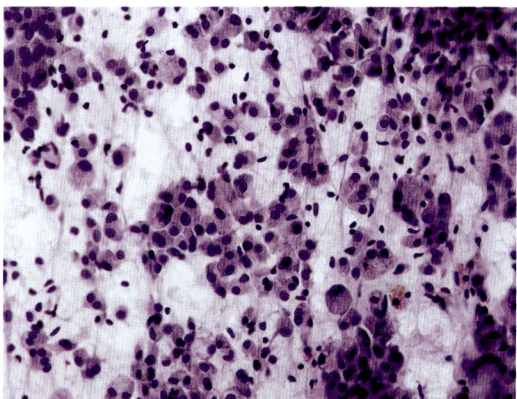

图11-14　图11-11高倍,示肿瘤细胞胞核呈卵圆形,细胞质丰富、部分颗粒状(HE ×400)

若肿瘤细胞分化差,诊断恶性可能并不困难,但要诊断为腺泡细胞癌有相当的难度。若涂片中的肿瘤细胞被当成嗜酸性细胞,则可能将该肿瘤误诊为腺淋巴瘤,尤其是在腺泡细胞癌伴淋巴间质的情况下。

7. 其他各型腺癌:WHO新分类中唾液腺恶性肿瘤还包括上皮-肌上皮癌(epithelial-myoepithelial carcinoma)、导管癌(sialadenosis)、多形性低度恶性腺癌(sialadenosis)、非特异性透明细胞癌(clear cell carcinoma, no otherwise specified)、囊腺癌(cystadenocarcinoma)、黏液腺癌(mucinous adenocarcinoma)等。从FNA诊断上来说,这些病变有些缺乏足够的细胞学特征,有些由于发生率低,目前对其诊断缺乏经验,因此只能笼统地将它们分为高分化腺癌(high differentiated adenocarcinoma)和低分化腺癌(low differentiated adenocarcinoma)。腺癌的细胞学形态同一般的腺癌细胞,若为黏液腺癌,可见印戒样细胞(细胞内含单个或多个大空泡,将核挤至细胞的一侧,呈"印戒样");若为乳头状囊腺癌,则可见乳头状结构。

8. 转移性肿瘤:腮腺组织内有丰富的淋巴结,面部皮肤、眼睑、鼻咽等部位的肿块可转移至腮腺区淋巴结内。这些转移性肿瘤包括了恶性黑色素瘤、鳞状细胞癌、未分化癌等。也有肾细胞肾癌转移至腮腺淋巴结的报道。转移性肿瘤涂片中除可见散在淋巴细胞之外,还可见恶性肿瘤细胞。

恶性黑色素(含色素型)由于其特征性的细胞学表现,因此不易误诊为涎腺的原发性肿瘤。涂片中肿瘤细胞散在,无成巢趋势,细胞圆形至椭圆形,核常偏位,似浆细胞样细胞,双核和多核可见,核仁明显,胞浆中含细腻的、咖啡色的颗粒,核分裂象常见(图11-15)。

转移性鳞状细胞癌有时和涎腺原发性的肿瘤较难鉴别,在这种情况下,临床病史很有帮助。

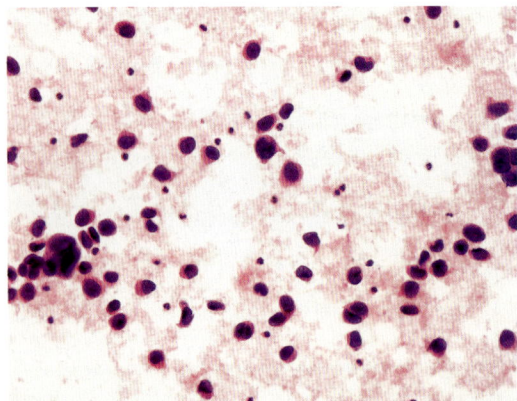

图11-15 肿瘤细胞散在,细胞圆形至椭圆形,核偏位,双核和多核细胞可见(HE×400)

二、甲状腺(thyroid gland)

虽然对于唾液腺肿瘤是否应进行FNA检查尚有争议,但是FNA对甲状腺肿块术前诊断的意义是得到公认的。FNA是一个有效的、安全的甲状腺肿块患者的术前诊断方法,临床实践已经表明FNA的使用有效地降低了甲状腺肿块进行不必要手术的比例。Ravetto等对37 895例甲状腺肿块FNA检查的回顾性研究结果显示FNA的敏感度为91.9%,特异性为75.5%,假阳性率为2%,认为FNA对甲状腺疾病的诊断、提供治疗方案有较高的实用价值。

目前FNA在诊断甲状腺肿块的局限性主要表现在对甲状腺滤泡性病变的诊断上,因为甲状腺滤泡性病变包括了一组甲状腺良、恶性病变(结节性甲状腺肿、淋巴细胞性甲状腺炎、滤泡性腺瘤和低度恶性滤泡性腺癌等),某些甲状腺滤泡性病变的良、恶性性质即使在冰冻和石蜡切片中也不容易断定,因此对FNA诊断为滤泡性病变的肿瘤有必要做组织学检查。

甲状腺FNA检查后可能会引起局部组织的一些改变,如出血、血管增生、坏死等,有国外学者认为约10%甲状腺肿瘤出现坏死的情况是由于FNA所引起的。偶尔这些组织学改变可能会给随后的组织学诊断增添麻烦。当然这种FNA检查所导致的组织学显著改变的病例仍占少数,因此影响组织学诊断的病例数也是少见的。

曾有报道甲状腺FNA检查后发生种植的情况,如有一例是使用22G的针进行穿吸后皮肤发生甲状腺滤泡性癌种植,另一例是用25G针头穿吸后,乳头状癌在原先穿刺的皮肤部位种植,但总的来说,相对于甲状腺肿块行FNA检查的庞大数量来说,针道种植的报道是很少的,发生率是很低的;再者甲状腺组织血循丰富,穿刺易出血而稀释样本,因此建议甲状腺FNA检查采用针号小的细针。

甲状腺FNA检查可能会引起血清中甲状腺球蛋白的一过性升高;Kobagashi等报道了5例因FNA检查后发生甲状腺炎的病例,前瞻性研究发现这些情况的发生率都低于1%,很少导致不良的后果。偶尔在进行甲状腺穿刺时会不经意地穿入气管,此时行穿吸检查者常会感到针筒内吸力丧失,患者可能会出现咳嗽,痰中含有少量的血液,这种情况一般会很快自愈;这种情况也可以解释为什么有时在甲状腺FNA检查涂片中可以见到少量的呼吸道上皮。

(一)甲状腺非肿瘤性病变的细胞学诊断

1. 异位甲状腺(ectopic thyroid gland):甲状腺在胚胎发育过程中未从舌根部完全降至甲状舌骨水平或下降过度或根本未降,都可能导致异位甲状腺。异位甲状腺通常位于舌根至胸骨的颈前中部位。异位甲状腺组织可能是患者唯一的甲状腺组织,切除后可能导致甲减。

异位甲状腺穿刺涂片中可见少量的胶质和滤泡上皮细胞,滤泡上皮细胞分化良好,细胞形状、大小较一致,胞质丰富,核呈圆形、规则、小,染色质细腻、分散,可见小的、不明显的核仁,细胞可散在或形成小的细胞群伴有明显的边缘。此细胞学图像类似与甲状腺肿的涂片表现,结合临床(非甲状腺正常部位),可建议患者行同位素检查,即可证实是否为异位甲状腺的诊断,并检查是否有正常甲状腺组织,基于这些信息,临床医生可术前考虑如何保留甲状腺的功能。

2.甲状腺功能亢进症(graves disease):甲状腺功能亢进症的腺体组织血管增生,穿刺时易出血,所以临床疑为该疾病者很少做FNA检查。涂片内见较多的滤泡细胞,胶质含量少,较具有特征性的诊断依据是见到"火焰细胞","火焰细胞"的出现是由于细胞质的外周出现滴状或火焰状的胞质突起,有时可见空泡。

3.甲状腺炎(thyroiditis):甲状腺炎是以炎症为主要表现的甲状腺疾病,包括感染性和非感染性。按病程及细胞形态分为:急性甲状腺炎、亚急性肉芽肿性甲状腺炎、慢性甲状腺炎(包括桥本甲状腺炎、木样甲状腺炎等)。最常见的是桥本甲状腺炎及亚急性肉芽肿性甲状腺炎。

慢性淋巴细胞性甲状腺炎(chronic lymphocytic thyroiditis)又称桥本甲状腺炎(Hashimoto disease),是一种自身免疫性甲状腺炎。好发于中年女性,大多数患者的血中可找到一系列自身抗体,甲状腺功能正常或偏低。若临床表现为弥漫性持续性的甲状腺肿大,通常不会成为穿刺的对象,但是如果表现为结节状肿块,则常常会行FNA检查。涂片中显示的细胞成分依据病变的进程可有所不同,但是两种细胞成分在诊断中是必需的,即淋巴成分和滤泡细胞。滤泡细胞常转化成赫特细胞(Hürthle cell)。赫特细胞细胞体积较大,胞质嗜酸性,细颗粒状,可有双核和核异形性,核仁可见,勿认为恶性;淋巴成分和所见到的反应性淋巴结成分是一致的,淋巴细胞多为小、成熟的细胞,大、不成熟的淋巴细胞散在可见,亦可见浆细胞和组织细胞。涂片中很少见到胶体。随着病程延长,有部分病例可能出现明显的纤维化,涂片中纤维成分增加而淋巴细胞成分减少。

桥本甲状腺炎有时涂片中中心母细胞非常多,需要与恶性淋巴瘤鉴别。后者涂片显示的是单一的淋巴细胞而不是形态多样的反应性淋巴细胞,难区分的病例血清学检查有助于鉴别。还有一种情况也需引起我们高度重视,桥本甲状腺炎可能合并甲状腺癌或恶性淋巴瘤,此时容易漏诊。

亚急性肉芽肿性甲状腺炎(subacute granulomatous thyroiditis)类似桥本甲状腺炎,女性多见,常伴有典型的临床表现,包括发热和甲状腺疼痛,穿刺的过程常会引起疼痛,涂片中可见淋巴细胞,浆细胞和上皮样细胞和异物多核巨细胞。异物多核巨细胞具有诊断意义。

4.结节性甲状腺肿(nodular goiter):结节性甲状腺肿经常应用FNA来诊断。其组织学表现是多样的,可表现为滤泡变大,胶体增多,也可表现为细胞增生。从细胞增生部位穿刺出的组织涂片中细胞的量较正常的甲状腺组织细胞穿刺涂片多而胶体含量较少,涂片表现为多细胞;比较典型的结节性甲状腺肿的涂片表现为少量滤泡上皮细胞,典型的水状胶体的背景,丰富水状胶体的出现是最主要的诊断依据,虽然胶体可以出现在某些肿瘤,如滤泡性肿瘤和乳头状癌,但当它呈水样,量比较丰富时,这就是甲状腺肿的特征。胶体呈均质性、清漆样、偶尔在干燥的涂片中可见人工裂隙,就像干旱的河床的裂隙,这个现象的出现较有利于辨认。Romanowsky染色可使水状胶体增亮,呈浅紫罗兰色;巴氏染色中水状胶体较不明显,容易遗漏;水状胶体从肉眼上也可以辨认,呈金黄色、黏稠的、均质的液体。

结节性甲状腺肿常伴有囊性变,涂片见泡沫样组织细胞、含铁血黄素、多核巨细胞,偶见胆固醇结晶,出血较多时,穿吸物可为大量的咖啡色液体。甲状腺肿的涂片有时也可见到一些别的表现,如纤维结缔组织、赫特细胞等。

(二)甲状腺肿瘤性病变的细胞学诊断

1.腺瘤(adenoma):甲状腺腺瘤分为滤泡性

腺瘤、嗜酸细胞性腺瘤（赫特细胞腺瘤）、乳头状腺瘤和不典型腺瘤，以滤泡性腺瘤多见。

滤泡性腺瘤又分为胚胎性、胎儿性等，这些组织学类型没有特殊的临床意义，所以这些名称已被废弃且FNA涂片也难以对此进行细分。滤泡性腺瘤涂片中可见较多的滤泡上皮细胞，细胞排列呈滤泡状，滤泡大小不一，滤泡中央为胶质，周围围以单层立方细胞，或细胞密集成小梁状、片状，细胞通常呈裸核样，胞质少，染色质稍粗，核仁不明显。若为胶体腺瘤，则涂片中可见较多的胶质，滤泡细胞少，可能与甲状腺肿的图像相似，但后者一般滤泡的大小、形状均很不一致，滤泡上皮为扁平细胞。

当涂片中出现较多嗜酸性细胞，即体积较大，胞浆内含嗜酸性颗粒的滤泡上皮细胞，细胞排列呈条索状或小梁状，应考虑为嗜酸细胞性腺瘤。

2. 甲状腺癌：以乳头状癌多见，其次为滤泡癌、髓样癌，未分化癌少见。

乳头状癌（papillary carcinoma）好发于年轻女性。涂片中见较多滤泡上皮细胞，典型者呈乳头状排列或叶片状之单层细胞排列，并见沙砾体及胞浆包涵体；具特征性的表现是出现组织断片，断片中可能包含纤维血管条；滤泡上皮细胞体积大，有异形，细胞大小不一，胞质多少不一，细胞核的大小、形状不一，有明显的核仁，而且常为多个，染色质细腻而弥散，色淡，呈毛玻璃样改变，有时染色质凝集成条状形成染色质脊。乳头状癌可伴有囊性变，若穿刺为较多液体需离心后再涂片，仔细观察以免漏诊。

滤泡癌（follicular carcinoma）发病率明显少于乳头状癌，涂片内见多量滤泡上皮细胞，成片或集结成团，细胞大小很不一致，细胞分化程度各异，细胞核大，圆形或椭圆形，染色质粗颗粒状，核仁明显，大而不规则；分化好的滤泡癌涂片内见大小、形状一致的滤泡上皮细胞，与腺瘤很难区别。

髓样癌（medullary carcinoma）起源于甲状腺的C细胞，能分泌降钙素，可发生于任何年龄，无性别差异。涂片内见肿瘤细胞显示出多形性，如呈梭形或圆形或柱状或立方等，大小很不一致；梭形细胞细胞质中可含有细降钙素颗粒，核染色质增多，粗颗粒状；圆形细胞的细胞核可偏位，浆细胞样，细胞质内含颗粒状物，核染色质深淡不一致；无滤泡或乳头状结构；肿瘤细胞周围有嗜酸性无定形物沉积，可能系淀粉样物质，刚果红染色阳性，具有诊断意义。

未分化癌（undifferentiated carcinoma）好发于年龄较大的女性。肿瘤恶性程度高，患者预后差。分为梭形细胞型、巨细胞型和两者混合型。巨细胞型未分化癌涂片内见癌细胞集结成簇，癌细胞大小、形状很不一致，呈多角形、圆形，细胞核畸形，可为单核，也可为多核，染色质粗糙，分布不均，深染，可见大核仁，可合并巨形癌细胞。

（三）口腔内肿块

口腔内肿块多位于黏膜下，表面黏膜可完整或出现溃疡。口腔内肿块由于位置比较表浅，目前国内多采用组织活检，通常不采用FNA检查，对于位置较深在、活检不易操作的肿块可考虑采用FNA检查。口内FNA检查时可采用脊椎骨样针（spinal needle），穿刺时使用表面麻醉，配合良好的光源，一般可以成功地穿吸位于唇、舌、腭、颊黏膜、舌下区、扁桃体、咽侧壁等处的肿块。

口内肿块的组织来源是多种多样的。可来源于上皮组织，如黏膜上皮组织来源的鳞状细胞癌、小涎腺上皮来源的腺样囊性癌、黏液表皮样癌等；也可来源于间叶组织，包括纤维组织、肌肉组织等来源的软组织肿瘤、淋巴造血系统来源的恶性淋巴瘤等多种肿瘤；有文章还报道了相当数量的口腔转移性肿瘤。除了肿瘤之外，还有结核性病变、化脓性炎症性病变、放线菌病等，这些病变在涂片中的表现与其他部位的相同病变类似,在此仅做简单介绍。

(四)鳞状细胞癌(squamous cell carcinoma)的细胞学诊断

鳞状细胞癌是最常见的口腔恶性肿瘤,好发于中老年男性,组织学上按肿瘤细胞的分化程度分为高分化、中分化和低分化。口腔黏膜来源的鳞状细胞癌通常为中分化的。FNA涂片表现与其他部位的鳞状细胞癌相似。涂片中肿瘤细胞有成巢排列的趋势,细胞多形性(图11-16,图11-17),可为多边形、不规则圆形、梭形、蝌蚪形等,细胞质红染,核染色质多、粗糙、染色深,可见角化珠(图11-18)(中央为一圆形、红染的角化细胞,其周

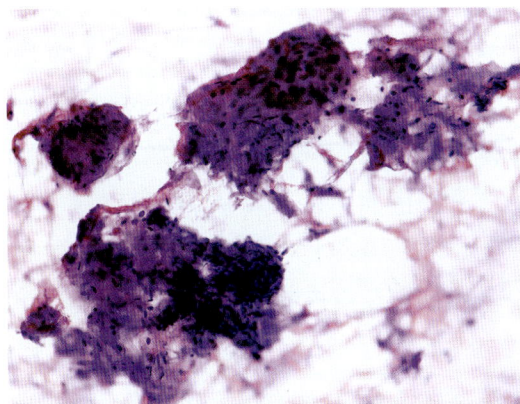

图11-16 成巢排列的异形上皮细胞(HE ×200)

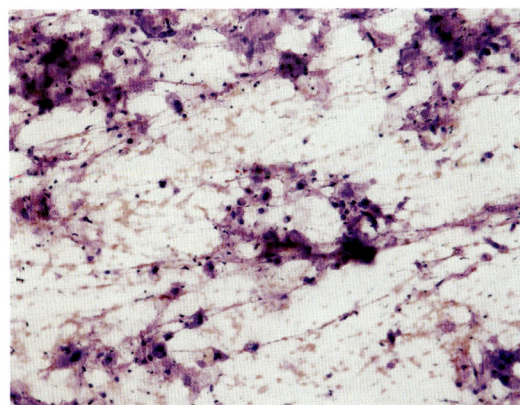

图11-17 散在异形上皮细胞,细胞质红染,核染色质多、粗糙、染色深(HE ×200)

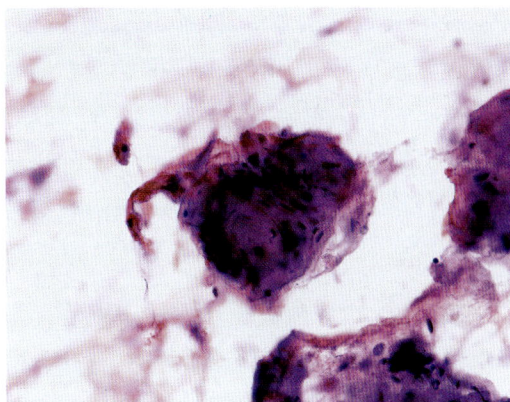

图11-18 见角化珠形成(HE ×400)

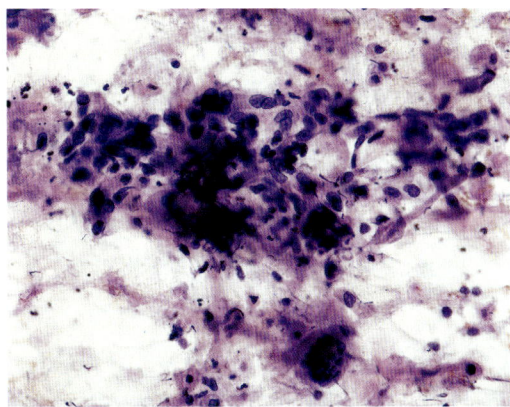

图11-19 分化较差的鳞状上皮,胞质少,核异形性大(HE ×400)

围有梭形癌细胞层层包绕形成葱皮样结构)。分化差的鳞状细胞癌涂片中以分化不成熟的癌细胞为主要特征,细胞特点是胞质少,角化不明显,细胞核异形性大(图11-19)。

1. 腺源性肿瘤的细胞学诊断:较鳞状细胞癌少见得多,主要为黏膜下小涎腺来源,组织学类型同前,这里不再赘述。

2. 间叶性肿瘤的细胞学诊断:口腔内常见的间叶性肿瘤多为良性,如黏膜纤维瘤等,从临床表现很易进行诊断、鉴别,因此很少进行FNA检查。恶性间叶性肿瘤的口腔内发病率很低,主要有恶性黑色素瘤、纤维肉瘤、恶性神经纤维瘤等。色素型恶性黑色素瘤黏膜表面往往呈现黑褐色,且若临床疑为黏膜恶性黑色素瘤一般不主张进行组织活检或FNA检查,无色素型者涂片

中显示肿瘤细胞形体多变,圆形、多边形或梭形,细胞散在或成团分布,显示上皮样类型。通常瘤细胞异形性明显,核大、染色质致密、粗颗粒状、核仁明显,双核和多核瘤巨细胞可见。纤维肉瘤和恶性神经纤维瘤细胞多呈梭形,细胞异形性较明显。

一般来说,口腔内肉瘤在涂片中细胞异形性比较明显,做出恶性肿瘤的诊断并不十分困难,但对于肿瘤组织来源及类型的判断仍有待手术后的病理学检查。

(五)颈部淋巴结

淋巴结FNA诊断的应用十分广泛,大多数的文献报道都对FNA淋巴结疾病的临床诊断意义持肯定态度,认为FNA对淋巴结反应性增生、结核、恶性淋巴瘤、转移性恶性肿瘤等疾病的诊断上均具有一定的实际应用价值。通常淋巴结FNA检查目的在于决定病变的性质,即病变为反应性增生还是肿瘤性增生、恶性淋巴瘤还是转移性癌、霍奇金淋巴瘤还是非霍奇金淋巴瘤等。一般来说,除了一些分化良好的淋巴瘤以外,FNA可以诊断淋巴瘤,但必须承认淋巴瘤诊断的准确率要低于癌,对淋巴瘤亚型的区分通常很难。当淋巴结病变通过FNA被诊断为淋巴瘤时,我们推荐对淋巴结进行切除活检,以此来确定诊断的准确性并区分亚型;但是在下述情况时,可不进行进一步的组织学确诊,如淋巴瘤复发患者、深部淋巴瘤的诊断而患者不能耐受手术、某些特殊类型淋巴瘤如淋巴母细胞性淋巴瘤,纵隔累及或呼吸困难的年轻患者,在这些情况下,通过流式细胞仪和免疫组化检查可以帮助诊断。

不同类型的淋巴结病变FNA的抽出液具有不同的特征,这些特征有助于随后的诊断。常见疾病抽出液的特征如下。

非特异性炎症:深黄或淡黄色、混浊或无色透明液体

结核性炎症:条块状干酪样物质,黏稠淡黄色物。

恶性淋巴瘤:常为黏稠胶冻样液体,推片时常不易推开。

转移性癌:黄白色或灰白色带有微细颗粒状的液体或血性液体,随癌肿类型不同而异,分化较好的鳞癌,常为灰白色或灰黄色脓样角化物,黏液腺癌为胶冻样物。

常见淋巴结病变的细胞学诊断要点如下。

1. 急性淋巴结炎(acute lymphadenitis):在病变早期,涂片内有多量小淋巴细胞及少量转化淋巴细胞和散在组织细胞,中性粒细胞少见甚至缺乏。在病程发展到急性化脓性炎时,片内见脓性坏死的背景,其中有大量的中性粒细胞及其蜕变、坏死细胞(脓细胞),组织细胞增多,且因肿胀蜕变而使核偏位,似印戒细胞,有可能被误诊为转移性腺癌细胞。

2. 慢性淋巴结炎(chronic lymphadenitis):由于T和B淋巴细胞在受到抗原刺激后会产生一系列形态和功能的变化,出现处在各转化阶段的淋巴细胞,因此,在涂片内可见大量小淋巴细胞,夹有各种不同转化阶段的淋巴细胞,这是诊断淋巴结反应性增生的重要标志之一。可见组织细胞伴有吞噬现象;若淋巴滤泡增生较活跃,则易见小堆生发中心细胞,且有核分裂象;若淋巴窦细胞增生较活跃时,则可见较多的窦细胞,呈散在或成堆分布,细胞大小可以不一致,核可有轻度异形,有小核仁,需与转移性癌细胞鉴别。

3. 结核性淋巴结炎(tuberculous lymphadenitis):结核是淋巴结肉芽肿性病变中最常见的疾病之一,目前其发病率有逐渐增多的趋势。常见淋巴结的好发部位在颈部、腋下及腹股沟淋巴结。结核性病变的形态学诊断要点是:上皮样细胞、朗格汉斯巨细胞及干酪样坏死物。

上皮样细胞由组织细胞吞噬结核杆菌后变形而成,体积较大,呈长圆形或卵圆形,核大小不一,

呈椭圆或肾形、哑铃状、棒状，以细长似鞋底样为多见，染色质疏松、细致，有1~2个小核仁，胞质丰富，淡蓝或灰红色，细胞界限不明显，多呈数量不一的聚集，单个游离散在少见。朗格汉斯巨细胞体积较大，呈不规则圆形，胞核的大小、形态及染色质与上皮样细胞相似，呈花冠或马蹄铁状排列在细胞的边缘。干酪样坏死为粉末状无结构均匀物质，肉眼观察如豆渣样，常形成涂片的背景。

　　细胞学涂片因病变时期的不同而呈现不同的图像。早期涂片中除组织细胞、淋巴细胞和浆细胞的数量较正常为多以外，还可找见少量散在的上皮样细胞；病变以坏死为主时，多表现为坏死组织、细胞碎片形成的背景中散在淋巴细胞、少量成堆上皮样细胞及散的朗格汉斯巨细胞分布（图11-20~图11-22）；以增生为主病变的涂片内除见

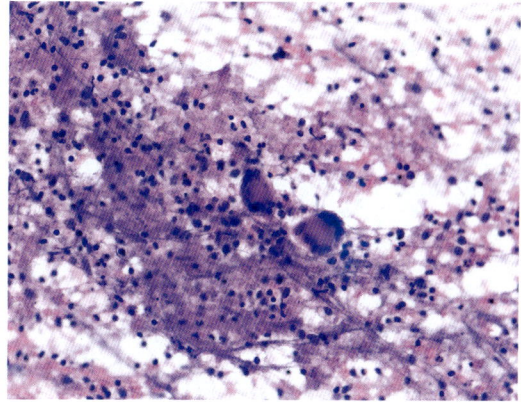

图11-22　朗格汉斯巨细胞（HE×400）

多量淋巴细胞及散在的组织细胞外，尚可见成堆或散在的上皮样细胞及少量朗格汉斯巨细胞。淋巴结结核的FNA诊断在下述情况下比较困难，涂片中很难找到朗格汉斯巨细胞，而上皮样细胞很少，此时可嘱患者在2~3周后再行FNA检查，有必要时仍需行淋巴结活检进行诊断。

　　4. 恶性淋巴瘤（malignant lymphoma）：霍奇金淋巴瘤（Hodgkin's lymphoma）：涂片的特点是可见典型的特征性的R-S细胞（图11-23，图11-24），细胞大，胞质较丰富，近核处染色较淡，细胞核大，可有单个巨核、多核、畸形核，呈分叶、扭曲、折叠状，典型的R-S细胞具有两个形态相似、方向相反的核，如镜影，故又称镜影细胞，瘤细胞核仁巨大，可达细胞核大小的2/3。除R-S细胞外，背景中的

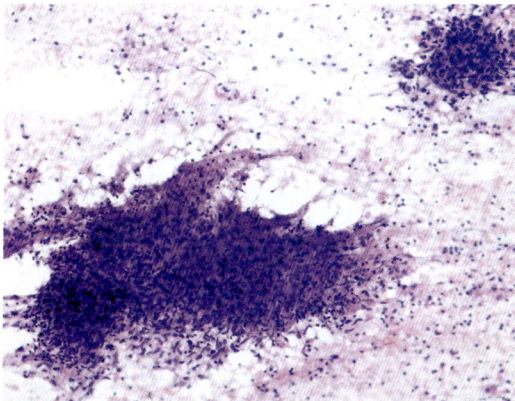

图11-20　坏死、淋巴细胞背景中见成堆的上皮样细胞
（HE×200）

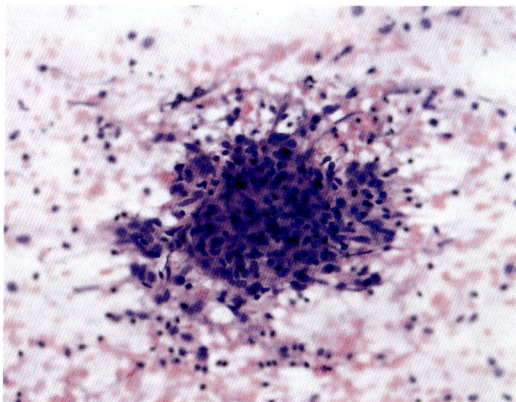

图11-21　图11-20放大，示上皮样细胞团（HE×400）

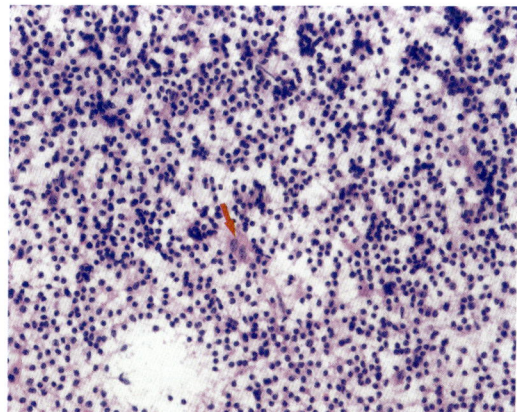

图11-23　R-S细胞（箭头所指），细胞体积大，胞质丰富，细胞核大，双核，似镜影细胞，可见核仁，背景为呈现多样性的淋巴细胞（HE×400）

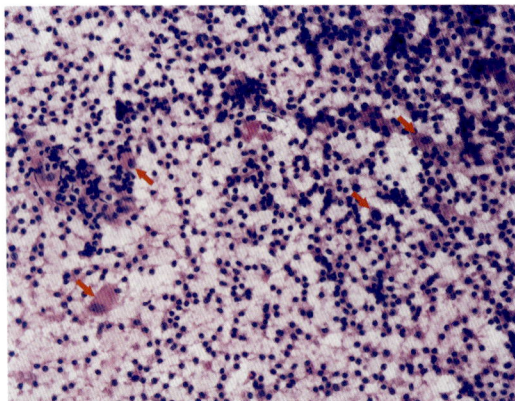

图11-24 散在分布的R-S细胞（HE ×400,箭头所指）

淋巴细胞呈现多样性,如慢性淋巴结炎,可伴组织细胞增生的图像,见淋巴细胞、组织细胞、嗜酸性粒细胞和浆细胞。

非霍奇金淋巴瘤（non Hodgkin's lymphoma）:涂片内可见瘤细胞成片弥漫、细胞成分单一、细胞体积较正常者大,大而一致是重要特点（图11-25）。肿瘤细胞形态近似淋巴结中各相应转化阶段的细胞,但有明显异形性,核分裂象可见。由于病理细胞涂片的局限性,通过涂片尚能区分淋巴细胞的非肿瘤性和肿瘤性增生,但若对非霍奇金淋巴瘤进行病理分型（即使涂片辅以免疫组织化学检查）仍有不小的难度。目前多数观点认为,FNA不宜作为淋巴瘤初始诊断的依据,确诊恶性淋巴瘤仍依赖于局部淋巴结组织活检（提倡采用石蜡切片）和骨髓活检（伴或不伴骨髓穿刺）。仅在某些情况下,如淋巴结不适于进行切开或切除活检时,FNA联合粗针活检的形态学分析和流式细胞学检查可能为诊断提供足够的信息,但不能依据FNA进行组织学分级。

5. 转移性肿瘤:淋巴结转移性恶性肿瘤以癌多见,软组织肉瘤、恶性黑色素瘤等也可发生转移。根据癌组织的肿瘤类型,淋巴结引流范围,结合临床表现和影像学检查,多数可以提示原发部位。颈部淋巴结是头颈癌最常转移的部位,颌下、颏下、颈深上淋巴结转移性鳞状细胞癌多来源于口腔黏膜,而颈深上淋巴结低分化鳞状转移性癌多来源于鼻咽癌转移,颈中部淋巴结内乳头状癌需考虑甲状腺来源,而鳞状细胞癌则要排除咽喉黏膜来源,锁骨上淋巴结转移性癌多为胃肠道及肺来源。

涂片中淋巴结转移性恶性肿瘤的细胞形态随组织学类型而不同,与原发灶肿瘤细胞具有相似性。通常转移性低分化鳞状细胞癌的细胞多成巢排列,癌细胞聚集成团,相互堆集,这与具有散在分布趋势的淋巴细胞明显不同,肿瘤细胞核大,多为裸核,大小不一,具有细胞异形性,核质比例失常,核染色质粗颗粒状,多数细胞核仁明显,核分裂常见（图11-26）。转移性甲状腺乳头状癌的淋巴结常伴有变性、液化,淋巴结中吸出较多的淡黄色混浊液体,离心涂片后可见类圆形、小的肿瘤细胞,部分排列呈乳头状（图11-27,图11-28）,此表

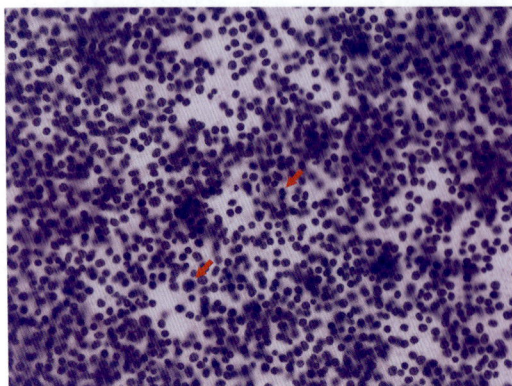

图11-25 肿瘤性淋巴细胞成片弥漫、细胞成分较单一,细胞有异形,核分裂象可见（箭头所指）,本例后经活检确诊为套细胞淋巴瘤（HE×400）

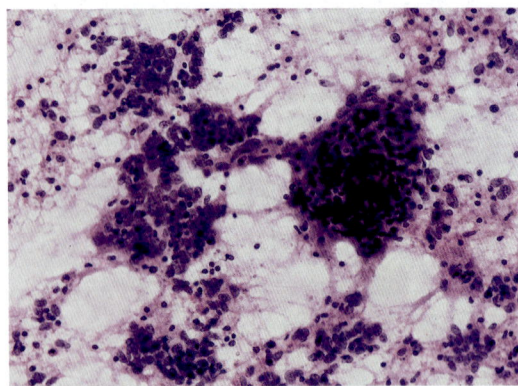

图11-26 与淋巴细胞相混的是成巢及散在分布的低分化癌细胞,细胞核大,多为裸核,核染色质粗颗粒状,核仁明显（HE ×400）

现具有诊断价值,但在一些情况下,涂片中并不能找到肿瘤细胞,此时应高度警惕以免造成假阴性。转移性高分化鳞状细胞癌肿瘤细胞胞质丰富,嗜酸性,核圆形或椭圆形,染色质粗糙,2~3个核仁,排列成堆,结合病史即可诊断,但应注意与颈部鳃裂囊肿中常见的分化好的鳞状上皮鉴别。

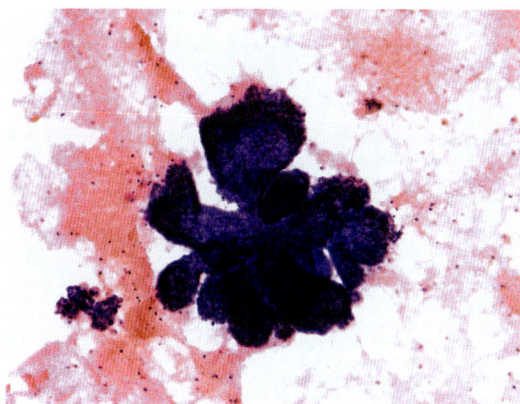

图11-27　肿瘤细胞排列呈乳头状(HE ×200)

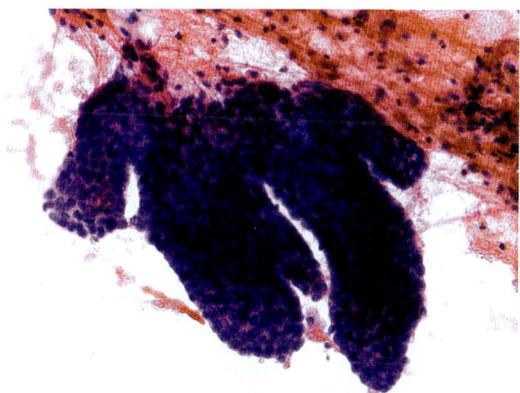

图11-28　肿瘤细胞小,核圆形,排列呈乳头状(HE ×400)

转移性黑色素瘤,癌细胞可呈梭形或类圆形,核大异形,核仁明显,核染色质颗粒状,色素型者瘤细胞胞浆内可见丰富的棕色细颗粒状色素。

三、面颈部囊肿

(一)鳃裂囊肿(branchial cleft cyst)

鳃裂囊肿或称为淋巴上皮囊肿(lymphoepithelial cyst)。青少年好发。发生于下颌角以上和腮腺者为第一鳃裂来源;发生于颈根部者为第三、第四鳃裂来源;以发生于第二鳃裂来源者最多,肿块位于颈上部下颌角附近,胸锁乳突肌上1/3前缘。FNA穿吸时常抽出黄白色液体,继发感染时液体混浊不清,从棕褐色到咖啡色不等,镜下显示一个很"脏"的涂片背景,包括大量的炎细胞,如中性白细胞、淋巴细胞、浆细胞等,还可见组织细胞、胆固醇结晶及细胞碎片,尤其重要的是涂片中可见分化良好的散在的复层鳞状上皮细胞(图11-29,图11-30)。

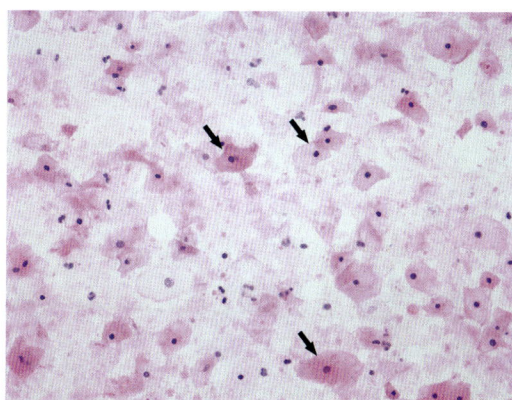

图11-29　囊液涂片中见分化良好的复层鳞状上皮(箭头所指)(HE ×200)

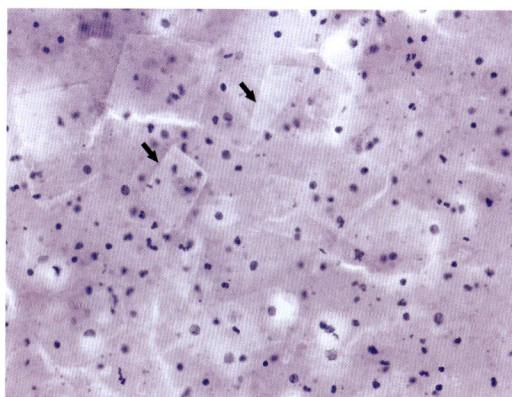

图11-30　涂片中见胆固醇结晶(HE ×400,箭头所指)

颈上部淋巴结转移性鳞状细胞癌伴液化及继发感染病例的涂片与鳃裂囊肿涂片相似,但前者涂片中的鳞状上皮分化差,表现出明显的细胞异形性,以此可资两者鉴别。

（二）甲状舌管囊肿（thyroglossal tract cyst）

甲状舌管囊肿是甲状舌导管残余上皮发生的囊肿。位于舌盲孔和甲状腺之间颈中部的任何位置。好发于青少年。肿块可随吞咽活动。FNA穿刺抽吸出清亮黏液样物，继发感染者则可为黏液脓性；涂片中见黏液、组织细胞、炎细胞，有时可见散在上皮细胞。FNA诊断甲状舌管囊肿需结合临床表现，尤其是肿块的发生部位方能做出诊断；结合肿块的发生部位也可与舌下腺囊肿口外型、黏液表皮样癌等鉴别。

（三）舌下囊肿（ranula）

舌下囊肿好发于青少年，与舌下腺有关，一般位于一侧口底，呈浅紫蓝色，触之柔软有波动感，临床诊断不困难，一般不需FNA检查。少数的舌下囊肿为口外型（潜突型），囊肿位于一侧下颌下区，需与发生在下颌下区的其他肿块如淋巴结病变等鉴别。FNA吸出的为大量的黏液、蛋清样、黏稠状，涂片中见散在吞噬黏液的组织细胞、炎症细胞如淋巴细胞、中性粒细胞等（图11-31），结合发生部位及临床表现（肿块触之柔软，与皮肤无黏连，低头时肿块稍增大等）可做出初步诊断。

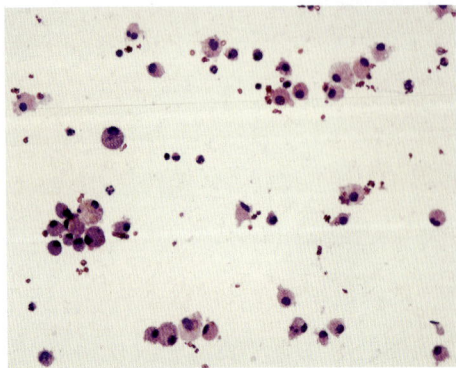

图11-31 涂片中见散在吞噬黏液的组织细胞、淋巴细胞、中性粒细胞（HE×400）

四、颌骨肿瘤

上、下颌骨是构成面部的重要组织器官。一般来说，上、下颌骨的很多病变与其他骨组织的病变无明显差异，它的与众不同之处主要在于包含有牙源性组织，引起牙源性疾病，包括牙源性炎症和肿瘤。诊断中病史及影像学的检查结果具有很重要的参考价值。

骨FNA检查需采用切割针或骨穿针等针吸工具，因为普通的细针是很难通过骨皮质进入颌骨内病变部位的，只有一些具有一定侵袭能力的病变使皮质骨变薄或局部穿破皮质骨才能采用普通细针。由于目前临床上颌骨肿瘤的FNA检查应用并不广泛，这里只做简单介绍。

（一）成釉细胞瘤（ameloblastoma）

成釉细胞瘤是颌骨牙源性肿瘤中最常见者，好发于颌骨，下颌骨比上颌骨多见，男女发病无明显性别差异。涂片中肿瘤细胞丰富，成簇或成巢排列，部分细胞巢外周细胞排列成明显的栅栏状。涂片中可见三种细胞群：通常数量较多的是基底样细胞，细胞排列紧密，染色质深染、致密，有时有明显的核仁，细胞质少或呈裸核状；其次的是体积稍大些的多边形细胞，染色质不如前者致密，但胞质丰富，有些透明、边界不清；数量最少的是间质样细胞，细胞呈纺锤形，核卵圆形或长形，具有丰富的、拉长的、带状的细胞质，细胞散在或成簇松散分布。

（二）颌骨巨细胞性病变

含大量巨细胞（破骨细胞样多核巨细胞）的颌骨病变主要包括：修复性巨细胞肉芽肿（giant cell granuloma）、巨颌症（cherubism）、骨巨细胞瘤（giant cell tumor of bone）、动脉瘤性骨囊肿（neurismal bone cyst）、甲状旁腺功能亢进（hyperparathyroidism）性骨病损等，以修复性巨细胞肉芽肿发病率最高，巨颌症、甲状旁腺功能亢进性骨病损等病变均很少见，都需要结合临床表现和实验室、影像学检查进行辅助诊断。动脉瘤性骨囊肿、甲状旁腺功能亢进性骨病损等为良性病变，很少破坏骨皮质，FNA检查不易进行。我们曾对颌骨内修复性巨细胞肉芽肿的患者进行过FNA检查（图11-32），涂片中表现出两种主要的细胞：间质细胞和破骨细胞样多核巨细胞。间质细胞多呈椭圆形、多边形或梭形。胞质丰富，淡染，部分细胞胞质内可见含铁血黄素棕色颗粒，核椭圆形，中等大小，染色质粗网状或颗粒状，一般无核仁，破骨细胞样多核巨细胞体积大，近100μm左右，形态不规则，胞质较丰富，嗜碱性，内含空泡及无数小颗粒，核从数个到数十个不等，小而圆，大小一致，排列紧密，染色质细颗粒状，含1~2个核仁。

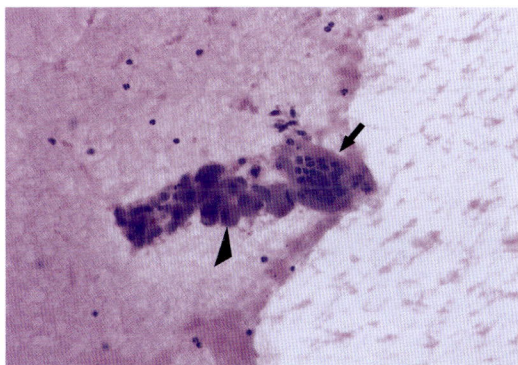

图11-32　颌骨巨细胞修复性肉芽肿，示破骨细胞样多核巨细胞（箭头所指）及间质细胞（三角标志处），个别间质细胞中含铁血黄素颗粒（HE×400）

（三）骨肉瘤（osteosarcoma）

颌骨内骨源性恶性肿瘤，统计显示颌骨内病损发病年龄晚于身体其他部分，多为病程较快，进行性生长，颌骨可能出现不同程度的骨破坏，可伴有牙齿松动、移位。

涂片中所见的肿瘤细胞体积较大，但大小极不一致，形态多样，胞质丰富，蓝紫色嗜碱性，着色不

均匀，内含少量空泡，可有胞质突起，使边缘呈锯齿状或波浪状，核大，呈圆形、椭圆形或分叶状，可有皱褶及切迹，染色质粗而密集，结构模糊，核仁可有多个，双核及多核常见，核分裂象多见（图11-33，图11-34）。偶尔可见肿瘤性骨样组织（图11-35）。

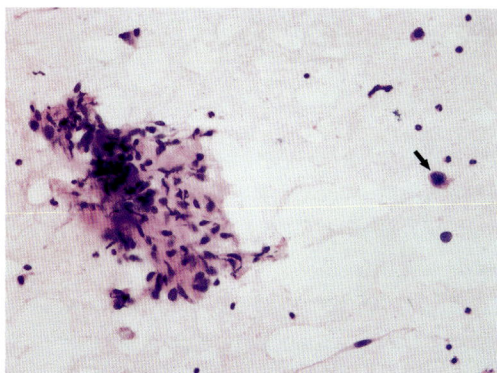

图11-33　肿瘤细胞体积较大，部分细胞异形明显（箭头所指），染色质浓聚（HE×400）

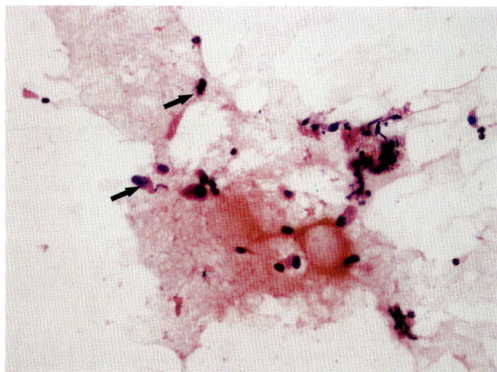

图11-34　异形的骨肉瘤细胞，胞质丰富，红染，核异形显著（箭头所指）（HE×400）

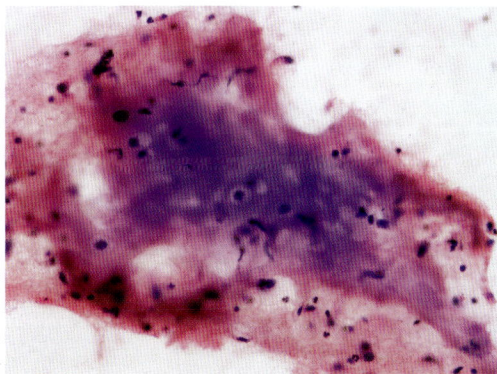

图11-35　示肿瘤性骨样组织（HE×400）

（田　臻）

参 考 文 献

1 舒仪经，阚秀.细针吸取细胞病理学[M].第一版.北京：人民卫生出版社 2005.

2 马正中，阚秀，刘树范.诊断细胞病理学[M].第一版.河南：河南科学技术出版社，2005.

3 邱蔚六.口腔颌面外科学[M].第5版.北京：人民卫生出版社，2003.

4 于世凤.口腔组织病理学[M].第5版.北京：人民卫生出版社，2004.

5 张志愿.口腔颌面肿瘤学[M].第一版.山东：山东科学技术出版社，2004.

6 马大权.涎腺疾病[M].第一版.北京：人民卫生出版社，2002.

7 Barns L. Surgical pathology of the head and neck[M]. 2nd ed.New York：Marcel Dekker Inc. 2001.

8 Regezi JA, Sciubba JJ, Jordan Richard C. K. Oral pathology-clinical pathologic correlations[M], 4th ed,USA：Saunders, 2003.

9 何悦，张志愿，田臻.细针穿吸细胞学检查在腮腺区肿块诊断中的价值[J].上海口腔医学.2003,12 (6)：410-413.

10 He Y, Zhang Z, Tian Z. The application of magnetic resonance imaging-guided fine-needle aspiration cytology in the diagnosis of deep lesions in the head and neck[J]. J of Oral and Maxillofacial Surgery, 2004,62: 953-958.

11 Platt JC, Davidson D, Nelson CL, et al: Fine-needle aspiration biopsy: An analysis of 89 head and neck cases[J]. J Oral Maxillofac Surg 1990, 48 (7): 702-706.

12 Sinner N, ˈZajicek J: Implantation metastasis after percutaneous needle aspiration biopsy[J]. Acta Radiol Diagn. 1976, 17: 473.

13 Qizilbash AH, Sianos J, Young JE, Archibald SD. Fine needle aspiration biopsy cytology of major salivary glands[J]. Acta Cytol 1985; 29: 503-512.

14 Tan Lincoln GL, Khoo Mark LC. Accuracy of fine needle aspiration cytology and frozen section histopathology for lesions of the major salivary glands[J]. Annals Academy of Medicine, 2006, 35（4）: 242-248.

15 Rajwanshi A, Gupta K, Gupta N, et al. fine-needle aspiration cytology of salivary glands：diagnostic pitfalls-revisited[J]. Diagnostic Cytopathology, 2006,34（8）: 580-584.

16 Bandyopadhyay A, Das TK, Raha K, et al.A study of fine needle aspiration cytology of salivary gland lesions with histopathological corroboration[J]. J Indian Med Assoc, 2005,103（6）: 312-314.

17 Bahar G, Dudkiewicz M, Feinmesser R, et al.Acute parotitis as a complication of fine-needle aspiration in Warthin's tumor. A unique finding of a 3-year experience with parotid tumor aspitation[J]. Otolaryngology-Head and Neck Surgery. 2006, 134（4）: 646-649.

18 Bajaj Y, Singh S, Cozens N, et al.Critical clinical appraisal of the role of ultrasound guided fine needle aspiration cytology in management of parotid tumors[J]. The Journal of laryngology & Otology. 2005,119: 289-292.

19 Alphsa HH, Eiseleb DW, Westra WH. The role of fine needle aspiration in the evaluation of parotid masses[J]. Current Opinion in Otolaryngology & Head and Neck Surgery 2006,14: 62-66.

20 Verma K, Kapila K. Role of fine needle aspiration cytology in diagnosis of pleomorphic adenoma[J]. Cytopathology. 2002,13: 121-127.

21 Mcgurk M, Hussain K. Role of fine needle aspiration cytology in management of the discrete parotid lump[J]. Ann R Coll Surg Engl. 1997,79: 198-202.

22 Fulciniti F, Califano L, Zupi A, et al.Accuracy of fine needle aspiration biopsy in head and neck tumors[J]. J Oral and Maxillofac Surg. 1997,55: 1094-1097.

23 薛明，黄爱玉，严文洪等.细针吸取细胞学检查在头颈部肿块诊断的应用（附429 例报告）[J].口腔颌面外科杂志.2001, 11（3）: 269-270.

24 Babuccu O, Oˊ zen OI, Hosnuter M, et al. The place of fine-needle aspiration in the preoperative diagnosis of the congenital sublingual teratoid cyst[J]. Diagnostic Cytopathology, 2003, 29（1）: 33-37.

25 Zhu W, Michael C. How important is on-site adequacy assessment for thyroid fna? an evaluation of 883 cases[J]. Diagnostic Cytopathology. 2007, 35（3）: 183-186.

26 Sosa JA, Udelsman R. Papillary thyroid cancer. Surg Oncol linc N Am. 2006, 15: 585-601.

27 Pu RT, Yang J, Wasserman PG, et al. Does hurthle cell lesion/neoplasm predict malignancy more than follicular lesion/neoplasm on thyroid fine-needle aspiration? [J]. Diagnostic Cytopathology, 2006,34（5）: 330-334.

28 Wu HH, Jones JN, Osman J. Fine-Needle aspiration cytology of the thyroid：ten years experience in a community teaching hospital[J]. Diagnostic Cytopathology, 2006,34（2）: 93-96.

29 Carling T, Udelsman R. Fine-Needle Aspiration optimizes surgical management in patients with thyroid cancer[J]. Annals of Surgical Oncology, 2006,13（6）: 859-863.

30 Ghofrani M, Beckman D, Rimm DL. The value of onsite adequacy assessment of thyroid fine-needle aspirations is a function of operator experience[J]. Cancer (Cancer cytopathology). 2006, 108(2): 110-113.

31 Bhanot P, Yang J, Schnadig VJ, et al. Role of fna cytology and immunochemistry in the diagnosis and management of medullary thyroid carcinoma：report of six cases and review of the literature[J]. Diagnostic Cytopathology. 2007, 35(5)：285-292.

32 Carling T, Udelsman R. Follicular neoplasms of the thyroid：what to recommend[J]. Thyroid. 2005, 15(6)：583-587.

33 Barroeta JE, Wang H, Shiina N, et al. Is Fine-Needle Aspiration (FNA) of Multiple Thyroid Nodules Justified? [J]. Endocrine Pathology. 2006, 17(1)：61-65.

34　Mathew S, Rappaport K, Ali SZ, et al.Ameloblastoma：cytologic finding and literature review[J]. Acta Cytologica. 1997,41 (4): 955−960.

35　Bommer KK, Ramzy I, Mody D. Fine-needle aspiration biopsy in the diagnosis and management of bone lesions. a study of 450 cases[J]. Cancer (Cancer cytopathology). 1997, 81 (3)：148−156.

36　Handa U, Bal A, Mohan H, et al. Fine needle aspiration cytology in the diagnosis of bone lesions[J]. Cytopathology. 2005, 16, 59−64.

37　Domanski HA, Akerman M. Fine-Needle Aspiration of Primary Osteosarcoma：A Cytological-Histological Study[J]. Diagnostic Cytopathology. 2005, 32,(5): 269−275.

38　Dodd LG., Scully SP, Cothran,RL, et al. Utility of fine-needle aspiration in the diagnosis of primary osteosarcoma[J]. Diagnostic Cytopathology. 2002,2 7(6): 350−353.

39　Skoog L, Pereira ST, Tani E. Fine-Needle Aspiration cytology and immunocytochemistry of soft-tissue tumors and osteo/chondrosarcomas of the head and neck[J]. Diagnostic Cytopathology. 1999,20 (3): 131−136.

乱步东洋

文化越境的跨界观写

汤祯兆 著

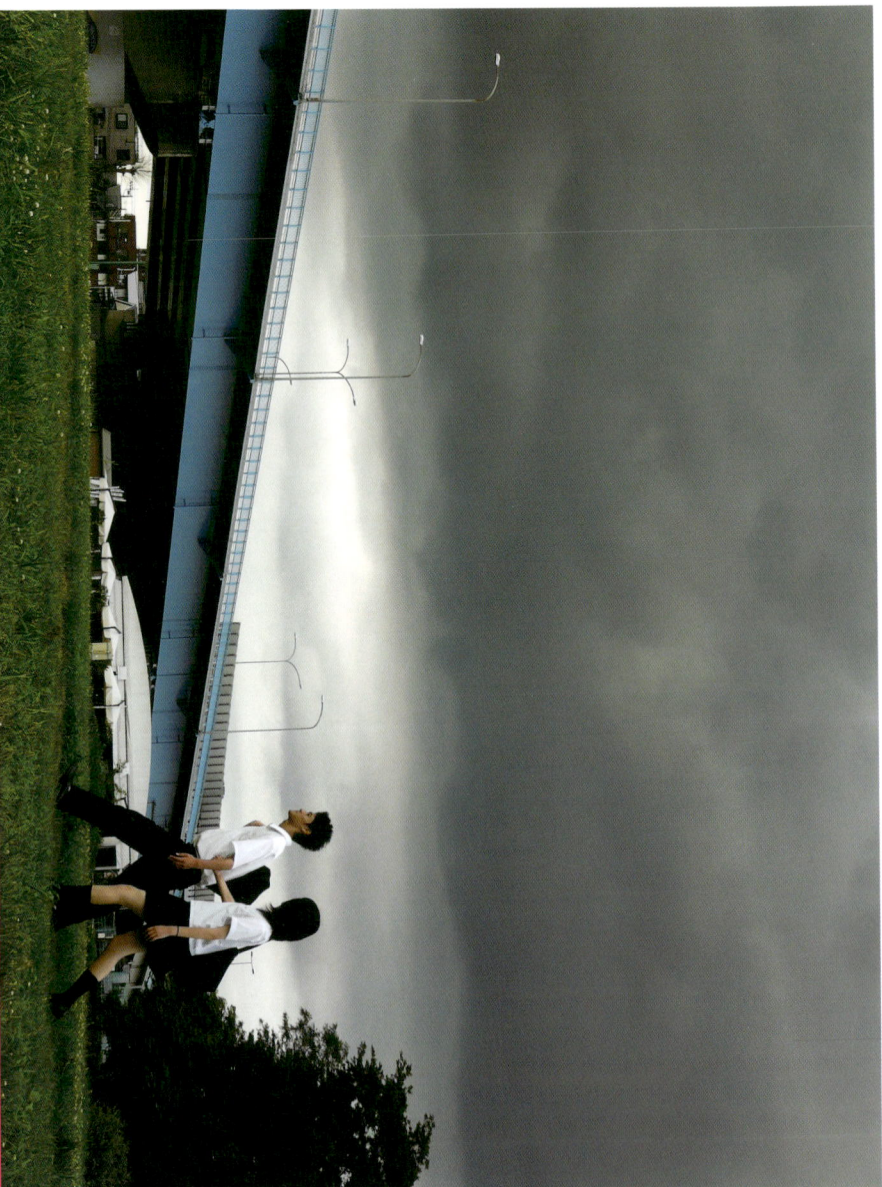

乱步东洋 汤祯兆 著

文化越境的跨界观写

从Gal革命到情色朝圣的纸醉情迷
由钱汤杂踏到映象旅人的自作聪慧
乱步日本 出入香港

汤祯兆

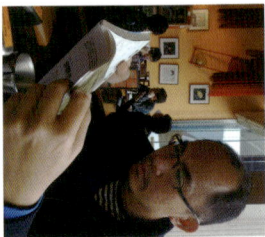

1. 创作集《变色》，香港：一本出版社，1991年。
2. 日本电影研究《感官世界——游于日本映画》，香港：陈米记，1995年。（同书另有台湾万象版，1996年9月出版）。
3. 书评集《书丛中的冒险》，香港：素叶，1997年。
4. 日剧研究《日本美味乐园》，香港：文林社，1998年。
5. 日本流行文化研究《俗物图鉴》（又名拜物图鉴），台湾：商周出版社，1999年。
6. 日剧研究《日剧游园地》，香港：文林社，1999年。
7. 日剧研究《日剧最前线》，台湾：商周出版社，2000年。
8. 日本流行文化研究《乱步东洋—日本文化杂踏记》，香港：百老汇电影中心，指南针集团有限公司，2001年。
9. 日本电影研究《讲演日本映画》，香港：百老汇电影中心，2003年。
10. 文化研究《杂踏香港》，香港：青文书屋，2004年。
11. 日本成人电影研究《AV现场》，香港：茶杯，2005年（已出至第八版）。
12. 日本文化研究《整形日本》，香港：天窗，2006年（已出至第五版。中国简体字版已由山东人民出版社于2008年1月出版，增加了讨论村上春树现象的专章，台湾繁体字版已由台北博雅书屋于2010年2月出版）。
13. 日本文化研究《命名日本》，香港：天窗，2007年（已出至第三版。中国简体字版已由山东人民出版社于2009年1月出版）。
14.
15. 香港电影研究《香港电影血与骨》，台湾：书林，2008年。
16. 个人精选集《全身文化人》，香港：文化工房，2008年。
17. 简体文化游记《日本热爱国》，香港：知出版，2008年（中国简体字版已由山东人民出版社于2009年6月出版）。
18. 中国电影研究《日本映画惊奇——由大师名匠到法外之徒》，中国：广西师范大学出版社，2008年。
19. 简体文化研究《俗物图鉴》复刻新版，新版已由中国人民大学出版社于2010年11月出版，日本文化研究已由中国人民大学出版社于2010年11月出版，
20. 2010年。香港电影研究《香港电影夜与雾》，香港：生活书房，2010年。

个人博客：
http://blog.roodo.com/tongsiu/